卫生职业教育"十四五"规划康复治疗类专业新形态一体化特色教材

供康复治疗类专业使用

心理康复治疗技术

主　审　罗　捷（重庆市精神卫生中心）
主　编　苏　红　兴　华　王　越
副主编　曾树群　李明芳　杨冬梅　魏吉槐　李火把
编　者　（按姓氏笔画排序）

王　越　白城医学高等专科学校
邓舒允　周口职业技术学院
申　珂　安阳职业技术学院
兴　华　郑州铁路职业技术学院
苏　红　重庆城市管理职业学院
李火把　安徽城市管理职业学院
李羽洁　重庆城市管理职业学院
李明芳　重庆三峡医药高等专科学校
杨冬梅　江苏医药职业学院
何婷婷　河南应用技术职业学院
赵志鹏　安阳职业技术学院
柯　红　辽宁医药职业学院
胥　婧　十堰市太和医院（湖北医药学院附属医院）
高艳林　云南新兴职业学院
黄小娥　重庆三峡医药高等专科学校
曾树群　重庆城市管理职业学院
魏吉槐　益阳医学高等专科学校

华中科技大学出版社
中国·武汉

内容简介

本书是卫生职业教育"十四五"规划康复治疗类专业新形态一体化特色教材。

本书共分为六个模块,内容包括初识心理康复,认识心理现象,建立心理康复治疗关系,实施心理康复,实施特殊人群心理康复和开展心理康复的研究。

本书可供康复治疗类专业使用。

图书在版编目(CIP)数据

心理康复治疗技术/苏红,兴华,王越主编. -- 武汉:华中科技大学出版社,2025.1. -- ISBN 978-7-5772-1553-2

Ⅰ. R395.2

中国国家版本馆 CIP 数据核字第 2025CZ8181 号

心理康复治疗技术	苏 红 兴 华 王 越 主编
Xinli Kangfu Zhiliao Jishu	

策划编辑:史燕丽

责任编辑:马梦雪　方寒玉

数字编辑:刘　俊　徐　鹏

封面设计:廖亚萍

责任校对:刘小雨

责任监印:周治超

出版发行:华中科技大学出版社(中国·武汉)　　电话:(027)81321913

　　　　　武汉市东湖新技术开发区华工科技园　　邮编:430223

录　　排:华中科技大学惠友文印中心

印　　刷:武汉市籍缘印刷厂

开　　本:889mm×1194mm　1/16

印　　张:20

字　　数:598千字

版　　次:2025年1月第1版第1次印刷

定　　价:59.90元

本书若有印装质量问题,请向出版社营销中心调换

全国免费服务热线:400-6679-118　竭诚为您服务

版权所有　侵权必究

卫生职业教育"十四五"规划康复治疗类专业新形态一体化特色教材

丛书编委会

丛书学术顾问

胡 野　刘 健

委员（按姓氏笔画排序）

马　金	辽宁医药职业学院	汪海英	青海卫生职业技术学院
马国红	天门职业学院	沙春艳	白城医学高等专科学校
王　鹏	河北中医药大学	张　俊	重庆城市管理职业学院
王丽云	岳阳职业技术学院	张永静	濮阳医学高等专科学校
王海龙	辽源职业技术学院	张光宇	重庆三峡医药高等专科学校
邓尚平	湖北三峡职业技术学院	张华锴	郑州工业应用技术学院
左陈艺	安徽城市管理职业学院	张绍岚	江苏医药职业学院
卢健敏	泉州医学高等专科学校	张晓哲	邢台医学院
付丹丹	红河卫生职业学院	张维杰	宝鸡职业技术学院
白　洁	深圳职业技术大学	陆建霞	江苏医药职业学院
丛培丰	锡林郭勒职业学院	林寓淞	渭南职业技术学院
朱　坤	莱芜职业技术学院	罗　萍	湖北职业技术学院
任国锋	仙桃职业学院	周　静	宁波卫生职业技术学院
任春晓	陕西能源职业技术学院	周立峰	宁波卫生职业技术学院
庄洪波	湘潭医卫职业技术学院	郑俊清	铁岭卫生职业学院
刘　洋	长春医学高等专科学校	孟令杰	郑州铁路职业技术学院
刘　尊	沧州医学高等专科学校	赵守彰	辽宁医药职业学院
刘　静	武汉民政职业学院	赵其辉	湖南环境生物职业技术学院
刘端海	枣庄科技职业学院	宫健伟	滨州医学院
齐亚莉	济源职业技术学院	贺　旭	益阳医学高等专科学校
李　杨	白城医学高等专科学校	唐晓琳	顺德职业技术学院
李　婉	安阳职业技术学校	黄先平	鄂州职业大学
李　渤	聊城职业学院	黄岩松	长沙民政职业学院
李古强	滨州医学院	章雪倩	咸宁职业技术学院
李晓艳	云南新兴职业学院	梁丹丹	合肥职业技术学院
杨　毅	湖北职业技术学院	彭　力	十堰市卫生健康委员会
杨纯生	新乡医学院	税晓平	四川中医药高等专科学校
杨春兰	滨州科技职业学院	谢丽玲	永州职业技术学院
肖文冲	铜仁职业技术学院	雷靳灿	重庆城市管理职业学院
吴鸿玲	安庆医药高等专科学校	廉春雨	周口职业技术学院
何　宁	随州职业技术学院	蔡　涛	湖南环境生物职业技术学院
辛增辉	广东岭南职业技术学院	蔺　坤	德宏职业学院

编写秘书

史燕丽　罗 伟

网络增值服务

使用说明

欢迎使用华中科技大学出版社教学资源服务网

1 教师使用流程

（1）登录网址：https://bookcenter.hustp.com/index.html（注册时请选择教师用户）

注册 > 登录 > 完善个人信息 > 等待审核

（2）审核通过后，您可以在网站使用以下功能：

浏览教学资源　建立课程　管理学生　布置作业　查询学生学习记录等

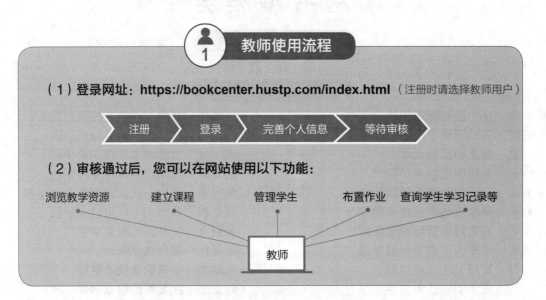

2 学生使用流程

（建议学生在PC端完成注册、登录、完善个人信息的操作）

（1）PC 端学生操作步骤

① 登录网址：https://bookcenter.hustp.com/index.html（注册时请选择普通用户）

注册 > 完善个人信息 > 登录

② 查看课程资源：（如有学习码，请在个人中心-学习码验证中先验证，再进行操作）

首页课程 > 课程详情页（选择课程）> 查看课程资源

（2）手机端扫码操作步骤

手机扫码 → 登录 → 查看数字资源／注册

数字资源编委会

主　编　苏　红　兴　华　王　越

编　者（按姓氏笔画排序）

　　　　王　越（白城医学高等专科学校）
　　　　王　婷（重庆医科大学附属第一医院青杠老年护养中心）
　　　　邓舒允（周口职业技术学院）
　　　　申　珂（安阳职业技术学院）
　　　　刘　璇（重庆城市管理职业学院）
　　　　刘慧玲（重庆城市管理职业学院）
　　　　兴　华（郑州铁路职业技术学院）
　　　　苏　红（重庆城市管理职业学院）
　　　　李火把（安徽城市管理职业学院）
　　　　李羽洁（重庆城市管理职业学院）
　　　　李明芳（重庆三峡医药高等专科学校）
　　　　杨冬梅（江苏医药职业学院）
　　　　吴红双（重庆医科大学附属第一医院青杠老年护养中心）
　　　　何婷婷（河南应用技术职业学院）
　　　　何锡珍（重庆护理职业学院）
　　　　罗　捷（重庆市精神卫生中心）
　　　　郑志毅（重庆市人口计生研究院妇女儿童心理健康中心）
　　　　赵志鹏（安阳职业技术学院）
　　　　柯　红（辽宁医药职业学院）
　　　　侯春秀（重庆医科大学附属第一医院）
　　　　胥　婧（十堰市太和医院（湖北医药学院附属医院））
　　　　秦　键（重庆渝西医院）
　　　　高艳林（云南新兴职业学院）
　　　　唐　祯（重庆渝西医院）
　　　　黄小娥（重庆三峡医药高等专科学校）
　　　　龚　平（重庆市人口计生研究院妇女儿童心理健康中心）
　　　　喻秀丽（重庆医科大学附属第一医院青杠老年护养中心）
　　　　曾树群（重庆城市管理职业学院）
　　　　潘　瑾（重庆市人口计生研究院妇女儿童心理健康中心）
　　　　魏吉槐（益阳医学高等专科学校）

总序

发展高等职业教育是我国技术技能型人才队伍建设的重要基石,是党中央、国务院的明确战略部署。我国已将发展职业教育作为重要的国家战略之一,高等卫生职业教育作为高等职业教育的重要组成部分,取得了长足的发展,同时随着健康中国战略的不断推进,党和国家加大了对卫生人才培养的支持力度,旨在培养大批高素质技能型、应用型医疗卫生人才。高等卫生职业教育发展的新形势使得目前使用的教材与新形势下的教学要求不相适应的矛盾日益突出,加强高职高专医学教材建设成为各院校的迫切要求,新一轮教材建设迫在眉睫。

为积极贯彻《国家职业教育改革实施方案》《"十四五"职业教育规划教材建设实施方案》《高等学校课程思政建设指导纲要》等重要精神,落实国务院关于教材建设的决策部署,深化职业教育"三教"改革,培养适应行业企业需求的"知识、能力、素质、人格"四位一体的发展型实用人才,构建高职课程体系,实践"双证融合、理实一体"的人才培养模式,切实做到专业与产业职业对接、课程内容与职业标准对接、教学过程与生产过程对接、学历证书与职业资格证书对接、职业教育与终身学习对接,落实国家对职业教育教材3年修订、新教材融入二十大精神等要求,经过多方论证,在中国职业技术教育学会康养康育专业委员会的指导下,在坚持传承与创新的基础上,华中科技大学出版社组织编写了本套卫生职业教育"十四五"规划康复治疗类专业新形态一体化特色教材,致力打造一套既符合未来康复教学发展趋势,又适应行业岗位技能培训需求,助力康复人才培养的新形态融媒体教材。

相较前版,新版教材充分体现新一轮教学计划的特色,坚持以就业为导向、以能力为本位、以岗位需求为标准的理念,遵循"三基"(基本理论、基本知识、基本技能)、"五性"(思想性、科学性、先进性、启发性、适应性)、"三特定"(特定对象、特定要求、特定限制)的编写原则,充分反映各院校的教学改革成果,教材编写体系和内容均有所创新,着重突出以下编写特点。

(1)紧跟"十四五"教材建设工作要求,引领职业教育教材发展趋势,密切结合最新专业目录、专业教学标准,以岗位胜任力为导向,参照技能型、服务型高素质劳动者的培养目标,提升学生的就业竞争力,体现鲜明的高等卫生职业教育特色。

(2)思政融合,即思政育人与专业建设有机融合。有机融入思政教育,结合专业知识教育背景,深度挖掘思政元素,对学生进行正确价值引导与人文精神滋养。

(3)紧跟教改,构建"岗课赛证"融通体系。强调"岗课赛证"融通的编写理念,紧贴行业先进理念,选择临床典型案例,强化技能培养,按照最新康复治疗师(士)的标准要求,将岗位技能要求、职业技能竞赛、证书培训内容有机融入教材与课程体系中,实现专业标准与职业岗位标准的对接,注意吸收行业新技术、新工艺、新规范,突出体现医教协同、理实一体的教材编写模式。

(4)形式创新,纸数融合,让教材"活"起来。采用"互联网+"思维的教材编写模式,增加大量数字资源,构建信息量丰富、学习手段灵活、学习方式多元的新形态一体化纸数融合教材体系,推进教材的数字化建设。部分教材选用"活页式"装帧,汇集行业企业专家、一线骨干教师、高水平技术人员指导开发课程,实现校企"双元"合作。

本套新一轮规划教材得到了各相关院校领导的大力支持与高度关注,我们衷心希望这套教材能为新时期高等卫生职业教育的发展做出贡献,并在相关课程的教学中发挥积极作用,得到广大读者的青睐。我们也相信这套教材在使用过程中,将历经教学实践的检验,并通过不断的反馈与调整,实现其内容的精进、体系的完善以及教学效能的显著提升。

卫生职业教育"十四五"规划康复治疗类专业新形态一体化特色教材
编委会

前言

很早之前,人们就已经开始关注心理问题,并尝试通过各种方法治疗心理问题。例如,古希腊的哲学家和医生们就提出了许多关于心理和生理健康的理论,并采用谈话、运动等方法来治疗心理疾病。到了近代,随着科学技术的发展,心理治疗技术也得到了迅速的发展。18世纪末,法国医生菲利普·皮内尔提出了"道德治疗"的概念,主张通过人性化的管理和心理支持来治疗心理疾病。19世纪末,奥地利医生西格蒙德·弗洛伊德创立了精神分析学派,提出了潜意识、心理防御机制等重要概念,并采用自由联想、梦的解析等方法来治疗心理疾病。20世纪以来,心理康复治疗技术得到了更加广泛的发展和应用。随着心理学、医学、社会学等学科的不断发展,各种新的心理康复治疗技术不断涌现,如行为疗法、认知疗法、人际治疗、艺术疗法等。同时,心理康复治疗技术也逐渐从医院走向社区、家庭,为更多的人提供帮助。

当今社会,快节奏的生活、激烈的竞争以及各种不确定因素的增多,使得人们的心理负担不断加重。从职场压力导致的焦虑和抑郁,到重大生活事件带来的创伤后应激障碍,从儿童青少年的心理发展问题到老年人的孤独与失落,心理问题无处不在,影响着人们的生活质量、工作效率以及社会的和谐稳定。心理康复作为一种针对心理障碍和心理创伤的有效干预手段,其重要性不言而喻。其不仅仅是对心理疾病的治疗,更是对个体心灵的呵护与修复。它旨在帮助人们重新找回内心的平衡与和谐,提升心理韧性,以更加积极的心态面对生活的挑战。患者可以学会应对压力的方法,调整不良的认知模式,改善人际关系,提高自我认知和情绪管理能力。心理康复的过程也是个体成长和自我实现的过程,它能够激发人们的内在潜力,促进个人的全面发展。同时,心理康复对于社会的稳定与发展也具有重大意义。一个人人心理健康的社会,人与人之间的关系更加和谐,创造力和生产力更能得到充分释放,社会的凝聚力和向心力也会不断增强。因此,大力发展心理康复事业,提高心理康复治疗技术水平,是时代赋予我们的重要使命。在这样的时代背景下,《心理康复治疗技术》应运而生,旨在为那些处于心理困境中的人们指引方向,为心理康复领域的专业人士提供坚实的理论与实践支撑。

《心理康复治疗技术》是一本系统、全面、实用的心理康复教材。本书既适合作为心理学、医学、康复学等相关专业学生的教材,也可供心理康复领域的专业人士参考。本书有如下几个特点:①系统全面的知识体系,涵盖了心理康复治疗的各个方面,包括心理康复的基本概念、理论基础、评估方法、治疗技术以及不同人群的心理康复等内容。从心理学的基本理论到具体的治疗技术,从儿童青少年的心理康复到老年人的心理关爱,本书力求为读者呈现一个完整的心理康复知识体系。在理论方面,本书介绍了心理学、医学、社会学等多个学科与心理康复相关的理论知识,为读者理解心理康复治疗提供了坚实的理论基础。在治疗技术方面,本书详细阐述了各种心理康复治疗技术的原理、方法和应用,包括行为疗法、认知疗法、支持疗法、艺术疗法等。本书还对心理康复的评估方法进行了深入探讨,包括心理测验、访谈、观察等,为心理康复治疗的实施提供了科学依据。②注重实践操作与案例分析的结合。心理康复是一门实践性很强的学科,本书在编写过程中注重实践操作与案例分析的结合。书中提供了一些实际案例,通过对案例的分析和讨论,帮助读者更好地理解心理康复治疗的过程和方法,书中还对各种心理康复治疗技术的操作步骤进行了详细介绍,力求让读者在掌握理论知识的同时,能够学会运用各种心理康复治疗技术。

③强调跨学科合作与综合治疗。心理康复是一项复杂的系统工程,本书强调心理康复治疗中的跨学科合作,介绍了心理学、医学、社会学、教育学等多个学科在心理康复中的作用和贡献。同时,本书还倡导综合治疗理念,强调根据患者的具体情况,采用多种治疗方法相结合的方式,提高心理康复治疗的效果。④关注不同人群的心理康复需求。不同人群在心理康复方面有着不同的需求和特点,本书针对神经系统疾病、运动系统疾病、心血管系统疾病患者等临床重大疾病人群以及老年患者、残疾患者、儿童患者等人群的心理康复需求进行了专门的探讨,提供了相应的心理康复治疗方法。

本书的编写团队由一批经验丰富、专业素养高的学者组成。他们来自心理学、医学、康复学等多个领域,具有深厚的理论功底和丰富的实践经验。在编写过程中,编写团队成员充分发挥各自的专业优势,密切合作,进行了广泛的调研和深入的研究,查阅了大量国内外文献资料,结合了心理康复领域的最新研究成果和发展动态,反复讨论、修改,力求使本书的内容更加科学、准确、实用。

对于康复专业的学生来说,本书可以作为教材使用。在学习过程中,学生可以结合课堂教学和实践教学,系统地学习心理康复治疗的理论知识和实践技能。同时,学生还可以通过阅读本书中的案例导入和做模块考核习题,加深对心理康复治疗的理解和掌握。对于心理康复领域的专业人士来说,本书可以作为参考书使用。在工作中,专业人士可以根据患者的具体情况,参考本书中的治疗技术和方法,为患者制订个性化的心理康复治疗方案。同时,专业人士还可以通过阅读本书中的最新研究成果和发展动态,不断更新自己的知识和提高自己的技能,提高自身心理康复治疗水平。对于普通读者来说,本书可以作为自主学习用书。通过阅读本书,普通读者可以了解心理康复治疗的基本知识和方法,提高对心理健康的认识水平和重视程度。同时,普通读者还可以通过学习本书中的心理调适方法和技巧,学会应对生活中的压力和挑战,保持良好的心理状态。

最后,衷心感谢重庆市精神卫生中心的罗捷主任、重庆医科大学附属第一医院青杠老年护养中心的喻秀丽主任等行业专家对本书编写工作的大力支持,正是因为他们的辛勤努力和无私奉献,才使得《心理康复治疗技术》得以顺利出版。他们不仅在学术上有着深厚的造诣,还在实际操作中展现了卓越的专业能力,为我们提供了宝贵的指导和支持。此外,本书得到了重庆城市管理职业学院科教融汇跨学科实验室(老年认知与行为研究实验室)的专项支持,对此,我们对学校领导及同仁的全力支持表示诚挚的感谢!

同时,我们也期待广大读者对本书提出宝贵的意见和建议,以便在未来的修订和再版中不断改进和完善,使本书更加贴近读者的需求,更好地服务于学术研究和实际应用。再次感谢所有支持《心理康复治疗技术》出版的人,让我们携手共进,为心理康复领域的知识传播和学术发展贡献力量。

编　者

模块一　初识心理康复

任务一　梳理心理学与心理康复的关系　/3
- 技能一　理解心理学　/3
- 技能二　理解心理康复　/5
- 技能三　理解心理学与心理康复的关系　/7

任务二　掌握康复胜任力架构与心理康复的关系　/9
- 技能一　理解康复胜任力架构　/10
- 技能二　掌握康复胜任力架构与心理康复的关系　/11

模块二　认识心理现象

任务一　了解心理过程　/17
- 技能一　了解认知过程　/17
- 技能二　了解情绪情感过程　/26
- 技能三　了解意志过程　/31

任务二　了解人格　/35
- 技能一　了解人格的形成　/35
- 技能二　了解人格倾向性　/39
- 技能三　了解人格心理特征　/43
- 技能四　了解人格的异常　/48

任务三　熟悉个体心理发展特点　/55
- 技能一　熟悉童年期个体心理发展特点　/55
- 技能二　熟悉青少年期与青年期个体心理发展特点　/67
- 技能三　熟悉中年期与老年期个体心理发展特点　/72

任务四　熟悉常见异常心理　/78
- 技能一　熟悉精神病性障碍分类与辨别　/78

技能二　熟悉应激相关障碍分类与辨别　　　　　　　　　　　　　　　/84
技能三　熟悉焦虑障碍分类与辨别　　　　　　　　　　　　　　　　/90
技能四　熟悉心境障碍分类与辨别　　　　　　　　　　　　　　　　/95
技能五　熟悉其他神经症性障碍分类与辨别　　　　　　　　　　　　/97

模块三　建立心理康复治疗关系

任务一　掌握康复治疗中的沟通技巧　　　　　　　　　　　　　　　　　/105
　　技能一　把握沟通在康复治疗中的重要作用　　　　　　　　　　　　/105
　　技能二　会使用常见的沟通策略　　　　　　　　　　　　　　　　　/109
任务二　形成康复治疗关系　　　　　　　　　　　　　　　　　　　　　/127
　　技能一　把握康复治疗关系的特点与影响因素　　　　　　　　　　　/127
　　技能二　在常见的康复治疗中形成康复治疗关系　　　　　　　　　　/129

模块四　实施心理康复

任务一　掌握心理康复评估技术　　　　　　　　　　　　　　　　　　　/139
　　技能一　走进心理康复评估　　　　　　　　　　　　　　　　　　　/139
　　技能二　掌握常用心理测验　　　　　　　　　　　　　　　　　　　/145
任务二　掌握心理康复干预技术　　　　　　　　　　　　　　　　　　　/165
　　技能一　掌握行为疗法　　　　　　　　　　　　　　　　　　　　　/165
　　技能二　掌握认知疗法　　　　　　　　　　　　　　　　　　　　　/176
　　技能三　掌握支持疗法　　　　　　　　　　　　　　　　　　　　　/182
　　技能四　掌握艺术疗法　　　　　　　　　　　　　　　　　　　　　/189
　　技能五　掌握游戏疗法　　　　　　　　　　　　　　　　　　　　　/206
　　技能六　掌握正念疗法　　　　　　　　　　　　　　　　　　　　　/220

模块五　实施特殊人群心理康复

任务一　掌握临床重大疾病患者的心理康复方法　　　　　　　　　　　　/231
　　技能一　掌握神经系统疾病患者的心理康复方法　　　　　　　　　　/231
　　技能二　掌握运动系统疾病患者的心理康复方法　　　　　　　　　　/238
　　技能三　掌握心血管系统疾病患者的心理康复方法　　　　　　　　　/240
　　技能四　掌握精神疾病患者的精神康复方法　　　　　　　　　　　　/244
　　技能五　掌握烧伤患者的心理康复方法　　　　　　　　　　　　　　/249
任务二　掌握老年康复患者的心理康复方法　　　　　　　　　　　　　　/252

技能一　清楚老年康复患者典型心理特征　　/252
　　技能二　掌握老年康复患者心理康复方法　　/254
任务三　掌握儿童康复患者的心理康复方法　　/256
　　技能一　清楚儿童康复患者典型心理特征　　/256
　　技能二　掌握儿童康复患者心理康复方法　　/257
任务四　掌握残疾患者的心理康复技巧　　/260
　　技能一　清楚残疾康复患者典型心理特征　　/260
　　技能二　掌握残疾康复患者心理康复方法　　/264

模块六　开展心理康复的研究

任务一　具备寻找研究资料的能力　　/273
　　技能一　分辨不同的研究资料　　/273
　　技能二　了解获得研究资料的三种途径　　/275
任务二　熟悉研究目标的制定与研究方法的选取　　/281
　　技能一　掌握制定研究目标的方法　　/281
　　技能二　掌握研究过程中研究方法的选取　　/283
　　技能三　掌握论文书写规范及要求　　/286

课程思政元素融入教材、融入课堂汇总表　　/290

主要参考文献　　/301

模块一　初识心理康复

模块描述

　　心理康复是近年逐渐发展起来的一门新兴学科,是心理学领域的一个重要分支。心理康复属于医学与心理学的交叉学科,同时拥有医学、心理学双学科理论知识技术,能够系统地揭示残疾人或是伤病者在患病时期特殊的心理活动、规律和现象,能够最大限度帮助康复对象有效解决一系列因患病而导致的心理障碍等问题,使之重新建立面对生活的勇气与自信。也正是基于心理康复独特的价值属性,心理康复获得了诸多医学和心理学领域专家与学者的认可,并逐渐应用到不同患者的临床心理干预当中。在应用心理康复知识和技巧之前,我们必须先对心理康复的概念、主要理论、研究方法等相关理论知识进行充分的学习,以此来为后续的应用奠定坚实的理论基础。因此,本模块从梳理心理学与心理康复的关系、康复胜任力架构与心理康复的关系入手,带领同学们对心理康复涉及的一系列概念以及理论研究成果进行系统性的学习,帮助同学们建立对心理康复的初步认知,进而随着知识的内化,为后续心理康复的实践教学做好准备。

学习目标

▲ **知识目标**

1. 理解心理学、心理康复各自的概念。
2. 明晰心理学与心理康复之间的内在关系。
3. 理解康复胜任力架构的概念。
4. 掌握康复胜任力架构与心理康复之间的关系。

▲ **能力目标**

1. 能够有效判定心理康复的研究对象以及适用环境。
2. 能够根据康复对象,准确采用恰当的心理康复研究方法。
3. 能够系统地针对个别康复案例,对其中涉及的重要心理学理论进行细致化的拆分。

▲ **素质目标**

1. 理解心理康复产生的必要性,增强学生的责任意识。
2. 培养学生的同理心,创造关心患者、尊重患者的人文环境。
3. 以理性、客观的心态审视并分析患者的心理问题,强化学生的职业情怀和奉献精神等。

任务一

梳理心理学与心理康复的关系

技能一 理解心理学

扫码看PPT

扫码看微课

案例导入

王阿姨,女,76岁,与丈夫居住在一小区内,本身存在视力残疾,加之偏头痛、糖尿病、心脏病等疾病,王阿姨身体健康状况堪忧,日常生活无法自理,只能由王阿姨的丈夫对其提供日常生活的照料。王阿姨有一个儿子,因在外地上班,无法经常看望和照顾王阿姨。而王阿姨的丈夫随着年龄的增长,身体也逐渐出现了一系列的问题,时常需要住院治疗。在此情况下,王阿姨经儿子安排,进入一家康复机构进行康复治疗。由于疾病缠身、行动不便和生活压力倍增,王阿姨出现经常性的情绪低落、失眠多梦等情况,丈夫住院更是极大地加重了王阿姨的心理负担,使其既要面对窘迫和无助的现实生活,又要为老伴的身体状况焦虑,这使得王阿姨的心情更加低落,经常出现长时间发呆、哭泣的情况,甚至还会因一点点小事就暴怒。基于上述多种情况,王阿姨在康复机构越发不愿意接触陌生人,而想要给予其帮助的其他患者也难以与之进行有效沟通。

此时,你作为一名康复治疗师,结合王阿姨的情况,并参考心理康复相关的理论知识,应该如何对王阿姨进行心理状态和情绪状态的调适?

一、心理学概念

心理学(psychology)是一门研究人类心理现象及其影响下的精神功能和行为活动的科学,兼顾突出的理论性和应用(实践)性。心理学包括基础心理学与应用心理学,其研究涉及知觉、认知、情绪、思维、人格、人际关系、社会关系、行为习惯、人工智能、智商(IQ)、性格等许多领域,也与日常生活的许多领域——家庭、教育、健康、社会等有关。其中基础心理学研究心理学的基本原理和理论,包括认知心理学、发展心理学、比较心理学等;应用心理学则是将心理学的理论和方法应用于解决实际问题,如教育心理学、临床心理学、工业心理学等。心理学一方面尝试用大脑运作来解释个体基本的行为与心理机能,另一方面尝试解释个体心理机能在社会行为与社会动力中的角色。另外,心理学还与神经科学、医学、哲学、生物学、宗教学等学科有关,因为这些学科所探讨的生理或心理作用会影响个体的心智。实际上,很多人文和自然学科与心理学有关,人类心理活动本身就与人类生存环境密不可分,与人文社会不可分割。而医学心理学就是在此基础上发展起来的一个重要心理学分支,由心理学家、临床医生、社会学家、人类学家共同参与对医学心理学的研究。

二、心理学重要理论

为了解释人类心理与行为的本质,心理学史上出现过多种心理学流派。不同的流派从各自的学科背景出发提出了对人性的基本看法,形成了不同的理论观点。每一种理论都试图对人类正常或异常的心理与行为进行解释,同时也形成了相应的防治疾病的方法并应用于临床实践,对心理康复的形成和发展产生了重要影响。主要的心理学理论如下。

1. 构造心理学理论 由德国心理学家威廉·冯特(Wilhelm Wundt)创立,强调通过内省法来分析心理现象的基本成分,即心理结构。该理论认为意识是由经验和感知构建的,强调个体的主观性和心理过程的内在性。

2. 精神分析理论 也称心理动力学理论,由奥地利精神病学家西格蒙德·弗洛伊德(Sigmund Freud)于19世纪末20世纪初创立。该理论强调潜意识和性欲对人类心理的影响,包括梦的解释和人格理论,主张心理障碍的根源是本我无法调节自我与超我的矛盾。

3. 行为主义理论 由美国心理学家约翰·华生(John B. Watson)创立,主张只研究可观察的行为,否定意识、心理等不可观察的内在因素,强调环境和学习对人类行为的影响,包括经典条件反射和操作条件反射等内容。

4. 认知心理学理论 代表人物有乔治·米勒(George A. Miller)、杰罗姆·布鲁纳(Jerome S. Bruner)等。该理论强调对人类认知过程的研究,关注知觉、记忆、思维、语言等,并针对这些不同的认知过程展开全方位的分析,衍生出了包括信息加工理论和建构主义认知理论等在内的众多认知心理学理论。

5. 人本主义理论 由卡尔·罗杰斯(Carl Rogers)和亚伯拉罕·马斯洛(Abraham Maslow)等人发展,强调个体的主观体验和自我实现,关注人的潜能和成长。该理论指出个体的主观经验和自我实现对心理健康具有非凡的意义。

6. 社会认知理论 由阿尔伯特·班杜拉(Albert Bandura)等人发展,强调个体通过观察和模仿他人的行为来学习和发展自己的认知和行为。该理论研究个体在社会交往中的心理过程,包括印象形成、归因和决策等。

7. 发展心理学 代表人物有让·皮亚杰(Jean Piaget)、埃里克·埃里克森(Erik H. Erikson)等,研究人类从出生到老年各个阶段的心理发展特点和规律,如认知发展、情绪发展、社会发展等。

三、心理学主要研究方法

心理学研究方法是研究心理学问题所采用的各种具体途径和手段,包括仪器和工具的利用。心理学的研究方法很多,应用最为普遍的主要有观察法、实验法、调查法、测验法等。

1. 观察法 在自然条件下,观察者有计划、有目地利用自身感官系统或科学仪器辅助,对被观察者所表现出来的心理现象的外部活动进行系统性的观察。通过对被观察者日常社会生活行为资料的搜集,从中发现心理现象产生、发展的规律。观察法依据观察时间、内容、方式以及场所的不同,还可以分为长期观察与定期观察、全面观察与重点观察、参与性观察与非参与性观察、自然场所现场观察与人为场所情境观察。观察法的优点是适用范围较大、简便易行、材料真实,能够最大限度保证被观察者特定时段内心理活动的客观性、自然性;缺点是将观察者置身于被动局面,难以重复性地对观察结果进行验证,并且所得到的观察结果可能仅仅是某一时间段内被观察者的一种临时性的表面现象,对于被观察者心理活动产生及变化过程、根源的精准判断,难以起到实效性的作用。

2. 实验法 在控制条件下,以实验的方式操控某一变量,探寻该变量对被观察者情绪、行为、健康等情况的影响。这一变量可以是某一特殊物品,也可以是提前创设好的某一个特定情境,能够对被观察者的特殊的心理活动起到激发作用。一般情况下,实验法多用于对某种心理现象进行专门化研究,通过实验操作和观察来探讨心理现象的产生原因、发展规律和机制。实验法可以细分为实验室实验法、自然实验法两种。前者需要依靠专门的实验仪器、设施起到辅助作用,帮助观察者对相关变量、实验数据进行测量、记录;后者多是在提前设计好的情境下进行,更接近被观察者实际的生活、工作实际环境。实验法具有很强的操控性和可重复性,能够较为精确地分析心理现象。

3. 调查法 调查法指的是调查人员在提前做好调查准备的情况下,通过调查问卷、面对面访谈等方式,与被调查者展开口头或书面形式的交流。从而收集与被调查者心理情况有关的各项数据,并通过分析被调查者的陈述方式、态度、内容等,研究被调查者心理特征、心理需求和心理问题。调查法的抽样方法包括随机抽样、分层抽样等方法,可以获取大量现实生活数据。需要说明的是,调查法所涉及的调查对象,可以是被调查者本人,也可以是与之相关或其熟悉的人员。

4. 测验法 测验法指的是在测验仪器、心理测验量表、调查问卷等工具的辅助下,对个体的心理特征、综合能力、行为习惯等展开调查。应用较为普遍的测验法主要有能力测验、认知测验、人格测验、智力测验、团体测验等,通过测验法可以对个体进行定量或定性分析。一般而言,测验法多被应用到管理心理学领域,用于辅助组织单位完成对人员的考核与选拔。

5. 档案法 通过收集、整理和分析个体的心理档案,了解其心理特征、心理发展和心理问题。档案法包括对个体成长经历、心理测验结果、行为记录等方面的收集和分析。

6. 内省法 内省法指的是个体通过自我观察的方式,依靠自我意识完成对自我心理问题、生活经历、心路历程的反省,以此来发现埋藏于内心深处的问题。站在心理学应用的视角,可以将内省法细分为两种:一种是个体通过审视自我,探寻自我内心活动、思维、感觉,认识自我、评价自我;另一种是个体在调查人员的要求下,通过书面报告、口头讲述的方式,完成对自我心理状况的介绍。

(王 越)

技能二 理解心理康复

一、心理康复的概念

心理康复以那些存在身体健康问题的特殊患病人群为调查研究对象,主要任务是观察、总结患病人群特殊心理的变化规律,探寻其特殊心理发生、变化、发展过程以及影响因素等,结合其患病情况以及患病过程中面临的一系列心理干扰因素,制订最优的心理康复干预方案。

心理康复是医学心理学的一个重要分支,兼具医学和心理学在理论与技术方面的独特优势,能够最大限度地帮助患者进入最佳的生活状态,使之获得稳定的情绪、愉快的心情、恰当的自我意识,面对患病现实,形成良好的适应能力和知觉能力,能够理性、客观地看待自身当前阶段的身体状况,从而逐渐面对和接受并适应当前身体状况,进而在心理干预手段的作用下,帮助患者深度挖掘自身心理潜能,调动其主观能动性,使其机体代偿能力得到充分发挥,从而逐步恢复机体功能,修补心理创伤,为重新回归社会奠定良好的心理基础。

一般来说,康复心理学所研究的康复对象主要是身体健康的健全人,心理康复后可恢复并达到以往正常的生活状况;而心理康复主要针对的是那些本身存在残疾或是由突发事故致残、致伤的患者,即便在心理干预的作用下能够恢复健康心理,但生理上一般无法恢复到原来的健康水平,只能有所改善。具体区分可以根据《国际功能、残疾和健康分类》(ICF)相关评定指标对需要心理干预的人群进行详细划分,以此来为心理康复、康复心理学的具体应用提供佐证。

二、心理康复的主要研究内容

心理康复研究的重点始终集中在"康复"二字上,围绕患者在康复期间产生的各类心理问题展开研究,通过对社会、学习、工作、生活、文化等各类心理应激源对机体刺激性作用、程度的分析,探究各类社会因素与患者康复、生理反应与心理反应等之间存在的内在关联,进而对患者的心理健康状况做出科学、全面的评估,并制订最佳的心理治疗方案。

具体来讲,心理康复研究的主要内容可以归结为如下几个方面。一是研究应激源和残疾之间的内在关系。纠正和改变不良的行为模式,增强个体的心理承受力和社会适应力。二是研究康复对象的心理。观察、总结、掌握患者在康复过程中的心理变化规律,科学制订干预方案,调动患者主观能动性。三是研究心理治疗在康复中的应用。运用支持疗法、人本主义疗法、行为疗法、认知疗法、家庭疗法、集体疗法等方法,帮助患者有效解决各类心理问题。四是进行康复心理评定。利用专业的心理测验方法,对患者康复过程中的心理水平进行综合评定,并提出客观、具体的评价意见。五是为患者及其家属提供专门的心理咨询服务,改善患者及其家属的不良情绪,使其能够客观面对残疾、患病的事实,避免抑郁、自残、自杀等严重心理危机事件的发生。六是研究康复治疗方法对个体心理活动的影响。通过不断地实践验证作业疗法、运动疗法等心理康复治疗手段的实际应用效果,在充分发挥其作用的基础上,避免应用不当而导致的负面情况的发生。

三、心理康复的主要研究方法

在整个康复医学领域中,心理康复所研究的心理现象最为复杂,研究过程以及结果在很大程度上会受到人为主观性的影响。因此,在心理康复的研究过程中,必须时刻坚守实事求是、客观仔细的研究原则,避免主观臆想对研究活动的干扰,从而客观、谨慎、全面地呈现出事物的原来面貌。具体来讲,心理康复所涉及的研究方法主要包含如下三种。

1. 观察法 康复治疗师在自然条件下,对患者所表现出来的心理现象的外部活动,通过自身感官系统或科学仪器辅助进行系统性的观察。通过对患者在患病期间的社会生活行为资料的搜集,从中发现心理现象产生、发展的规律。通过运用观察法,最大限度保证患者在患病期间心理活动的客观性和自然性,从而更好地对患者开展心理康复治疗。

2. 实验法 实验法主要是指针对患者过往心理病史资料、特殊疾病状况等进行回溯性研究和预测性研究。通过实验、假设来验证猜想,同时通过患者组与健康组之间的交叉对比研究,应用标准化技术对患者某种特殊的心理问题进行测验、验证、修改,从而对患者进行心理康复治疗。

3. 调查法 由康复治疗师在提前做好调查准备的情况下,通过调查问卷、面对面访谈等方式,与患者展开口头或书面形式的交流,从而收集与患者心理状况有关的各项数据,并通过分析患者的陈述方式、态度和内容等,研究患者此时的心理特征、心理需求和心理问题。

四、心理康复的主要干预及治疗方法

心理康复的主要研究对象是那些本身因残疾存在心理问题如抑郁、焦虑,或是因突发事件出现以创伤后应激障碍为代表的心理障碍的人群。意在通过多种心理治疗、干预方法的运用,帮助患者在康复期间提高生活质量,尽快恢复正常心理功能。心理康复的主要干预及治疗方法包括以下几种。

1. 认知行为疗法(cognitive behavioral therapy,CBT) 该方法能够帮助患者识别和改变负性思维和行为模式,以改善心理健康状态和应对日常生活中的挑战。其理论主要建立在系统脱敏、操作性条件作用、模仿学习、经典条件反射等理论的基础上,是从认知疗法、行为疗法逐渐发展而来的。其目的在于让患者逐步有意识地对自身不良的行为模式、思维模式进行改正,并在改正过程中逐步消除因改变而产生的不适感,并在之后的逐步引导、训练中,彻底消除不良习惯以及不适感。该方法适用于强迫症、抑郁症、焦虑症等心理疾病的治疗,优点是目标明确、疗程较短、疗效显著且较易于被康复治疗师掌握。但其也存在一定的局限性,如相对于其他治疗方法而言,认知行为疗法无法有效处理严重、复杂的心理问题,且在实施过程中需要患者具有一定的合作意识、认知能力。

2. 心理动力治疗 该方法建立在人际关系的基础上,能够帮助患者全面揭示潜藏于内心深处的需要与冲突,从而有根据地对自己的情绪、行为进行理解和处理。在治疗过程中,康复治疗师需要与患者建立紧密的合作关系,一同对患者的记忆、情感、梦境等心理内容进行探讨。康复治疗师在耐心倾听患者对自身心理的描述后,需要从心理康复的角度帮助其分析存在于潜意识当中的各种心理动力,以及这些动

力对其目前情感、行为的影响。该方法适用于人际关系、抑郁、焦虑等心理问题的治疗。

3. 系统性家庭治疗 该方法认为,患者康复过程中个体心理问题往往是整个家庭系统的问题,因此,治疗应该针对整个家庭进行,而不仅仅是患者个体。因此这是一种以家庭为单位开展的心理治疗,旨在揭示和改变家庭成员之间的互动模式,以改善家庭成员的心理健康状态和关系。在系统性家庭治疗中,康复治疗师会帮助家庭成员认识到他们之间的相互作用是如何影响家庭系统的,并教导他们如何改变这些相互作用,以达到更高的心理健康水平和促进家庭和谐。

4. 创伤后应激障碍(PTSD)治疗 创伤后应激障碍是指在经历战争、重大灾害等应激事件后,出现的长期持续性精神类疾病,反复重现创伤性体验,持续存在回避、高警觉问题。创伤后应激障碍治疗是一种针对创伤后应激障碍的心理治疗方法,适用于经历或目睹了创伤性事件的人。创伤后应激障碍的治疗方法多种多样,包括心理治疗、康复训练和社会支持等,旨在帮助患者应对和降低创伤事件带来的负面影响,以及恢复社会功能和提高生活质量。

5. 药物治疗 药物治疗是指应用一切有治疗或预防作用的药物(如抗抑郁药、抗焦虑药和抗精神病药等)使疾病好转或痊愈,保持身体健康的方法。在某些情况下,药物治疗可以与心理治疗相结合,以帮助患者控制情绪和症状。

(王 越)

技能三 理解心理学与心理康复的关系

扫码看PPT　扫码看微课

一、内在关联

心理学是一门研究人类心理现象及其影响下的精神功能和行为活动的科学,研究内容包括认知、情感、动机等方面。心理学的研究范围非常广泛,包括智力、情绪、个性、社会行为等方面。

心理康复是一门研究残疾人和患者在康复过程中的心理规律的学科。旨在帮助他们克服消极的心理因素,发挥心理活动中的积极因素,唤起他们的乐观积极情绪,调动主观能动性,发挥机体的代偿能力,使丧失的功能获得恢复或改善,心理创伤被治愈,实现社会再适应。

心理康复与普通心理学之间的关联在于,心理康复可以看作心理学在康复领域的应用。心理康复利用心理学的理论和方法,研究残疾人和患者在康复过程中的心理需求和心理问题,以帮助他们克服心理障碍,提高生活质量。例如,患者因患病需要进行长期的康复训练,面对长期的肌肉、骨骼、神经系统康复任务,面对未知的结果,无论是患者还是患者家属,都或多或少地存在焦虑、担忧心理。尤其是患者,不仅要忍耐病痛折磨,还需要考虑疾病所带来的后遗症以及对自己今后生活的影响。因此,在康复的过程中难免会存在担忧、抑郁、悲观甚至厌世的不良心理。在患者康复过程中,若能够对患者及其家属的这一心理情况进行早期干预,则可以大大提高患者的康复效果,使其能够尽快恢复到良好的状态。此外,心理康复还与医学心理学、心理咨询与治疗等领域有着密切的联系。心理康复不仅可以为心理学的研究提供新的领域和视角,还可以为心理学在实际生活中的应用提供参考和指导。

二、外在交叉

心理学与心理康复的外在交叉主要体现在心理康复对心理学理论、方法的借鉴与应用方面。心理康复作为心理学的一个重要分支,旨在研究残疾人和患者在康复过程中的心理规律,以帮助他们克服消极的心理因素,发挥心理活动中的积极因素,调动主观能动性,从而提高他们的生活质量。

在外在交叉的过程中,心理学为心理康复提供了丰富的理论基础和研究方法。例如,认知心理学、发展心理学、社会心理学等领域的理论和方法都被应用于心理康复中,以研究残疾人和患者在康复过程中的心理需求和心理问题。同时,心理康复的研究成果也为心理学的发展提供了新的视角和领域。例如,通过对残疾人和患者在康复过程中的心理规律的研究,心理学可以更好地了解人类心理活动的机制和规律,从而为心理学的发展提供新的理论和实证支持。总之,心理学与心理康复之间的外在交叉有助于拓展心理学的研究领域,提高心理学在实际生活中的应用水平,同时为康复医学领域提供有效的心理康复方案。

> 技能实训

实训:讲清楚心理学与心理康复的关系。

1. 实训目标　掌握心理学与心理康复的概念,以及二者之间的区别与联系。

2. 实训要求　同学们两人为一组,两两合作,互相讲述给对方听,加深对心理学与心理康复的理解,也可与同伴分享自己在生活中遇到的真实案例。

3. 实训思路

(1) 两人一组,可采用自愿组队原则。

(2) 鼓励每位同学参与到讲述过程中。

(3) 鼓励同学们不仅讲给同伴听,也可在全班分享,充分发表自己的见解。

(王　越)

任务二

掌握康复胜任力架构与心理康复的关系

案例导入

康复胜任力架构与心理康复之间有着极为紧密的联系,康复胜任力架构需要用心理康复为之提供一套完备且有效的心理康复专业基础知识;心理康复需要康复胜任力架构为之提供一套极具实用性、适用性的心理学评价标准,以此来帮助康复专业人员以此标准为依据实现个人职业水平的提升。下面我们用两则招募案例予以说明。

案例一

江安县残疾人联合会(残联)在成都市心理咨询辅导中心、江安县社会心理服务中心的支持下,在2023年8月提出拟面向社会招募并建设一支极具专业水准的江安县残疾人支持性心理服务志愿团队,希望志愿者能够为残疾人提供专业性的心理康复辅导,使之恢复乐观、自信、积极的生活态度,能够重新回归社会生活,共建共享美好生活。在招募对象要求中明确指出,志愿者除需要拥有阳光、积极的心态,热心、主动服务的意识外,还需要具备从事康复服务、心理辅导等工作的相关经验,这些经验可以是受教育经验也可以是专业实践经验。在服务内容中指出,志愿者需要为残疾人以及其所在家庭成员进行心理健康知识的普及与宣传,同时针对残疾人存在的心理问题开展有针对性的心理康复辅导服务,为其提供必要的支持性心理服务。县残联定期为志愿者开展线上线下心理服务专业培训以及能力评估,以此来保障其拥有专业的心理康复知识、熟练的心理康复技能、良好的心理康复素养,能够充分胜任社区残疾人心理康复服务辅导任务,应对心理康复服务过程中出现的各类问题。

案例二

2022年,苏州大学联合苏州市心理学会、残联等多部门,专门成立了苏州市残疾人大学生心理赋能项目,将招募对象瞄准高校内的残疾人大学生。意在运用心理康复专业知识帮助高校残疾人大学生缓解因生活、就业等方面产生的心理问题,使其焦虑、抑郁、烦躁等不良消极情绪得到正向的引导,在获得心理支持的基础上,树立积极向上、阳光开朗的生活态度。团队成员主要由心理学专家组成,包括苏州大学心理学专业教授、应用心理学专业硕士以及中国心理学会注册心理师等。从康复胜任力架构角度来看,这些人员在专业知识、技能、素质等各个方面都具备较为完整且坚实的心理康复胜任力架构,能够依托其过往丰富的心理康复教育、临床实践经验,在对残疾人大学生进行心理干预与辅导时表现出极强的专业精神、研究能力、实践能力。招募信息对心理康复服务团队自身的心理学简历进行了详细的介绍,为残疾人大学生接受心理服务、督导增添了信心。

从这两则案例中可以看出,无论是心理辅导机构对心理康复辅导人员的招募,还是心理辅导机构对被辅导残疾人士的招募,都对组织内部心理康复辅导人员的康复胜任力架构提出了明确的要求。在阐明心理康复辅导人员应完成的基本心理康复辅导任务、目标的基础上,从康复胜任力架构的角度,对心理康复辅导人员的个人能力、专业水准、职业素养等提出了专业且细致的要求。心理康复辅导人员不仅需要具备扎实的专业知识技能、良好的临床治疗能力、较强的职业素养,还必须具备持续学习、组织管理、团队合作的精神和意识,能够始终本着专业化的精神与态度,认真、负责地对待心理康复辅导工作,耐心、细心地对待每一位接受心理康复辅导者。

技能一　理解康复胜任力架构

扫码看PPT　扫码看微课

一、康复胜任力架构的内涵

康复胜任力架构(rehabilitation competency framework,RCF)是世界卫生组织在全民健康覆盖的全球胜任力架构下,依据康复科学与康复服务的情景要求所建立的胜任力架构,是康复情景下健康人力资源的胜任力模型。康复胜任力架构作为一种理论模式,能够对康复工作者在不同岗位、不同职业、不同领域和不同环境中的预期的职业活动表现进行完整的描述。

康复胜任力架构涵盖一系列既相互补充又相互联系的成分,具体包括核心价值观与信念、胜任力和表现胜任力的行为、活动及其包含的任务、知识和技能等。除核心价值观与信念外,可以将这些组成部分归为五个领域:实践、专业精神、学习与发展、管理与领导力、研究。

二、康复胜任力架构的特征

(1) 核心价值观和信念强调了所有的胜任力和活动。

(2) 胜任力和行为是整合的,其与所有康复工作者相关,不论他们的实践范围、角色和职责范围如何。

(3) 活动和任务具有选择性,在特定情况下,这些将取决于康复工作者的实践范围、角色和职责。

(4) 胜任力是跨五个领域的,通常可以支撑跨领域的活动表现。

(5) 康复工作者在不同领域内和领域间的熟练度水平会有差异,同类工作人员的熟练度水平会受到他们自身经验、角色期望、个人优势和兴趣的影响。对于康复工作者来说,每个领域的熟练度水平是有代表性的,且随着时间推移会有所变化。

三、康复胜任力架构的主要内容

1. 患者治疗(patient care)　康复工作者需要具备评估、治疗和关爱患者的能力,以帮助他们获得最佳的康复效果。

2. 医学知识(medical knowledge)　康复工作者需要具备扎实的医学知识,以便为患者制订科学的康复治疗方案。

3. 基于实践的学习与进步(practice-based learning and improvement)　康复工作者需要不断学习新的知识和技能,以便不断提高自身康复治疗水平。

4. 人际沟通能力(interpersonal communication)　康复工作者需要具备良好的人际沟通能力,以便与患者、患者家属和同事建立良好的合作关系。

5. 管理与领导力(management and leadership)　康复工作者需要具备管理和领导力,以便有效地组织和管理康复团队,从而提高康复治疗效果。

6. 专业精神(professionalism)　康复工作者需要具备专业精神,包括诚信、责任、尊重和敬业等方面,以便为患者提供优质的康复服务。

7. 研究能力（research ability） 康复工作者需要具备一定的研究能力，以便不断探索和发现康复领域中新的治疗方法和理论。

四、康复胜任力架构的核心价值观与信念

康复胜任力架构的核心价值观包括同情心与同理心、敏感性与尊重差异性、尊严与人权、自主决定权，信念包括良好的功能状态、以个人/家庭为中心、协作、需求全覆盖。

（一）核心价值观

1. 同情心与同理心 康复工作者询问患者个人及其家庭的经历并在理解患者经历后，做出相应的回应。

2. 敏感性与尊重差异性 康复工作者应平等、公正尊重所有人，不论其种族、民族、年龄、性别、宗教信仰、经济状况等情况如何，其寻求保健服务的行为是值得被尊重的。

3. 尊严与人权 康复工作者应认识到每个人的内在价值，保障其人权，使其有尊严。

4. 自主决定权 康复工作者寻求为每个人提供选择和促进自身健康自主决定的权利。

（二）信念

1. 良好的功能状态 良好的功能状态是个体有效融入和参与有意义的活动和生活角色的组成部分。

2. 以个人/家庭为中心 以患者个人及其家庭为中心，以具体健康需要和功能康复为导向。

3. 协作 需要与患者个人及其家庭协商合作，并让他们积极参与到功能康复之中。

知识拓展

4. 需求全覆盖 康复服务应该提供给所有有需求的人，应该被纳入针对所有功能障碍、活动受限和参与受限的人的健康保健服务连续体之中。

（王 越）

技能二 掌握康复胜任力架构与心理康复的关系

扫码看PPT

扫码看微课

一、康复胜任力架构与心理康复之间的关系

心理康复是一门研究个体在疾病、受伤或残疾后如何恢复和适应的学科，它关注的是个体在生理、心理和社会方面的康复过程。而康复胜任力架构则是为了提供高质量的康复服务而设立的一套能力和技能标准，它涵盖了康复领域的多个方面，包括医学知识、管理与领导力、人际沟通能力、专业精神等。二者之间存在密切的关系，一方面心理康复是康复胜任力架构的重要理论基础，另一方面康复胜任力架构为心理康复提供了一套行之有效的评价和提升康复专业人员能力水平的标准。

二、康复胜任力架构与心理康复之间的相互作用

1. 临床技能 心理康复涉及对患者的评估、治疗和康复计划的制订，这些都需要心理康复工作者具备专业的临床技能。在康复胜任力架构中，临床技能是其重要组成部分。

2. 专业精神 心理康复要求心理康复工作者具备专业精神，包括对患者的尊重、关爱和工作方面的敬业精神。专业精神也是康复胜任力架构中的一个关键要素。

3. 管理与领导力 心理康复需要心理康复工作者具备管理与领导力，以便有效地协调团队工作，为患者提供高质量的康复服务。在康复胜任力架构中，管理与领导力也是一个重要的能力。

4. 人际沟通能力 心理康复涉及与患者、患者家属、同事及其他专业人员的沟通，因此，心理康复工

作者需要具备良好的人际沟通能力。在康复胜任力架构中，人际沟通能力同样是一项关键的能力。

5. 基于实践的学习与进步　心理康复要求心理康复工作者不断学习和积累经验，以提高自己的专业能力和服务质量。在康复胜任力架构中，基于实践的学习与进步也是一个重要的能力。

三、心理康复重要理论在康复胜任力架构中的应用

（一）医学心理学理论

医学心理学理论是研究心理因素在疾病发生、发展和治疗过程中的作用及其规律的科学。医学心理学将心理学原理应用于医疗领域，关注患者的心理状况、心理需求和康复效果，涉及心理动力学、认知行为理论、社会支持理论、自我调节理论等。在康复过程中，医学心理学理论可以帮助康复专业人员更好地了解患者的心理需求，从而制订更有效的康复计划。医学心理学理论还可以指导康复专业人员调整自己的心理状态，以提高康复治疗效果。

（二）社会认知理论

社会认知理论是一种心理学理论，它是认知心理学的一个子学派，主要研究个体在社会情境中的思考和学习过程。社会认知理论认为，个体的认知能力在解释和理解社会现象、解决问题以及与人交往等方面起着重要作用。其强调康复过程中患者与社会环境之间的互动关系，以及康复专业人员如何帮助患者适应社会环境。从康复胜任力角度来看，康复专业人员需要在该理论的指导下进行观察学习、策略认知、情境认知、归因分析，以此来形成对患者综合康复需求的科学判断。社会认知理论有助于康复专业人员提高自己的专业能力，更好地理解和满足患者的需求，从而提高康复治疗效果。

（三）人类发展理论

人类发展理论是一种心理学理论，主要研究个体在不同发展阶段的特点、潜能、需求。康复胜任力架构与人类发展理论之间存在密切关系，二者在康复专业人员的培训和评价过程中都发挥着重要作用，二者要求康复专业人员必须根据患者的发展阶段状况、特点，制订相应的康复计划。人类发展理论在康复胜任力架构中的应用主要包括：①了解患者的发展需求、心理特点；②为康复专业人员提供系列评估指标，使其能够科学、合理地评估患者康复效果；③培养康复专业人员，为其知识更新、持续学习提供理论指导。

（四）家庭系统理论

家庭系统理论是一种心理学理论，主要研究家庭系统中各成员之间的相互关系和影响。康复胜任力架构与家庭系统理论之间存在密切关系，二者在康复专业人员的培训和评价过程中都发挥着重要作用。家庭系统理论在康复胜任力架构中的应用主要体现在以下几个方面。一是了解患者家庭背景。康复专业人员需要了解患者家庭背景，包括家庭成员之间的关系、家庭氛围等，以便更好地理解患者在家庭环境中的需求和问题。二是评估家庭功能。康复专业人员需要评估患者家庭的功能，了解家庭系统中是否存在不良互动、沟通等问题。三是培训康复专业人员。康复专业人员需要不断学习和更新知识，以提高自己的专业能力。四是制订康复计划。康复专业人员需要根据患者的家庭背景和需求，制订合适的康复计划。家庭系统理论为康复专业人员提供理论指导，帮助他们更好地为患者制订康复计划，以提高康复治疗效果。

（五）团队协作理论

团队协作理论是一种研究团队成员之间互动、沟通和协作的理论和方法，关注患者康复过程中医疗团队的合作方式。团队协作理论在康复胜任力架构中的应用主要体现在以下几个方面。一是提高康复治疗效果。康复治疗往往需要多位专业人员的协同合作，如医生、康复治疗师、护士等。团队协作理论可以帮助康复专业人员了解如何有效地分工协作，以提高康复治疗效果。二是增强团队凝聚力。团队协作理论可以帮助康复专业人员建立良好的团队关系，增强团队凝聚力，从而提高工作效率和康复治疗质量。三是培训康复专业人员。康复专业人员需要不断学习和更新知识，以提高自己的专业能力。团队协作理论为康复专业人员的培训提供了理论指导，帮助他们了解如何在团队中发挥自己的优势，提高协作能力。

四是优化资源配置。康复治疗涉及多个专业领域,团队协作理论可以帮助康复专业人员优化资源配置,实现优势互补,从而提高康复治疗效果。五是提高沟通效率。康复治疗过程中,良好的沟通是非常重要的。团队协作理论为康复专业人员提供了有效的沟通技巧和方法,帮助他们提高沟通效率,从而提高康复治疗效果。

(六)持续质量改进理论

持续质量改进理论是一种追求服务质量不断提高的管理理念,强调通过持续的评估和改进,以提高服务质量和满足患者需求。持续质量改进理论在康复胜任力架构中的应用主要体现在以下几个方面。一是提高康复服务质量。持续质量改进理论可以帮助康复专业人员了解如何通过持续的评估和改进,提高康复服务质量,以满足患者的需求。二是培训康复专业人员。持续质量改进理论为康复专业人员的培训提供了理论指导,帮助他们了解如何提高自己的专业能力,以提高康复治疗效果。三是评估康复治疗效果。持续质量改进理论为康复专业人员提供了评估方法,帮助他们更准确地评估康复治疗效果,以了解患者的康复进度和治疗需求。四是建立持续改进机制。持续质量改进理论为康复专业人员提供了建立持续改进机制的方法和策略,以推动康复服务质量的不断提高。五是提高患者满意度。持续质量改进理论可以帮助康复专业人员了解如何通过持续的评估和改进,来提高患者满意度。

技能实训

实训:通过开展社会实践的形式,了解不同人群对心理康复的需求情况,并根据康复胜任力架构内容进行心理康复知识普及。

1. 实训目标

(1)对学生的心理康复专业知识和康复胜任力架构内容掌握情况进行全面检查。明确学生的基础知识掌握情况,为后续教学内容、方向的调整提供参考。

(2)开展社会实践,了解社会大众对心理康复的社会需求程度、需求内容。提高心理康复专业学生的使命感,使其心理康复辅导目标更加明确。

2. 实训要求 要求学生将所学心理学和心理康复相关知识运用到社会实践当中,在接触广大患者、了解患者心理服务需求的基础上,为今后的心理康复服务之路建立更加全面、详尽的心理康复架构目标。同时以此为契机,进一步了解心理康复的社会实际需求情况,提高学生专业使命感、责任感。

3. 实训思路

(1)有组织地针对残疾人、老年人开展心理康复社会问卷调查活动。在所学心理康复理论知识的基础上,科学、合理预设问卷内容,在发放、回收调查问卷的基础上,撰写社会调查报告。明确调查范围内残疾人、老年人的心理康复需求,并对其面对的心理康复问题进行梳理与总结。

(2)进入医院康复科室和康复机构,与专业心理康复治疗师共同参与真实的心理康复咨询服务过程。在专业心理康复治疗师的带领下,体验真实的心理康复咨询服务过程,从而对心理康复专业有全面的认知,丰富自身专业知识。

模块考核

一、单选题(请从以下每一道题下面的 A、B、C、D 四个备选项中选择一个最佳答案)

1. 心理康复主要对患有疾病、残疾等人群的(   )展开研究。

A. 康复期各种疾病的发展以及临床表现情况

B. 各种致病因素

C. 康复期患者因身体患病原因所产生的各类心理行为及表现

D. 康复期患者心理行为变化以及心理康复的方法、技术

2. 精神分析理论中,弗洛伊德认为,心理障碍的根源是(　　)。
A. 自我与超我的冲突　　　　　　　B. 本我太强大
C. 自我无法调解本我与超我的矛盾　　D. 理想我与现实我的矛盾
3. 以下不属于康复胜任力架构主要内容的是(　　)。
A. 患者治疗　　　　　　　　　　　B. 医学知识
C. 人际沟通能力　　　　　　　　　D. 刻苦钻研能力
4. 在康复胜任力架构中,社会认知理论的运用有助于(　　)。
A. 提高康复效果　　　　　　　　　B. 改善医患关系
C. 优化社会服务　　　　　　　　　D. 满足患者愿望

二、多选题(请从以下每一道题下面的 A、B、C、D、E 五个备选项中选择正确答案)
1. 心理学重要理论有(　　)。
A. 构造心理学理论　　B. 精神分析理论　　C. 行为主义理论
D. 认知心理学理论　　E. 人本主义理论
2. 心理康复常用的研究方法有(　　)。
A. 实验法　　　　　　B. 测验法　　　　　C. 大数据侦查法
D. 观察法　　　　　　E. 调查法
3. 康复胜任力架构针对康复工作特点,将康复工作者应具备的能力与素养划分为(　　)。
A. 专业实践　　　　　B. 管理与领导　　　C. 学习与发展
D. 专业精神　　　　　E. 研究
4. 康复胜任力架构的主要内容有(　　)。
A. 患者治疗和医学知识　　　　　B. 基于实践的学习与进步
C. 人际沟通能力和管理与领导力　D. 专业精神　　　　　E. 研究能力

三、简答题
1. 简述心理康复的内涵及主要内容。
2. 简述心理学和心理康复二者之间的关系。
3. 简述康复胜任力架构的内涵。
4. 简述康复胜任力架构与心理康复之间的相互作用。

四、练习
1. 请同学们以小组为单位,对心理康复相关理论知识进行组内抽查。
2. 请根据下列案例,利用所学知识分析患者的心理状况。
患者,男,80岁,具有多年的高血压病史,于4年前出现过高血压脑出血的情况。右侧肢体一直处于偏瘫状态,长期卧病在床,生活起居都需要家属照料。近期,患者出现不说话、流泪甚至拒绝进食的情况,不愿意见人、不愿意出门,更不愿意配合医生的治疗(拒绝服药),时常自言自语道"死了算了"等。心理评估存在情绪低落、悲观、抑郁、敏感、敌对、焦虑等情况。

(王　越)

模块二　认识心理现象

模块描述

　　心理现象是心理活动的表现形式,它可以分为心理过程和人格两大方面。不同时期的个体的心理发展特点各不相同,表现出的异常心理也不相同。本模块将介绍日常生活中人们具有的正常的心理现象和不同时期的心理状态以及一些异常的心理现象。

学习目标

▲ **知识目标**

1. 了解感觉的意义、遗忘的规律、思维的特征、想象的功能、情绪情感的功能、意志的品质。
2. 掌握人格、需要、动机、能力、气质、性格、人格障碍的概念，人格的结构，马斯洛的需要层次理论，气质类型的体液说和高级神经活动类型说。
3. 了解不同时期个体心理发展的特点及影响因素。
4. 了解常见异常心理的表现及其判断标准。

▲ **能力目标**

1. 能够运用心理过程的发生、发展规律，解释生活中人们常见的一些心理现象；能够辨认认识过程、情绪情感过程和意志过程。
2. 能够根据人格理论及人格形成和发展的影响因素，推测、判断个体人格形成的原因。
3. 能够识别不同时期个体的心理发展特征。
4. 能够对患者异常心理现象的类型和程度进行初步判断，准确选择应对方案。

▲ **素质目标**

1. 能够接纳患者的不良情绪和异常行为。
2. 增强同理心，增强换位思考的能力。
3. 能够理解患者的各种异常心理和行为。
4. 能够找到与有异常心理患者沟通的方式，精准安抚，减轻其担忧和病耻感。

任务一

了解心理过程

心理过程是人的心理活动的动态过程,是人脑对客观事物的反映,是人心理活动发生、发展的过程,分为认识过程、情绪情感过程和意志过程三大部分。

技能一 了解认知过程

扫码看PPT 扫码看微课

案例导入

小毛是刚进入康复治疗技术专业的大一新生,入校前她听学长学姐说学校社团很多,多参加活动可以锻炼自己。于是小毛就参加了各种社团活动,有时连专业课都请假去参加社团活动。第一学期结束,小毛甚至有几门课程成绩不及格,寒假回家时小毛的妈妈教育小毛说:"孩子,社团固然可以锻炼你的其他能力,但是你首先是一名学生,如果你没有学好专业知识,将来患者敢把自己交给你吗?那你一身能力怎么施展呢?"小毛听了妈妈的话,决定开学后一心一意地学习专业知识,社团活动则有选择性地去参加。大学毕业后,小毛凭借过硬的康复治疗专业能力顺利地进入医院工作。

请问:这个故事说明了什么?

认知过程是指人们获得知识和应用知识的过程,是人们认识世界的过程,包括感觉、知觉、记忆、思维、想象、注意等。人脑接收外界输入的信息,然后经过大脑加工处理转换成内在的心理活动,最终支配人的行为,这个过程即认知过程。人们通过认知过程可以主观地、能动地发现客观事物之间的内在联系。

一、感觉

(一)感觉的概述

感觉是人脑对直接作用于感觉器官的客观事物的个别属性的反映,比如眼睛看到了光线,耳朵听到了声音,鼻子闻到了气味,舌头尝到了滋味,皮肤感受到了物体的温度和光滑度等。

感觉是人认识世界的开始,没有感觉就不能产生认知,也不会产生情绪情感和意志,如果感觉被剥夺,人的心理就会出现异常。

(二)感觉的种类

根据刺激是来源于身体的外部还是内部,可以把感觉分为外部感觉和内部感觉。

外部感觉反映外部客观事物的个别属性,包括视觉、听觉、嗅觉、味觉和皮肤感觉等。其中,皮肤感觉又包括触觉、压觉、温觉、冷觉和痛觉。

内部感觉反映机体运动和内脏器官活动状态,包括运动觉、平衡觉和内脏觉。

(三) 感觉的意义

感觉虽然很简单,但很重要,它在人的生活和工作中有重要的意义,主要表现在以下三个方面。

(1) 感觉提供了内外环境的信息。通过感觉,我们能够了解事物的各种属性,认识机体的各种状态,从而实现自我调节。没有感觉提供的信息,人就不可能根据机体的状态来调节自己的行为。

(2) 感觉保证了机体与环境的信息平衡。人要正常地生活,就必须和环境保持平衡,其中包括信息的平衡。信息超载或不足,都会破坏信息的平衡,给机体带来严重不良影响。感觉剥夺实验表明,没有感觉提供的外界信息,人就不能正常地生存。

知识拓展

(3) 感觉是一切较复杂、较高级的心理现象的基础,是人的全部心理现象的基础。人的知觉、记忆、思维等复杂的认知活动,必须借助于感觉提供的原始资料。人的情绪体验,也必须依靠人对环境和身体内部状态的感觉。因此,没有感觉,一切较复杂、较高级的心理现象就无从产生。

(四) 感受性与感觉阈限

每个人的感觉器官的感觉能力都不相同,有人感觉能力强,有人感觉能力弱。同一个声音,有人听得见,有人听不见;同样大小的物体,有人看得见,有人看不见,这就是感觉能力的差别。机体感觉器官对适宜刺激的感觉能力称为感受性,能引起感觉的最小刺激量称感觉阈限。感受性的高低用感觉阈限的大小来衡量,两者成反比。

1. 绝对感受性与绝对感觉阈限 刚刚能引起感觉的最小刺激量称绝对感觉阈限,而人的感觉器官感觉这种微弱刺激的能力称绝对感受性。绝对感受性可以用绝对感觉阈限来衡量。绝对感觉阈限越大,绝对感受性就越小。绝对感觉阈限越小,则绝对感受性越大。

2. 差别感受性与差别感觉阈限 刚刚能引起差别感觉的刺激物间的最小差异量,称为差别感觉阈限或最小感觉差。对这一最小差异量的感觉能力称为差别感受性。差别感觉阈限越小,即刚刚能够引起差别感觉的刺激物间的最小差异量越小,差别感受性就越强。

(五) 感觉现象

1. 感觉适应 感觉适应是指感受器在刺激物的持续作用下产生的感受性的变化。所谓"入芝兰之室,久而不闻其香""入鲍鱼之肆,久而不闻其臭",说的就是嗅觉感受性发生变化的现象。所有这些感受性发生变化的现象,都是在刺激物的持续作用下发生的。各种感觉都能发生适应现象,有些适应表现为感受性降低,有些适应表现为感受性提高。

2. 感觉后像 感觉后像是指在刺激物对感受器的作用停止以后,感觉现象不会立即消失,仍会暂留一段时间的现象。电灯熄灭了,但是眼睛里还保留着亮灯泡的形象;声音停止以后,耳朵里还有这个声音。影视作品利用的就是感觉后像,可以让我们看到的物体"动"起来。

3. 感觉对比 不同刺激物作用于同一感受器,使感受性发生变化的现象叫作感觉对比。生活中有很多的对比现象,如先吃甜的水果,再吃有点酸的东西,会觉得它比平常"酸"多了。将相同颜色的灰纸分别放在一张白色和一张黑色的背景纸上,人们会觉得放在白色背景纸上的灰纸要比放在黑色背景纸上的灰纸暗得多(图 2-1-1)。

4. 联觉 联觉是当某种感官受到刺激时出现一种感觉,同时另一种感官也会产生感觉,也就是一种刺激不仅引起一种感觉,还会引起另一种感觉的现象。比如听到节奏明快的音乐就会觉得屋里的灯光也和音乐节奏一样在闪动;看到红色会觉得温暖,看到蓝色会觉得清凉(图 2-1-2)。

二、知觉

(一) 知觉的定义

知觉是在人脑中对直接作用于感觉器官的客观事物整体属性的反映。对客观事物的个别属性的认识是感觉,对同一事物所产生的各种感觉的结合,就形成了对这一事物的整体认识,也就形成了对这一事物的知觉。

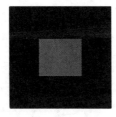
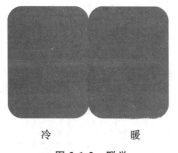

图 2-1-1　视觉对比　　　　　　　　冷　　　暖　　图 2-1-2　联觉　　扫码看彩图

知觉就是各种感觉的结合,它源于感觉,但又高于感觉。感觉反映事物的个别属性,知觉反映事物的整体属性;感觉是单一感觉器官获得的结果,知觉是各种感觉器官协同获得的结果;感觉不依赖于个人的知识和经验,知觉受个人知识和经验的影响。

(二) 知觉的基本特征

1. 整体性　知觉把对某一物体的各种感觉结合在一起,是对物体整体属性的反映。客观事物都是由不同的部分、不同的属性组成的,但我们通常不会把它感知为个别独立的部分,而是把它视作具有一定结构的整体。在过去经验的基础上,把知觉的对象作为一个整体反映的特征就是知觉的整体性。当然知觉的整体性与客观事物的各个部分是相互依赖的关系,没有部分也就没有整体,但是整体优于部分。图2-1-3是通过不同形状和大小的小图形组合成的三个完整的图案。

2. 选择性　知觉的选择性是指将对象从背景中分离出来的过程。某一时刻同时作用于感觉器官的外部事物有很多,但人们知觉外部事物的范围有限,不可能把作用于其感觉器官的所有事物都纳入自己意识的范围,因此会有选择性地把一部分物体当作知觉的对象,而把其他对象当作背景,这种特性叫作知觉的选择性(图2-1-4)。知觉的背景和对象不是固定不变的,在一定条件下二者是可以互相转换的。影响知觉的选择性的因素有注意、思维定式、图像与背景的关系等,知觉的对象比较清晰突出,其他对象(背景)就显得模糊而不重要。

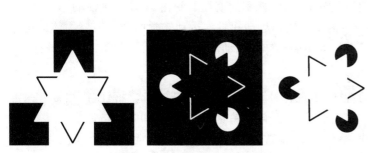
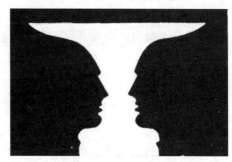

图 2-1-3　知觉的整体性　　　　　　　　　　　图 2-1-4　知觉的选择性

3. 恒常性　当客观刺激在一定范围内变化时,知觉的映象在一定程度上保持相对稳定的特性叫作知觉的恒常性。同一个人站在不同距离的位置上,投射在人们视网膜上形成的视像大小是不同的,但是人们并不会因为这个人离得远导致其在视网膜上的视像变小,就觉得他变矮了。无论他的视像变大还是变小,人们都会把他知觉为一样的高度,这就是知觉的恒常性。知觉的恒常性包括形状恒常性、大小恒常性、明度恒常性、颜色恒常性、方向恒常性。如门关闭或者打开不同角度时,人们并不会认为门的形状或大小真的发生了改变(图2-1-5)。

4. 理解性　在知觉外界事物时,人们会根据当前的信息,运用过去的知识经验加以解释,或用词揭示它的特性,使它具有一定的意义,这叫作知觉的理解性(图2-1-6)。知觉理解性可以帮助我们迅速认识事物,如一些有经验的康复治疗师看到患者的康复评定结果或功能障碍表现就能大概知道这位患者的预后。如图2-1-6所示,人们可能会根据自己的经验认为图中是一个骑着马的人和一只小狗。

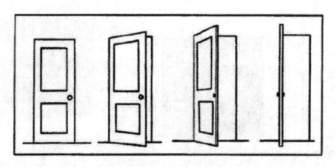

图 2-1-5 知觉的恒常性

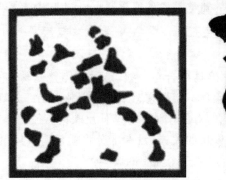

图 2-1-6 知觉的理解性

(三) 知觉的种类

1. 空间知觉 对物体的大小、形状、距离、方位等空间特性的感知叫作空间知觉。空间知觉包括大小知觉、形状知觉、距离知觉和方位知觉。

2. 时间知觉 个体对客观事物和事件的延续性和顺序性的感知叫作时间知觉。时间知觉的产生可以借助许多线索,如计时器提供的信息、自然界昼夜的交替、四季周期性的变化、人体生理活动等。

3. 运动知觉 对物体在空间中的位移产生的知觉叫作运动知觉。运动知觉的产生需要物体的运动有一定的速度,物体位移的速度太快或太慢,人们都不能感知到运动。

(四) 错觉

错觉是指知觉不能正确反映外界事物的特征,出现种种歪曲和错误的感知,这种歪曲往往带有固定的倾向。错觉可以分为大小错觉、形状方向错觉、形重错觉、倾斜错觉、运动错觉和时间错觉等。

1. 大小错觉 包括水平-垂直错觉、米勒-莱尔错觉、蓬佐错觉、多尔波也夫错觉、贾斯特罗错觉、月亮错觉、艾宾豪斯错觉(图 2-1-7)。

2. 形状方向错觉 包括佐尔拉错觉、冯特错觉(图 2-1-8)、爱因斯坦错觉、波根多夫错觉。

3. 形重错觉 患者会觉得一斤棉花比一斤铁重。

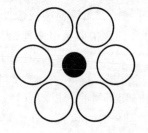 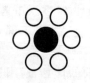 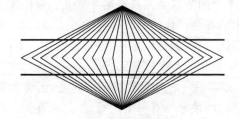

图 2-1-7 艾宾豪斯错觉　　　　　　　　　图 2-1-8 冯特错觉

三、记忆

(一) 记忆的定义

记忆是在大脑中积累和保存个体经验的心理过程,是人脑对外界输入的信息进行编码、储存和提取的过程。过去感知过的事物、思考过的问题、对某个事物产生的情绪体验,以及进行过的动作行为等都可以以印象的形式储存在大脑中,在一定条件下,这种印象又可以从大脑中被提取出来,这个过程就是记忆。

(二) 记忆的种类

记忆按照内容可以分为五种:形象记忆、情景记忆、情绪记忆、逻辑记忆、动作记忆。

(1) 形象记忆:对感知过的事物形象的记忆。这些具体形象可以是视觉的,也可以是听觉的、嗅觉的或味觉的,如客观事物的形状、体积、大小、颜色、声音、气味、滋味、软硬、冷热等具体的形象。这类记忆的特点是保存事物的感性特征,具有典型的直观性。

(2) 情景记忆:对个人亲身经历过的事件的记忆,包含时间、地点、人物、情节的记忆。

(3) 情绪记忆:对体验过的情绪或情感等内容的记忆。人在实际生产活动中所产生的情绪、情感和态度体验等,都会在脑海中留下印象,并在一定条件下再现。

(4) 逻辑记忆:对概念、推理、判断、公式等内容的记忆。这种记忆不是保持事物的具体形象,而是关于事物的意义、性质、相互联系和关系等的印象,并且可通过语词表达出来,所以又称为语词-逻辑记忆。这种记忆是人类特有的记忆形式。

(5) 动作记忆:对过去的运动状态或动作技能的记忆,又称运动记忆。这种记忆的特点是识记时较慢,但运动记忆形成后保持时间长,很难遗忘。

根据信息编码和储存时间的长短以及信息提取方式的不同,可以把记忆分为三种:瞬时记忆(感觉记忆)、短时记忆、长时记忆。记忆加工模型见图2-1-9。

(1) 瞬时记忆:也称感觉记忆,是感觉信息的瞬间储存。瞬时记忆容量大,储存时间为0.25~1秒。例如,我们看一部电影时就只能看到一系列静止的画面闪烁而过。瞬时记忆的内容只有经过注意才能被意识到,然后进入短时记忆。

(2) 短时记忆:短时记忆储存时间一般不超过1分钟。经过注意进入短时记忆的信息量有限,一般为(7 ± 2)个组块。"组块"就是记忆单位,它可以是一个字、一个词、一个数字,也可以是一个短语、句子等。例如,凭着对电话号码的短时记忆来拨打电话,拨打完电话号码可能就忘了,这就是短时记忆。短时记忆如果经过复述、运用或进一步加工,则可变为长时记忆。

(3) 长时记忆:长时记忆指储存时间在1分钟以上,记忆容量没有限度,在脑海中长期储存的记忆。

(三) 记忆的过程

记忆由识记、保持和再现三个基本环节组成(图2-1-10)。

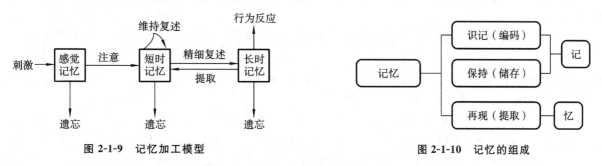

图2-1-9 记忆加工模型　　图2-1-10 记忆的组成

1. 识记　识记是记忆的开始,是指个体将外界的刺激信息转化为可被储存和处理的内部信息的过程。

2. 保持 保持是指将识记的信息储存在大脑中,以供将来使用的过程。识记的次数越多,识记信息就保持得越牢固。

3. 再现 再现是指从记忆中提取和回忆出先前储存的信息的过程,包括回忆和再认。从大脑中提取知识和经验的过程叫作回忆;识记过的事物重现时,再从大脑中提取信息的过程叫作再认。回忆和再认都是从大脑中提取信息的过程,只是形式不一样。

识记是保持和再现的前提,没有识记就没有保持,也不可能有回忆和再认。保持是识记和再现的中间环节。再现是识记和保持的结果,也是对识记和保持的检验。记忆过程的三个环节密切联系、不可分割。

(四)遗忘及其规律

个体对识记过的事物不能回忆或再认,或者产生错误的回忆或再认叫作遗忘。遗忘分为暂时性遗忘和永久性遗忘,暂时性遗忘是指记忆内容暂时不能被提取,经过适宜条件的刺激可以恢复;永久性遗忘是指记忆内容永远消失而不能被提取。

德国心理学家艾宾豪斯是对记忆和遗忘进行实验研究的第一人。他认为遗忘的进程是先快后慢,即遗忘的速度开始很快,随着时间的推移,遗忘的速度越来越慢。根据艾宾豪斯遗忘曲线(图2-1-11),我们明白学习要勤于复习,而且记忆的理解效果越好,遗忘得也越慢,如果只是单纯地注重当时的记忆效果,而忽视了后期的保持和再认,同样是达不到良好效果的。

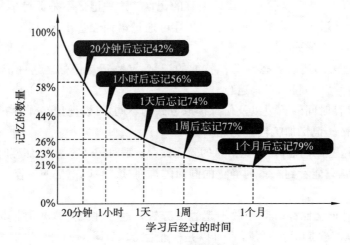

图 2-1-11 艾宾豪斯遗忘曲线

四、思维

(一)思维的定义及特征

思维是人脑对客观事物的本质以及事物之间内在联系的认识。它往往通过语言、已有的经验或其他事物来反映事物,属于认知过程的高级阶段。思维作为一种反映形式,它最主要的特征是间接性和概括性。

1. 思维的间接性 思维对客观事物的反映不是直接的,它以直接作用于感觉器官外的事物或者以往的经验为媒介,对没有直接作用于感觉器官的客观事物加以认识。例如,早起看到外面公路上的积水,尽管没有直接看到下雨,但可以推断出昨晚可能下雨了;考古学家通过化石和其他考古资料,可以复现古猿人的形象和当时的生活情景,帮助人们了解历史。

2. 思维的概括性 思维的概括性表现在,它可以将一类事物的共同属性提取出来,形成概括性的认识,从而认识一类事物的本质特征以及其与其他事物的关系。例如,人们把谷类、豆类、瓜果、薯类归为一类,称之为被子植物;根据铅笔、毛笔、钢笔、圆珠笔的特征概括出笔的本质特征,即"人类制造的专门用来写字的工具"。

正是因为思维具有间接性和概括性,人们能认识那些难以感知或不能感知的事物的属性,揭露其本质和规律,才能认识到感性认识所不能认识到的事物的内在规律。因此人们可以利用对现实环境的适应、控制和改造来了解过去、认识现在、预测未来。

(二)思维的种类

根据不同的标准,心理学家将思维划分为不同的种类,常见的有以下三种分类。

1. 动作思维、形象思维和抽象思维 根据思维过程所凭借的中介物,可以把思维分为动作思维、形象思维和抽象思维。

(1)动作思维:以实际动作或操作作为支撑的思维。在个体心理发展中,此种思维方式是3岁以下幼儿的主要思维方式。例如,幼儿在学习10以内的加减法时,会借助掰手指头的活动来进行计算,实际动作一停止,他们的思维也立即停止。成人的动作思维是建立在经验的基础上的,可控制且有着明确的目的性和计划性。

(2)形象思维:应用头脑中的具体形象或表象来解决问题的思维。例如,解决"不看钟表,判断11:30和7:30这两个时刻,时针与分针的夹角哪个大?"的问题时,就要用到形象思维。画家、作家、设计师等的创作更多地运用到形象思维。

(3)抽象思维:以语言为媒介,运用概念、判断、推理的形式进行思考的思维,又称逻辑思维。抽象思维揭示的是事物的本质特征及其规律性联系,是思维最本质的特征,也是人的思维和动物心理的根本区别。例如,我们学习时需要运用数学概念和定理进行运算或推导;康复治疗师需要对康复对象进行康复评定、制订计划、实施治疗方案,这就要对相关知识进行综合思考、逻辑分析和应用。

2. 集中思维和发散思维 按照探索问题答案方向的不同,可以把思维分为集中思维和发散思维。

(1)集中思维:将所能提供的各种信息集中起来,朝着同一个方向进行思考,得出一个正确答案的思维,又称求同思维。如利用公式解答问题。

(2)发散思维:沿着不同的方向探索问题答案的思维,又称求异思维。其主要特点是求异和创新,表现为一题多解,沿着多方向解答问题。

3. 常规思维和创造性思维 按照思维是否具有创造性,可以把思维分为常规思维和创造性思维。

(1)常规思维:运用已有的知识、经验,用常规方法按照固有的程序模式来解决问题的思维。如用已经学会的公式计算长方体的表面积和体积。

(2)创造性思维:应用新颖独特的方式解决问题的思维。它是人类思维的高级过程,它追求创新、不拘一格,具有社会价值,如作家创造出新的人物形象,研究者探索出治疗疾病的新方法和开发新药品。

(三)思维的基本过程

思维过程是大脑对外界事物的信息进行复杂加工的过程,包括分析与综合、比较与分类、抽象与概括。

1. 分析与综合 分析是在头脑中对客观事物进行分解,形成各个部分和各种属性的过程;综合是在头脑中将事物的各个部分或各种属性结合起来,形成一个整体的过程。分析要以综合为前提,综合要以分析为基础。

2. 比较与分类 比较是在头脑中将各种事物或现象加以对比,来确定它们之间的异同点以及关系的过程;分类是在头脑中依据事物或现象的本质特征,把它们归入合适的类别中去的过程。

3. 抽象与概括 抽象是将客观事物的共同属性和本质特征提取出来,并舍弃其非本质的属性特征的过程;概括是将提取出来的共同属性和本质特征结合起来推广到一类事物并使之普遍化的过程。

五、想象

(一)想象的定义

想象是对大脑中已有的表象进行加工、改造,形成新形象的过程。想象是一种高级的认知活动,其基本特点是形象性和新颖性。

想象不是表象,表象是过去感知过的事物形象在大脑中再现的过程。表象的形象在大脑中是可以被操作的,可以进行放大、缩小、旋转等。想象就是对大脑中已有的、具有可操作性的表象素材进行加工和改造,然后创造出新事物形象的过程。如果没有表象为想象提供素材,那么想象也是没有办法进行的。

(二)想象的功能

想象有预见、补充、代替的功能。

1. 预见功能 人类在开展实践活动之前,会在大脑中对实践活动的过程和结果进行想象,然后利用这些想象指导活动过程,从而做出更加明智的决策和规划,提前准备和应对可能发生的事件,提高适应性和应变能力,进而实现预定的目标和计划。

2. 补充功能 想象可以补充我们在现实生活中无法获得的经验和体验。在社会实践中,由于时间、空间及主客观条件的制约,人们常常遇到一些无法直接认识的事物,如宇宙星球、原始人类生活的情景等,此时可以借助想象,创造出各种场景和情景,弥补在现实生活中人们无法亲身经历事物的感知和情感体验,进而对客观世界产生更充分、更全面、更深刻的认识。

3. 代替功能 在现实生活中,当人们无法满足或实现某种需求或愿望时,可以利用想象从心理上得到一定的补偿和满足。例如,我们可以在遇到挫折和困难时通过想象寻求心理上的安慰和支持,或者在无法与某个人相聚时通过想象与其进行交流。这种代替功能可以帮助我们解决心理上的冲突和满足未实现的需求。

(三)想象的种类

按照想象活动是否具有意识、目的,可以将想象分为无意想象和有意想象。

1. 无意想象 无意想象是一种没有预定目的,在某种刺激的作用下不由自主地产生的想象。比如抬头仰望天空看到变幻莫测的云朵时,脑中就形成了起伏的山峦、柔软的棉花、活动的羊群、嘶鸣的奔马等形象。

梦是无意想象的一种极端例子,它比清醒状态下的无意想象更加随心所欲,其不受意识支配,内容往往不符合逻辑、脱离实际。

幻觉是在异常精神状态下产生的无意想象。

2. 有意想象 有意想象是按一定目的、有意识地进行联想的想象。根据想象内容的新颖程度和形成方式的不同,有意想象又可分为再造想象、创造想象和幻想。

(1)再造想象:根据语言描述或图表、模型示意在头脑中形成相应形象的心理过程。工人看建筑图纸时,头脑中形成建筑形象,读者看文学作品时,头脑中形成人物想象等,都是再造想象。

(2)创造想象:不依据现成的描述和图示,在大脑中独立地创造出新形象的过程。如作家创造一个典型人物,服装设计师设计一款新服装,科学家的新发明创造等都含有创造想象的成分。

(3)幻想:创造想象的特殊形式,是一种与生活愿望相结合并指向于未来的想象。

幻想有积极幻想和消极幻想两种。如果某种幻想以现实为依据,经过努力行动最终得以实现,那么它就是理想,是积极幻想。如果某种幻想完全脱离现实,并且不能实现,那么它就是空想,是消极幻想。理想能鼓励人积极上进,是人们学习、生活和工作的动力。

六、注意

(一)注意的概念

注意是心理活动对一定对象的指向和集中。指向性和集中性是注意的两个基本特征。

指向性是指选择与确定心理活动的特定对象。因为感觉器官容量受限,心理活动不能同时指向每一个对象,所以只能选择一些对象,舍弃另一些对象。集中性是指心理活动全神贯注地聚焦在所选择的对象上,抑制其他无关事物或活动。

注意的特征使人的心理活动不仅可以有选择地指向特定的对象,而且可以使注意在这个对象上保持一定的时间。

(二) 注意的分类

根据注意是否有预定目的和是否需要意志努力来维持,可以把注意分为无意注意、有意注意和有意后注意三种。

1. 无意注意 无意注意是一种既没有预定目的,也不需要靠意志努力来维持的注意。无意注意不受意识支配和调节,因此又称不随意注意。例如,上课时突然有人敲门,大家都会不由自主地转头去看,这时的心理活动就是无意注意。

一般来说,突然出现的、强度较大的、对比鲜明的、变化运动的、自己感兴趣的、觉得有价值的刺激容易引起无意注意。

2. 有意注意 有意注意是有预定目的,需要付出一定意志努力来维持的注意。有意注意是人有意识地控制和支配的,所以也称随意注意。例如,上课时专心听课,使自己集中精神不受其他事物干扰,就是有意注意。

有意注意是人们进行学习、工作、劳动的必要条件,它有赖于意志努力来维持,是有预定目的的。人们凭借这种注意,可以从事系统的学习和复杂的工作。

3. 有意后注意 有意后注意是有预定目的,但不需要付出很大意志努力来维持的注意。例如,一个人刚开始学习驾驶汽车时,总是集中精力、小心翼翼,需要付出很大的努力才能把自己的注意维持在驾驶汽车出行上(即有意注意)。经过一段时间的练习,驾驶汽车已经变成一种熟练的技能时,就不太需要意志努力来继续保持注意,只要在不同的路况给予不同程度的注意就行了(即有意注意发展为有意后注意)。

有意后注意在形式上类似于无意注意,而在性质上类似于有意注意,它有预定目的(与有意注意相同),但不太需要意志努力来维持(与无意注意相似)。有意后注意具有高度的稳定性,是人类从事创造性活动的必要条件。

(三) 注意的品质

注意的品质即注意的特性,主要有以下四个方面。

1. 注意范围 注意范围指在同一时间内能清楚地觉察到的事物数量多少的特性,也称注意广度。成人一般能注意到8~9个黑色圆点,4~6个没有联系的外文字母或3~4个几何图形。注意范围的扩大可以提高工作效率,例如,学生的注意范围大,在同一时间内就可以学到更多的内容;驾驶员的注意范围大,就可以避免一些事故的发生。

2. 注意稳定性 注意稳定性是指在一定事物或活动上,注意集中所能保持的时间。一个人的注意能以相同的强度长时间保持在某一对象上,说明注意稳定性高,当然人的注意是不能长时间地保持固定不变的,而是在间歇性地加强和减弱的。

3. 注意分配 注意分配是指在同一时间内把注意指向两种或两种以上的对象或者活动的特性。例如,治疗师一边为患者治疗,一边观察患者的反应等。

4. 注意转移 注意转移是指根据需要,主动、及时地把注意从一个对象上转到另一个对象上。注意转移的速度取决于个体对前后两个对象的态度。注意转移的能力可以使人根据环境的变化将注意及时地转移到新的事物上去。

(邓舒允)

技能二　了解情绪情感过程

案例导入

康复治疗技术专业毕业的小李在某医院招聘笔试中排名第一,但是他在等待面试的过程中,因为出去打电话而错过了面试时间,于是他找到医院工作人员进行沟通。医院工作人员认为小李没有安排好时间,不想再次安排其面试,小李便与工作人员发生争执。此时,有患者进行劝说,小李认为自己没有错便据理力争,患者认为小李有错便训斥了小李,结果小李不顾一切冲上去对患者拳打脚踢,两人扭打成一团。最终医院报警处理,小李不但失去了就业机会,而且致人轻伤,犯故意伤害罪被判处有期徒刑两年。

请问:小李当时的情绪状态有何特点?

人们在认识和改造客观世界的实践活动中,充满着喜、怒、哀、乐等情绪与情感体验。每个人情绪情感的起伏和变化都是有原因的,情绪情感的不同变化使得人们的心理活动丰富多彩,各具特色。

一、情绪和情感概述

(一) 情绪和情感的含义

情绪和情感是人对客观事物是否满足其需要而产生的态度体验及相应的行为反应。

情绪和情感是主体对自己心理状态的主观感受,是对客观事物的主观反映;情绪和情感是以人的需要为中介的,是客观事物与人的需要之间关系的反映。客观事物满足主体的需要,就会引起愉快、轻松等积极的情绪情感体验,否则便会引起沉重、悲伤等消极的情绪情感体验。

(二) 情绪和情感的外部表现

情绪和情感的变化还可以通过一个人的外部表现形式来体现,这个外部表现形式也就是表情。人的表情主要包括面部表情、体态表情和言语表情三种。

1. 面部表情　面部表情是指通过面部肌肉和面色的变化等来表达情绪情感的形式,它能比较精细地表现出人们不同的情绪和情感,也是人们情绪和情感的主要标志。例如,人在高兴时,双眉舒展,两眼闪光,嘴角上提,笑容满面;人在愤怒时,双眉下压,怒目相视,上唇绷紧,咬牙切齿;人在伤心时,眉头紧皱,嘴角下撇,愁眉苦脸;人在恐惧时,眼睛睁大,目光逃避,面色苍白等。

2. 体态表情　体态表情是指由身体的姿态和动作的变化所表现出的各种情绪状态,可通过头、手、躯干、脚的动作反映。例如,人在兴奋时,手舞足蹈,捧腹大笑;人在愤怒时,握紧拳头,捶胸顿足,全身紧绷;人在悲伤时,低头肃立,步履沉重,行动缓慢;人在恐惧时,手足无措,浑身发抖等。

3. 言语表情　言语表情是指由言语的音调、音色、节奏、速度等的变化所表现出的情绪情感。例如,人在高兴时,音调高,语速快;人在愤怒时,音调尖锐,语气生硬;人在悲哀时,音调低,语速慢,语句之间停顿时间长,语音高低差别小;人在恐惧时,声音颤抖等。

一般来说,以上三种表情都不是孤立存在的,它们协调一致,共同表达某种情绪情感。由于表情既有先天的、不学而会的性质,又有通过后天模仿学习获得的性质,因此人的表情与情绪情感体验也并非完全一致,人们可能会掩饰或伪装自己的情绪情感。比如,高兴时装得若无其事,伤心时却露出笑脸掩饰等。

二、情绪和情感的关系

情绪和情感指的是同一过程和同一现象,只是分别强调了同一心理现象的两个不同的方面,二者合称为感情。它们既有区别,又有联系,互相依存,不可分割。

(一) 情绪和情感的区别

情绪是人和动物所共有的,具有情境性、短暂性和易变性的特点,它往往由当时的情境所引起,情境改变所产生的情绪改变会伴随生理变化和外部行为表现,如高兴时笑逐颜开、手舞足蹈,愤怒时咬牙切齿、暴跳如雷。

情感则是人类所特有的,常用来描述具有深刻而稳定的社会意义的感情,如对祖国的热爱、对敌人的仇恨。情感是在长期的社会生活环境中逐渐形成的,外部表现不明显,因此有更强的社会性、稳定性和持久性。

(二) 情绪和情感的联系

情绪是情感的活动过程,情感是在情绪的基础上形成的,并通过情绪的形式表现出来,在情绪发生过程中常常包含着情感,离开情绪的情感是不存在的。比如一个人的爱国主义情感在不同情况下的表现是不同的,当看到祖国利益受到侵犯时无比愤怒,当看到祖国繁荣发展、欣欣向荣时无比自豪。

三、情绪和情感的功能

情绪和情感的功能主要有以下四种。

(一) 适应功能

机体通过情绪和情感所引起的生理反应,能够动员身体的能量,使机体处于适宜的活动状态,便于机体适应环境的变化,这就是情绪和情感的适应功能。例如,遇到危险时,恐惧令人转身逃跑或者高声呼喊。

从根本上来说,情绪和情感的适应功能就是帮助人改善生存条件和生活条件,比如人们用微笑表示友好,用点头表示同意,通过察言观色了解对方的情绪状态,维护正常的人际关系,更好地适应社会环境,以获得更好的生存和发展条件。

(二) 信号功能

情绪和情感的信号功能是通过表情实现的,表情是非言语交流的重要组成部分,具有传递信息、沟通思想的作用。比如在许多场合,微笑表示友好、赞赏,点头表示同意、默许等。

(三) 动机功能

情绪构成一个基本的动机系统,能够激励人的活动,提高活动效率,放大内驱力,从而更有力地激发个体的行动。例如,缺水引起了个体对水的生理需要,但是只有这种生理需要还不足以驱动个体的取水行为,如果意识到缺水会给身体带来危害,产生了紧迫感和心理上的恐惧时,情绪和情感就会放大和增强内驱力,从而驱动个体的取水行为。

(四) 组织功能

积极的情绪和情感对活动起着协调和促进的作用,消极的情绪和情感对活动起着瓦解和破坏的作用。情绪和情感组织功能的强弱还与情绪和情感的强度有关。一般来说,中等强度的积极情绪有利于增强人的认识活动和操作的效果,痛苦、恐惧等消极情绪则会降低操作效果,而且消极情绪强度越大,操作效果越差。

四、情绪和情感的分类

人的情绪和情感表现多种多样,千姿百态。

(一) 基本情绪和复合情绪

从生物进化的角度可以把情绪分为基本情绪和复合情绪。

1. 基本情绪 又称原始情绪,是人和动物共有的、不学而会的情绪,快乐、愤怒、悲伤和恐惧是基本情绪的四种主要类型(图 2-1-12)。每一种基本情绪都具有独立的神经生理机制、内部体验、外部表现和不同的适应功能。

2. 复合情绪 由基本情绪的不同组合派生出来的情绪。例如,由愤怒、厌恶和轻蔑组合起来的复合情绪是敌意;由恐惧、内疚、痛苦和愤怒组合起来的复合情绪是焦虑。人们在实际生活中体验的情绪多为复合情绪,如悲喜交加、百感交集等。

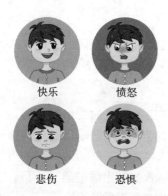

图 2-1-12 基本情绪的主要类型

(二)情绪状态的分类

情绪状态是指在某些事情或情境的影响下,在一定时间内所产生的某种情绪。按情绪发生的强度大小和持续的时间长短来分,情绪状态可以分为心境、激情和应激三种。

1. 心境 心境是一种微弱又持久的情绪状态,又称心情。心境具有弥漫性,它不是关于某一事物的特定体验,而是以同样的态度对待一切事物。愉快的心境使人觉得愉快、轻松,看周围的事物都会带上开心的色彩,动作也变得比较敏捷,正如"人逢喜事精神爽";不愉快的心境使人觉得沉重、心灰意冷,对周围事物都不感兴趣,动作也会变得比较缓慢。心境的持续时间短到几小时,长到几周、几个月不等。

引起心境的原因有多种,既有客观原因,又有主观原因,比如工作是否顺利,身体是否健康,学业是否进步等。现实中,事情的顺利进行会使人产生积极、乐观的心境,提高活动效率,进而增强克服困难的信心;事情不顺利会使人产生悲观、消极的心境,使人消沉,有害于身体健康。

2. 激情 激情是一种强烈的、爆发性的、短暂的情绪状态,通常由重大、突如其来的事件或激烈的意向冲突引起,呆若木鸡、欣喜若狂、暴跳如雷、绝望厌世等都属于激情。

引起激情的原因一般与生活中重要事件的发生有关。如信仰崩塌、亲人离世、极端的喜讯、过度的压抑等都可导致激情发生。激情往往伴随着生理变化和明显的外部表现,如面红耳赤、怒发冲冠。

人在激情状态下,有时能做出平常做不出来的事情,发挥出意想不到的潜能,但是也有的会出现"意识狭窄"现象,即理智分析受到抑制,自我控制能力减弱,产生鲁莽的行为。因此,我们必须用理智和意志来控制不合理的激情状态,三思而后行。

3. 应激 应激是在出乎意料的紧急情况下或遇到危险情境时个体出现的高度紧张的情绪状态。例如,当有人突然横穿马路,司机紧急刹车时的情绪体验;飞机在飞行中,发动机突然发生故障,驾驶员紧急与地面联系着陆时的情绪体验;人们遇到突然发生的火灾、水灾、地震等自然灾害时的情绪体验。

应激状态的产生与人面临的情景及人对自己能力的预估有关。当遇到一些出乎意料的情景时,个体会根据自己的经验判断当时的场景,有些人可以激活思维,迅速行动,及时摆脱困境,转危为安;而有些人全身过度亢奋,思维迟钝,语无伦次,惊慌失措,不能准确地处理事件,甚至发生休克。

应激的积极状态是可以通过训练培养的,可以培养思维的敏捷性,增强动作的灵活性,提高在意外情境下迅速决策的能力。

(三)情感的分类

按社会内容可将情感分为道德感、美感和理智感。

1. 道德感 道德感是个体根据一定的社会道德标准,在评价自己或者他人的善恶、是非、荣辱关系、行为举止、思想言论和意图时产生的一种情感体验。这种体验是由评价态度引起的,人们对符合道德标准的行为产生赞扬、欣赏的情感,对不符合道德标准的行为产生厌恶、憎恨的情感。

道德感可以表现在社会生活的各个方面,如爱国主义情感、集体主义情感、热爱人民、责任感、事业心、荣誉感、同情心、职业道德等。一个具有高尚品德的人,人们会尊敬他;一个损人利己的人,人们会鄙视他。

道德感对人们的实践活动有着重要作用。人们会按照道德标准去衡量自己和他人的各种思想行为,自觉地做一个符合社会道德标准的人。有道德感的人会为尽到责任而心情舒畅,为未尽到责任而内疚不安。

2. 美感 美感是按照个人的审美标准和观点对自然景色、艺术作品和社会行为进行评价时产生的情感体验。美感可以帮助人们以美丑去赞扬美好的事物,鞭挞丑陋与粗野的行为,从而促进人类文明的发展。

在不同的社会制度、民族、风俗习惯背景下产生的审美标准是不同的。优美的自然环境可以使人心情愉悦,可以陶冶人的情操;淳朴大方、乐于助人、公正无私、舍己救人的高贵品质给人以美的感受;奸诈狡猾、人面兽心、徇私舞弊、两面三刀的行为则让人厌恶和憎恨。

3. 理智感 理智感是智力活动是否满足人认识和探求真理的需要而产生的情感体验,包括好奇心、求知欲和兴趣。理智感与个体的知识水平和实践经验有关,也与世界观和个人理想有关。

人的认识活动越深刻,求知欲越强,追求真理的兴趣也就越浓厚,则理智感也越深厚。反过来,理智感也对深化人的认识活动、探索科学奥秘、热爱真理起着重要的推动作用。

五、情绪理论

(一)詹姆斯-兰格理论

詹姆斯-兰格理论又称情绪的外周理论。詹姆斯认为,情绪就是对身体变化的知觉。当一个情绪刺激物作用于我们的感官时,会立刻引起身体上的某种变化,激发神经冲动,传至中枢神经系统而产生情绪。兰格认为,情绪是内脏活动的结果,情绪取决于血管受神经支配的状态、血管容积的改变以及机体对这种改变的意识。

詹姆斯和兰格在情绪产生的具体描述上虽有不同,但他们的基本观点是相同的,即情绪刺激引起机体的生理反应,而生理反应进一步导致情绪体验的产生。詹姆斯-兰格理论即看到了情绪与机体变化的直接关系,强调情绪是自主神经活动的产物,认为是因为笑了才高兴,哭了才伤心(图2-1-13)。

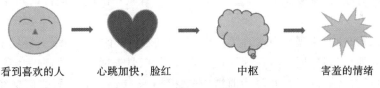

图 2-1-13　詹姆斯-兰格理论示意图

(二)坎农-巴德学说

坎农和巴德认为,情绪的中心不在外周神经系统,而在中枢神经系统的丘脑。情绪体验和生理变化是同时发生的,它们都受丘脑的控制。由外界刺激引起的感觉器官的神经冲动,通过感觉神经传至丘脑,再由丘脑同时向上、向下发出神经冲动,向上传至大脑产生情绪的主观体验,向下传至交感神经引起机体的生理变化,如血压升高、心跳加快、肌肉紧张等,使个体生理上进入应激状态(图2-1-14)。

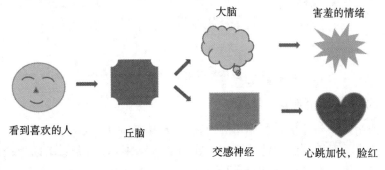

图 2-1-14　坎农-巴德学说示意图

(三)阿诺德的评定-兴奋理论

该理论认为,情绪的来源是对情境的评估。情绪产生的基本过程是刺激情景—评估—情绪产生。对于同一刺激情景,个体对它的评估不同,就会产生不同的情绪反应。

阿诺德认为,情绪刺激作用于感官,接着感官产生神经冲动并将其上传至丘脑,丘脑再将其传至大脑皮质;大脑皮质产生对情境的评估。根据刺激事件对个体的意义(包括人的需要、愿望、渴求等),大脑皮质通过皮下中枢(丘脑)及自主神经系统影响内脏器官及骨骼肌的生理反应——趋近有益的刺激,躲避有害的刺激(图2-1-15)。

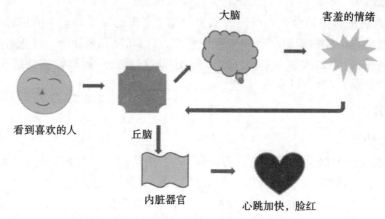

图2-1-15 阿诺德的评定-兴奋理论示意图

(四)沙赫特-辛格的情绪理论

该理论认为,对于特定的情绪来说,有三个因素是必不可少的:①个体必须体验到高度的生理唤醒,如心跳加快、手出汗、胃收缩、呼吸急促等;②个体必须对生理状态的变化进行认知性的唤醒;③相应的环境因素。

情绪状态是由认知过程、生理反应和环境刺激在大脑皮质中整合的结果。环境中的刺激因素通过感受器向大脑皮质输入外界信息;同时生理因素通过内部器官、骨骼肌的活动,向大脑输入生理状态变化的信息;认知过程是对过去经验的回忆和对当前情境的评估,来自这三个方面的信息经过大脑皮质的整合作用,才产生了某种情绪体验(图2-1-16)。

图2-1-16 沙赫特-辛格的情绪理论示意图

(五)拉扎勒斯的认知-评价理论

拉扎勒斯认为,情绪是人与环境相互作用的产物,在情绪活动中,人不仅接受环境中的刺激事件对自己的影响,同时还调节自己对于刺激事件的反应。在情绪活动中,人们需要不断地评价刺激事件与自身的关系。具体来讲,有三个层次的评价,即初评价、次评价和再评价。

(1)初评价是指人确认刺激事件与自己是否有利害关系,以及这种关系的程度。

(2) 次评价是指人对自己反应行为的调节和控制,它主要涉及人们能否控制刺激事件,以及控制的程度,也就是一种控制判断。

(3) 再评价是指人对自己的情绪和行为反应进行有效性和适宜性的评价,实际上是一种反馈性行为。

> 技能实训

实训:你的心情我来猜。
1. 实训目标
(1) 认识到准确识别情绪的重要性。
(2) 感受到了解别人的情绪带给自己的愉快体验。
(3) 提高识别他人情绪的能力。
2. 实训要求　5~7位同学组成一个小组,组员之间必须互相尊重,每一位同学都要认真对待实训过程。
3. 实训思路
(1) 请每个组员讲述自己的一段故事。
(2) 请其他组员说出从这段故事中感受到的情绪。
(3) 当其他组员说完感受后,请讲故事的同学进行反馈,说出大家说的哪些情绪是正确的,哪些情绪是不够准确的。
(4) 思考问题:在人与人交往的过程中,怎样才能知道对方在想什么?如何更好地了解对方?他/她的情绪是怎样的?当你了解这些的时候,与他人的交往会变得顺畅吗?

(邓舒允)

技能三　了解意志过程

扫码看PPT　扫码看微课

案 例 导 入

　　10岁的陶陶喜欢做手工,有一次做手工作业时,他不慎伤到了拇指肌腱,需要进行康复训练。训练过程很疼,陶陶受不了崩溃大哭,说:"再也不做手工了,我的手都废了,什么都干不了了。"陶陶爸爸十分生气地说:"你不做训练不仅手工做不了,以后连你自己吃饭、穿衣服都完成不了,看你以后还能干什么!"陶陶听完更难过了,更加不想做康复训练了。奶奶见此情景,拿起陶陶刚学做手工时做的一件小皮球作品说:"看,陶陶刚学做手工那会儿都完成得这么好!来,奶奶陪陶陶一起做康复训练,一起做手工,我相信最后肯定能做一只更圆更好看的小皮球。"说着就拿出材料,边指导边鼓励陶陶:"看,这个小皮球比之前的圆多了,涂上颜色应该更好看!"陶陶听了很高兴,于是上午做康复训练,下午做手工,拇指恢复得越来越好,手工也越做越好。
　　请问:这个案例中哪些因素使得陶陶的行为发生了变化?

　　人们想要不断地取得成就,除了需要认识过程的参与和情绪情感的调控之外,还需要借助另一个心理过程——意志。意志是意识能动性、积极性的集中体现,是人类独有的心理现象。

一、意志的概念和意志行动的基本特征

（一）意志的概念

意志是有意识地确立目的,并根据目的来支配、调节自身的行为,通过克服困难和挫折,实现预定目的的心理过程。意志总是表现在人们的实际行动中,在意志支配下的行动称意志行动。

意志行动是有意识、有目的的行动,意志行动的目的须通过克服不同程度的困难和挫折才能达到。有些行动是习惯性的、无意识的,如习惯性眨眼、敲桌、抖腿,这样的行动不是意志行动;有些行动虽然有目的、有意识,如吃零食、玩游戏,但体现不出人的意志,所以也不能算意志行动。只有有目的的,通过克服困难和挫折实现的,也就是受意志支配的行动,才是意志行动。

（二）意志行动的基本特征

人的意志行动具有以下三个基本特征。

1. 以随意运动为基础 人的行动由一系列运动组合而成,这些运动可以分为随意运动和不随意运动两种。随意运动是指由意识支配,具有一定目的性、方向性的运动,如口渴时喝水、上课时记笔记等。不随意运动是指不受意识支配、不由自主的动作,如非条件反射活动、睡眠状态的活动等。

随意运动是意志行动的必要组成部分,意志行动是由个体根据自己的意愿自主决定的,可以不受外界的强制或约束。

2. 明确的目的性 意志行动具有明确的目的性,个体在行动之前会明确自己的目标和期望,并为实现这些目标而采取相应的行动。人的意志行动表现为既可以产生符合最终目标的行为,又可以制止或纠正不符合目标的行为。

那些无意识、盲目冲动的行动都不能称为意志行动,如摇头晃脑、自言自语,它们没有明确的目的性,不属于意志行动;体操运动员为了获得奖牌而刻苦练习技能技巧,学生为了完成毕业设计而废寝忘食等,属于意志行动的范畴。

3. 与克服困难相联系 意志行动与克服困难紧密相关,不用克服困难的行动是非意志行动。个体在实现自己的目标时,往往需要付出努力和克服困难。只有具有坚定的决心和毅力,才能够在面对困难和挫折时,不轻易退缩、放弃,并通过努力和行动来克服困难,实现自己的目标。

人的意志只有在实现预定目标的过程中,遇到困难而又坚定不移地加以克服时,才能显现出来。只有当一个人内心有了矛盾,外界有了阻力时,能够控制自己,自觉地调节行动、实现预定目标,才能体现出其意志力。

二、意志行动的基本阶段

意志行动的实现过程是意志心理过程的完整展现,它不仅是行动的外部表现过程,还包括心理对行动的内部组织和调节。意志行动的心理过程主要分为两个阶段:准备阶段和执行决定阶段。

（一）准备阶段

准备阶段包括动机冲突、确定目的、选择方法与策略并制订行动计划四个环节。目的越明确,社会意义越大,它对行为的支配和调节作用就越强。

1. 动机冲突 人的任何意志行动都是由一定的动机所引起的。对某种事物的需要可激起人们产生一种想满足并实现这一需要的愿望,人的动机就是由这些需要引起的。但人在实际活动中,动机不是单一的,往往存在很多种。有时候几种动机相互矛盾,就形成了动机冲突。动机冲突有以下四种形式。

（1）双趋冲突:两个具有同样吸引力的目标同时出现,个体不能同时获得时所产生的心理冲突。"鱼与熊掌不可兼得"就是这种动机冲突的体现。有时候人们面临无法同时得到的多重选择时,只能权衡利弊,趋向选择更有价值的目标。例如,求职者在面对两个具有同样吸引力的单位时的犹豫不决就属于双趋冲突。

（2）双避冲突:个体在面对两个可以引起相同威胁性的动机,但又不能同时避开而必须选择面对其

中一个时产生的动机冲突就是双避冲突。"前有断崖,后有追兵"就属于这种情况。

（3）趋避冲突：个体在活动中,对同一个目的同时具有趋近与躲避两种动机,形成欲趋之又避之的矛盾冲突。比如"想吃鱼又怕鱼刺"就是这种动机冲突的体现。想考一所好学校,又怕报名的人数太多,竞争太激烈,考不上,这种矛盾的心情也是趋避冲突。

（4）多重趋避冲突：个体面对两个或两个以上目标,每个目标又分别具有吸引和排斥两方面的作用,不能简单地选择一个目标,而回避或拒绝另一个目标,此时必须进行多重选择,由此形成的冲突称多重趋避冲突。例如,跳槽是较为普遍的现象,当个体面临跳槽选择时,可能会考虑新单位也许工资更高,有晋升空间,但新单位的工作环境、人际关系等都是陌生的,不一定比现在的单位好,这种对各种得失利弊进行考虑,即产生了多重趋避冲突。

2. 确定目的 目的是指意志行动所要达到的目标和结果。目的越明确,人的行动越自觉；目的越深刻,其对行为的动力作用也越大。

3. 选择方法与策略 确定目的之后,还需选择有效方法和策略,制订切实的行动计划。方法与策略的选择,对行动目的能否顺利达到影响极大。选择好的方法与策略可达到事半功倍的效果,反之则事倍功半,甚至导致行动失败。

4. 制订行动计划 制订切实可行的计划才可以实施有效的行动,尤其是在复杂的意志行动中。例如,外科医生做一场大手术,需要提前制订手术计划。制订计划前要开展调查研究,实事求是,要留有余地。

（二）执行决定阶段

执行决定是意志行动的完成阶段,是大脑中的计划和措施付诸实施,支配和调节行动,实现预定目标的过程。在这个阶段,既要坚定地执行既定的计划,又要克制那些妨碍实现预定目标的动机和行动,还要不断地观察形势的变化。

在执行决定的过程中,常常会遇到许多困难,克服困难和障碍就需要意志努力。如果遇到没有预料到的困难和挫折,要及时进行分析,找出克服困难和挫折的方法,同时还要不断地审视自己的计划,及时修正那些不适应形势发展的计划,保证目标的实现。

实现预定的目的就标志着意志行动过程的顺利完成。但是,人的意志行动并不会就此结束。在新的需要、动机和愿望的推动下,又会产生新的意志行动,以此不断地向新的目标前进,这是一个人意志行动中的重要环节。

三、意志品质

意志品质是人在生活实践中形成的比较稳定的意志特征,是保证活动顺利进行、实现预定目标的重要条件。良好的意志品质包括自觉性、自制性、果断性和坚韧性四个方面。

如何提升我们的意志品质？

（一）自觉性

意志的自觉性指对行动目的有深刻的认识,能自觉地支配自己的行动,使之服从于行动目的的品质。具有自觉性品质的人,能够在对行动目的有深刻认识的基础上做出决定,不随波逐流,不屈服于外界的压力,能独立地判断,独立地做出决定和执行决定。

与自觉性相反的意志品质是易受暗示和独断性。易受暗示的人,遇事不独立思考,缺乏信心和主见,容易受别人的影响而轻率地改变行动方向。独断性的行动表现是拒绝他人的正确劝告,盲目自信,固执己见,一意孤行。

（二）自制性

意志的自制性指善于管理和控制自己情绪和行动的能力,又称自制力或意志力。有自制性或自制性强的人善于控制自己的感情和分配自己的精力,达到一定的目的,可放弃一些妨碍这一目的达成的其他目的,或影响这一目的的其他活动。

与自制性相反的品质是怯懦和任性。缺乏自制力的人,往往控制不住自己的激情与冲动,对行为的自我约束力差。有些人虽然能意识到为了达到目的需要控制自己的情绪和活动,但是遇到困难时,却没有勇气,或者不去设法克服。这种人易被诱因干扰、动摇惊慌,做不良习惯的"奴隶",难以实现预定目标。

(三) 果断性

意志的果断性是意志机敏的表现。遇到机会能当机立断、明辨是非,不是碰运气,而是有强烈的愿望、深入的思考,因而善于观察,对机会有敏锐的捕捉能力。

与果断性对立的品质是优柔寡断和草率从事。优柔寡断是前怕狼后怕虎、顾虑重重、犹豫不决等软弱性的意志表现。草率从事是一种缺乏思考,凭一时冲动轻率做出决定而不顾后果的品质。有些人看似果断,但他们抓的并不是机会,而是碰运气,是与果断性的意志品质背道而驰的,是意志薄弱的表现。

(四) 坚韧性

意志的坚持性指以坚忍顽强、永不退缩的精神战胜各种困难,向预定目标前进的品质,又称毅力或顽强性。具有坚韧性品质的人,具有不达目的誓不罢休的决心和毅力,能够排除万难、勇于冲破艰难险阻,不会被暂时的挫折和失败所迷惑。如果个体没有坚忍不拔的意志品质,就很难实现远大的目标。

与坚韧性相悖的品质是做事虎头蛇尾、执拗和退却等。具有这些特点的人,不能正确对待自己,固执己见,追求的目标具有盲目性,因此在实际行动中常常碰壁。他们中有的人遇到困难就退缩,做事"三分钟热度",不能持之以恒;有的人表面看起来有坚韧性,但情况发生变化时还是墨守成规,不知变通,一味地钻牛角尖。

(邓舒允)

任务二

了解人格

技能一　了解人格的形成

扫码看PPT　扫码看微课

案例导入

患者丁某,性格内向,为人孤僻。人际关系处理能力较差,认为人与人是互相利用的关系,顺我者为友,逆我者为敌,为人处世以自我为中心,至今没有知心朋友。对周围的人与事极度不信任,对他人较为敏感,常常怀疑病房中其他人在说自己的坏话,常为一点小事怀恨在心。作为丁某的康复治疗师,请你分析丁某的人格特征。

认知、情绪和情感、意志是心理过程,每个人通过这些心理过程认识外界事物,体验各种情感,支配自己的活动。但是,每个人在进行这些心理活动时,都表现出与他人不同的特点。这些特点构成了个体与他人不同的心理特征——人格。

一、人格概述

(一)人格的概念

人格(personality)也称个性,该词源于拉丁文"面具"(persona),原来是指演员在舞台上戴的面具,类似于中国京剧脸谱,后来心理学借用这个术语表明在人生的大舞台上,人也会根据社会角色的不同佩戴不同的面具,这些面具就是人格的外在表现。

在日常生活中,我们经常会提到"人格"。譬如一个孩子乐观自信,不怕失败,思维活跃,具有创造力,人们会说:"这个孩子具有健康的人格。"若一个孩子缺乏安全感,常常自卑,或常主动攻击别人,人们会说:"这个孩子可能有人格障碍。"也就是说,每个人的行为、心理都有自己的特征,这些特征的总和就是人格。

人格是一个人的整体的精神面貌,是比较稳定的、具有一定倾向性的各种心理特征的总和。人格是一个相对稳定的,思想、情感和行为区别于他人的、独特的心理品质,包括个性心理倾向、个性心理特征和自我意识。

在日常生活中,人们从道德伦理的观点出发,对人进行评价时也常使用"人格"一词,如某人的人格高尚,某人的人格粗鄙等,这里的"人格"与心理学上的人格概念是有区别的。

(二)人格的特性

1. 整体性　组成人格的各种心理特征相互联系、相互影响、相互制约,构成一个统一的整体,所以人格具有整体性。它虽然不能通过直接观察得到,但能从一个人的行为中体现出来。人格的整体性使人的内心世界、动机和行为之间保持和谐一致。

2. 稳定性和可变性 人格中的各种心理特征是稳定的,对人行为的影响始终如一,不受时间和地点限制,这就是人格的稳定性。所谓"江山易改,禀性难移",在心理学中并无贬义,只是说明了人格的稳定性。但是人格的稳定性并不是说人格绝对不会发生变化,这种稳定是相对的。随着社会的发展和人的发育成熟,一个人的人格特点也会或多或少地发生变化。当发生了重大生活事件或在某些疾病的影响下,一个人的人格甚至可能会发生显著的改变。

3. 独特性和共同性 每个人的遗传因素不同,生长环境、经历也不同,各自的心理特点不同,这就是人格的独特性。但是,生活在同一社会群体中的个体,也会有一些相同的人格特征。所以,人格还有共同性的一面。人格的独特性与共同性的关系,就是个性与共性的关系,个性包含共性,共性通过个性表现出来。

4. 倾向性 人格在形成过程中,每时每刻都表现出个体对外界事物特有的动机,从而发展形成各自独特的行为方式和人格心理倾向。人格倾向性是个体对事物的选择性反应,对个体的行为具有导向作用。

5. 功能性 外界环境的刺激是通过人格中介来起作用的,人格对个人的行为有调节作用。因此,一个人的行为总会受人格的影响。比如,同样在挫折面前,怯懦的人会一蹶不振,坚强的人会坚持到底。所以,人格能决定一个人的行为方式。

6. 生物属性和社会属性的统一 人格既有生物属性,又有社会属性。人的生物属性决定了人格的生物属性,影响人格的形成和发展。但是,社会对个人角色的行为规范以及文化都对人格有一定的影响。如果只有人的生物属性而脱离人的社会属性,就不能形成完整的人格。

(三)人格的结构

人格心理结构是多层次、多侧面的,包括:①完成某种心理活动所必备的心理条件,即能力;②心理活动的动力特征,即气质;③在生活中表现出的对客观事物的态度以及习惯化的行为方式,即性格。这些都属于人格心理特征。人格还包括人格倾向性,即需要、动机、兴趣、爱好、世界观等,是人格的动力和源泉,是人格中最活跃的部分(图 2-2-1)。

人格 { 人格心理特征:能力、气质、性格
      人格倾向性:需要、动机、兴趣、爱好、世界观

图 2-2-1 人格的结构

二、人格理论

人格理论是指探讨人格的结构、形成、发展和动力性的理论。古往今来,人格理论有不少,下面介绍三个比较有影响力的人格理论。

(一)弗洛伊德人格结构理论

弗洛伊德把人格结构分为三个层次,即本我、自我、超我(图 2-2-2)。

1. 本我 本我位于人格结构的最底层,是原始的无意识本能,如进食、饮水、满足性欲等人的各种需要。它寻求直接满足,而不顾现实是否有实现的可能,遵循的是快乐原则。

2. 自我 随着个体与环境的相互作用,人格结构的第二部分——自我开始发展起来并从本我中逐渐分化出来,位于人格结构的中间层次。例如,婴幼儿常用手抓取食物,随着年龄增长,他们懂得了社会的规定和约束,虽然饥饿时本我的冲动会驱使自己抓取食物,但他们明白这种行为是不当的,所以自我遵循的是现实原则。自我在本我和超我之间起着调节作用,一方面要尽量满足本我的要求,另一方面又受超我的约束。弗洛伊德认为自我是人格的执行者。

3. 超我 超我位于人格结构的最高层次,属于人格结构中的道德部分,由社会规范、伦理道德、价值观念内化而来,是个体社会化的结果。一个人的思想品德、职业道德、自我理想等属于超我。所以,超我

遵循道德原则。它有三个作用：一是抑制本我的冲动，二是对自我进行监控，三是促进个体追求完善的境界。

人格结构中的三个层次相互交织，形成一个有机的整体。当三者处于协调状态时，人格处于健康状态，当三者发生冲突无法解决时，就会导致各种心理疾病的发生。

（二）卡特尔的人格特质理论

美国心理学家卡特尔把特质视为人格的基本要素，他用因素分析的方法对人格特质进行了分析，提出每个人的人格特质中包含共同特质和个别特质，共同特质是一个群体或大多数人所具有的特质，个别特质是某个人所具有的特质。共同特质在个别人身上的强度并不相同，在同一个人身上也随时间的不同而异。

卡特尔还把人格特质分为表面特质和根源特质。经过多年研究，卡特尔找出了16种相互独立的根源特质，并据此编制了"卡特尔16种人格因素问卷"，用该问卷分析人格特质，可以预测一个人的行为反应。

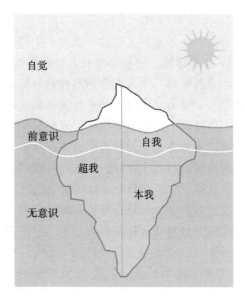

图 2-2-2　弗洛伊德人格结构理论示意图

（三）奥尔波特的特质理论

奥尔波特首次提出了人格特质理论，将人格特质分为共同特质和个人特质。共同特质是在某一社会文化形态下，大多数人或一个群体所共有的特质。在研究人格的文化差异时，可以比较不同文化中的共同特质。个人特质指的是个体身上所独有的特质。

知识拓展

个人特质又分为首要特质、中心特质、次要特质。首要特质是一个人最典型、最有概括性的特质；中心特质是构成个体独特性的几个重要的特质，每个人身上有5~10个中心特质；次要特质是个体的一些不太重要的特质，在一般情况下并不表现出来，往往只在特殊的情况下才表现出来。

三、影响人格形成和发展的因素

人格的形成与发展离不开先天生物因素与后天环境因素的关系与作用。心理学家认为人格是在生物因素与环境因素的交互作用下逐渐形成并发展起来的。

（一）生物因素

生物因素包括遗传、神经体液、体态容貌等，是人格形成和发展的自然基础。所谓遗传，是指上一代染色体中包含的遗传性状传给下一代的现象。遗传对人格的作用主要体现在以下三个方面：第一，遗传是人格不可缺少的影响因素；第二，遗传因素对人格的作用程度因人格特征的不同而异；第三，人格的发展过程是遗传因素与环境因素交互作用的结果，遗传因素影响人格的发展方向。

在日常生活中，人们会发现，子女与父母不仅在容貌、体形上相似，而且在气质、性格、智力、兴趣等人格方面也有相似之处。这主要受遗传因素的影响。子女不仅在容貌、体形方面表现出与父母的相似之处，而且在父母言传身教的影响下，他们会经常观察和模仿父母的行为，因而子女身上会逐步表现出父母身上的某些人格特征。在现实生活中，有一些家庭为音乐世家、文学世家，这就说明遗传因素会对下一代人格的形成产生影响。

人的容貌、体形等会对个体的人格产生直接影响。外形条件比较好的人容易产生愉快、满足之感，这种愉快、满足之感容易使人产生积极的人格。外形条件不好的人，容易形成心理压力，产生自卑感，长期的自卑感容易使人产生消极的人格。

同样，人的身体的某一个或多个功能有障碍，如神经系统、心血管系统、内分泌系统功能障碍，也可能引起人格的变化，如思想压抑、情绪呆板、行动迟缓等。

(二) 环境因素

影响人格形成和发展的环境因素主要包括家庭环境、学校教育、社会文化环境和自然环境。

1. 家庭环境　家庭环境对人格的影响,是指家庭教养方式、父母的文化素养和言行、家庭成员之间的关系等因素对一个人人格的形成和发展的影响。"父母是孩子的第一任老师""有其父必有其子"就形象地说明了家庭环境对人的个性的影响。研究人格的家庭成因,重点在于探讨不同的教养方式对人格发展和人格差异产生的不同影响。家庭教养方式一般分为三类:权威型、放纵型和民主型。采用权威型教养方式的父母在子女的教育中表现得过于强势,子女的一切都由其来决定。在这种环境下成长的孩子容易形成消极、被动、依赖、服从、懦弱、做事缺乏主动性的人格特征,甚至会形成不诚实的人格特征。采用放纵型教养方式的父母对子女溺爱,让其随心所欲,对子女的教育有时出现失控的状态。在这种家庭环境中成长的孩子多表现得任性、幼稚、自私、野蛮、无礼、独立性差、唯我独尊、蛮横胡闹等。采用民主型教养方式的父母与子女在家庭中处于一种平等和谐的关系,父母尊重子女,给子女一定的自主权和积极正确的指导。这种教养方式能使孩子形成一些积极的人格品质,如活泼、快乐、直爽、自立、彬彬有礼、善于交往、思想活跃等。由此可见,家庭确实是"人类性格的工厂",它塑造了人们不同的人格特质。

2. 学校教育　学校教育对学生人格的形成和发展,特别是学生对他人、对社会的看法和态度的形成,对学生的世界观、人生观、价值观的树立具有重要的意义。与家庭和一般社会环境对人的影响不同,学校对人的影响不是零碎的、偶然的,而是系统、有目的、有计划地进行的,学生通过课堂教育接受系统的科学知识,同时形成正确的世界观、人生观、价值观。因此,学校教育对学生人格的形成与发展具有重要影响。这些影响主要来自教师的课堂教学、教师的态度、校园文化、学生的课外活动等方面。在学校,教师通过各种教育教学活动塑造学生的人格,同时教师本人也是学生模仿、学习的榜样,教师的言行对学生的人格产生潜移默化的影响。

3. 社会文化环境　每个人都处在特定的社会文化之中,社会文化对人格的形成和发展有重要的影响。其影响表现在以下几个方面。第一,社会文化对人格中后天形成的一些特征有较大的作用。第二,社会文化对个体的影响力与社会对个体顺应文化的要求有关,要求越严格,影响力越大。第三,社会文化因素决定了人格的共同性特征,它使同一社会的人在人格上具有一定程度的相似性。这种相似性具有维系社会稳定的功能,又使得每个人能稳固地"嵌入"整个社会文化形态中。

社会文化对人格具有塑造功能。不同的国家和地区有具体的文化特征、价值观念、生活方式等,这些都会在人的性格上留下不同的烙印。比如,中国人含蓄、内倾者偏多,沉静,三思而后行;西方人直率、外倾者偏多,好动,情绪外露。

4. 自然环境　气候条件、生态环境等自然因素也会影响人格的形成与发展。例如,我国南方人和北方人在气质、性格等方面有诸多差异。虽然自然环境对人格不起决定性的作用,但在不同的自然环境中,人可以表现出不同的行为特点。

(三) 儿童早期经验

精神分析学派认为儿童早期经验对人格的形成有极其重要的影响。弗洛伊德指出,儿童期的经验乃是精神疾病不可或缺的条件,一个人早年曾经发生过的真实的创伤事件是致病的主要原因,但后来弗洛伊德更强调潜意识中的欲望、冲动、驱动力以及这些成分外显的过程,特别是性本能欲望的表达而致的冲突对精神疾病的影响。他认为5岁以前的经历对人格的形成和发展具有决定性的意义。

中国有句俗语,"三岁看大,七岁看老",其很好地诠释了童年早期经验对个体人格形成和发展的影响。心理学的研究也证实了儿童早期经验对个体成年后的行为有重要影响,幸福的童年有利于健康人格的塑造,而不幸的童年也会使儿童形成不良的人格。

(兴　华)

技能二　了解人格倾向性

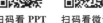

案 例 导 入

王某,46岁,妻子温柔贤惠,儿子懂事上进,家庭幸福美满。他自己是医院的外科医生,业务能力很强。1个月前,王某发生了严重的车祸,不得已进行了截肢手术,失去左腿的他意志非常消沉。作为王某的康复治疗师,请你运用马斯洛的需要层次理论来分析,如何激励王某走出车祸的阴影,重新振作起来?

人格倾向性是人行为活动的动力,包括需要、动机、兴趣、信念、世界观等。这些成分相互联系、相互制约、相互影响。

一、需要

(一)需要的概念

人饿了要吃饭,渴了要喝水,累了就要休息,在社会中生存还要保持良好的人际关系,这些条件都是人不能缺少的,缺少了就会使机体产生不平衡。机体的不平衡状态使人对缺少的东西产生欲望和要求,这种欲望和要求就是需要。也就是说,需要(need)是机体的一种不平衡状态,表现为机体对内外环境的欲望和要求。

需要是不断发展的,不会总是停留在一个水平上。当前的需要得到满足后,新的需要就会产生,人们又会为满足新的需要去努力。所以,人的一切活动都是为了满足需要而发生的,而需要永远不可能得到满足。一旦需要消失,生命亦将结束。正因为如此,需要也是机体活动的动力和源泉。

(二)需要的种类

1. 自然需要和社会需要　从需要产生的角度看,需要分为自然需要和社会需要。自然需要是与机体的生存和种族延续有关,由生理的不平衡引起的需要,又称生理需要或生物需要。如对空气、食物、水、休息和排泄等的需要。人在社会活动中由社会需求而产生的高级需要,如交往、求知的需要就是社会需要。社会需要不是由人的生物本能决定的,而是通过学习得来的,又称获得性需要。人的社会需要由社会发展条件决定。

人和动物都有自然需要,但是从满足需要的方式来看是存在差别的。例如,人吃饭不仅是为了填饱肚子,还要讲究卫生,讲究营养。另外,人还能根据外部条件和行为的道德规范有意识地调节自己的需要,而动物不能。

2. 物质需要和精神需要　从满足需要的对象来看,需要分为物质需要和精神需要。物质需要是对社会物质产品的需要,如对生活用品、住所、工作条件等的需要。精神需要是对各种社会精神产品的需要,如读书看报、欣赏艺术作品、与人交往以及审美需要等。精神需要是人类特有的。有时物质需要和精神需要之间有着密切的关系。人对物质产品的要求不仅要满足人的生理需要,还要满足人的精神需要。例如,人穿衣服不仅是为了保暖,还要能够体现自己的身份、品位。

(三)需要层次理论

心理学家对需要进行了长期的研究,关于需要的理论有很多。比较有影响力的是美国心理学家马斯洛提出的需要层次理论。马斯洛认为,人的需要分为生理需要、安全需要、归属与爱的需要、尊重需要和自我实现的需要五个层次(图2-2-3)。

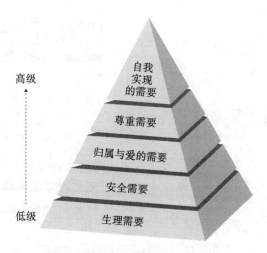

图2-2-3 马斯洛需要层次理论示意图

1. 生理需要 生理需要是维持个体生存和种族延续的需要,如对食物、空气、水、性和休息的需要。在一切需要中,它是最基本、最原始的,也是最有力量的。如果这些需要得不到满足,人类的生存就存在问题。从这个意义上说,生理需要是推动人们行动的最强大的力量。只有这些最基本的需要得到满足后,其他的需要才能成为新的动力因素。

2. 安全需要 安全需要是人们对生命财产安全、秩序、稳定的需要,是在生理需要得到满足的基础上产生的。这种需要得不到满足,人就会感到威胁和恐惧。这种需要表现在人都需要一个稳定的工作,喜欢做自己熟悉的工作,喜欢生活在熟悉、安全、有序的环境中。当婴儿面对外部世界时,由于能力有限而无法应对不安定因素,因此他们对安全需要表现得尤为强烈。

3. 归属与爱的需要 归属与爱的需要是在满足生理需要和安全需要的基础上产生的。爱的需要是指能与他人保持一定的交往,即爱别人、接受别人的爱,同时还应保持适度的自爱。归属的需要是指被某一群体接受或依附于某个团体或个人的需要。每个人都希望和他人接触,渴望加入某个组织或团体,并在其中获得某一职位,也希望同他人建立起亲密、相互关怀的关系,如结交朋友、追求爱情的需要。爱的需要与性需要有关,但不等同,性需要属于生理需要,而爱的需要是人与人之间彼此关心、尊重和信任的需要。如果爱的需要得不到满足,人就会感到空虚和孤独。

4. 尊重需要 尊重需要有两种类型,即来源于别人的尊重的需要和自我尊重的需要。来源于别人的尊重是基本的尊重,它以人的名誉、地位、社会名望或社会成就为基础,同时也包括别人如何评价自己、如何反映自己所有的特点。自我尊重则是指个人对力量、成就、自信、独立等方面的渴求。尊重需要是一种较高层次的需要,尤其是自我尊重的需要。满足自我尊重的需要会使人相信自己的力量和价值,使人在生活中更有力量,更富有创造性;缺乏自尊会使人感到自卑,认为自己无能、缺乏价值,没有足够的信心去处理面临的问题。

5. 自我实现的需要 自我实现的需要是人类最高层次的需要,是指人希望最大限度发挥自己的能力或潜能,完成与自己能力相称的一切事情,实现自己理想的需要。不同的人,其自我实现的需要的内容有明显的差异,如科学家是做好科学研究,作家是搞好创作等,共同点是有自我实现的需要的人,往往会竭尽所能把个人能力发挥到极致,来实现自己的理想。马斯洛提出,一个人的童年经验,特别是2岁以内的爱的教育特别重要,如果一个人在童年失去了安全、爱与尊重,那么这个人将来很难自我实现。另外,只有少数人能够达到自我实现的需要这一层次,大多数人一生只能达到归属与爱的需要和尊重需要中的某一个层次上。

需要的这五个层次,是由低级到高级逐渐形成并逐级得以满足的。马斯洛认为,无论从种族发展还是个体发展的角度看,层次越低的需要,出现越早,力量越强,因为它们的满足与否直接关系到个体的生存与否,因此也称为缺失性需要,如生理需要、安全需要。层次越高的需要出现得越晚,是有助于个体的健康、发展的需要,也称为发展性需要,如归属与爱的需要、尊重需要和自我实现的需要。一个人可以有自我实现的愿望,但不是每个人都能自我实现,能够达到自我实现的境界的人只是少数。

人的这五个层次的需要是相互联系、相互重叠的,较高层次的需要并不是在较低层次的需要满足后才出现的,而是随着前一层次需要的不断满足,后一层次的需要就会逐渐出现,较低层次的需要在得到满足后并未消失,只是影响力降低,表现为需要层次之间的重叠,如图2-2-4所示。

后来,马斯洛在第四层、第五层之间补充了另外两个层次的需要,即认知需要和审美需要(图2-2-5)。认知需要指个体寻求知识、认识、理解未知事物的需要;审美需要指个体对美好事物的追求、欣赏,希望周遭事物有秩序、有结构、顺自然的需要。

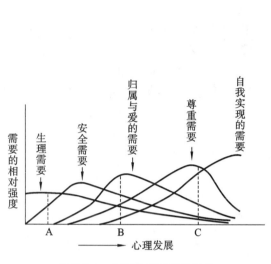

图 2-2-4 心理发展的重叠现象

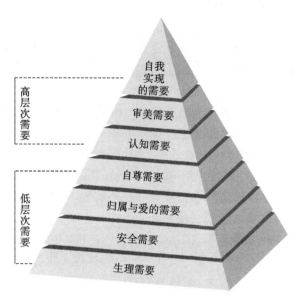

图 2-2-5 马斯洛需要层次理论补充

人的行为是由优势需要决定的,在同一时期内,个体可以存在多种需要,但只有优势需要占主导地位,此期的个体行为都是为了满足优势需要而做出的。

二、动机

(一) 动机的概念

动机(motivation)是激发个体朝向一定目标活动,并维持这种活动的一种内在的心理活动或内部动力。虽然动机不能进行直接观察,但可根据个体的外部行为表现推断出来。

动机是以需要为基础、在外界诱因刺激下产生的。当人感到缺乏某种东西时,如饥饿、寒冷、疲惫时,机体内部就会处于不平衡状态,此时需要便转化为人的行为活动的动机。这种由生理需要引起,推动个体恢复机体内部平衡的唤醒状态称内驱力。动机也可以由金钱、名誉、地位等外部因素引起,这种外部因素称诱因。另外,积极的情绪会激发人们设法去实现某种目标,消极的情绪则会阻碍人们实现某种目标,所以情绪也有动机的作用。

不同的动机可能导致同一行为活动,不同的行为活动可以由相同的或相似的动机引起。

(二) 动机的功能

动机具有激活功能、指向功能、维持和调整功能。

1. 激活功能 人的行为活动都是在动机的驱使下发生的,都是为了满足和实现某种欲望和愿望。因此,动机可以解除因需要未得到满足而产生的生理或心理上的压力或紧张,具有驱使机体采取某种行为活动的作用,即激活功能。

2. 指向功能 当机体处于不平衡状态时,人行为活动的愿望会被激起,人的行为活动会受动机指引,人会朝着特定方向和预期目标前进,这就是动机的指向功能。动机的激活功能决定人是否接收信息,而指向功能决定人接收什么样的信息。当激活的需要不止一个时,个体就必须在这些目标之间进行选择。选择哪一个目标,取决于个体对每一个目标的期望强度。

3. 维持和调整功能 当行为活动产生后,个体是否坚持这种行为活动,同样受动机的支配和调节。当行为活动指向个体所追求的目标时,相应的动机便获得强化,行为活动就会持续下去;当行为活动背离个体所追求的目标时,动机得不到强化,继续行为活动的积极性会降低或者行为活动会停止。因此,动机的性质和强度可以影响个体的行为活动。

(三) 动机的种类

人类的动机很复杂,分类也具有多样性。

1. 生理性动机和社会性动机 根据需要的种类,动机可分为生理性动机和社会性动机。由机体的生理需要产生的动机称生理性动机,也称内驱力,如吃饭、穿衣、休息等动机。以人类的社会文化需要为基础而产生的动机属于社会性动机,如交往动机、成就动机、权力动机等。

2. 外在动机和内在动机 根据动机产生的原因,动机可分为外在动机和内在动机。由个体的内在需要引起的动机称内在动机,在外部环境影响下产生的动机称外在动机。例如,因为学习的重要性而努力学习的动机是内在动机,为获得奖学金而努力学习的动机是外在动机。两种动机相互作用,在个体的行为活动中都发挥作用。当外在动机的作用大于内在动机的作用时,个体的行为活动主要靠外部奖励推动。此后,如果个体对外部奖励不满意,个体活动的内在动机就可能会降低。

3. 有意识动机和无意识动机 根据能否意识到活动目的,动机可分为有意识动机和无意识动机。能意识到活动目的的动机称有意识动机,没有意识到或者没有清楚地意识到活动目的的动机称无意识动机。定势往往是无意识动机。定势是指人的心理活动的准备状态,对人的知觉、记忆、思维、行为和态度都有一定的影响。思维习惯和生活中形成的经验都是定势产生的原因。

(四) 动机冲突

在现实生活中,人们的各种行为活动都是由动机驱使的,但并非一一对应的关系。一种行为活动的发生可能同时存在多种动机,而且动机的强度是随时变化的。主导动机对行为活动起着决定性的作用,但当动机结构中同时存在性质和强度与主导动机相似或相矛盾的动机时,个体就会难以做出抉择,进而产生困惑,这种内心冲突称为动机冲突。动机冲突有四种基本形式:双趋冲突、双避冲突、趋避冲突、多重趋避冲突。

动机冲突可以造成个体不平衡、不协调的心理状态,严重的动机冲突或持续时间较长的动机冲突可以引起个体的心理障碍。

三、兴趣

兴趣(interest)是认识某种事物或从事某种活动的心理倾向。兴趣使个体对某种事物持有稳定的、积极的态度,并伴有愉快的情绪,它以需要为基础,是在社会实践中形成和发展起来的,能对个体的活动产生推动力,从而促使个体为满足自身对客观事物的需要或实现预定的目标而积极努力。兴趣具有广度、深度、稳定性、持久性等品质。

四、信念

信念(belief)是坚持某种观点、思想的正确性,并调节、支配个体行为的个性倾向。个体经过深思熟虑,确信某种理论、观点或某项事业的正确性和必要性,对此深信不疑,并将其作为自己行为的动力时,信念就确立起来了。信念一旦确立,就具有很强的稳定性,不会轻易改变。

五、世界观

世界观(world view)是指人们对整个客观世界总的看法和态度,是人格倾向性的最高表现形式。世界观是在需要、动机、兴趣和信念的基础上通过社会活动逐渐形成的。它支配和决定了人的认识和言行。

技能三　了解人格心理特征

扫码看PPT　扫码看微课

案 例 导 入

康复科某病房有四名患者：第一名患者脾气暴躁，容易冲动，一不顺心就和家人或护士、治疗师吵架；第二名患者很快适应环境的变化，也容易接受新事物，但是在接受治疗时易受周围环境影响，注意力容易分散；第三名患者举止平和，性格内向，不善言谈，做事循规蹈矩；第四名患者敏感怯弱，反应迟钝，胆小孤僻，多愁善感。作为康复治疗师，请你尝试分析一下这四名患者的气质类型。

人格心理特征也称个性心理特征（individual mental characteristics），是指个体经常表现出来的比较稳定的心理特征，反映了一个人的基本精神面貌和意识倾向，体现了个体心理活动的独特性，主要包括能力、气质和性格。在人格中，能力反映活动的水平，气质反映活动的动力特点，性格决定活动的内容与方向。

一、能力

（一）能力概述

1. 能力的概念　能力（ability）是人顺利、有效地完成某种活动所必须具备的心理特征。例如，从事音乐活动需要具备灵敏的听觉分辨能力、想象力、记忆力等，不具备这些能力就无法从事音乐活动；而从事美术活动需要具备视觉辨别能力、形象思维能力等。

2. 能力与智力的关系　能力不同于智力。智力是从事任何一项活动都必须具备的、最基本的心理条件，即人认识事物并运用知识解决实际问题的能力，包括观察力、记忆力、思维力、想象力等，缺乏这些能力者从事任何一项活动都有困难。

3. 能力与知识、技能的关系　能力与知识、技能既有联系又有区别。知识是人类社会历史经验的总结和概括，技能则是通过练习而获得和巩固的完成活动的动作方式。能力是掌握知识、技能的前提，没有能力就难以掌握相关的知识和技能。另外，能力还决定了掌握知识、技能的方向和速度及所能达到的水平。但是不能简单地用知识、技能当作标准来衡量人能力的高低。

（二）能力的分类

1. 一般能力和特殊能力　按能力的结构，可将能力分为一般能力和特殊能力。一般能力是指完成各种活动都必须具备的最基本的心理条件。观察力、记忆力、想象力、思维力与实践活动能力都属于一般能力，与个体的认知活动有关。特殊能力是指从事某种特殊活动或专业活动所必需的能力，如音乐能力、绘画能力、体育能力等。一般能力与特殊能力也不是截然分开的，特殊能力是在一般能力的基础上发展起来的。

2. 认知能力、操作能力和社会交往能力　按能力涉及的领域，能力分为认知能力、操作能力和社会交往能力。认知能力是个体加工、储存信息的能力。人们依靠认知能力认识客观世界，获取知识。操作能力是指个体利用肢体完成各种活动的能力。通过认知能力积累的知识和经验，可以促进操作能力的形成和发展，而操作能力的发展，可以进一步提高人的认知能力。社会交往能力是指在人际交往中进行信息交流和沟通的能力。

3. 再造能力和创造能力 能力按其创造性程度可分为再造能力和创造能力。再造能力是指利用所积累的知识、技能,按现成的模式进行活动的能力。学习活动中的认知、记忆、操作多属于再造能力。创造能力是指在活动中产生或创造出独特的、新颖的、有社会价值的想法或产品等的能力。再造能力和创造能力是相互渗透、相互联系的。再造能力是创造能力的基础,任何创造活动都不可能凭空产生。

(三)能力的差异

1. 能力类型的差异 不同的人在不同的能力方面所表现出来的差异是很大的,包括感知觉能力、想象力等一般能力以及特殊能力方面的差异。例如,有的人擅长音乐,有的人擅长绘画;有的人记忆力强,有的人想象力强。能力类型的差异只说明能力发展的倾向性不同,不代表能力的强弱。

2. 能力发展早晚的差异 个体的能力从出生到成年是一个不断获得和发展的过程,但在能力发展的早晚上存在个体差异。有的人年纪轻轻就天资聪颖,记忆力超强,即所谓的"少年才俊"。有的人生活经历比较坎坷,经过长期的准备和积累,在中年以后才事业有成,即所谓的"大器晚成"。

3. 能力发展水平的差异 各种能力在发展水平上都有差异。心理学家用智商(intelligence quotient,IQ)表示智力水平。研究发现,人类的智商分布为正态分布,智力超常和低常者占少数,智力正常者占多数。

4. 能力的性别差异 心理学家采用智力测验的方法,对男女性智力差异进行了大量的研究。大规模研究结果表明,不论是团体测验还是个别测验,男女性平均智商没有较大差别,但是男女性在智力的各因素方面表现出不同的优势,女性在语言表达、短时记忆方面优于男性,而男性在空间知觉、分析综合、数学方面优于女性。

(四)影响能力发展的因素

1. 遗传因素 遗传因素也就是天赋,是能力发展的前提和基础。关于遗传因素对能力发展影响的研究,比较有影响力的研究者是英国的学者高尔顿(Galton F)。高尔顿采用的是谱系调查研究,他选取了977位名人,考查了他们的谱系并与普通人对比。结果表明,名人组中,父辈是名人的,子辈中名人也多;普通人组中,父辈没有名人的,子辈中只有一个名人。由此他得出,遗传因素是能力发展的决定因素。但是高尔顿的研究没有排除环境因素的影响,是不严谨的。他的研究只能说明遗传因素对能力的发展有影响,并不能说明遗传因素是能力发展的决定因素。

2. 环境因素 能力发展的环境因素包括家庭环境以及社会环境。在家庭中,母亲对儿童科学的哺育和爱抚,家庭成员尤其是母亲与儿童的交往,适宜的玩具等对儿童的能力发展都有重要的影响。社会环境对儿童能力的发展也有重要影响,脱离人类社会,在动物的哺养下长大的儿童,即使回到人类社会,其能力发展也难以达到正常人的水平。

3. 教育因素 学校通过有计划、有组织的教育活动,不仅可以让儿童掌握知识和技能,还可以让儿童的能力得到全面的发展。

总之,能力受遗传因素、环境因素和教育因素等的影响。遗传因素决定了能力发展可能的范围或限度,环境因素和教育因素则决定了在遗传因素决定的范围内能力发展的具体程度。

二、气质

(一)气质的概念

气质(temperament)是心理活动表现在强度、速度、稳定性和灵活性等动力性质方面的心理特征。相当于我们日常生活中所说的脾气、秉性或性情。

(二)气质的类型

1. 气质类型的体液学说 按气质特征的不同组合,可把人的气质分为几种不同的类型。希波克拉底(Hippocrates)是最早划分气质类型并提出气质类型的体液学说的人。希波克拉底提出,人体有四种液体,即血液、黏液、黄胆汁和黑胆汁;每一种液体和一种气质类型相对应,血液对应多血质,黏液对应黏液质,黄胆汁对应胆汁质,黑胆汁对应体液质;一个人身上哪种液体所占的比例越大,这个人就具有和这种液体相对应的气质类型。现代医学证明,希波克拉底的学说是缺乏科学依据的,但是他所划分的四种气质类型比较切合实际,所以至今学术界仍然沿用他提出的名称。

2. 高级神经活动类型学说 巴甫洛夫(Pavlov)通过动物条件反射实验,提出了高级神经活动类型学说。后来的大量实验证明,巴甫洛夫的高级神经活动类型学说也适用于人。这一学说较好地解释了气质的生理基础,得到了广泛的认同。

巴甫洛夫的高级神经活动类型学说认为,高级的神经活动有兴奋和抑制两种基本过程,而兴奋和抑制又有强度、平衡性和灵活性三个基本特性。两种基本过程与三个基本特性之间的不同组合,构成了高级神经活动的不同类型。巴甫洛夫根据大量的实验确定高级神经活动存在四种基本类型,即兴奋型、活泼型、安静型和抑制型。

巴甫洛夫的高级神经活动类型学说和希波克拉底的体液学说之间有对应的关系,兴奋型、活泼型、安静型和抑制型分别对应胆汁质、多血质、黏液质和抑郁质(表2-2-1)。

表2-2-1 体液学说气质类型与高级神经活动类型的关系

高级神经活动类型	神经活动的基本特性			体液学说气质类型	行为特征
	强度	平衡性	灵活性		
兴奋型	强	不平衡	灵活	胆汁质	能坚持长时间工作而不知疲倦,精力旺盛,直爽热情,但心境变化剧烈,难以克制暴躁的脾气,情绪外露,易冲动
活泼型	强	平衡	灵活	多血质	言语行动敏捷,反应速度、注意力转移的速度都比较快,容易适应外界环境的变化,也容易接受新事物,但兴趣多变,情绪不稳定,注意力容易分散
安静型	强	平衡	不灵活	黏液质	做事有条不紊,注意力稳定,举止平和,内向,善于忍耐,情绪反应慢且持久,但不善言谈,做事循规蹈矩
抑制型	弱	不平衡	不灵活	抑郁质	敏感怯弱,反应迟缓,情感体验深刻、持久,多疑、胆小、孤僻,不喜交往

3. 气质的稳定性与可塑性 人的气质类型与高级神经活动类型关系十分密切。一个人的气质类型在其一生中都是比较稳定的,但并非一成不变的。受环境因素和教育因素的影响,人的气质通过后天的磨炼或职业训练,可发生不同程度的改变。

4. 气质类型与健康 由于不同气质类型的人情绪兴奋性的强度不同,因此其适应环境的能力也不同。一般来说,气质类型极端的人,其情绪兴奋性太强或太弱,适应能力就比较差,进而会影响到身体的健康。因此,应尽量避免情绪的大起大落。

5. 气质类型与职业 不同的工作对人的气质有着不同的要求。在进行人事选拔或者职业选择时,应考虑一个人的气质类型与工作是否相匹配。如果一个人的气质类型与所从事的工作相匹配,这个人就会感到工作得心应手;如果一个人的气质类型与所从事的工作不相匹配,这个人对工作的兴趣和热情就会不高,工作效率就不高。例如,多血质的人适宜做环境多变、交往繁多的工作,而黏液质的人适宜做细致、持久的工作。

(三)气质评价的意义

气质没有好坏之分,气质类型不能决定一个人成就的高低,每一种气质类型都有其积极的方面,也有其消极的方面。如多血质的人活泼敏捷但难以全神贯注,胆汁质的人精力旺盛但脾气暴躁,黏液质的人认真踏实但缺乏激情,抑郁质的人敏锐但多疑多虑。重要的是,我们要发扬气质的积极方面,努力克服其消极方面。

三、性格

(一) 性格的概念

性格(character)是个体在生活过程中形成的、对客观现实稳定的态度以及与之相适应的习惯了的行为方式。性格是人格的核心,是个体在活动中与特定的社会环境相互作用的产物,了解个体的性格特征对其行为预测具有重要意义。性格不仅表现为一个人做什么,还表现为他怎样做,是人与人相互区别的主要心理特征,最能反映个体的本质属性。

(二) 性格的特征

1. 态度特征 态度特征主要表现在三个方面:一是对社会、集体、他人的态度,如热情诚实、冷淡虚伪等;二是对学习、工作和生活的态度,如勤奋或懒惰等;三是对自己的态度,如谦虚或骄傲等。

2. 意志特征 性格的意志特征是指个体在调节自己的心理活动时表现出来的心理特征,包括自觉性、坚韧性、果断性、自制力等。自觉性是指在行动之前有明确的目的,事先确定了行动的步骤、方法,并且在行动的过程中能克服困难,始终如一地执行事先确定的行动步骤、方法。与自觉性相反的是盲从或独断专行。坚韧性是指能采取一定的方法克服困难,以实现自己的目标。与坚韧性相反的是执拗性和动摇性,执拗性个体不会采取有效的方法,一味我行我素,动摇性个体则会轻易改变或放弃自己的计划。果断性是指善于在复杂的情境中辨别是非,迅速做出正确的决定。与果断性相反的是优柔寡断或武断、冒失。自制力是指善于控制自己的行为和情绪。与自制力相反的是任性。

3. 理智特征 理智特征是指人在感知、记忆、思维和想象等认知过程中所表现出来的性格特征。例如,在感知方面,有主动观察型和被动观察型,分析型和综合型;在想象方面,有主动想象和被动想象,广泛想象与狭隘想象;在记忆方面,有善于形象记忆与善于抽象记忆之分;在思维方面,有深刻与肤浅之分等。

4. 情绪特征 人的情绪状态能够影响其行为方式,当情绪对人的行为方式的影响或人对情绪的控制具有某种稳定的、经常表现的特点时,这些特点就构成性格的情绪特征。它主要表现在情绪的强度、稳定性、情绪对人的行为方式的支配程度及情绪受意志控制的程度等方面。有的人情绪强烈,不易于控制;有的人情绪微弱,易于控制。有的人情绪持续时间长,对工作、学习的影响大;有的人情绪持续时间短,对工作、学习的影响小。有的人经常情绪饱满,有的人则经常郁郁寡欢。

当上述四个方面的特征体现在某一具体的个体身上时,就形成了这个人特有的性格特征。个体的行为总是受到其性格特征的制约。

(三) 性格类型

性格类型是指在某一类人身上共同具有的某些性格特征的独特结合。按一定原则和标准对性格加以分类,有助于了解一个人性格的主要特点和揭示性格的实质。由于性格结构的复杂性,至今还没有公认的性格类型划分的原则与标准。关于性格的分类有多种不同的学说,目前主要有以下几种。

1. 机能类型说 根据理智、情绪、意志三者在性格结构中所占优势的情况,可将性格分为理智型、情绪型和意志型。理智型的人通常以理智来评价周围发生的一切,并以理智支配和控制自己的行动,处事冷静;情绪型的人通常用情绪来评估周围发生的一切,言谈举止易受情绪左右,不能三思而后行;意志型的人行动目标明确,主动、积极、果敢、坚定,有较强的自制力。除了这三种典型的类型外,还有一些混合型,如理智-意志型,在生活中,大多数人是混合型。

2. 心理活动倾向性说 根据心理活动的倾向性,可将人的性格分为内倾型和外倾型。内倾型的人心理活动倾向于内部,其特点是处事谨慎,深思熟虑,交际面窄,适应环境能力差。外倾型的人经常对外部事物表示关心和兴趣,活泼开朗,活动能力强,容易适应环境的变化。典型的内倾型或外倾型的人较少,多数人为中间型,兼有内倾型和外倾型的特点。这种性格类型的划分方法,在国外已应用于教育和医疗等实践领域,但其仍未摆脱气质类型的模式。

3. 独立-顺从说 此学说按照人的独立性程度将性格分为顺从型和独立型两类。顺从型的人独立性差,易受暗示,容易不加批判地接受别人的意见,在紧急情况下表现为惊慌失措。独立型的人善于独立发现问题和解决问题,不易受其他因素干扰,在遇到困难或紧急情况下能独立地发挥自己的能力,但容易把自己的意志和意见强加于人。这两种人是按两种对立的认知方式进行工作的。

4. 文化-社会类型说 德国心理学家斯普兰格(Spranger E)从人类社会意识形态倾向性出发,根据不同的价值目标,将人的性格划分为理论型、经济型、审美型、社会型、政治型和宗教型。理论型的人以探求事物本质为最高价值,但解决实际问题时常无能为力,哲学家、理论家多属于此类。经济型的人一切以经济观点为中心,以追求财富、获取利益为生活目的,实业家多属于此类。审美型的人以感受事物美为最高价值,他们的生活目的是追求自我实现和自我满足,不太关心现实生活,艺术家多属于此类。社会型的人重视社会价值,以爱社会和关心他人为自我实现的目标,并有志于从事社会公益事务,文教卫生、社会慈善等职业活动家多属于此类。政治型的人以获得权力为生活目的,并有强烈的权力意识与权力支配欲,以掌握权力为最高价值,领袖人物多属于此类。宗教型的人把信仰宗教作为最高价值,相信超自然力量,坚信生命永存,以爱人、爱物为行为标准,神学家是此类人的典型代表。

5. 特质论 特质是指个人的遗传因素与环境因素相互作用而形成的对刺激产生反应的一种内在倾向。美国心理学家奥尔波特最早提出人格特质论。他认为,性格包括两种特质:一是个人特质,为个体所独有,代表个人的行为倾向;二是共同特质,是同一文化形态下人们所具有的一般共同特征。美国另一位心理学家卡特尔根据奥尔波特的观点,采用因素分析法,将众多的性格特质分为两类,即表面特质和根源特质。表面特质反映一个人外在的行为表现,常随环境变化而变化。根源特质是一个人整体人格的根本特征。每一种表面特质都来源于一种或多种根源特质,而一种根源特质也能影响多种表面特质。卡特尔通过多年的研究,找出16种根源特质,并根据这16种各自独立的根源特质,设计了"卡特尔16种人格因素问卷",利用此问卷可判断一个人的行为反应。

研究性格类型具有实际的意义。如果能按照一定原则和标准对性格加以分类,则可以加深人们对性格本质的理解。在实践中,可以根据性格类型合理安排工作,以调动个人的积极性,还可以针对每个人的性格特点,因材施教。

(四)性格与能力、气质的关系

1. 性格与能力 性格与能力是个性心理特征的不同侧面。能力是决定活动能否进行的因素,而活动指向何方,采取何种态度,怎么进行则由性格决定。性格与能力是相互影响的。良好性格的形成需要以一定的能力为基础。一般来说,能力强的人容易形成自信的性格,能力弱的人容易形成自卑的性格。优良的性格还能补偿某种能力的缺陷,如"笨鸟先飞早入林"。不良的性格则会妨碍能力的发展。

2. 性格与气质 现实生活中,人们经常把二者混淆,因为它们既有区别又有联系。

(1)性格与气质的区别。气质是在人的情绪和行为活动中表现出来的动力特征(即强度、速度等),无好坏之分;性格是指行为的内容,表现为个体与社会环境的关系,在社会评价上有好坏之分。气质更多地受个体高级神经活动类型的制约,主要是先天的,可塑性极小;性格更多地受社会生活条件的制约,主要是后天的,可塑性较大,环境对性格的塑造作用较为明显。

(2)性格与气质的联系。相同气质类型的人性格特征可能不同,性格特征相似的人气质类型也可能不同。其一,气质可按自己的动力方式渲染性格,使性格具有独特的色彩。例如,同是勤奋的性格特征,多血质的人表现为精神饱满,精力充沛;黏液质的人表现为踏实肯干,认真仔细;同是友善的性格特征,胆汁质的人表现为热情豪爽,抑郁质的人表现为温柔。其二,气质会影响性格形成与发展的速度。当某种气质与性格有较大的一致性时,就有助于性格的形成与发展,相反会有碍于性格的形成与发展。如胆汁质的人容易形成勇敢、果断、主动的性格特征,而对于黏液质的人想要形成这样的性格特征则较困难。其三,性格对气质有重要的调节作用,在一定程度上可掩盖和改造气质,使气质服从于生活实践的需要。如飞行员必须具有冷静沉着、机智勇敢等性格特征,在严格的军事训练中,这些性格特征的形成就会掩盖或改造胆汁质者易冲动、急躁的气质特征。

(兴 华)

技能四　了解人格的异常

案例导入

患者小强,一个完美主义者,对自己要求极为严格,对护士、治疗师也是如此,不允许计划有一丝一毫的改变,经常与周围人发生争执。治疗师在与小强的沟通中得知小强的父母对他一直比较严厉,因为家境不好,他非常懂事,不允许自己浪费时间,学习非常刻苦,成绩一直名列前茅,父母为了奖励他,曾节约开支给他买了一块手表,他一直担心会将手表弄丢,结果真的弄丢了。他深知父母挣钱不容易,极度内疚,常有意识地寻找,但是始终没有找到,他也不敢告诉父母,整日忧心忡忡,成绩也开始下滑。后来,家里添置沙发,他平素喜欢坐在沙发上看书,但有一次母亲说,别坐坏了,从此他再也不敢坐在沙发上看书了。后来发展到看见椅子也害怕,近段时间,他老是想椅子该不该坐,泡在盆里的衣服是现在洗还是过会儿洗,出门后反复查看门是否锁好。在与人交往时,他总害怕别人会笑话自己,在处事过程中也表现得非常僵硬和呆板。他常说"细节是非常重要的,错误是不能容忍的""我只能依靠我自己",等等。作为康复治疗师,请你分析一下小强的人格是否有问题,如果有,是什么问题并说出依据。

一、人格障碍概述

1. 人格障碍的概念　人格障碍是指人格特征明显偏离正常,使患者形成了一贯反映个人生活风格和人际关系的异常行为模式。这种行为模式明显偏离特定的文化背景和一般认知方式,影响个体的社会功能与职业功能,造成其对社会环境的适应不良。人格障碍通常开始于童年时期或青春期,并长期持续发展至成年或终生。患者无智能障碍,但适应不良的行为模式难以矫正,并为此感到痛苦,具有临床意义。仅少数患者成年后在程度上可有改善。

人格障碍的表现在特定的文化背景中,与一般人的感知、思维、情感特别是待人方式上有极为突出或明显的偏离,行为模式相对稳定,常伴有主观苦恼及社会功能与行为方面的问题。

人格障碍者对社会适应不良的性质,使患者遭受痛苦和(或)使他人遭受痛苦,或给个人或社会带来不良影响。人格的异常妨碍了他们的情感和意志活动,破坏了其行为的目的性和统一性。

人格障碍是遗传因素和社会经历的双重结果。人格障碍的诊断应注意:患者一般在童年时期或青春期出现,并延续到成年。17岁以前一般不诊断为人格障碍,应考虑文化或地域差异。

2. 人格障碍与人格改变　人格改变是获得性的,是指一个人原本人格正常,而在严重或持久的应激、严重的精神障碍及脑部疾病或损伤之后发生了改变,随着疾病痊愈和境遇改善,有可能恢复或部分恢复。而人格障碍与人格改变不同,人格障碍没有明确的起病时间,常开始于童年时期或青春期,少数开始于成年早期,并一直持续到成年甚至维持终生,部分人格障碍患者在成年后有所改善。人格改变的参照物是病前人格,而人格障碍主要的评判标准来自社会、心理的一般准则。

3. 人格障碍与其他精神疾病的关系　临床上可见某种类型的人格障碍与某种精神疾病关系较为密

切,如精神分裂症患者很多在病前就有分裂样人格的表现,偏执型人格容易发展成为偏执性精神障碍。人格障碍既可能是精神疾病发生的素质因素之一,也可能影响精神疾病患者对治疗的反应。

对于人格障碍和精神疾病的区分并不总是容易做到的,区分的关键是不正常行为持续的时间,如果一个人原来行为正常,后来在生活的某一阶段出现异常,可以认为其是患有精神疾病。如果其行为从幼年开始一直不正常,则说明是人格障碍。如果行为隐渐发生改变(偏执性精神障碍),则不容易区分。

关于人格障碍,过去曾有人认为人格障碍是精神疾病的轻症表现,与神经症是同一反应过程,但近年的研究不支持以上见解,目前多认为人格障碍是行为的根深蒂固的适应不良类型,在少年阶段或更早阶段即可发现,并贯穿整个生命过程。

二、人格障碍的诊断标准

1. 症状标准 个人的内心体验与行为特征在整体上与文化所期望和所接受的范围发生明显偏离。这种偏离是广泛的、稳定的和长期的,并至少有以下一项。

(1) 认知的异常偏离。

(2) 情感(范围、强度及情感唤起和反应)的异常偏离。

(3) 控制冲动及对满足个人需要的异常偏离。

(4) 人际关系的异常偏离。

2. 严重标准 特殊行为模式的异常偏离,使患者或其他人感到痛苦或社会适应不良。

3. 病程标准 开始于童年时期或青春期,现年18岁以上,至少持续两年。

4. 排除标准 人格特征的异常偏离,并非躯体疾病或精神障碍的表现或后果。

三、人格障碍的类型

人格障碍包括偏执型人格障碍、依赖型人格障碍、分裂型人格障碍、反社会型人格障碍、焦虑型人格障碍、强迫型人格障碍、冲动型人格障碍(攻击性人格障碍)、表演型人格障碍(癔症性人格障碍)等。

(一)偏执型人格障碍

1. 概述 偏执型人格障碍的特点是偏执和猜疑,始于成年早期,男性患者多于女性患者。主要表现如下:①对周围的人或事物敏感多疑;②经常无端怀疑别人要伤害、欺骗或利用自己,或认为有针对自己的阴谋;③遇到挫折或失败时,易埋怨、怪罪他人,推脱责任;④容易与他人发生争辩、对抗;⑤常有病理性嫉妒观念;⑥易于记恨,自认为受到歧视或不公平对待时耿耿于怀,可产生强烈的敌意和报复心理;⑦易感到委屈;⑧自负,自我评价过高,对他人的过错不能宽容,固执地追求不合理的利益或权利;⑨忽视或不相信与其想法不符的客观证据,其想法很难被改变。

2. 诊断标准

(1) 符合人格障碍的诊断标准。

(2) 以猜疑和偏执为特点,并至少有下列表现中的三项:①对挫折和遭遇过度敏感;②对侮辱和伤害不能宽容,长期耿耿于怀;③多疑,容易将别人的中性或友好行为误解为敌意或轻视;④明显超过实际情况所需的好斗表现,执着追求个人权利;⑤易有病理性嫉妒观念,过分怀疑恋人有新欢或伴侣不忠,但不是妄想;⑥有过分自负和以自我为中心的倾向,总感觉受压制、被迫害,甚至上告、上访,不达目的不肯罢休;⑦具有将其周围或外界事件解释为阴谋等非现实性优势观念,因此过分警惕和对周围人抱有敌意。

(二)依赖型人格障碍

1. 概述 依赖型人格障碍以过分依赖为特征,主要表现如下:①缺乏独立性,要求或让他人为自己生活中大多数重要事情做决定,感到自己是无助的、无能的和缺乏精力的,唯恐被人遗弃;②过分顺从于他人的意志和要求,将自己的需要依附于别人,容忍他人安排自己的生活;③宁愿放弃自己的个人兴趣爱好及人生观,只要能找到一座"靠山",时刻得到别人的温情就心满意足了;④害怕孤立无援,当亲密关系终结时,则有被毁灭和无助的体验,有一种将责任推给他人来对付逆境的倾向;⑤不愿意对所依赖的人提出要求,即使是合理的要求,处处委曲求全;⑥由于过分害怕自己不能照顾自己,在独处时总感到不舒服或无助;⑦在没有别人强烈的建议和保证时,做出日常决定的能力很有限。

2. 诊断标准

(1) 符合人格障碍的诊断标准。

(2) 以过分依赖为特征,并至少有下列表现中的三项:①要求或让他人为自己生活中大多数重要事情做决定;②将自己的需求附属于所依赖的人,过分顺从他人的意志;③不愿意对所依赖的人提出要求,即使要求是合理的;④由于过分害怕自己不能照顾自己,在独处时总感到不舒服或无助;⑤担心、恐惧被关系密切的人抛弃。

(三) 分裂型人格障碍

1. 概述　分裂型人格障碍以观念、行为和外貌装饰奇特,情感冷漠及人际关系明显缺陷为特点,男性患者略多于女性患者。

2. 诊断标准

(1) 符合人格障碍的诊断标准。

(2) 以观念、行为和外貌装饰奇特,情感冷漠及人际关系明显缺陷为特点,并至少有下列表现中的三项:①性格明显内向(孤独、被动、退缩),与家庭和社会疏远,除生活或工作中必须接触的人外,基本不与他人主动交往,缺少知心朋友,过分沉湎于幻想和内省;②表情呆板,情感冷淡,甚至不通人情,不能表达对他人的关心、体贴及愤怒等;③对赞扬和批评反应差或无动于衷;④缺乏愉快感;⑤缺乏亲密、相互信任的人际关系;⑥在遵循社会规范方面存在困难,故行为怪异;⑦对与他人之间的性活动不感兴趣。

(四) 反社会型人格障碍

1. 概述　反社会型人格障碍以行为不符合社会规范、经常违法乱纪、对人冷酷无情为特点,男性患者多于女性患者。该类患者往往在童年期或青少年期(18岁之前)就出现品行问题,成年后(18岁之后)习性不改,主要表现为行为不符合社会规范,甚至违法乱纪。

2. 诊断标准

(1) 符合人格障碍的诊断标准。

(2) 以行为不符合社会规范、经常违法乱纪、对人冷酷无情为特点,并至少有下列表现中的三项:①严重和长期不负责任,无视社会常规、准则、义务等,如不能维持长久的工作或学习,经常旷工或旷课,多次无计划地变换工作;有违反社会规范的行为,且这些行为已构成被拘捕的理由。②行动无计划或有冲动性,如进行事先未计划的旅行。③不尊重事实,如经常撒谎、欺骗他人,以获得个人利益。④对他人漠不关心,如经常不承担经济义务、拖欠债务、不赡养父母。⑤不能维持与他人的长久关系,如不能维持长久(1年以上)的夫妻关系。⑥很容易责怪他人或对自己与社会相冲突的行为进行无理辩解。⑦对挫折的耐受能力弱,微小刺激便可引起冲动,甚至暴力行为。⑧易激惹,并有暴力行为,如反复斗殴或攻击别人,包括无故殴打配偶或子女。⑨危害别人时缺少内疚感,不能从经验,特别是受到惩罚的经验中获益。

(3) 18岁之前有品行问题的证据,并至少有下列行为中的三项:①反复违反家规或校规;②反复说谎(不是为了躲避体罚);③有吸烟、喝酒的习惯;④虐待动物或弱小同伴;⑤反复偷窃;⑥经常逃学,被学校开除过,或因行为不轨至少停学1次;⑦至少有2次未向家人说明原因就外出过夜;⑧过早发生性行为;⑨多次参与破坏公共财物活动;⑩反复挑起或参与斗殴,被拘留或被公安机关管教过。

(五) 焦虑型人格障碍

1. 概述　焦虑型人格障碍以一贯感到紧张、提心吊胆、不安全及自卑为特征,总是需要被人喜欢和接纳,对拒绝和批评过分敏感,因习惯性地夸大日常处境中的潜在危险,而有回避某些活动的倾向。

2. 诊断标准

(1) 符合人格障碍的诊断标准。

(2) 以持久和广泛的内心紧张及忧虑体验为特征,并至少有下列表现中的三项:①一贯的自我敏感、不安全感及自卑感;②对遭受排斥和批评过分敏感;③不断渴望被人接受和受到欢迎;④除非得到被他人所接受和不会受到批评的保证,否则拒绝与他人建立人际关系;⑤习惯于夸大生活中潜在的危险因素,甚至达到回避某种活动的程度,但无恐惧性回避;⑥因"稳定"和"安全"的需要,生活方式受到限制。

(六) 强迫型人格障碍

1. 概述 强迫型人格障碍以过分的谨小慎微、严格要求完美及内心的不安全感为特征,男性患者多于女性患者。约70%的强迫症患者有强迫型人格障碍。强迫型人格障碍主要表现如下:①对任何事物都要求过高、过严,做事拘泥于细节、按部就班,否则会感到焦虑不安;②有洁癖;③常有不安全感,往往穷思竭虑,对实施的计划反复检查、核对,唯恐有疏忽或差错;④做事主观、固执,要求别人按自己的方式行事,否则即感不快;⑤在解决问题时,瞻前顾后,犹豫不决;⑥生活中过分节俭,甚至吝啬;⑦经常沉湎于职责、义务与道德规范,过分专注于工作,业余爱好少,缺少社交往来,工作后缺乏愉快和满足的内心体验,反而常有悔恨和内疚之感。

2. 诊断标准

(1) 符合人格障碍的诊断标准。

(2) 以过分的谨小慎微、严格要求完美及内心的不安全感为特征,并至少有下列表现中的三项:①因个人内心深处的不安全感而过分谨慎、多疑及优柔寡断;②对所有的活动,早早就做出计划,且不厌其烦;③凡事反复核对,因对细节的过分注意,以致忽视全局;④经常被讨厌的思想或冲动所困扰,但尚未达到强迫症的程度;⑤过分专注于工作成效而不顾个人消遣及人际关系;⑥过分谨慎多虑,刻板固执,要求别人按其规矩办事;⑦因循守旧,缺乏表达温情的能力。

(七) 冲动型人格障碍

1. 概述 冲动型人格障碍又称攻击性人格障碍,以情感爆发和明显的行为冲动为特征,男性患者明显多于女性患者。

2. 诊断标准

(1) 符合人格障碍的诊断标准。

(2) 以情感爆发和明显的行为冲动为特征,并至少有下列表现中的三项:①易与他人发生争吵和冲突,特别是在冲动行为受阻或受到批评时;②有突发的愤怒和暴力倾向,对导致的冲动行为不能自控;③对事物的计划和预见能力较差;④不能坚持任何没有即刻奖励的行为;⑤有不稳定的和反复无常的心境;⑥自我形象、行为目的及内在偏好发生紊乱和不确定;⑦容易产生人际关系的紧张或不稳定,时常导致情感危机;⑧经常出现自杀、自伤行为。

(八) 表演型人格障碍

1. 概述 表演型人格障碍又称癔症性人格障碍,以过分的感情用事或以夸张言行吸引他人的注意为特点,主要表现如下:①情感体验肤浅,情感反应强烈易变,易感情用事;②爱表现自己,行为夸张、做作,渴望获得别人注意,或在外貌和行为方面过分表现;③过于喜欢表扬,经受不起批评,心胸狭窄,爱撒娇,任性;④以自我为中心,强求别人满足其需要或意愿,不如意时则表现出强烈不满的情绪;⑤暗示性强,容易受他人影响或诱惑;⑥富于幻想,缺乏真实性;⑦喜欢寻求刺激而过分地参加各种社交活动。

2. 诊断标准

(1) 符合人格障碍的诊断标准。

(2) 以过分的感情用事或以夸张言行吸引他人的注意为特点,并至少有下列表现中的三项:①富于自我表演性、戏剧性、夸张性地表达情感;②肤浅和易变的情感;③以自我为中心,自我放纵和不为他人着想;④追求刺激的和以自己为注意中心的活动;⑤不断渴望受到赞赏,情感易受到伤害;⑥过分关心躯体的性感,以满足自己的需要;⑦暗示性强,易受他人影响。

> 技能实训

实训一:气质类型的测试。
1. 实训目标　学会气质类型的测试方法。
2. 实训要求
(1) 逐一回答问题,回答时请不要猜测题目内容要求,不要考虑应该怎样,而只回答你平时是怎样的。因为答案本身无正确与错误之分。
(2) 不要在某道题目上花过多时间思考。
3. 实训思路
(1) 教师引导同学们看量表。
(2) 教师讲述测试要求。
(3) 同学们自主完成测试,测试过程中不允许与其他同学讨论。

题　目	A. 很符合	B. 比较符合	C. 拿不准	D. 比较不符合	E. 完全不符合
1. 做事力求稳妥,一般不做没把握的事。					
2. 遇到生气的事就怒不可遏,要把心里话全说出来才痛快。					
3. 宁可一个人干事,不愿很多人在一起。					
4. 到一个新环境,很快就能适应。					
5. 厌恶那些强烈的刺激,如尖叫、噪声、危险镜头。					
6. 和人争吵时总是先发制人,喜欢挑衅。					
7. 喜欢安静的环境。					
8. 善于和人交往。					
9. 羡慕那种善于克制自己感情的人。					
10. 生活有规律,很少违反作息制度。					
11. 在多数情况下情绪是乐观的。					
12. 碰到陌生人觉得很拘束。					
13. 遇到令人气愤的事,能很好地克制自己。					
14. 做事总有旺盛的精力。					
15. 遇到问题总是举棋不定,优柔寡断。					
16. 在人群中从不觉得过分拘束。					
17. 情绪高昂时觉得干什么都有趣,情绪低落时又觉得什么都没意思。					
18. 当注意力集中于某一事物时,别的事很难使自己分心。					
19. 理解问题总比别人快。					
20. 碰到危险情境,总有一种极度恐惧感。					
21. 对学习、工作、事业怀有很高的热情。					
22. 能够长时间做枯燥、单调的工作。					
23. 感兴趣的事情干起来劲头十足,否则就不想干。					

续表

题 目	A. 很符合	B. 比较符合	C. 拿不准	D. 比较不符合	E. 完全不符合
24. 一点小事就能引起情绪波动。					
25. 讨厌做那种需要耐心细致的工作。					
26. 与人交往不卑不亢。					
27. 喜欢参加热烈的活动。					
28. 爱看感情细腻、描写人物内心活动的文学作品。					
29. 工作时间长了,常感到厌倦。					
30. 不喜欢长时间谈论一个问题,愿意实际动手干。					
31. 宁愿侃侃而谈,不愿窃窃私语。					
32. 别人总是说我闷闷不乐。					
33. 理解问题常比别人慢些。					
34. 疲倦时只要短暂的休息就能精神抖擞,重新投入工作。					
35. 心里有话,宁愿自己想,不愿说出来。					
36. 认准一个目标就希望尽快实现,不达目的誓不罢休。					
37. 学习、工作一段时间后,常比别人更疲倦。					
38. 做事有些莽撞,常常不考虑后果。					
39. 老师讲授新知识时,总希望他讲得慢些,多重复几遍。					
40. 能够很快地忘记那些不愉快的事情。					
41. 做作业或完成一件工作总比别人花的时间多。					
42. 喜欢运动量大的剧烈体育运动或参加各种文艺活动。					
43. 不能很快地把注意力从一件事情转移到另一件事情上去。					
44. 接受一个任务,就希望把它迅速完成。					
45. 认为墨守成规比冒风险强些。					
46. 能够同时注意几件事物。					
47. 当烦闷的时候,别人很难使自己高兴起来。					
48. 爱看情节跌宕起伏、激动人心的小说。					
49. 对工作抱着认真严谨、始终一贯的态度。					
50. 和周围人总相处不好。					
51. 喜欢复习学过的知识,重复做能熟练做的工作。					
52. 希望做变化大、花样多的工作。					
53. 小时候会背的诗歌,似乎比别人记得清楚。					
54. 别人说我"出口伤人",可我并不觉得。					
55. 体育活动中常因反应慢而落后。					
56. 反应敏捷,头脑机智。					
57. 喜欢有条理而不甚麻烦的工作。					
58. 兴奋的事情常使自己失眠。					

续表

题 目	A.很符合	B.比较符合	C.拿不准	D.比较不符合	E.完全不符合
59. 老师讲新概念,常常听不懂,但是弄懂了以后很难忘记。					
60. 假如工作枯燥无味,情绪会突然低落。					

胆汁质:计算 2、6、9、14、17、21、27、31、36、38、42、48、50、54、58 题得分之和。
多血质:计算 4、8、11、16、19、23、25、29、34、40、44、46、52、56、60 题得分之和。
黏液质:计算 1、7、10、13、18、22、26、30、33、39、43、45、49、55、57 题得分之和。
抑郁质:计算 3、5、12、15、20、24、28、32、35、37、41、47、51、53、59 题得分之和。

确定气质类型的标准:

1. 计分说明:A.很符合,记+2 分;B.比较符合,记+1 分;C.拿不准,记 0 分;D.比较不符合,记-1 分;E.完全不符合,记-2 分。将所得分数相加,得出每种气质类型的总分。

2. 如果某气质类型得分明显高于其他三种,且均高出 4 分及以上,则可确定为该气质类型。如果该气质类型得分超过 20 分,则为典型的该气质类型;如果得分在 10~20 分,则为一般型。

3. 两种气质类型得分接近且差值小于 3 分,同时又明显高于其他两种(高出 4 分及以上),则可确定为这两种气质类型的混合型。

4. 三种气质类型得分均高于第四种而且相互接近,则为三种气质类型的混合型,如多血-胆汁-黏液质混合型或黏液-多血-抑郁质混合型。

实训二:选择一位同学搭伴,与其练习人格障碍的识别。
1. 实训目标　学会识别人格障碍。
2. 实训要求　两两合作,一位同学扮演康复治疗师,另一位同学扮演有人格障碍的患者。然后交换角色再进行一次。
3. 实训思路
(1) 一位同学根据某一种人格障碍的表现进行演绎,另一位同学根据人格障碍的诊断标准进行人格障碍的识别。
(2) 先前扮演康复治疗师的同学改扮患者,并根据人格障碍的表现进行演绎(要注意不能与前一次演绎相同的人格障碍类型),先前扮演患者的同学改扮康复治疗师。
(3) 两位同学完成一轮实训后,根据对方的表现进行反馈评价。

(兴　华)

任务三　熟悉个体心理发展特点

技能一　熟悉童年期个体心理发展特点

扫码看PPT　扫码看微课

案例导入

辰辰(化名),男,8岁,4岁时因病导致左腿截肢。辰辰上学后,总是情绪低落,自卑,常常独自一个人玩耍,在家里情绪常不稳定,态度粗暴,举止冲动,经常乱发脾气,在家里完全依赖父母,自理能力很差,即使是一些力所能及的简单事情都不能完成。

作为康复治疗师,你应如何根据辰辰当前的心理特点给予他帮助?

一、儿童心理发展的一般特点

心理发展是指个体在整个生命历程中所发生的一系列积极的心理变化,是个体在其成长过程中对客观现实的反映活动不断扩大、逐步提高和完善的过程。人的心理发展所经历的过程和形式,是一个从低级到高级、简单到复杂、量变到质变的过程。

心理发展有广义与狭义之分。广义的心理发展是指人类个体从出生直至死亡的心理变化,狭义的心理发展是指人类个体从出生到心理成熟的心理演变与扩展。心理发展是一个包含着多种心理因素的多层次、动态系统,遵循着一定的客观规律。在心理发展过程中,每一种心理因素的形成与发展都是从缓慢的积累发展到一定阶段后再发生质的变化;各种心理因素的发展变化是不同步的,它们之间相互促进、相互制约,形成错综复杂的交替变化状态。

(一)连续性和阶段性

1. 连续性　心理发展的连续性是指儿童心理发展是一个由低级到高级、由简单到复杂的演变过程。心理发展是循序渐进的、连续的,需要量的积累,当量的积累达到一定程度时才可能发生质变,质变意味着心理发展达到了一个新的阶段,这个新阶段常出现一些不同于其他阶段的特点,从而形成心理发展的阶段性。以儿童学走路为例,儿童最初学会爬行,逐渐学会被扶着腋下行走,扶物行走,再过渡到独立迈步,而后发展到跌跌撞撞地行走,最后实现完全独立地行走,这是一个连续的、日积月累的过程。在这个过程中,连续性是不可避免的,儿童不可能从刚开始站立一下子就能够行走自如,一旦儿童能够独立行走(质变),也就意味着其进入了一个新的发展阶段。

2. 阶段性　心理发展的阶段性突出体现在年龄特征上。儿童心理发展的年龄特征是指各年龄阶段儿童所表现出来的与其他年龄阶段不同的心理特征。年龄特征是从大多数儿童的发展过程中概括出来的,是各年龄阶段中大多数儿童心理发展的一般趋势和典型特征。阶段与阶段之间相互关联,不同阶段之间具有比较明显的差别,它们是连续的,每个阶段既是前一个阶段发展的延续,又是下一个阶段发展的开始；它们相辅相成，不可截然分开。

（二）方向性和顺序性

1. 方向性 儿童心理始终处于发展变化过程中，并且总是指向一定的方向，即具有一定的方向性：儿童心理发展遵循从简单到复杂，从低级到高级，从具体到抽象，从被动到主动，从零散杂乱到成体系的方向。总体来讲，个体的心理发展是从不成熟到成熟的成长过程。

2. 顺序性 儿童心理发展遵循一定的顺序，例如，感知能力最先发展，其次是运动、语言、抽象思维等能力的发展。发展的速度具有个体差异，可较为快速或较为缓慢，但发展的顺序一般不会改变。

（三）不均衡性和整体性

1. 不均衡性 儿童从出生到成熟的进程不是按一个模式进行的，也不是按相同的速度直线发展的，而是呈波浪形向前推进的。学前儿童心理发展的不均衡性表现在两个方面。首先，在不同的年龄阶段，发展的速度是不均衡的。学前儿童的年龄越小，发展的速度越快。新生儿期一天一个样；满月后一周一个样，一周前与一周后变化十分明显；周岁后一个月一个样；再往后发展速度逐渐减慢。其次，在不同发展方面，具有不均衡性。有的方面在较早的年龄阶段就已达到较高的发展水平，有的方面则要到较晚的年龄阶段才能达到较高的发展水平。例如，感知成熟较早，思维成熟较晚，情感成熟更晚。发展的不均衡性要求教育活动分析个体各方面发展的最佳时期，只有因材施教才能取得更好的教育效果。由此引申出"敏感期"的概念。敏感期是指在某个特定时期，大脑对特定刺激特别敏感，大脑发育及心理发展很容易受到环境刺激的影响，适宜的环境刺激会快速推进儿童心理发展，不适宜的环境刺激会阻碍儿童心理发展。也就是说，儿童心理发展存在着一个大好时机或最佳年龄，如果在这个时期为儿童提供适当的条件，那么就会有效地促进这方面心理的发展。

2. 整体性 心理发展的整体性是指儿童心理各个领域的发展并不是孤立进行的，认知发展、语言发展、情感社会性发展、个性发展之间有着密不可分的关系，相互影响，相互促进，是呈整体性向前发展的。

（四）普遍性和差异性

1. 普遍性 发展的普遍性是指所有儿童心理发展都受到遗传因素和环境因素的影响，这是一个客观的过程，不因主观意志而转移。心理发展的总趋势以及各心理发展过程遵循一定的客观规律，都是在遗传因素、环境因素和儿童自身因素的交互作用中发展而来的，具有普遍性。

2. 差异性 发展的差异性是指每名儿童心理发展的速度，发展的优势领域，最终达到的发展水平等都是不同的。也就是说，在儿童心理发展过程中，除了共性之外，还存在着个体差异。有人大器晚成，有人少年英才；有人善于数理运算，有人善于空间想象；有人能说会道，有人沉默寡言。蒙台梭利指出，儿童心理发展具有个体差异性，每名儿童的个性特点是不同的。

二、儿童心理发展的影响因素

（一）遗传与生理成熟

1. 遗传 遗传是一种生物学现象。人类通过遗传将祖先在长期生活过程中形成和固定下来的生物特征传递给下一代。遗传素质是指遗传的生物学特征，即人类与生俱来的解剖和生理特点，如有机体的构造、形态、感官和神经系统的特征等，其中神经系统的结构和机能特征对心理发展具有重要的意义。

遗传对儿童心理发展的作用具体表现在以下两个方面。一方面，遗传为儿童心理发展提供了最初的前提。人类共有的遗传因素是使儿童在成长过程中有可能形成人类心理的前提条件，也是儿童有可能达到一定社会要求的心理水平的最初或最基本的条件。心理活动是大脑对客观世界的反映过程。具备正常的大脑和神经系统是儿童心理发展的基础，发育良好的大脑和神经系统是智力发展的前提。另一方面，遗传为儿童心理发展的个体差异奠定了基础。遗传素质的不同是形成个体差异的重要基础。它规定了每名儿童不同心理发展的可能性。英国心理学家西里尔·伯特为研究遗传与环境对人智力的影响进行了一系列的调查,调查结果表明,同卵双生子有近乎相同的智力,而在一起长大的无血缘关系的儿童的智力相关性很低。有血缘关系的儿童之间的智力相关性依家族谱系亲近程度的提高而逐渐增高,同卵双生子的智力相关性最高。

总之,遗传在儿童心理发展方面起重要作用,它是儿童心理发展的物质前提,为儿童的心理发展提供了可能性,是一个必要条件但不是决定性条件。

2. 生理成熟 儿童的生理成熟也是影响儿童心理发展非常重要的因素。生理成熟指身体生长发育的程度或水平。儿童生长发育的方向顺序是按所谓的首尾方向(从头到脚)和近远方向(从中轴到边缘)进行的。生理成熟对心理发展所起的具体作用是使心理活动的出现或发展处于准备状态。当代神经科学研究表明,儿童认知能力的发展水平受大脑皮质发育成熟程度的制约。Gogtay等对个体认知能力的发展水平与大脑皮质发育成熟程度的关系进行了分析,结果表明,与基本功能(如感觉、运动)相关的脑区(感觉和运动皮质)最早成熟,然后是与空间导向、语言发展和注意相关的颞顶叶联合皮质,最后才是与执行功能、注意以及协调动作相关的前额叶和外侧颞叶皮质。也就是说,若在某种生理结构达到成熟前,适时地对儿童进行恰当的刺激或教育,就会使其相应的心理活动有效地出现或发展;如果生理结构尚未成熟,即使给予某种刺激或实施一定的教育,也难以达到预期效果。所以,生理成熟从某种程度上来讲对儿童的心理发展起制约作用。

(二)环境与教育

研究表明,正常儿童出生时都具有人所共有的、基本的解剖和生理特征。然而,现实生活中却没有心理发展水平和行为表现完全一样的儿童。每名儿童的智力、兴趣、爱好、性格等都千差万别。造成这种差异的原因,除了遗传因素之外,还有环境和教育因素。这两者不仅影响心理的形成,还影响心理的发展方向、速度和水平。环境是个体心理发展必须依赖的外部条件,主要包括自然环境和社会环境。自然环境是个体赖以生存的物质条件,包括空气、土地、山川、河流等自然条件,也包括胎儿在母体中的生活环境。自然环境对个体的身体发育和智力发展有重要影响。孕妇的年龄、营养状况、酒精、药物、辐射接触史、疾病以及情绪等都会对胎儿的生长和出生后的发展产生重要影响。社会环境是由一定的社会生活方式所决定的生活条件。儿童的生活水平、生活方式、家庭状况等都是影响他们心理形成与发展的社会环境因素。

社会环境对儿童心理发展的作用具体表现在以下三个方面。

(1)社会环境使儿童由遗传所获得的潜在可能性转变为现实,它决定儿童心理发展的方向与最终达到的水平。遗传素质仅仅是儿童心理发展的物质前提,没有社会环境的影响,心理发展不会由可能发展转变为现实。当社会环境有利于儿童心理充分发展时,儿童心理发展的潜在可能性就能得到最大限度的实现,儿童心理发展就有可能达到潜在范围的上限;反之,潜在可能性只能得到最低限度的实现。一般情况下,一名正常、健康的儿童,其心理发展的潜在可能性是相当广阔的,优越的生活条件、社会文化和健康的家庭环境使得儿童有充足的机会让心理发展达到较高水平。

(2)家庭环境和教育条件是造成儿童心理发展个体差异的重要因素。儿童从出生就生活在家庭中,家庭的各种因素都会对儿童的心理发展产生重要的影响,年龄越小,家庭环境的作用就越大。家庭结构、家庭氛围、父母的教养态度与方式,都会在很大程度上影响儿童心理的发展。

(3)教育作为一种特殊环境,其对儿童心理发展起主导作用,是造成儿童心理发展个体差异的重要因素。首先,教育对儿童进行的是一种有目的、有计划、有系统的影响过程,这无疑比那些自发的、偶然的、无计划的环境因素的影响更有力、更有效。其次,教育可以充分利用、发挥遗传和环境中的有利因素,克服和消除其不利因素,以促使儿童心理更快、更好地发展。

(三)儿童的主观因素

影响儿童心理发展的因素不仅有遗传、生理成熟、环境及教育等客观因素,还有儿童自身的心理活动、自身的积极性和主动性等主观因素。我们不能把儿童的心理发展看成自然发展的或是可以随便被影响的,不能忽视儿童自身的主观能动性的作用。儿童的心理发展过程是一种积极主动的过程,在遗传、环境因素的影响下,儿童本身也积极地参与并影响其自身的心理发展,年龄越大,主观因素对其心理发展的影响也越大。儿童对外界的影响是有自己选择意向的,随着主动性的发展,儿童对其所处的环境会给予评价并主动地加以选择。

影响儿童心理发展的主观因素包括儿童的全部心理活动,具体包括儿童的需要、兴趣爱好、自我意识和心理状态等。其中,最为活跃的是儿童的需要。因此,在为儿童提供活动时,要考虑是否适合儿童的需要。游戏是儿童最需要的活动,因而儿童在游戏时心理活动的积极性最高。兴趣爱好是影响儿童心理发展的重要因素。儿童在进行感兴趣的活动时,参与度明显更高。例如,学篮球时,喜欢篮球的儿童很快就可掌握一些基本技能,不喜欢篮球的儿童则学起来特别费劲。自我意识在人的心理活动中起控制作用。自尊心强的儿童,心理活动的能动性就比较突出。

总之,影响儿童心理发展的客观因素和主观因素之间是相互联系、相互影响的。只有正确认识它们之间的相互作用,才能弄清儿童心理发展的原因。客观因素影响着儿童心理发展,儿童心理发展也影响着客观因素,这种主客观因素相互作用的循环过程始终伴随着儿童心理发展过程,实际上儿童心理发展就是主观因素与客观因素持续交互作用的过程和结果。

三、婴幼儿期心理发展

婴幼儿期是指出生后到3周岁之前的时期,这个时期个体的生长发育最快,社会心理发展非常迅速,是人生发展的第一个非常重要的历程。

语言的发展在人的心理发展中有着极为重要的作用。随着语言的发展,儿童的心理活动水平也逐渐提高,人们将语言发展作为儿童心理发展的重要指标。婴儿早期,是语言的准备期,新生儿通过哭闹形式给予声音反应,这表明发音器官已为语言发展做好准备。2～3周的婴儿能对声音刺激做出应答性反射活动。2～3个月的婴儿能倾听周围人发出的语音。3个月的婴儿会出现某些固定的声音组合,如"唔—咕,唔—咕"。3个月以后的婴儿逐渐会用眼睛寻找说话的人。6～7个月的婴儿会利用声音引起成人的注意,声音开始产生交际作用,随后婴儿的语音逐渐复杂起来,模仿成人重复一定的声音,如"ba—ba""ma—ma"。7～8个月的婴儿能将听到的声音和具体的人物联系起来。约1岁时,婴儿的声音已具有初步的交际作用。婴儿早期语言发展的特点是模仿、发音,此阶段一定的声音与具体事物的联系十分有限,处于掌握词和音来进行交际的萌芽阶段。

(一) 婴幼儿期认知发展

在婴幼儿认知能力中,最先发育的是感知觉。婴幼儿通过感知觉获取周围环境中的信息并适应周围环境。这一过程是主动的、积极的、有选择性的。

1. 感觉的发展

(1) 视觉:新生儿的眼球运动最初并不协调,2～3周之后,不协调现象消失,婴儿开始能注视客观事物,但注视时间很短。约2个月时,婴儿能注视距离较远的物体,注视时间增长,并且出现了移视、追视现象。3个月时,婴儿视觉更为集中而灵活,能用眼睛搜寻附近的物体。约从4个月开始,婴儿能对颜色产生分化反应,特别是红色的物体最能引起婴儿的兴奋。从第5、6个月开始,婴儿能注视远距离的物体,如飞机、月亮、街上的行人等。此后,视觉进一步发展,婴儿开始对事物进行积极的观察。

(2) 听觉:新生儿对于声音刺激可做出各种应答性反射活动。强烈的声音刺激甚至引起婴儿肌肉、呼吸以及脉搏等的变化。3个月时,婴儿出现明显的集中性听觉,能感受不同方位发出的声音,并将头转向声源。3～4个月时,婴儿能倾听音乐,并对音乐(如催眠曲)表达出愉快的情绪。从第4个月开始,婴儿能分辨成人发出的声音。8～9个月时,婴儿可以认识各种声音,如能分辨严厉的声调与和蔼的声调,并做出不同的反应。儿童辨别声音能力的不断发展,为其语言的发展奠定了基础。

(3) 嗅觉:新生儿出生不到12 h就有嗅觉表现,并能形成嗅觉的习惯化和适应。1周左右,新生儿区分不同气味,偏爱母体的气味,嗅觉改善延续至成年,老年开始衰退。嗅觉敏感性的个体差异很大。

(4)味觉:味觉是新生儿出生时最发达的感觉,无论是足月产还是早产的新生儿,都对味道表现出明显的偏爱或厌恶,不同的味道会引发新生儿不同的面部表情。4~5个月时,婴儿对食物的任何改变都会做出非常敏锐的反应,拒绝进食有不喜欢味道的食物。通常婴儿最早会对甜味比较敏感,也比较容易接受,这是因为婴儿天生对母乳敏感,母乳就带有微微的甜味,此外,甜味食物里含有糖分,口感柔和,易被消化吸收,符合婴儿发育需求。此后,婴儿先后接受咸味,再到酸、辣、麻等味道,最后才接受苦味。

(5)触觉:触觉分化迅速发展,在3岁前儿童的认知活动中占主导地位。新生儿的触觉已很发达,刺激身体的不同部位,其会有不同的反应,以手掌、脚掌、前额、嘴唇对刺激反应较为敏感。新生儿刚出生就具有触觉反应,但与其他能力相比敏感性较低。新生儿出生就有温度觉反应,他们适应环境的关键就是调节体温的能力。

2. 知觉的发展 婴幼儿知觉的发育较感觉的发育缓慢。婴幼儿知觉的发育表现为各种分析器的协调活动,共同参与对复合刺激的分析和综合。

(1)大小知觉:10~12周的婴儿已经具有一定程度的"大小恒常性"。3岁幼儿能够判定图形大小,但不能判别不相似的图形的大小,幼儿判别大小的能力随年龄增长而提高。幼儿判别大小的方法是按照从简单的目测到多方面的比较,再到借助中介物的顺序发展的。

(2)形状知觉:3个月左右的婴儿已经有分辨简单形状的能力,喜欢有图案的形状,喜欢信息量大的图形和对他们具有社会性意义的形状。

(3)运动知觉:鲍尔比发现婴儿看到一道逐渐扩大的阴影,就像一个物体逐渐接近时,他便会试着去避开"碰撞",因而会把头左右转动,身躯挺直,而当阴影越过其身体而并未与其身体发生"碰撞"时,他们便跟着看阴影,并不会表现出紧张。这表明婴儿已有了初步的运动知觉。

(4)深度知觉:吉布森通过视崖试验发现6个月的婴儿就已经具有深度知觉,2~3个月的婴儿已经能够把视崖当作新异刺激事物来辨认。

(5)时间知觉:时间知觉是个体对时间的延续性和顺序性的感知。时间具有非直观性,人对时间的感知具有主观性与相对性的特点。婴幼儿期时间知觉不稳定、不准确。

知识拓展

3. 记忆的发展 新生儿的条件反射是记忆发生的标志,0~3个月,条件反射的保持时间不断延长;3~6个月,长时记忆可保持数周;6~12个月,长时记忆保持时间继续延长,出现认生现象、寻找物体、模仿动作;12个月以后,出现言语记忆和延迟模仿;1岁左右开始出现明显的再现过程逻辑记忆。1岁以前的记忆都是无意记忆,保持的时间比较短。

4. 思维的发展 思维从婴幼儿期开始产生,详见表2-3-1。在出生后第1年,婴儿对外部世界的反映还没有形成真正的思维活动,且婴儿期的思维具有直觉行动性,即思维是在动作中进行的。

表2-3-1 婴幼儿期思维的发展

年 龄	思维发展
1个月	新生儿反射,动作未分化,出生10~20天后出现条件反射
5个月	对动作的结果产生兴趣,不断地重复动作,出现了为达到某一目的而做出动作的现象,即手段、目的开始分化,但看见物体被藏起来时,不会去寻找
9个月	为了达到某一目的而做出动作,并且可以将几个动作组合协调起来以达到目的,出现"客体永久性"的概念,会寻找被藏起来的物体
12~18个月	12个月左右,婴儿处于掌握词和应用语言进行交际的萌芽阶段; 12~18个月,语言的产生使思维成为可能。但是这个阶段婴儿的思维尚处于萌芽阶段,与思维对象的感性形象和外部动作直接联系的具体思维,只能反映事物之间的某些简单的关系和联系,思维的间接性和概括性成为儿童思维开始发生的重要标志; 这个阶段的婴幼儿不再只重复动作,而是有意地进行一些调整来解决问题,"客体永久性"的概念处于发展过程中

续表

年龄	思维发展
18~24个月	可以在头脑中进行"思考",想出某个动作的结果,出现延迟模仿,"客体永久性"的概念形成
24个月	只能在狭小的生活范围内进行简单的判断和分类
36个月	能根据事物的名称进行归纳、推理

5. 想象的发展 新生儿没有想象,想象萌芽于婴儿期。1~2岁的儿童,语言发育较差,缺乏经验,最多只有生动的重现,有想象的萌芽,但不是想象。例如,儿童拿到布娃娃时,会给布娃娃喂东西、穿衣服,这是他们头脑中重现妈妈给自己喂食、穿衣的情景的一种反应。最初的想象出现在2岁左右,是无意想象,如看到长方形的物品,就拿起来当作电话,看到布娃娃就抱在怀里哄它睡觉。随着生活经验的积累和游戏活动的发展,婴幼儿的想象力会进一步增强,3岁左右儿童的想象以无意想象为主,他们缺乏经验,常常把想象和现实相混淆。这个阶段的儿童想象力丰富,但想象内容常是无意义联系在一起的,多为生活中常见的事物,而且其所想象的事物特征也不完整。他们在开展想象活动前已经有了初步的目的性,但这个目的往往很不明确。

6. 注意的发展 新生儿已具有原始形式的注意,即有无意注意的萌芽。早期各种强烈的刺激物、外部环境剧烈的变化以及活动着的物体都会引起新生儿的注意。约从第3个月开始,婴儿能比较集中地注意一个新鲜事物。第5~6个月开始,婴儿能比较稳定地注视一个事物,但是时间很短。1岁以前婴儿注意的发展,主要表现在注意选择性的发展。大量研究表明,婴儿注意的选择性带有规律性的倾向。婴儿注意的选择有以下偏好:①偏好复杂的刺激物;②偏好曲线多于直线;③偏好不规则的模式多于规则的模式;④偏好密度大的轮廓多于密度小的轮廓;⑤偏好集中的刺激物多于分散的刺激物;⑥偏好对称的刺激物多于不对称的刺激物。

(二)婴幼儿期的社会性发展

婴幼儿从生活在社会环境中就开始从生物个体向社会个体发展,这是一种社会化的过程。社会化是指个体在社会环境相互作用中掌握社会行为规范、价值观念、社会行为技能,以适应社会生活,成为独立的社会成员的发展过程。社会化的过程就是人格形成和社会性发展的过程。

1. 情绪情感的发展 新生儿最初的情绪反应是原始的情绪反应,与其生理需要是否得到满足有直接关系。一般来说,儿童的需要能得到满足,便会产生肯定的情绪和情感。如儿童身体健康,有积极活动的机会,能和周围人交往,就能产生愉快的情绪和情感。若儿童的需要得不到满足,或受到不良教育的影响,则会出现否定的情绪和情感,如害羞、惧怕、愤怒、嫉妒等。

儿童在与伙伴的交往中体验到了愉快,能够体验到别人的痛苦而产生同情、怜悯。儿童在交往和集体生活中逐渐发展出群体认同感,在接受正确的教育时,儿童能学会依照要求与规则行动;会在简单的劳动中体验到快乐,形成最简单的道德感。儿童对周围事物的兴趣和求知欲得到满足,便产生愉快的体验,出现理智感的萌芽;儿童在欣赏音乐、绘画等活动过程中会出现美感的萌芽。

儿童的情绪和情感具有不稳定性的特点,主要是因为儿童还没有形成稳定的主观意识或个性倾向,非常容易受外界事物的影响;还因为儿童大脑皮质的兴奋和抑制过程不平衡,兴奋过程占优势,儿童不能控制自己的行为,表现为前一秒还在哭闹,下一秒就破涕为笑(图2-3-1),不良的教养可能导致婴儿爱发脾气。

2. 依恋的发展 依恋是婴幼儿与主要抚养者(通常是母亲)之间的最初的社会性联结,也是婴幼儿情感社会化的重要标志。

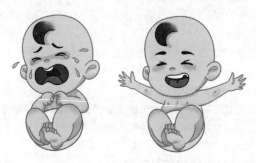

图2-3-1 婴儿情绪不稳定的表现

英国发展心理学家鲍尔比提出依恋发展的四个阶段。①前依恋期(出生至不到2个月):用哭声唤起他人的注意,随后用微笑、注视和咿呀学语同成人进行交流,对于前去安慰他的成人没有选择(无差别的依恋阶段)。②依恋建立期(2个月至6~8个月):能对熟人和陌生人做出不同的反应,能区分出最亲近的人,对熟人有特殊友好的关系,并特别愿意与之接近,能接受陌生人的注意和关照,也能忍耐同父母的暂时分离,依恋尚在形成中。③依恋关系明确期(6~8个月之后至不到24个月):对熟人的偏爱变得更强烈,并出现"分离焦虑"或"陌生焦虑",可以主动接近人和主动探索环境,同时把母亲或看护人视作一个"安全基地",以此出发,去探索周围世界。④目的协调的伙伴关系(24~36个月):已拥有对依恋对象持续反应的系统。由于语言和表达能力的发展,此时的幼儿能较好地理解父母的愿望、情感和观点等,同时能调节自己的行为。

婴儿在出生后的很长一段时间里,都非常需要父母尤其是母亲给予关心、呵护。婴儿对母亲的依恋关系可分为三类:①安全型依恋:如果母亲对婴儿的需求非常积极地给予满足和回应,那么就可能养育出安全型依恋的婴儿。表现为当母亲在身边的时候,婴儿能感到很安心但不会缠着母亲,会感兴趣地探索这个世界;当母亲离开的时候,婴儿会感到不安或者紧张;当母亲回来的时候,婴儿会非常开心,然后继续探索周围的环境。②回避型依恋:如果母亲在满足婴儿需求的过程中,表现出不耐烦、焦虑、暴躁,就可能使婴儿有回避型依恋人格。该类婴儿不太会表现出自己的情绪。当母亲离开的时候,他们虽然内心有波动,但不会表现出留恋或者紧张的情绪;当母亲回来的时候,他们也不会表现出快乐的情绪。③焦虑矛盾型依恋:如果母亲对婴儿的诉求常常不予回应,让婴儿经常处于无安全感的环境中,那么就可能导致他们形成焦虑矛盾型依恋人格。该类婴儿会很害怕母亲离开,当母亲在身边的时候,会一直缠着母亲;当母亲离开的时候,他们会表现出很大的情绪波动;当母亲回来的时候,他们会故意表现出敌意或者疏远的情绪。

3. 自我意识的发展 自我意识是个性的核心。儿童自我意识的发展表现为,他们能把自己和自身以外的客体区分开来,使自己成为活动的主体。自我意识发展到一定程度,儿童就逐渐能够进行自我观察、自我分析、自我监督甚至自我教育,自我意识是儿童形成独立性、自尊心、自信心和自制力等优良品质的基础。自我意识的表现:1岁以内,婴儿还不能把自己和外在客体区分开来,他们往往把自己的手指、脚趾放在嘴里,就像咬其他东西一样;直到1岁左右,婴儿才知道自己身体的各个部分属于自己;1岁以后,儿童逐渐学会行走和说话,开始广泛接触周围世界,自我意识开始萌芽。这一时期的儿童逐渐能把自己本身和外在世界区别开来,逐渐能把自己的动作和动作的对象区别开来,更进一步把自己这个主体和自己的动作区别开来,既反映外界又认识自己。

自我意识不是与生俱来的,只有达到一定阶段才会形成自我意识,积极的情绪情感状态有助于自我意识的形成和发展。婴幼儿自我意识的发展只是人自我意识发展的萌芽阶段,人自我意识的发展需要经历一个漫长而复杂的过程。婴幼儿自我意识的发展过程见表2-3-2。

表2-3-2 婴幼儿自我意识的发展过程

月 龄	自 我 意 识
0~4	不能意识到自己存在,不知道自己身体的各个部分是属于自己的
5~8	意识到自己身体的各个部分。开始认识到手和脚是自己身体的一部分,能够用手去抓东西,对自己的名字有反应
9~11	对自己的行动有认识。9个月开始,婴儿意识到自己的动作和主观感觉的关系,通过偶然性的动作逐渐意识到自己的动作和动作产生的结果的关系,开始把自己的动作和动作的对象加以区别。接近1岁的婴儿自主意识开始发展,出现最初的独立性

续表

月 龄	自 我 意 识
12～14	学会使用自己的名字。能把自己与他人区别开来,但遇到与自己名字相同的他人时会感到困惑。13个月左右,幼儿开始区分自己和他人,能通过照片来指认自己
15～23	自我意识逐渐形成
24	懂得"我""你""他"等人称代词,掌握物主代词"我的"、人称代词"我",实现了自我意识发展的飞跃,意识到身体内部的状态。此时的幼儿在行为上表现出"爱做事""闹独立"等特点
25～36	开始认识自己的心理活动,开始懂得"我想做"和"我应该做"的区别,做错事后会脸红、害羞。开始把自己与他人做比较,自我评价很大程度上依赖于成人的评价,具有强烈的主观情绪性

四、学龄前期心理发展

学龄前期儿童的心理发展具有以下两个特点。第一,各种心理过程带有具体形象性和不随意性,抽象概括性和随意性刚开始发展。虽然学龄前期儿童在不断地形成一般表象和初级的概念,但由于缺乏知识经验以及语言发展不充分,学龄前期儿童主要通过感知、依靠直观表象来认识外界事物,他们已能对事物进行初步分析、综合、抽象、概括,有了初步的逻辑思维,具有很强的直观形象性。第二,学龄前期是个性开始形成的时期。个性是一个人比较稳定的、具有倾向性的各种心理特点或品质的独特组合,是在个体各种心理过程、各种心理成分发生、发展的基础上形成的。学龄前期开始形成的个性雏形在一个人的一生中具有重要的作用。

学龄前期儿童语言的发展特点:发音正确率随着年龄的增长不断提高,3～4岁为语音发展的飞跃期;这一时期词汇量的增长十分迅速,7岁时的词汇量是3岁时的3～4倍,学龄前期儿童掌握的词汇类型丰富,包括名词、动词、形容词,以及副词、代词、数词等;在词汇量增加、词汇类型扩大的同时,也逐渐加深了对词义的掌握。学龄前期儿童能从说出简单的陈述句发展到说出形式多样、句型丰富的句子,句子的连贯性、逻辑性也随着年龄的增长不断提升。

(一)学龄前期认知发展

1. 感觉的发展 这一时期儿童的各种感觉迅速发展,特别是一些复杂的感觉,如视觉、听觉和触觉。

(1)视觉:从婴幼儿期到学龄前期,儿童的视敏度不断提高,1～2岁时视力为0.5～0.6,3岁时视力可达1.0,4～5岁趋于稳定,6岁左右达到正常成人的视力水平。儿童的辨色能力也随年龄的增长而增强。3岁幼儿还不能很好地区别各种颜色的色调以及颜色的明度和饱和度。4岁幼儿开始区分各种色调细微的差异,5岁儿童不仅注意到了色调,还注意到了颜色的明度和饱和度,6～7岁时区别色调、明度和饱和度的能力得到进一步提高。在不同颜色的辨别中,儿童对黄色、红色、绿色的辨认正确率较高,对12种颜色的平均辨认正确率从高到低依次为黄色、红色、绿色、橙色、白色、浅黄色、紫色、深棕色、品红色、蓝色、棕色、深绿色。

(2)听觉:学龄前期儿童的听觉感受性随年龄的增长而不断发展,在辨别两个音高的差别方面,有研究表明,5～7岁的儿童能建立巩固的分化反应;另有研究表明,从5～6岁到7～8岁,儿童听觉的感受性可提高1倍。

2. 知觉的发展

(1)形状知觉:学龄前期儿童辨认形状的能力随着年龄的增长而迅速发展。儿童辨认物体形状时配对最容易,指认次之,命名最难。儿童对不同形状的掌握情况有所不同,掌握各种形状由易到难的顺序为圆形、正方形、三角形、长方形、半圆形、梯形和菱形等。

(2)大小知觉:3岁幼儿一般能够辨别图形大小,但完全不能辨别不相似的图形(如三角形和正方形)

的大小,即使到6岁这种辨别也很困难。儿童辨别大小的能力随着年龄的增长而提高。儿童辨别大小的方法是按照从简单的目测到多方面的比较,再到借助中介物的顺序发展的。

(3)方位知觉:儿童方位知觉的发展情况一般为,3岁时能辨别"上下"方位,4岁开始能正确辨别"前后"方位,5岁开始以自身为中心辨别"左右"方位,6岁时能够完全正确地辨别"上下前后"4个方位,但是在以自身为中心的"左右"方位辨认能力尚未发展完善。

(4)时间知觉:儿童对时间单位如年、月、时、分、秒等的认知水平不高,总的趋势是随年龄增长而提高,对时间定向的发展趋势是先分清白天和黑夜、上午和下午,其次是掌握年份、月、日,再次是分清楚星期几,最难掌握的是具体的时间。儿童对时间关系的感知顺序是明天、后天、昨天、大后天、前天、大前天,而且表现出对时间关系的感知早于对时间关系词语的掌握。学龄前期儿童未掌握计时工具,不认识钟表,可以借助钟表模型,先学习认识整时钟,再学习认识分钟。

3. 观察力的发展　学龄前期儿童的观察力开始发展,在适宜的教育引导下,逐渐由无目的性转变为相对独立、有目的、有意识,形成初步、定向、自觉的观察力。观察力的发展可分为以下四个阶段。第一阶段(3岁以内):不能接受所给予的观察任务,不随意性起主要作用。第二阶段(3~4岁):能够接受观察任务,可以进行主动观察,但深刻性、坚持性差。第三阶段(>4~5岁):接受观察任务后,能坚持观察一段时间。第四阶段(6岁):接受观察任务后,能不断分解目标,能坚持较长时间反复进行观察。

4. 注意的发展　注意在儿童的心理发展中具有重要意义。注意集中且稳定的儿童,智力发展较好;反之,智力发展较差。儿童的注意广度逐渐扩大,注意稳定性随着年龄增长而提高。3岁儿童能够集中注意3~5分钟,4岁儿童能够集中注意10分钟左右,5~6岁儿童能够集中注意15分钟左右,甚至可以保持20分钟。儿童注意的稳定性受到活动性质、方式及自身兴趣等多种因素的影响。

5. 记忆的发展　一般情况下,成人能够回忆3~4岁的事情,此期儿童是以无意记忆为主,有意记忆刚开始发展起来。5~6岁儿童已有有意记忆,这时他们不仅能够记住和再现需要记住的事物,还能运用一些简单的记忆方法,如在接受任务后,喃喃自语,重复与任务有关的活动,并用意义联系的方法来记住这些事物。有意记忆最初是被动的,成人提出记忆目标,而后儿童自行确定记忆目标,进行主动的有意记忆。

6. 思维的发展　学龄前期儿童思维的主要特点是具体形象性(图2-3-2)以及进行初步抽象概括的可能性。0~2岁主要是感知形式的直接判断;2~4岁能通过推理来判断事物之间的因果、时空、条件等关系,进行间接判断。5~6岁儿童大部分依靠直觉判断,7岁左右儿童大部分进行间接推理判断,6~7岁是两种判断方式变化发展的转折点。

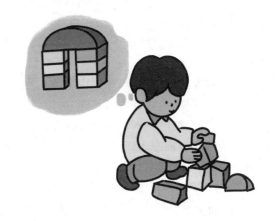

图2-3-2　学龄前期儿童以具体形象思维为主

(二)学龄前期的社会性发展

1. 情绪情感的发展　学龄前期儿童情感得到进一步丰富且深刻化,情感体验继续分化,出现一些高级情感,如尊敬、怜悯、集体荣誉感等。情感指向的事物不断增加,随着年龄的增长,有些先前并不能引起儿童情感体验的事物,现在能够引起儿童的情感体验。例如,家人、教师对幼儿的态度会导致儿童产生愉快、自豪或委屈等情感体验。儿童情感的深刻性体现在由早期指向事物的表面现象转化为指向事物的内在特征。例如,年幼儿童对父母的依恋,主要是基于父母满足他们的基本生理需要;较大的儿童对父母的情感则包括对父母的尊重和爱戴等内容。随着年龄的增长,儿童的大脑机能和语言功能不断发展,其情感稳定性逐步提高。

2. 社会性情感　学龄前期,社会性情感不断发展,出现了道德感、理智感和美感等高级情感。3岁前的儿童只有某些道德感的萌芽,如对成人的赞扬感到高兴,听到批评后就会不高兴或难为情。进入幼儿园后,伴随着各种行为规范的掌握和成人对其道德评价的影响,儿童的道德感逐渐发展起来,在初步明辨是非的基础上,产生了一定的情感体验,如自豪感、羞愧感、同情感等。5岁左右,理智感已明显地发展起来。例如,这个年龄的儿童不断向成人提出各种各样的问题,喜欢进行各种智力游戏,如下棋、猜谜语等。在环境和教育影响下,儿童能体会到音乐、美术、诗歌等艺术作品的美,喜欢鲜艳的颜色、漂亮的画册、优美的环境,而且对美的评价标准也日益提高。

五、学龄期心理发展

学龄期儿童口头语言在幼儿语言发展的基础上继续发展,书面语言和内部语言得到显著发展。儿童发音的准确性提高,口头词汇丰富,句子结构复杂多样,口语表达的完整性和连贯性得到显著提高。书面语言如识字、阅读、写作能力随着年龄的增长和有效的引导可得到快速发展。儿童的内部语言是和逻辑思维、独立思考、自觉行动等有联系的一种高级语言形态,具有隐蔽性和简略性,在外部口头语言得到发展的基础上产生。内部语言和书面语言的发展有着非常密切的联系。一方面,在儿童掌握书面语言的过程中,内部语言不断得到发展;另一方面,内部语言的发展又反过来使书面语言越来越完善。

(一)学龄期认知的发展

1. 感觉的发展

(1)视觉:学龄期儿童的视敏度显著提高,正常条件下,10岁以前儿童的视敏度随着年龄的增长而提高,10岁儿童的视觉调节能力最好,能看清楚远物及近物,10岁以后,随着年龄增长,视力保持稳定状态或稍微有所下降,这种变化与眼睛的生理机能变化密切相关,同时还与儿童的用眼习惯相关。在颜色视觉方面,与幼儿相比,学龄期儿童的色调差别感受性显著提高,6~7岁儿童已能分辨黑、白、红、蓝、绿、黄、棕、灰、粉红、紫、橙等颜色并能对应命名,进一步研究表明,这种辨别能力还可以通过训练得到提高。

(2)听觉:儿童对纯音的听敏度随年龄增长而提高,4~5岁和7~9.5岁期间变化缓慢,基本的变化在13~14岁才发生;对言语听觉的敏锐度也随年龄增长而提高,学龄期儿童言语听敏度已接近成人,在语言教学环境影响下,语音听觉和语言能力发展迅速。

2. 知觉的发展

(1)空间知觉。学龄期儿童能察觉更复杂、更详细的空间环境中的定位关系,对左右方位的认识发展要经过以下3个阶段:5~7岁时已经能够比较稳定地辨别自己的左右方位;7~9岁时能够初步掌握左右方位的相对性,能够辨别以他人为主体的左右方位,也能辨别两个物体间的左右方位关系;9~11岁时才能比较概括、灵活地掌握左右概念,可以正确地掌握左右概念的相对关系,将左右的方位知觉上升到抽象概念水平,能在抽象概括水平上掌握左右概念的相对性。初入学儿童的方位知觉水平不高,常常需要以自己的位置作为标准来知觉方位,因此,对前后、上下容易分辨,但对左右不易分辨。据调查,初入学的儿童中约 30% 对"向左/右转"的口令混淆,写字时常把相似的拼音符号或数字方向写反,如"b"写成"d","3"写成"ε","9"写成"6"。

(2)时间知觉。时间比较抽象,儿童对时间的认识比较困难。7岁儿童开始学习利用外部时间标尺如钟表,初步区分时间,掌握时间的概念,如昨天下午、明天中午。8岁儿童能主动地利用时间标尺,时间知觉的准确性和稳定性开始接近成人,能比较准确地再现时距,掌握常用的时间单位。

3. 思维的发展 学龄期儿童逐步从以具体形象思维为主要形式过渡到以抽象思维为主要形式。初入学的儿童的思维仍具有明显的直观形象性,到了中高年级,随着生活经验的累积和教学内容的不断深化,思维中的抽象概括成分逐渐增加,最终形成了以抽象逻辑思维为主的思维形式。儿童思维由具体形象思维向抽象逻辑思维的过渡的转折期和关键期大约在四年级(10~11岁)时,这个转折年龄不是绝对不变的,何时实现转折主要取决于教育,正确的教育可极大地促进儿童思维的发展。

4. 注意的发展 学龄期儿童的有意注意逐渐发展,能管理自己的注意,注意具有更高选择性和目的性。低年级儿童对具体的、活动的事物以及操作性工作的注意容易集中,中高年级儿童对抽象事物的注意更容易集中且稳定。一般而言,5~6岁儿童集中注意的平均时间为15分钟左右,7~10岁为20分钟左右,11~12岁为25分钟左右,12岁以后为30分钟左右。儿童注意的持久性取决于儿童自身的神经活动特点、兴趣,以及被注意的信息的强度及连续性等。

5. 记忆的发展 学龄期儿童因为开始了系统的学习,需要记忆大量新知识,此期记忆发生了质的变化,储存和提取信息的能力得到快速发展。这时的记忆特点为有意记忆逐渐占主导地位,理解记忆逐渐显现优势,抽象记忆逐渐增多。低年级儿童仍以机械记忆为主,对形象性材料的记忆效果一般优于对词语性材料的记忆效果,低年级儿童容易记住直观的、易于理解的材料。随着年龄增长,理解记忆逐渐占据主导地位,理解记忆与机械记忆常共同作用,以达到记忆效果的互相渗透。对于难理解的材料,机械记忆的作用较大;对于容易理解的内容,理解记忆的作用较大。

(二)学龄期的社会性发展

1. 情绪情感的发展 儿童进入学校后学习成为主要任务,学习的效果使其产生愉快或不愉快的情感体验;入学后人际交往的增多促使儿童经历了与不同教师、同学之间的交流,产生愉快、悲伤、愤怒等情感体验;融入校园集体生活又使儿童产生责任感、义务感等情感体验;儿童情绪情感的内容日益丰富,并越来越具有社会化的性质,各种高级社会情感逐渐发展起来。同时,儿童情感的分化也越来越精细、准确,情感的结构更加复杂多样。

2. 自我意识的发展 早期儿童对自我的认知多是针对生理上的自我,对心理自我和社会自我的认知在童年期以后才真正发展起来。他们开始意识到和反省自己心理活动的过程和行为,对自己的评价更多涉及心理品质等内在的东西;开始注重他人对自己的评价,试图通过获得同学、家长、教师的称赞、尊重、信任来构建初步的社会自我。儿童自我认知所涉及的内容不断增加,认知的程度也不断加深。低年级儿童由于尚未掌握自我评价的原则,标准易变,自我评价的稳定性较差;从中高年级开始,儿童开始理解和掌握了一定的道德观点和社会行为准则,自我认知更加全面和深刻,自我评价的稳定性明显提高。

六、康复患儿的心理特征

(一)患儿的一般心理特征

1. 母爱被剥夺感 6个月至3岁是幼儿与母亲形成良好依恋关系的关键时期,这个年龄阶段的幼儿对母亲具有特殊的依恋,他们对情感的需要更加迫切,需要陪伴、爱抚和情感交流。因此,因病情需要而必须住院的患儿,最好允许其母亲陪护,患儿身患疾病,身体上承受着病痛的折磨,心理上需要得到其依恋对象(母亲)的关心和爱护。住院患儿如果没有母亲的陪伴,就会产生母爱被剥夺感或产生分离焦虑,表现为恐惧、焦虑不安、经常哭闹、拒食、不服药及睡眠不安等。康复治疗师应尽量做好让母亲陪护的工作,使患儿及其家属都得到心理上的满足;如果需要执行无陪护制度,则康复治疗师必须承担起母亲的角色,亲近患儿,经常通过拥抱、抚摸、逗引及与患儿玩耍,与患儿进行语言交流,使患儿得到心理安慰,保持良好的情绪状态,以利于患儿心理健康发展。

2. 皮肤饥饿感 心理学研究发现,人类与所有的热血动物一样,都有一种特殊的需要,即相互接触与抚摸的需要,这种现象被称为"皮肤饥饿"。患儿生病时,皮肤饥饿感比平时更强烈,康复治疗师要尽量满足患儿的心理需要,一般可采取全身搂抱、抚摸背部、抚摸上肢、抚摸头部等方式进行抚触治疗。

3. 恐惧 恐惧是患儿主要的心理反应之一,其产生的主要原因:①疾病给患儿带来的躯体不适,使患儿感到无助;②疾病治疗过程中各种注射等操作产生的疼痛给患儿带来不安全感;③医院陌生的环境及消毒剂的味道给患儿带来不适应感。在强烈的恐惧情绪影响下,有的患儿会出现拒绝住院、拒绝接受治疗,或者大喊大叫、拒食、摔东西等表现,也有的患儿对前来探视的父母沉默抗拒、不理睬,以此来表达自己不愉快的情绪。

4. 被动依赖倾向 患儿在住院期间表现为行为退化,自己能做的事情也不愿意做,完全依赖父母或康复治疗师。患儿生病后,患儿家属常溺爱,对患儿有求必应,患儿家属这种过度保护行为更强化了患儿的依赖心理,使其依赖性更加明显。

5. 分离性焦虑 患儿住院治疗,离开母亲或其他亲人,会产生极大的情绪反应,首先表现为分离性焦虑,患儿可出现冷漠、呆板、口吃、尿床等现象。患儿年龄越小,与母亲或其他亲人分离对患儿造成的心理上的紊乱越突出。

(二) 特殊儿童的人格变化

特殊儿童指生理或心理发展有缺陷的残疾儿童,主要包括先天性疾病、发育障碍、各种慢性疾病及外伤导致的残疾儿童,如智力障碍、运动障碍、脑瘫、听觉障碍、视觉障碍、孤独症、多动症患儿等。特殊儿童的人格特征如下。

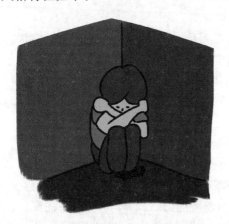

图 2-3-3 自卑的儿童

1. 自卑 生理上的缺陷及功能受限,使得特殊儿童在日常生活、学习、社会活动及康复治疗过程中都会遇到困难,使得他们自信心减弱,对自己的能力、品质评价过低,缺乏生活的信心与勇气,同时伴有特殊的情绪体验,如害羞、不安、内疚、抑郁、失望等。大部分体弱、残疾的儿童有一种强烈的自卑感(图2-3-3),这种自卑感会以两种极端的形式表现出来:在他们说话时,要么胆怯退缩,要么咄咄逼人。这两种表现虽然看起来完全不相干,实际上却是出于相同的目的,即赢得他人的关注。他们的社会情感很弱,一方面是因为他们对生活不抱期望,认为自己没有任何价值,另一方面是因为他们将自己的社会情感用于个人目的,他们想成为领导者和英雄,想一直被人们所关注。

2. 怯懦 怯懦的儿童喜欢逃避问题,鸵鸟心态令他们在碰到问题时选择逃避,假装问题并不存在。有些父母在生活中看不到儿童的优点,总是对儿童加以指责和否定,儿童长期处在这样的环境中,会对父母产生恐惧感,也会对自己产生怀疑,进而变得怯懦。还有一类儿童会用乖巧懂事去伪装自己,他们一般不会和父母产生矛盾,即便是父母做的一些事情让他们觉得很生气,他们也不会去反抗。他们找不到自己的方向,也没有自己的目标。

3. 孤僻 由于身体上的缺陷,患儿的活动范围非常局限,且在许多场合受到歧视,这使得他们在人际交往中遭到拒绝或打击,自主性受到伤害,选择把自己封闭起来。主要表现为不愿与他人接触,待人冷漠,对周围的人常有厌烦、鄙视或戒备的心理,通常猜疑心较重。

4. 多疑 多疑的儿童常常表现为对人际活动产生偏见和误解,仅依据感性认识和事物表象做出判断。例如,看见其他同学窃窃私语,就以为同学在说自己坏话;别人无意之中看了自己一眼,就以为别人看不起自己,别有用心;别人无意之中说了一句玩笑话,就以为是在讥讽自己,甚至怀疑别人对自己的真心,认为那些都是虚假的,自己没有一个可以谈心的朋友,也因此常常感到孤独、寂寞、焦虑。

5. 依赖 特殊儿童在成长过程中不可避免地要接受身边亲人的照顾,有些特殊儿童在家庭受到过多的照顾,养成了依赖他人的习惯,即使是一些力所能及的事情也不愿意自己去完成,一味地依赖他人,缺乏自理能力。

6. 易激惹 由于长期受疾病的困扰,生活中又常常遭受失败的打击,患儿常常情绪不稳定,性情暴躁,在一些情境或刺激下,如在学校或家里被批评、被人嘲笑、考试失利等,有时会表现出过度的行为反应,极易激动,举止冲动,乱发脾气,甚至出现极端的过激行为,如自杀、攻击行为等。

(黄小娥)

技能二 熟悉青少年期与青年期个体心理发展特点

扫码看PPT　扫码看微课

案例导入

患者,男,16岁,因打篮球时不慎从高处摔下,导致左手腕部疼痛、肿胀,活动受限。患者家属立即将其送往医院就诊。经过详细的病史询问和体格检查,医生发现患者左手腕部有明显的肿胀和压痛,活动受限,X线检查示左侧桡骨远端骨折。根据患者的病史、体格检查和影像学检查结果,医生诊断为左侧桡骨远端骨折。采用保守治疗,包括使用石膏固定腕部,以保持骨折端的稳定,防止进一步的移位或错位。同时,也应用镇痛药来缓解疼痛。患者在石膏拆除后遵医嘱进行康复训练,然而在康复训练过程中,患者情绪不高,郁郁寡欢,担心跟不上学习进度,担心朋友嘲笑自己,也怕自己喜爱且擅长的篮球运动不能继续。

如果你是该患者的康复治疗师,你会如何帮助他呢?

一、青少年期

青少年期一般指11~12岁到18~19岁,该时期身体的快速发育给青少年的心理适应带来了较大的影响。青少年期个性发展的特点为不平衡性、极端性或偏执性,这主要源于青少年期的身体发育特点。个性的发展主要体现在自我意识、情绪情感、日常心态以及与父母和同伴的关系上。

青少年期是个体发育的第二次高峰,这期间青少年的身体外形发生剧变,内部机能逐渐成熟,随着经济的发展、医学的进步和社会的开放,个体进入青少年期的年龄有逐渐提前的趋势,学龄儿童的身体发育速度比较缓慢,而进入青少年期之后,就开始了第二次较快速的生长发育,表现为身体外形的较大变化和内部机能的增强,也反映在第二性征的出现和性成熟上。

青少年期的身体变化,主要体现在身高的迅速增长和体重的迅速增加上。在我国,女孩大约从9岁开始进入生长发育的高峰期,一直持续到15岁,17岁以后身体增长减缓或停止,男孩大约11岁进入生长高峰期,一直持续到16~17岁。

(一)青少年时期心理发展的一般特点

青少年期心理发展的一般特点,主要体现在生理的变化对心理活动的冲击,以及心理上的成人感与幼稚感的矛盾上。

生理的变化,让青少年产生成人感,因此他们渴望进入成人的世界,但在逐步进入成人世界的过程中,他们又充满困惑且得不到解答。这一时期,性成熟也让青少年对异性产生了好奇与兴趣,产生了对性的渴望,由于不能公开表现这种愿望和情绪,青少年常体会到一种强烈的冲击和压抑。

心理上的成人感与幼稚感的矛盾,使青少年的心理水平呈现半成熟、半幼稚性。青少年对于人和事在情绪的表达上都有了明显的变化,同时也渴望社会、学校、家人能够给予他们成人式的信任和尊重,青少年的认知能力、思维方法、人格特点以及社会经验都是有所欠缺的。抽象逻辑思维是其主要的思维形式,但是水平比较低,属于从经验型向理论型过渡的阶段,辩证思维也刚刚萌发,所以在思想方法上带有较大的片面性和表面性。青少年期心理上所表现出来的冲突和矛盾都显示出其心理的不平衡性。

1. 反抗性与依赖性　青少年产生了强烈的成人感和独立意识,不愿意听从父母和其他人的意见,经常有抵触情绪,但在情感和生活上并没有摆脱对于父母的依赖。青少年期的反抗和依赖主要体现在具有独立人格的青少年在生活方面仍需要成人的帮助。

2. 闭锁性与开放性 进入青少年期以后的青少年逐渐地将自己的内心封闭起来,但其内心活动非常丰富,因而时常感到孤独和寂寞,希望有人能关心和理解自己,所以他们会不断地寻找朋友,当遇到知己后就会推心置腹,毫无保留。青少年期的个体在展现出闭锁性的同时仍能看出很明显的开放性。

3. 勇敢与怯弱 青少年期的个体表现出很强的勇敢精神,但是这种勇敢带有莽撞和冒失的成分,他们在思想上很少受限制和束缚,在主观意识上没有过多的顾虑,所以常贸然地采取某些行动。由于青少年的认知能力有限,不能够立刻判别危险情况,因此青少年期的个体常表现得比较怯弱,不够从容。这种行为的局促与青少年缺乏生活经验以及该年龄段的所有的心理特征是分不开的。

4. 高傲与自卑 青少年期的个体不能够确切地评价和认识自己,而是靠感觉对自己下结论,因此他们对自己的自信程度可能把握不当,表现为高傲或自卑。偶然的成功会让他们认为自己是优秀的人,偶然的失败也会让他们认为自己是失败的人。在一个个体身上,这两种情绪往往会交替出现。

5. 否定童年与眷恋童年 进入青少年期的个体,成人意识越发明显,他们认为自己应该与幼小的儿童区分开,想从各个方面证明自己,对自己的童年加以否定,不管是爱好还是交往,他们都想与过去有较为明显的区别,但是在否定童年的同时,他们也对童年有所留恋,如童年的行为方式以及宣泄情绪的方式等。对于新的任务和新的生活也会表现出惶恐,特别希望得到父母的关照。

(二) 青少年期个性与社会性的发展

青少年期的个性发展有很多新的特点,主要表现在自我意识、情绪情感、日常心态以及与父母和同伴的关系等诸多方面。

1. 自我意识的发展 心理学家认为,青少年期是自我意识发展的第二个飞跃期(第一个飞跃期在1~3岁,儿童可以用代词"我"来区别自己与他人)。进入青少年期后,个体的自我意识有了很大的飞跃。

青少年期个体自我意识发展迅速,在日常生活和学习中,青少年常常用很多的心理活动来自省,如"我到底是什么样的人?""别人喜不喜欢我?""别人讨不讨厌我?"(图2-3-4)。青少年期自我意识的高涨还表现在个体的主观偏执性上,即他们总认为自己是正确的,听不进去别人的意见,同时又感觉别人对自己的态度过于严苛;听到别人低声讲话就可能会以为别人在议论自己,看到别人微笑就可能会以为别人在嘲笑自己,看到别人多看了自己一眼,就可能会在意是不是自己做了什么不好的事情。总之,青少年会觉得,周围的所有人都在关注自己、评价自己,这时常让他们感觉孤独和压抑。

到了青少年中晚期,个体在自我观察、自我评价、自我体验、自我监督、自我控制等自我意识的诸多方面有了高度发展,并趋于成熟。

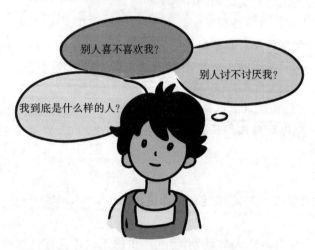

图 2-3-4 青少年期个体自我意识发展迅速

自我概念主要是指一个人对于自身连续性、同一性的认识。自我概念在青少年期表现得更加抽象,而且有了正负性的转变,有了整合性和组织性的变化,自我概念的结构也更加分化,他们不再用某一种特征来表述自己,而是根据周边人的情况来对自己进行描述。

自我评价与个体认知能力有密切联系,主要包括社会的准则性和主观经验性。自我评价能力在青年期才会成熟,但是在青少年时期个体已经可以较为全面、客观、辩证地看待自己和分析自己。自我评价能力的增长,对于青少年来说是个性高度发展的一个重要标志,也是进行自我教育的前提。青少年在自我评价上的发展个体差异较大,大部分青少年能够适当地进行自我评价,但也有一部分青少年容易出现自我评价偏高的倾向,易出现自负心理,常常听不进去别人的意见,继而发展出叛逆心理,但随着年龄的增长,这种情况会得到改善,自我评价与实际的表现会趋于一致。

2. 情绪特点 青少年期的情绪表现出半成熟、半幼稚的特点,情绪的感受和表现形式不像童年期那么单一,也不像成人期那么稳定,有很明显的两极性,有时是强烈而狂躁的,有时是温和而细腻的。由于青少年对于情绪的体验还不够深刻,其情绪变化也比较大,主要体现在情绪的不稳定性上,常常从一种情绪很快转化到另一种情绪。青少年在认知上还存在偏执性的特点,这也使他们的情绪带有固执性,比如一些青少年会因为几次的挫败就完全陷入无助、抑郁、焦虑之中,很长时间都不能够摆脱,甚至会产生自残、自杀的想法。

3. 反抗心理 反抗心理是青少年普遍存在的一个心理特征,主要表现为对大部外在力量予以排斥的意识和行为倾向。反抗心理的产生和自我意识的高涨是相对应的。第一次反抗期在 2~4 岁,与第一次自我意识的觉醒(1~3 岁)相对应;第二次反抗期就是青少年期。

从生理上来说,反抗心理是中枢神经系统过度兴奋导致的;从心理学上来看,反抗心理主要是自我意识的突然高涨和独立意识的觉醒,青少年迫切地想要拥有独立的权利,想要证明自己。青少年普遍会将父母的关照和关爱视为自己走向独立的阻力,将教师和其他社会成员的指导视为对自身发展的束缚,主要表现为态度强硬、举止粗暴,对任何事情漠不关心,对其他人的意见不听、不理甚至反抗。而且这个时期的反抗还具有迁移性,当一个人的某一方面让他们反感,他们就会迁移到这个人的方方面面,全盘否定这个人。在这种情绪的影响下,他们往往会将正确的东西也排斥掉,这会对他们的成长带来很不利的影响。

4. 交往关系 青少年期的同伴关系与儿童期的同伴关系有着明显的不同,主要体现在以下三个方面。

(1)克服了团伙的交往方式:进入青少年期以后,青少年突出表现为心理上的不安和焦躁,他们需要一个能够理解并彼此交流思想的人,团伙的交往方式很明显不具有这个功能,所以他们会缩小自己的交友范围。例如,他们会选择志趣相投的人,会选择同样性别的人来做朋友。在与异性交往的过程中,希望坦诚、公开地处理关系。在与他人交往的时候,会强调自己在这一阶段建立的关系是相对稳定且持久的。

(2)朋友关系在青少年生活中日益重要:不同年龄阶段的人建立的人际关系不一样,感情所指的对象也不一样,青少年对于交朋友的意义相比于儿童有了更高的认识,他们认为朋友是可以得到支持和帮助的,对于朋友也有特殊的要求,他们认为朋友应该是坦率的、保守秘密的、可以信任的。他们认为朋友之间应公开自己认为最重要、最私密的事情,以换取互相的信任和尊重。这种交流对青少年的发展具有积极意义。

(3)与异性朋友之间的关系:在儿童期,儿童的交往一般是不分性别的,男、女童常在一起玩游戏,即使有时有性别之分,也不是因为性别意识造成的,而是因为兴趣方面存在差异。到了青少年期以后,青少年性意识开始觉醒,对异性产生好奇、关注和接近倾向,异性交往增多。

(三)特殊的早熟和晚熟

生理早熟会对儿童心理产生较大的影响。可能使青少年提前产生成人感,渴望被当作成人对待,更加关注自身形象,注重穿着打扮以展现自己成熟的一面。青少年容易感到孤独,身体的变化可能使他们与还未发育的同伴产生距离感。可能面临更多的社交压力,如被同龄人调侃或过分关注,会给他们带来一定的心理负担。早熟的青少年思考问题更加深入和复杂,具有较强的逻辑思维和分析能力。能够对社会现象、人生意义等进行较为深刻的思考,不再满足于表面的答案。对学习可能有更高的自我要求和目标,主动寻求知识,探索自己感兴趣的领域,表现出较强的求知欲和学习动力。情感体验更加丰富和细腻,对人际关系更加敏感,可能更早地经历恋爱等情感体验。

生理晚熟对儿童心理的影响也是不容忽视的。生理晚熟的青少年容易产生自卑感和不安全感,觉得自己与同龄人不同,担心自己不正常。其渴望尽快发育成熟以融入同龄人。其情感表达方式可能较为直接,在人际关系中可能表现得较为幼稚,处理矛盾和冲突的能力较弱,容易受到他人情绪的影响。

(四)青少年期患者的心理康复

青少年期是从不成熟走向成熟的过渡时期,这一阶段的个体在生理、心理和社会适应等方面都经历着巨大的变化。在这个阶段,青少年可能会遇到各种挑战,如学业压力、人际关系问题、自我认同困惑等。这些问题可能会导致心理健康问题,如焦虑、抑郁、自卑等。因此,在给青少年期患者进行身体康复治疗的同时,也要重视心理康复治疗。为帮助青少年期患者在康复过程中实现良好的心理康复,可采取以下措施。

1. 建立良好的沟通关系　与青少年期患者建立良好的沟通关系,让他们感受到关爱和支持。倾听他们的想法和感受,鼓励他们表达自己,以便了解他们的需求和困扰。

2. 提供心理支持　为青少年期患者提供心理咨询和支持服务,帮助他们应对心理问题,包括个体咨询、家庭治疗、团体治疗等。确保他们能够在一个安全、无压力的环境中寻求帮助。

3. 教育应对策略　教导青少年期患者如何应对压力和挫折,培养他们的抗压能力,包括教导他们放松技巧、时间管理方法、解决问题的方法等。

4. 增强自尊和自信　帮助青少年期患者认识到自己的价值和能力,建立自尊心和自信心。鼓励他们参加各种活动,发展兴趣爱好,提高技能,以增强自信心。

5. 建立支持网络　鼓励青少年期患者与家人、朋友和教师建立良好的关系,形成一个支持型的社交网络。这将有助于他们在遇到困难时获得支持和帮助。

6. 关注身体健康　保持良好的生活习惯,如规律作息、健康饮食、适量运动等。

7. 耐心和理解　对于青少年期患者,家长和教师需要有足够的耐心和保持高度的理解。给予他们足够的时间和空间去适应和成长,避免过度干涉和给他们造成压力。

8. 积极参与　鼓励青少年期患者积极参与康复活动,让他们感受到自己在康复过程中的重要性。这有助于提高他们的自尊心、自信心和康复动力。

二、青年期

青年期一般为18~35岁,可以分为青年中期(18~<25岁)和青年晚期(25~35岁)。青年期的个体自我意识得到了迅速的发展,自我同一性逐步确立,促使个体的人生观、价值观趋于稳定、客观。自我意识的发展和自我同一性的确立,人生观、价值观的形成,避免心理不适应及其他精神障碍,是青年期的主要发展课题。恋爱、结婚以及婚后选择的职业等,也是青年期的重要发展课题。

(一)青年期心理发展的一般特点

青年期是人生发展中宝贵的黄金时期,个体的身心发展趋于稳定,智力发展达到全盛时期,个体建立家庭并创立事业适应新的生活。青年期心理发展的一般特点如下。

1. 生理发展稳定,心理发展趋于成熟　青少年期,个体的生理发展达到了顶峰,心理也逐步成熟,进入青年期后个体进入稳定期,这种稳定体现在绝大多数青年人身上,具体为生理发展趋于稳定,心理发展尤其是情感趋于成熟,性格基本定型。个人的健康、力量、精力、耐力在青年期达到了顶峰状态,并且青年期也是感觉能力和运动能力发展的巅峰时期。

2. 智力发展达到全盛期　青年期随着生理的进一步成熟,个体逻辑思维能力逐渐成熟。青年期是创造力的高峰期之一,该期个体的形式逻辑思维和辩证逻辑思维都得到了充分的发展。随着知识的积累和思维的成熟,青年人的想象力更加丰富,他们能够将不同领域的知识和观念融合,产生新颖的想法。

3. 人生阶段转变明显　青年期是恋爱、结婚、养儿育女的重要时期。这一阶段的个体在爱情、性、家庭生活、职业晋升及生活目标的实现方面都能够得到较大的满足。大多数青年人在青年期已经初步完成社会化的重要任务,在个体心理发展上价值观和人生观也趋于稳定。个体的生理发展成熟,性意识也成熟,开始理解两性关系,会更稳妥、更认真地择偶,逐步发展、恋爱、结婚、生子。

4. 职业体验及选择增多　青年人都要面临的重要人生决定就是选择一个合适的工作角色。职业选择的过程并不是从青年期才开始的,青少年期个体就已经将其纳入思考范围。

职业选择是一个循序渐进的过程。对于大多数人来说,工作可以赚取生活费,也可以提供个人成长的机会,甚至实现人生价值。总的来说,工作可以发展自我、结交他人、表现自我和服务他人。个体在选择职业时一般会综合考虑自己的兴趣、能力、价值观等,工作是个体的立足点,也是实现自我价值的重要手段。事业的成功需要机遇,更需要利用自己的智慧和潜力,树立合适的奋斗目标。这一时期的个体,如果适度地追求成功,就可以获得工作的乐趣和成功的满足感;如果要求太高,或者实际情况与期望相差太大,就会感到沮丧,甚至焦虑、抑郁。这些状态常出现在30～35岁。

5. 身份转变压力倍增 青年期的个体面临着很多从来没有遇到过的选择和困难,要成家立业、养儿育女、追求事业的成功,还要处理各种复杂的社会关系,解决经济问题,承担家庭和社会的责任与义务。所以青年期也是压力较大的一个时期,如何减轻青年人的压力,让青年人获得良好的生活是这一时期最主要的研究课题。

(二) 青年期个性与社会性的发展

青年期是人生中一个极为关键的时期,这个时期的情绪问题对个体心理健康和社会适应能力有着深远的影响。在这个时期,个体会经历许多生理和心理的变化,这些变化可能会导致情绪问题的产生和持续。青年期的情绪问题更加复杂严重。

从心理学的角度来看,青年人个性和社会性发展也非常重要。例如,青年人需要学会如何处理和控制自己的情绪,这对其自我调节能力和心理健康有重要影响。同时,青年人也需要学会如何理解和接纳他人的情绪,这对其同理心和社会交往能力的发展非常重要。

从社会技能角度来看,青年人需要学会如何与他人建立和维持良好的关系,如何处理人际冲突,如何参与社会活动等。这些社会技能对个性和社会性的发展都非常重要。

从道德观念角度来看,青年人需要学会如何区分对错,如何做出道德判断,如何承担道德责任等。这些道德观念对个性和社会性的发展都有重要影响。例如,青年人需要学会如何遵守社会规则和法律,这对他们的公民素质和社会责任感的培养非常重要。同时,青年人也需要学会如何对自己的行为负责,这对其道德自我概念和道德成熟度的发展非常重要。

(三) 青年期的主要压力来源

青年期面临的压力是多方面的,包括学业、就业、人际关系、家庭责任等。

青年人在求学阶段需要应对大量的学习任务和考试压力。他们需要在有限的时间内完成大量的作业、准备考试,同时还要保持良好的学习成绩。随着毕业的临近,青年人面临着找工作的压力。他们需要竞争就业机会,综合考虑薪资待遇、职业发展等因素,以找到适合自己的工作岗位。青年人在社交方面也面临一定的压力。他们需要与同学、朋友、同事等建立良好的人际关系,还要处理各种人际冲突和矛盾。有些青年人可能还需要承担家庭责任,如照顾年迈的父母和其他兄弟姐妹等。这些责任可能会给他们带来一定的经济和精神负担。青年人在成长过程中会经历自我认同和价值感的探索。他们需要找到自己的兴趣和激情,并与社会价值观对接。这个过程可能会带来一定的困惑和焦虑。青年人在恋爱和婚姻方面也面临一定的压力。他们需要寻找合适的伴侣,同时还要处理恋爱和婚姻中的感情问题。

(四) 青年期患者的心理康复

青年期是人生中充满活力和激情的阶段,然而,在这个阶段,个体也面临各种挑战和困难。对于青年期患者来说,康复不仅意味着身体上的恢复,还需要关注心理康复。心理康复在青年期患者的康复过程中起着至关重要的作用,可以帮助他们建立自信、积极面对生活并更好地适应社会。在康复过程中,为帮助青年期患者实现心理康复,可采取以下措施。

1. 提高青年期患者自信心 自信心是青年期患者康复过程中的关键因素。康复过程可能会让青年期患者感到沮丧和无助,因此,医护人员和家庭成员应该鼓励他们相信自己的能力,让他们知道他们可以克服困难。可以通过设定小目标并逐步实现来帮助患者建立自信心。同时,肯定他们的努力和进步也有助于增强他们的自尊心。

2. 给予青年期患者积极的支持和倾听　青年期患者在康复过程中可能会感到孤独和无助,家庭成员和朋友应该给予他们充分的支持和关爱,倾听他们的感受和想法,让他们知道他们并不孤单。此外,还可以鼓励他们参加社交活动,结交新朋友,以便更好地融入社会。

3. 培养青年期患者的积极心态　积极的心态对青年期患者的康复至关重要。康复治疗师应该教育青年期患者学会看到事物积极的一面,并鼓励他们在面对困难时保持乐观。可以指导青年期患者通过阅读励志图书、观看励志电影或参加心理辅导等方式来培养积极心态。同时,医护人员也应该关注患者的心理状态,及时发现问题并提供相应的心理干预。

4. 增强青年期患者应对问题的能力　青年期患者在康复过程中可能会遇到各种挫折和压力,教会他们如何应对这些压力和挫折是非常重要的。可以通过教授他们一些压力管理技巧,如深呼吸、冥想、渐进性肌肉放松等来帮助他们缓解压力。此外,还可以鼓励他们参加心理治疗,以便更好地应对未来的挑战。

(申　珂)

技能三　熟悉中年期与老年期个体心理发展特点

案例导入

李某,女,39岁。失眠5年多,近几年失眠加重,常常不能入睡。近日因左侧肩膀疼痛、僵硬、活动困难,晚上更为严重,常常深夜从睡梦中痛醒,全身出汗入院。检查结果显示:肩峰下脂肪线模糊变形(肩峰下脂肪线是指三角肌下筋膜上的一薄层脂肪组织在X线片上的线状投影,属于肩周炎早期的特征性改变)。诊断为肩周炎,给予药物治疗,于一周前转入康复科接受系统康复治疗。因经常睡眠不足,该患者精神状态较差,情绪不稳定,不配合治疗,经常因为琐事在病房与陪护争执。

作为康复治疗师,你应该如何帮助该患者?

中年期一般指35～60岁,老年期一般指60岁以上的时期。

一、中年期

中年期是人生中的一个关键阶段,介于青年期和老年期之间。这个阶段开始和结束的年龄因文化和个体差异而异,但这一阶段通常指35～60岁。中年期是一个充满挑战和变化的时期,这个时期的个体面临着生理、心理和社会方面的变化,开始走向衰老。晶体智力在中年期稳定增长。在家庭和婚姻方面会遵循家庭-生活循环模式。工作满意度一般随着年龄的增长而增加,可能会产生工作上的疏离感和倦怠感,在中年期做好退休计划,将有利于提高对退休生活的适应度和满意度。

(一)中年期的健康与压力

1. 中年期的健康变化　中年期是生理功能从旺盛逐渐走向衰退的时期,个体的外表、感觉能力、性与生殖功能都会发生变化。

（1）外表的变化：如头发逐渐变白、变稀疏，皮肤变得干燥、有皱纹，肌肉变得松弛，出现骨质疏松，体力下降，有些人甚至会变矮。

（2）感觉能力的变化：主要表现在各个知觉能力上，视力和听力的衰退尤为明显。中年人近距离视力、动态视力、视敏度、视觉搜索和视觉的信息加工速度都有所下降。在听力方面，敏锐度也有所下降。一方面，可能是因为工作或其他原因长时间接触噪声，导致听力的下降和永久性的损伤；另一方面，可能与衰老有关，随着年龄的增长，耳内的毛细胞数量减少，听力逐渐下降。

（3）性和生殖功能的变化：主要表现在性生活次数随着年龄的增长而减少和出现更年期。女性一般在45岁左右进入更年期，最重要的标志就是绝经。绝经之后，女性的激素水平会发生变化，会经常感觉到浑身发热，流汗之后又感觉到寒冷等不适。女性更年期更需关注的是心理健康，此期女性易出现抑郁、焦虑、注意力不集中、易怒等症状。男性更年期以勃起功能障碍更加常见。

2. 中年期的压力 中年期个体的压力非常大，压力主要来自角色的转变。其中包括换工作、身体机能衰退、子女长大成人后离家独自生活、家庭关系的重构等。相比于老年人，青年人和中年人都面临着较大的压力，人际关系紧张。心理压力对心血管系统、免疫系统以及消化系统都可产生消极的影响。随着年龄的增长，中年人发生心血管疾病的风险也会增加。中年人应时时关注自己的心血管健康，保持健康的饮食习惯，进行适度的体育锻炼，学会减压，控制体重，戒烟限酒等。中年期是骨质疏松症的高发期，因此中年人需要特别关注自己的骨骼健康，摄入足够的钙和维生素D等。

（二）中年期心理发展的一般特点

1. 自我认知和自我评价的变化 随着年龄的增长，中年人对自己的身体、能力和价值有了更清晰的认知。他们开始意识到自己不再是年轻人，已逐渐进入老年阶段。这种认知可能导致一些消极的情绪，如焦虑、沮丧和自卑等。然而，也有一些中年人能够以积极的心态面对这些变化，从而增强自信心和自尊心。

2. 家庭角色的转变 中年期是许多人成为父母、祖父母或承担其他家庭责任的时期，需要平衡工作、家庭和个人生活之间的关系。这种角色转变可能会给中年人带来压力和挑战，尤其是在处理与子女的关系、照顾年迈的父母等方面。

3. 职业发展的压力 中年期是个体职业生涯中的一个重要阶段，许多人在这个阶段面临着晋升、跳槽、创业等选择。这些选择可能会给他们带来巨大的压力和挑战，因此他们需要努力平衡个人事业和家庭生活。此外，中年人还需要应对职场竞争、技能更新等问题，以保持自己的竞争力。这些压力可能导致中年人出现焦虑、抑郁等心理问题。

4. 社会关系的变化 随着年龄的增长，中年人的社交圈可能会越来越窄。曾经的朋友逐渐疏远，新的社交圈又难以建立，这种变化会让中年人感到孤独和无助，进而影响其心理健康。

5. 对未来的担忧 中年期充满不确定性，许多人开始关注自己的未来，如退休计划、子女发展等。这些担忧可能导致中年人出现焦虑、恐惧等负面情绪。

（三）中年期的个性与社会性发展

中年期的个性发展进程是非常复杂的，受家庭、职业、人际关系的影响，中年期的个性发展比青年期更为复杂。

这一时期是埃里克森人格发展八阶段中的第七个阶段，即"繁衍对停滞"阶段。中年人所面临的任务是在工作中做出成绩、支持家庭、关爱下一代。繁衍在青年期就已经开始，体现为生儿育女。到中年期以后，它就扩展延伸到自己及伴侣之外，触及更大的团体，如家庭、社区和社会。繁衍感整合了个人的愿望与社会要求，一方面中年人会有一种被他人需要的感觉，希望通过做出一些贡献而被人们永远铭记。另一方面，社会也要求他们承担起责任，为人父母或为人师表。繁衍感高的人，社会适应性好，不易产生焦虑、忧郁心理，自我接受度和生活满意度高，更可能拥有成功的婚姻和亲密的朋友。这一阶段之后的消极后果就是停滞，一旦人们无法实现某个生活目标，如结婚、生子、事业有成等，他们可能会变得以自我为中心，更关心自己是否过得舒适和安全，只对自己感兴趣，关心别人能够给自己带来什么，不关心自己能够带给别人什么,对于工作也不够上心,不能发挥自己的潜能,社会责任感较低。

中年人的个性具有相当强的稳定性。中年人更加自信,自我控制良好,情绪稳定。到了50～60岁之后,中年人表现得更加内向和善于反思。中年人的性别差异随着父母角色的确立而日益明显,但随着年龄增长,这种差异会逐渐缩小。中年人面临着更多的挑战和更大的压力,但是在应对各种问题时,中年人最擅长在多种策略和方法之间取得平衡。

(四) 中年期患者的心理康复

中年期患者的心理康复是一个复杂而重要的问题。随着年龄的增长,个体的身体和心理健康都会面临各种挑战。在中年期,许多患者可能会经历身体疾病或重大生活事件,这些都可能对他们的心理健康产生负面影响。

首先,中年期患者可能会感到焦虑和沮丧。他们可能担心自己的健康状况会恶化,或者担心自己无法应对疾病带来的变化。此外,他们还可能感到无助和失去控制,因为他们不再像年轻时那样强壮和有力。

其次,中年期患者可能会面临社交隔离的问题。由于身体健康状况的变化,他们可能无法像以前那样参加社交活动或与朋友和家人保持联系,这可能导致他们感到孤独和被边缘化。

最后,中年期患者可能会出现自我认同问题。他们可能开始质疑自己的价值和意义,觉得自己变得无足轻重。这种负面的自我评价可能会导致患者自尊心下降和情绪问题的出现。

为了帮助中年期患者进行心理康复,康复治疗师可以采取以下措施。

(1) 提供信息和支持:康复治疗师可以帮助中年期患者了解他们的疾病和症状,并提供必要的信息和支持。这有助于减轻他们的焦虑和不安感。

(2) 促进积极情绪:康复治疗师可以鼓励中年期患者培养积极的情绪和态度。这可以通过帮助他们找到生活中的乐趣和意义来实现,如培养兴趣爱好或参与志愿者活动。

(3) 建立社交网络:康复治疗师可以帮助中年期患者建立健康的社交网络,包括家人、朋友和同龄人。这有助于减轻他们的孤独感和增加社交互动的机会。

(4) 提供应对策略:康复治疗师可以教授中年期患者有效的应对策略,包括放松技巧、认知重构和问题解决技巧等,以帮助他们应对生活中的挑战和压力。

二、老年期

老年期一般指60岁以后的阶段,老年期身体的变化是最为明显的。老年人的神经系统、循环系统、呼吸系统、消化系统、泌尿系统、生殖系统、内分泌系统以及骨骼系统功能都有衰退的趋势。这种退行性变化是不可逆的。年龄的增长,必然会导致身体的变化,进而导致心理上的种种变化,老年人认知功能有所减退,智力也有所下降。老年人面临的家庭责任和职业压力比较小,他们更重视友谊。

(一) 老年期的身体情况与压力来源

1. 老年期的身体情况与认知水平 老年人身体呈现退行性变化趋势,肌肉力量的减弱和骨密度的降低,导致运动能力下降,容易发生骨折等意外。老年人的神经系统会出现一定程度的退化,如认知能力下降、记忆减退、反应速度减慢等。老年人更容易患各种慢性疾病,如心血管疾病、糖尿病等,这些疾病会对身体健康产生严重影响。随着年龄的增长,人体内的激素水平会发生波动,如雌激素水平的降低可能导致女性出现更年期症状,从而影响心理健康。

老年期大脑和神经的变化直接影响老年人的认知水平。老年期的认知变化是非常明显的,具有退行性和持续性的特点。老年期认知活动的总趋势是退行性变化,但是老年期的晶体智力是持续增长的,当然不同的个体存在着差异。有些老年人表现出来的洞察力和智力要优于中年人甚至青年人。但是老年人的记忆是明显衰退的,还可能存在思维停滞。

老年期的认知变化较为复杂,最明显的表现就是感知觉功能显著下降,特别是视力的下降,老年人对于明和暗的适应时间延长,对于颜色的辨别能力明显下降。此外,老年人的听力、辨别力和理解力均有所下降,味觉、嗅觉、皮肤感觉都较为迟钝,记忆力存在减退的现象,但是表现出来的时间有早有晚,速度有快有慢,存在个体差异。老年人的智力也有所下降,但是老年人的智力具有可塑性,不是传统意义上的严重衰退。

2. 老年期的压力来源　老年期的压力来源是多方面的,包括身体健康问题、角色转变、经济压力增加、社会支持的缺乏、面临死亡和丧失亲人。

老年人面临的最大压力是身体健康问题。随着年龄的增长,他们可能会患上各种慢性疾病,需要进行长期的康复治疗和护理。此外,老年人还可能面临失能的风险,如行动不便、失明等,这些都会给他们的心理造成很大压力。

老年人也面临着角色转变的压力。从职业人士转变为退休人员,老年人可能会面临角色转变的压力,可能会对新的生活节奏感到不适应,从而产生心理压力。

老年人的经济压力增加。退休后,老年人的收入可能会减少,而医疗费用和生活费用却可能不断增加。这种经济压力可能会导致他们感到焦虑和不安。

老年人缺乏社会支持。随着子女成家立业,老年人可能会感到孤独和社会支持的缺失。这种孤独感可能会导致他们产生抑郁、焦虑等心理问题。

老年人有面临死亡和丧失亲人的痛苦。随着年龄的增长,老年人可能会面临死亡和更多的丧失亲人的经历。这些经历可能会让他们重新思考生命的意义,从而产生心理压力。

(二) 老年期的一般心理特点

老年期的一般心理特点包括自我认知改变、情绪稳定性减弱、人际关系的变化以及对死亡的思考。

老年人意识到自己已经不再年轻,身体逐渐衰老,这可能导致他们对自己的生活产生一定的担忧和焦虑。然而,这种自我认知的改变也有助于老年人更加珍惜当下的生活,更加注重精神层面的追求。随着大脑功能的逐渐减退,老年人的情绪稳定性可能会受到影响,他们更容易感到焦虑、抑郁和孤独。此外,由于退休和社会角色的转变,老年人可能会面临更大的生活压力,这也可能加剧他们的情绪波动。随着子女成家立业,老年人的社交圈可能会逐渐缩小。他们可能会失去一些亲密的朋友和亲人,这可能加剧他们的孤独感和无助感。老年人对死亡的思考可能会变得更加深入。他们会对自己的生命进行反思,常常思考自己的人生价值。

(三) 老年期的个性与社会性

老年期处于埃里克森人格发展八阶段中的第八个阶段,即"完善对失望"阶段。这一时期的个体会通过对自己的一生进行回顾,来评价自己的生活是否具有意义,是否是愉快的。对于没有完成的事情和没有实现的愿望,老年人会产生失望感。对于自己年轻时所做的决定,如果是正确的,感到欣慰,如果是错误的,会后悔。如果找不到完善感,老年期个体可能难以接受死亡。

日本心理学家对老年人的个性研究表明,老年人的个性发生了很大的变化,其中包括以自我为中心、保守、容易胡乱猜疑、嫉妒心强、办事刻板、灵活性差、适应能力下降、不耐烦、爱发牢骚、好管闲事、依赖性强。研究也表明,老年期的个体可能比中年期或者青年期的个体更加有责任感,对情绪的控制能力有所提高。

心理学认为个性持续稳定是多于变化的。老年人个性的结构和所属的类型是基本不变的,但是他们对周围环境的态度是有所变化的,他们由主动变得被动,由关注外面的世界变得关注自己内心世界。

老年期个体由于生理、心理和社会角色的变化,人际关系发生了重大的变化,主要是由原来的以工作为重心向以家庭为中心的转变、由工作驱动型向享乐型的转变、由对象的多变性到对象的稳定性的转变。

社会支持一般指的是来自家庭、朋友和社会其他方面对个体精神上和物质上的慰藉、关怀、尊重和帮助。研究表明,老年人所获得的社会支持与其幸福感、生活质量呈正相关。也就是说,老年人获得的社会支持越多,其幸福感和生活质量就越高。我国老年人的社会支持是不平衡的。大多数老年人可以得到他们所需要的社会支持,但是有相当一部分的老年人很难获得自己所需要的社会支持,其家庭关系较差,子女能给予家庭的支持非常少,自己又缺乏朋友的支持(图2-3-5)。

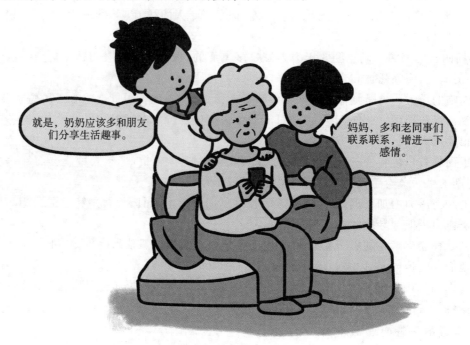

图 2-3-5 老年期的社会支持

退休是人生的重大转折,是需要提前规划、提前适应的。退休后的生活方式对老年期个体的心理有着重大的影响。连续理论认为,保持自己原来的活动和生活方式的人对退休的适应能力是最高的。老年人退休后的生活方式有三种。第一种以家庭为中心。第二种是均匀投入模式,这种模式在受过高等教育的人群中比较典型,他们把自己的时间平均分配给家庭和休闲娱乐,他们会有更高的满足感。第三种是严肃休闲模式,退休者往往会学一门技艺或者是参与需要投入极大热情的活动,这类退休者对自己的生活比较满意。

(四)老年期患者的心理康复

老年期患者的心理康复方法有很多种,包括认知行为疗法、支持性疗法、社会技能训练及运动疗法等。

认知行为疗法(CBT)是一种常用的心理治疗方法,通过帮助患者改变消极的思维模式和行为习惯来解决心理问题。老年期患者可能会出现自我怀疑、焦虑、抑郁等负面情绪。康复治疗师利用 CBT 可以帮助老年期患者认识到这些情绪背后的原因,并指导其通过积极的思考和行动来应对这些问题。例如,当患者出现自我怀疑时,康复治疗师可以运用 CBT 帮助患者认识到这种想法是不合理的,并指导患者用更客观的方式看待自己。

支持性疗法是一种以情感支持为主的治疗方法,通过与患者建立信任关系、倾听其感受和需求来帮助患者解决心理问题。老年期患者可能会感到孤独、无助和失落。支持性疗法可以提供一个安全的环境,让老年期患者能够自由地表达自己的情感和需求,从而减轻他们的负担和压力。此外,支持性疗法还可以帮助老年期患者树立积极的生活态度和提高信心,增强他们的抗挫折能力。

社交技能训练是一种通过教授患者与他人交往的技巧来提高其社交能力的治疗方法。老年期患者可能会因为身体状况或年龄原因而难以参与社交活动。社交技能训练可以帮助老年期患者学习主动与他人交流、处理人际冲突、表达自己的需求等的技巧,这些技巧不仅可以提高老年期患者的社交能力,还可以增加老年期患者的自信心和满足感。

运动疗法是一种通过体育锻炼来促进身心健康的治疗方法。对于老年期患者来说,适当的运动可以帮助其缓解身体疼痛、提高睡眠质量、提高心肺功能等。此外，运动还可以促进大脑神经元的生长和连接，提高认知能力和记忆力。因此，运动疗法也被认为是一种有效的心理康复方法。

失能老年人的康复也是老年期康复的重要课题，要积极展开对失能老年人的心理咨询。专业的心理咨询可帮助失能老年人理解自己的情绪，调整心态，接受现实。要帮助失能老年人积极争取家庭支持，家庭成员的理解和支持对于失能老年人的心理康复至关重要。家庭成员应该给予他们足够的关爱和鼓励，帮助他们树立积极的生活态度。同时应鼓励失能老年人尽可能参加社区活动，帮助他们重建社交网络，减少孤独感，提高生活满意度。

对老年期患者开展心理康复有以下注意事项：要充分尊重老年期患者的感受和选择，不强迫他们做不愿意做的事情。耐心倾听老年期患者的心声，理解他们的痛苦和困扰。以积极的态度引导老年期患者，帮助他们看到生活的美好和希望。

> **技能实训**

实训：选择一位同学搭伴，与其合作练习老年心理康复。

1. 实训目标

（1）学会针对老年期患者的心理特点对其进行心理康复。

（2）总结不同类型的老年心理康复方法。

2. 实训要求　心理治疗实训室配置要求：配备老年心理健康自助服务系统、老年音波催眠放松系统、智能体感放松系统、心理健康服务管理平台、老年放松引导关怀系统、虚拟沙盘分析系统、心理沙盘、沙发、茶几、活动桌椅、健康宣教图书、书架、风铃、储物柜、电脑。

学生实训要求：两两合作，一人扮演康复治疗师，一人扮演患者，二者须认真对待训练过程。

3. 实训思路

（1）选择好病例，要求病例类型皆不相同。

可选择的病例：偏瘫患者病例，骨折患者病例，常见老年基础病患者病例，生活不能自理的老年人病例。

病例示例：患者，男，62岁。右侧肢体震颤伴行走不便5年，加重14天。入院前出现右侧肢体不自主震颤，从右下肢开始，呈节律性抖动，震颤多于静止时出现，精神紧张时加重，并有行走笨拙、缓慢，走路时起步困难，步伐小，身体前倾，且面部表情呆板。依据患者病史、症状表现，结合查体及辅助检查，可明确诊断为帕金森病。患者经济困难，无医保，家庭负担重，拒绝住院治疗。

（2）选择合适的场所。

（3）学生互相扮演康复治疗师与患者，进行心理康复治疗。

（申　珂）

任务四

熟悉常见异常心理

技能一 熟悉精神病性障碍分类与辨别

扫码看PPT　扫码看微课

案例导入

王某,男,27岁,公司职员。出生于普通双职工家庭,长相一般,性格活泼,工作认真,懂事听话。1个月前明显沉闷,2周前又突然情绪激动,不停地说话,哭闹不止,前天下午症状加重,被家属送来就诊。下面是心理咨询师与王某的一段对话。

心理咨询师:是你自己还是你妈妈想让你来做心理咨询的?

王某:我妈妈让我来的,她让我看看是否有病,其实她才有病呢,自己的儿子被人家害了,不去抓人,却带儿子看病,心肠有多坏啊!

心理咨询师:谁想害你?

王某:我们单位的同事,男同事想,女同事想,领导想,我们楼里的人想,刚才我来的路上,坐公共汽车的人也想……

心理咨询师:他们为什么想害你?

王某:还不是因为我又帅气又有钱,喜欢我的人多,可是我不理他们,他们就想害我。我去上班,我们单位就没有一个缺勤的,下了班还在看着我,一多半的人还都跟着我走……

心理咨询师:你怎么知道别人喜欢你、想害你?

王某:他们知道我要来上班,早早地就来等我了,他们来了以后就在一起商量怎么害我,看到我来了以后还假惺惺与我打招呼。下班后和我一起走,找机会好下手。星期天我不来上班,他们就没有一个来的,我坐在家里还能听到他们说我有钱,我现在都不知道把钱放在哪里好了。我们家楼门前总是有人进进出出,很可怕……

心理咨询师:你家在哪里?

王某:我可不能告诉你,你也不要去,太危险了,我家楼门前可能有炸弹,没办法,想害我的人太多……

心理咨询师:今天是星期几?

王某:十六号吧,十五的月亮十六圆,圆圆的月亮爬上来,照亮了我的家门……

请问:根据以上对话,王某存在哪些异常表现? 可能是哪种病症的典型临床表现?

精神病性障碍是指在内、外环境刺激及遗传等因素相互作用下发生的大脑的结构或功能失调,患者感知、思维、情感、意志行为等心理过程和心理特征发生异常改变,与客观现实严重不符,并伴随各种外显行为,如言谈、书写、表情、动作、行为等异常。这些以各种方式表现出来的异常心理和行为活动构成了精神疾病的精神症状。精神病性障碍症状千差万别,情况错综复杂,治疗时间长、治疗效果不明显,病情易反复。如不进行及时或规范的治疗,患者的思维、情感、意志活动会逐渐衰退,生活能力和社会功能退化,极易导致精神残疾。患者在遭受疾病或意外创伤后,心理活动容易发生变化,病情出现波动或复发,及时发现患者的心理变化,识别可能残留的精神病性症状,及时给予医学干预及心理康复,才能预防或减轻其大脑、心理功能的衰退,使患者恢复重返社会生活的能力。

一、症状

(一) 幻觉

幻觉是指在无相应现实刺激作用于相应感觉器官而出现的虚幻的知觉体验,可因情绪、暗示、感觉器官病变、中枢神经系统病变或感觉剥夺等引起。根据感觉器官的不同,幻觉可分为幻听、幻视(图 2-4-1)、幻嗅、幻味、幻触和本体幻觉等。

1. 幻听 患者所听到的声音与外界客观事实不符。幻听一般分言语性幻听和非言语性幻听,言语性幻听包括评论性幻听和命令性幻听等,非言语性幻听属于原始性幻听,如音乐声、敲门声等。临床上多见的是言语性幻听,比如患者听到有声音议论自己,或者命令自己做某事,在事情没做好时责备自己,且无处不在,挥之不去。因而患者常产生苦恼、愤怒和不安的情绪体验,并伴有自言自语、自伤、伤人等外显行为。在

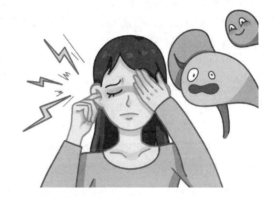

图 2-4-1 患者出现幻视与幻听

患者意识清晰时出现与情感不协调、不自知的评论性幻听和命令性幻听是诊断精神分裂症的重要症状学标准。幻听是诊断精神疾病的参考标准之一。

2. 幻视 患者能看到客观现实并不存在的景象或人物,形象可清晰、鲜明和具体,但有时也比较模糊。在意识清晰状态下出现的幻视,常见于精神分裂症。人们也常常在意识模糊,或者情绪紧张的状态下出现短暂性的幻视,通常不具有诊断意义。此外,在出现意识障碍时,患者也会产生生动鲜明且具有恐怖性质的幻视形象,可引起患者不协调性精神运动性兴奋,如谵妄、吸毒后产生的幻视。

3. 幻嗅 患者可以闻到一些并不存在的难闻气味,如腐败的尸体气味、化学物品烧焦味、血腥味等。幻嗅通常与其他幻觉和妄想结合产生,比如有被害妄想的患者坚信别人给自己的食物下了毒,能闻到毒药的刺鼻气味,可表现为掩鼻动作并因此拒食。如单一出现幻嗅症状,需考虑嗅觉感受器受损和颞叶癫痫。

4. 幻味 患者进食时尝到食物中并不存在的特殊或奇怪味道,如可能会在一杯白开水中喝出药味或甜味等不存在的味道,常伴随其他幻觉和妄想。如出现异食症,则需考虑是否缺乏相关营养素。常继发被害妄想,主要见于精神分裂症。

5. 幻触 患者感到体表有奇怪的感觉,如麻木感、刀刺感、电击感、虫爬感等,这些感觉并非由外界真实刺激引起。可见于精神分裂症、器质性精神病、某些周围神经炎、某些物质(如可卡因)中毒等。临床上要注意区分幻触与感觉过敏,后者表现为对轻微刺激反应过度强烈,如温度变化、噪声等日常刺激反应过度。

6. 本体幻觉 患者感到内脏被捏、被拉、膨胀感、虫爬感、刀割感、抖动等体验,称为内脏幻觉。此外,本体幻觉还包括运动幻觉和前庭幻觉,如身体处于静止状态时有运动感、自感失去平衡等。

在诊断精神病性障碍时,幻觉是很重要的诊断依据。但应注意的是,在日常生活中,幻觉也并不少见,比如因为思念某人而总好像听到对方打电话过来的铃声,以及在觉醒和睡眠之间的过渡状态、情绪激动状态下,都可能出现短暂、简单的幻觉,这些不能作为疾病诊断的依据。此外,幻觉也应与其他症状鉴别,如评论性幻听或命令性幻听应与关系妄想相鉴别,后者是患者在思维认知上认为别人在议论自己,但

不一定能从听觉上感知到议论自己的声音。幻视也要与白日梦相鉴别，白日梦是不切实际的幻想，它的发生受个体意识的控制；而幻视是无视觉刺激时出现相应视觉形象的病理状态，是没有客观实体作用于视觉器官，视觉器官却产生了相应感知。

（二）思维障碍

思维障碍是精神疾病中常见且重要的症状，主要包括思维形式障碍和思维内容障碍。

1. 思维形式障碍　思维形式障碍是指思维进程本身出现紊乱的精神病理状态，包括思维的量和速度的变化、思维联想过程障碍和思维逻辑障碍等，常见如下几种症状。

（1）思维迟缓：以思维的速度显著变慢，联想困难，思考问题吃力，反应迟钝为显著特点。表现为语量减少，语速变慢，回答问题困难，虽然做出了很大努力，但半天讲不出什么东西来。

（2）思维贫乏：以思维内容空洞、贫乏为主要特征。患者对询问往往采用最简单的回答，如"不知道""没有"。患者自觉脑子空虚，没有什么可想的，也没什么可说的。

（3）思维松弛：以思维内容散漫、不切题意、联想松弛、缺乏一定逻辑为主要特征。患者常常表现为交谈困难，回答问题给人一种隔靴搔痒、思维涣散的感觉，一个问题与另一个问题之间缺乏联系。例如，你问他"今天天气怎么样？"，他回答"今天是个好天气，天，是青天大老爷，气是满身乾坤气……"。

（4）思维破裂：患者在意识清醒的情况下，思维缺乏连贯性和逻辑性，句与句之间缺乏联系，完全答非所问，无法交流。问诊过程往往出现面对康复治疗师提出的问题，患者却自说自话，且所述内容本身也毫无连贯性和逻辑性的现象。

（5）思维中断：患者在无意识障碍，又无明显外界干扰的情况下，思维过程突然中断的精神病理状态。表现为患者在交谈过程中突然停顿，并不知道自己说到哪里了或者不知道接下来要说什么，这种思维中断不受患者意愿所支配。

2. 思维内容障碍　妄想是最常见、最重要的思维内容障碍，是指在病理基础上产生的歪曲的信念、病态的推理和判断。具有三个特点：①非现实性，患者妄想的内容无客观事实依据，也不同于集体所共有的信念；②自我性，妄想的内容通常与患者个人需要和安全密切相关；③坚定性，患者坚信不疑，不能以亲身经历纠正，也不能被事实说服。主要有被害妄想、关系妄想、钟情妄想、嫉妒妄想、被洞察妄想、影响妄想、夸大妄想以及变兽妄想等。

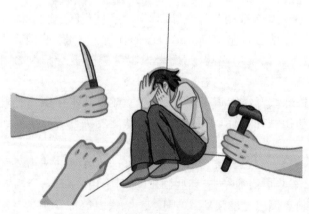

图 2-4-2　患者出现被害妄想

（1）被害妄想：常见的妄想形式之一。患者无中生有地坚信周围某些人或某些集团对他进行打击、监视、跟踪、迫害等不利活动（图 2-4-2）。

（2）关系妄想：也称牵连观念，患者认为周围发生的事情都与自己有关，通常把别人所说的话、报纸上的文章、别人的举动都认为是在讲自己或在暗示自己。

（3）钟情妄想：患者常认为某位异性的言谈举止是对自己示爱，坚信自己被异性所爱，并因此做出相应的反应，即向对方表达自己的爱意，当自己的示爱被拒绝后，就认为那是对方对自己的一种考验，依旧纠缠不休。

（4）嫉妒妄想：患者坚信爱人对自己不忠诚，有外遇，因此对爱人的行为加以检查和跟踪，即使不能证实，仍坚信不疑。

（5）被洞察妄想：患者认为自己的所思所想随时随地都能被他人察觉，自己毫无藏身之所。

（6）影响妄想：患者觉得自己的思想、情感和意志行为都受到外界某种力量的控制，或被特殊的先进仪器控制而不能自主活动。

(7) 夸大妄想：患者毫无根据地认为自己有非凡的才智（能力的夸大）、至高无上的权力和地位（地位的夸大）、大量的财富和发明创造（财富的夸大），或认为自己是名人的后裔（血统的夸大）。

(8) 变兽妄想：患者确信自己变成某种动物如猪、狗等，并有相应的行为异常，如拒食，吃污物、草，爬行等。

妄想须与超价观念相区别，超价观念是指被某种强烈情绪所加强并在意识中占主导地位的观念。其发生一般都有一定的事实依据，但由于患者情绪影响强烈，便对此事实做出了超常的评价，并坚持此观念，以致行为受到影响。

（三）行为障碍

行为是人类心理活动的一种表现形式，是一系列动作的有机组合。精神病性障碍患者可伴随复杂多样的异常行为表现。

1. 兴奋状态 兴奋是指整个精神活动的增强，患者在知、情、意、行方面的活动明显增多，强度增大。这种增强因疾病性质不同而在外部表现上各有差异，有的以情感失调为中心，如吵闹不安，又哭又笑；有的意志增强，持续不断地做一件事情，如忙碌不停；有的以行为异常为主要症状，伴有言语和活动增多，如手舞足蹈、当众脱衣、到处乱跑等。且患者的行为没有目的性，言语杂乱无章、思维紊乱。兴奋可分为躁狂型兴奋、青春型兴奋、紧张型兴奋、器质型兴奋。

2. 抑制状态 抑制状态是与兴奋状态表现相反的状态。患者整个精神活动处于抑制或者压抑状态，言语和行为减少，比较典型的有木僵和违拗。

(1) 木僵：木僵是指精神活动的全面抑制，有的患者表现为言语、动作、行为显著减少、缓慢，有的患者表现为完全不能运动，缄默不语、不吃不动，保持一个固定的姿势僵住不动。例如，处于木僵状态的患者，当我们抽掉其头下的枕头时，患者的头能保持悬空不动，就好像枕头没被抽掉一样，即"空气枕头"。木僵可分为紧张性木僵、心因性木僵、抑郁性木僵、器质性木僵。

(2) 违拗：对于他人提出的要求患者拒不执行，甚至表现出抗拒、相反的行为（命令性违拗）。如让患者站立，他偏要躺下；让患者张嘴，他偏要紧闭嘴巴等。在生理活动方面，如不进食、不吞咽、唾液外溢或不排便等称为生理性违拗。违拗多伴紧张性木僵。

3. 意志缺乏 患者在坚持工作、完成学业、料理家务甚至整理个人卫生方面有很大困难，对自己的形象、生计、前途和未来漠不关心，没有任何打算，或者有计划，却从不实施。活动减少，可以连续坐几小时而没有任何自主活动。

（四）情感障碍

1. 情感平淡 此症状不仅仅以表情呆板、缺乏变化为表现，患者同时还有自发动作减少，缺乏躯体语言，在谈话中很少或几乎不使用任何手势和肢体姿势，语调平淡单一，很少与人进行眼神接触，多数时候茫然凝视前方。患者对他人的肯定、批评、指责或者讲的笑话都没有反应，甚至对亲人也感情冷淡，对至亲的伤病、痛苦甚至逝世都漠不关心。

2. 情感不协调 情感不协调指情感反应和外界刺激或思维活动不一致，一件无关紧要的事情可能会引起明显的情绪反应。如在不该高兴的时候表现得兴高采烈，不该忧伤的时候难过悲伤，对能引起常人明显情绪反应的事情无动于衷。

（五）注意障碍

患者的注意力无法集中或保持，说话做事都心不在焉，交流困难，无法完成任务。

（六）意识障碍

意识是指人们对自身和周围环境的感知状态，可通过言语及行动来表达。意识障碍是指人们对自身和环境的感知发生障碍，或人们赖以感知环境的精神活动发生障碍的一种状态。意识障碍也是病情危重的表现，患者毫无反应，完全丧失醒觉（高级神经受到严重抑制）。环境意识障碍有很多种，如嗜睡、昏睡、昏迷、意识模糊、谵妄、朦胧状态等。自我意识障碍可分为如下几种。

1. 人格解体 表现为患者常常感到自己与周围的世界分离，或者感到自己不再存在。可能感到自己变得不真实或虚幻，对周围的事物缺乏真实的感知和情感。

2. 双重人格 患者在相同的时间体验到两种完全不同的心理活动，有着两种截然不同的精神生活的一种精神病理状态。

3. 自我界限障碍 患者可能会感到自己的思维、意志、行为不是自己的，而是由他人或某种外部力量所操纵或强加控制的。难以区分自己与周围世界的界限，感到精神活动不再完全属于自己。

（七）自知力缺失

自知力是指患者对其本身精神疾病状态的认识能力，即能否察觉和识别自己的精神状态是否正常，能否指出自己过去和现在的表现哪些属于病态的能力。精神病性障碍患者一般有不同程度的自知力缺失，他们会认为自己没有问题，有问题的是别人，因此拒绝就医，拒绝服药治疗。自知力缺失的程度反映了患者精神病性障碍的严重程度，严重者须采取强制措施。患者对自身精神疾病的自知力也是反映患者病情是否得到控制的一个重要表现。

二、分类及诊断

（一）精神分裂症

精神分裂症是一组病因未明的精神障碍，多起病于青壮年，常缓慢起病，具有思维、情感、行为等多方面的障碍及精神活动的不协调（图2-4-3）。患者通常意识清醒，智力基本正常，有的患者在疾病过程中可出现认知功能损害，自然病程多迁延，病情反复加重或恶化，但部分患者可痊愈或保持基本状态。

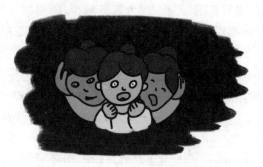

图2-4-3 精神分裂症患者

1. 症状标准 精神分裂症患者至少具有下列症状中的两项，且非继发于意识障碍、智力障碍、情感高涨或情绪低落，单纯型精神分裂症另有规定。

（1）反复出现的言语性幻听。

（2）明显的思维松弛、言语不连贯，或思维贫乏。

（3）思想被插入、被撤走、被播散，思维中断，或有强制性思维。

（4）行为被动，感觉自己被控制或被洞悉。

（5）原发性妄想（包括妄想知觉、妄想心境）或其他荒谬的妄想。

（6）思维逻辑倒错，病理性象征性思维。

（7）情感倒错，或明显的情感淡漠。

（8）紧张综合征、怪异行为，或愚蠢行为。

（9）有明显的意志减退或缺乏。

2. 严重标准 自知力障碍，并有社会功能严重受损或无法进行有效交谈。

3. 病程标准

（1）符合症状标准和严重标准至少已持续1个月，单纯型精神分裂症另有规定。

（2）若同时符合精神分裂症和情感性精神障碍的症状标准，当情感症状减轻到不符合情感性精神障碍症状标准时，需继续满足精神分裂症的症状标准至少2周，方可诊断为精神分裂症。

4. 排除标准 排除器质性精神障碍及精神活性物质和非成瘾物质所致精神障碍。尚未缓解的精神分裂症患者，若又罹患本项中前述两类疾病，应并列诊断。

5. 症状分型

（1）偏执型精神分裂症：符合精神分裂症诊断标准，以妄想为主，常伴幻觉，以幻听较多见。

（2）青春型精神分裂症：符合精神分裂症诊断标准，常在青年期起病，以思维、情感、行为障碍或紊乱为主要表现。如明显的思维松弛、思维破裂、情感倒错、行为怪异。

（3）紧张型精神分裂症：符合精神分裂症诊断标准，以紧张综合征为主要表现，并以紧张性木僵较常见。

（4）单纯型精神分裂症：以思维贫乏、情感淡漠或意志减退等阴性症状为主，无明显的阳性症状；但社会功能严重受损，趋向精神衰退；起病隐匿，缓慢发展，病程至少2年，常在青少年期起病。

（5）未定型精神分裂症：符合精神分裂症诊断标准，有明显阳性症状；但不符合上述各亚型的诊断标准，或为偏执型、青春型、紧张型的混合形式。

（6）其他类型：一般将精神分裂症临床症状分为急性和慢性两个阶段，急性阶段以幻觉、妄想、思维破裂和行为紊乱为主要表现，又称阳性症状；慢性阶段以思维贫乏、情感淡漠、意志缺乏和孤独内向为主要表现，又称阴性症状。

（二）偏执性精神障碍

偏执性精神障碍是一组以系统性妄想为主要症状，而病因未明的精神障碍，妄想内容较固定，并有一定的现实性，不经了解，难辨真伪。主要表现为被害妄想、嫉妒妄想、夸大妄想、疑病妄想或钟情妄想等。若有幻觉，则历时短暂且不突出。在不涉及妄想的情况下，无明显的其他心理方面异常。存在社会功能严重受损和自知力障碍，且症状及社会功能受损至少已持续3个月。

偏执性精神障碍一般分为偏执狂和偏执状态两种亚型。偏执狂缓慢发展且病程冗长，以持久、不可动摇和高度系统化的妄想为主要特征。往往以被害妄想开始，后可出现夸大妄想，始终不出现幻觉。病前大多具有特殊的个性缺陷（偏执型人格），表现为固执、自负、敏感多疑、易激动、自尊心过强等。

偏执状态的妄想不如偏执狂的牢固和严密，可以出现幻觉，患者病前性格不甚突出，经治疗半数以上可获得好转。

（三）急性短暂性精神病

急性短暂性精神病是一组起病急骤，以精神病性症状为主的短暂精神障碍，表现出多种妄想、幻觉、言语紊乱、行为紧张等，多数患者能缓解或基本缓解。症状持续数小时至1个月，存在日常生活、社会功能受损或给别人造成不良后果。

（四）感应性精神病

以系统妄想为突出症状的精神障碍，往往发生于同一环境或家庭中两个关系极为密切的亲属或挚友（如母女、姐妹、夫妻等）中，其妄想内容相似。起病前已有一位长期相处、关系密切的亲属或挚友患有妄想症状的精神病，继而患者出现精神病，且妄想内容相似；患者生活在相对封闭的环境中，与外界交往少。被感应患者与原发患者有思想情感上的共鸣，原发患者处于权威地位，被感应患者具有依赖等人格特点。患者社会功能严重受损，病程有迁延趋势，但被感应患者与原发患者隔离后，被感应患者的症状可缓解。

（五）分裂情感性精神病

分裂情感性精神病指一组分裂症状和情感性症状同时存在又同样突出，常反复发作的精神病。分裂症状为妄想、幻觉及思维障碍等阳性症状，情感性症状为躁狂发作或抑郁发作。患者同时符合精神分裂症和情感性障碍躁狂或抑郁发作的症状标准，社会功能严重受损，自知力不全或缺乏。分裂症状与情感性症状在整个病程中同时存在至少2周，并且出现与消失的时间较接近，则可诊断为分裂情感性精神病。

知识拓展

（魏吉槐）

技能二　熟悉应激相关障碍分类与辨别

扫码看PPT　扫码看微课

> **案例导入**
>
> 患者，女，16岁，是某次山体滑坡事故中的幸存者。获救1周后，患者经常从梦中惊醒，大呼救命，被询问时什么也不说。3个月以来，患者经常失眠，过度警觉，容易受惊吓，做事不专心，并且拒绝收看任何与山体滑坡有关的报道，当被问及山体滑坡事故过程时，表现十分麻木、淡然。体格检查及神经系统检查未见明显阳性体征。颅脑MRI检查未见明显病变，脑电图正常。
>
> 请问：该患者为什么会出现目前的表现？

应激（stress）概念的提出和心理应激（psychological stress）理论的发展经历了较长的过程，经历了早期的分别重视应激反应或者应激刺激，到后来的重视应激的"过程"，再到越来越关注应激多因素作用的"系统"。心理应激作为一种系统理论，不但有助于人们认识心理社会因素在疾病发生、发展中的作用规律，还在维护个体心理社会因素的动态平衡、降低各种心理社会因素的负面影响、提升患者康复后生存和适应能力方面，甚至对整个康复医学工作领域，都有理论和实践指导意义。

一、应激相关概念

（一）应激

应激一词的英文是"stress"，原意为作用于某一物体并会导致此物体产生张力或出现状态改变的力量。20世纪50年代，H. Selye认为应激是机体对外界或内部各种刺激所产生的非特异性应激反应的总和，并将应激反应过程分为以下三个阶段。

1. 警觉期　机体为了应对有害刺激，会产生一系列生理和生化变化，以唤起体内的整体防御能力，此阶段称为警觉期，也称动员阶段。主要表现为肾上腺素分泌增加，心率和呼吸加快，血压增高，出汗，手足发凉等。此时，全身血液优先供应到心、脑、肺和骨骼肌系统，以确保机体处于"战"或"逃"的准备阶段。

2. 抵抗期　如果有害刺激持续存在，机体可通过提高体内功能水平来增强对有害刺激的抵抗程度，此阶段称为抵抗期。主要表现为生理和生化改变继续存在，合成代谢增强，如垂体促肾上腺皮质激素和肾上腺皮质激素分泌增加，以增强对有害刺激的抵抗程度。在大多数情况下，应激只引起这两个阶段的变化，即可达到适应，机体功能恢复。

3. 衰竭期　如果继续处于持续的有害刺激之下或有害刺激过于强烈，抵抗阶段延长，机体将会丧失所获得的抵抗能力而转入衰竭期。主要表现为淋巴组织、脾、肌肉和其他器官发生变化，躯体发生损伤而产生所谓的"适应性疾病"，甚至死亡。

大多数情况下，应激只表现出第一阶段和第二阶段的反应。如出现了第三阶段的反应，得到适当的休息和补给，通常是可逆的。因此，应激反应不等于应激障碍。应激对机体有双重作用，一方面可以极大地动员机体内部的潜在资源和应对机制，增强对疾病侵袭的防御能力，提高对外界环境的适应能力。另一方面，当应激反应超过一定强度和（或）持续时间超过一定限度，并且这些反应对个体的社会功能产生严重影响时，则会构成应激相关障碍。

（二）心理应激

H. Selye的研究仅限于对动物生理方面变化的观察，因此，其应激概念被称为生理应激。随着心理学界开始关注社会生活中的事件对人的影响,人们越来越认识到个人心理社会因素(如个人认知评价、应对方式等)在应激中的意义。以马森和拉扎勒斯为代表的学者对应激的研究更多地关注应激对机体心理功能和健康、疾病的影响,将引起机体应激的刺激扩展到心理、社会方面,强调认知评价这一心理中介因素在应激中的重要作用,将应对方式作为重要的心理中介机制,丰富了应激的概念。我国学者姜乾金提出了认知心理应激作用过程模型(图2-4-4),认为认知评价、应对方式、社会支持、个性特征等都是应激的相关变量,可分别从应激源、应激中介因素和应激反应三个方面及其相互关系来认识应激过程。

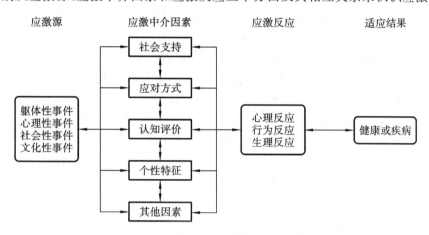

图 2-4-4　认知心理应激作用过程模型

(三) 应激反应

当个体觉察到应激源威胁后,个体会产生生理、心理与行为的变化,这种变化称为应激反应(简称应激)。一般说来,应激反应主要包括生理反应和心理反应,生理反应和心理反应可以同时发生并且相互影响。

1. 应激的生理反应　在应激状态下,机体发生的生理反应既是机体对应激的适应、调整活动,又是在某些情况下导致疾病的生理基础。生理反应如果适度,则有助于机体对抗应激源造成的变化,可恢复内稳态。如果生理反应过于激烈、持久,则会损害个体的适应能力,从而引起身心症状,造成机体对各种疾病的易感状态,甚至死亡。有很多学者通过实验观察应激的生理反应,并进行了不同的概括。

"一般适应综合征"理论可用于概括应激的生理反应,即当机体受到创伤、失血、感染、中毒、缺氧、剧烈的环境温度变化及精神紧张等刺激时,神经冲动会作用于神经系统的不同部位,导致多种激素分泌的变化。由于激素平衡改变,身体各机能会受到影响,从而引起一系列生理变化,如血糖升高,蛋白质和脂肪代谢增快,水、电解质代谢增快等。但一般认为,应激源可影响多种内分泌活动,首先是边缘系统(内脏脑)作用于神经内分泌的转换中枢——下丘脑,下丘脑释放促肾上腺皮质释放激素、血管升压素、催产素,而垂体除释放促肾上腺皮质激素外,还分泌生长激素、催乳素、促甲状腺素、内啡肽、脑啡肽等,还有一些代谢性内分泌激素(如胰岛素、胰高血糖素)也参与应激过程。另外,应激也会影响免疫功能。短暂、不强烈的应激可不影响或略增强免疫功能,而长期、较强烈的应激可损害下丘脑,导致肾上腺皮质激素分泌过多、机体内环境严重紊乱,从而导致胸腺和淋巴组织退化或萎缩,抗体反应受到抑制,发生巨噬细胞活动能力下降、嗜酸性粒细胞减少和中性粒细胞向炎症部位移动受到阻滞等一系列变化,最终导致机体免疫功能降低,机体对抗感染、变态反应和自身免疫能力降低。

人类对应激的生理反应有较大的个体差异,遗传因素、身体素质和健康状况等生物学因素,对应激源的认知评价、应对方式和心理反应等心理社会因素都会影响人类对应激的生理反应。

2. 应激的心理反应　应激的心理反应可分为积极的心理反应和消极的心理反应两类。积极的心理反应是指适度的大脑皮质唤醒和情绪唤醒、注意力的集中、积极的思维和动机的调整等。这些心理反应可以帮助个体维持应激期间的心理平衡,准确地判定应激源的性质,做出符合理智的判断,恰当地选择应

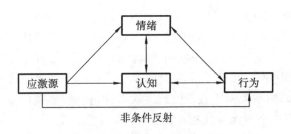

图 2-4-5　心理应激反馈回路系统

对策略,有效地适应环境。消极的心理反应是指过度唤醒,包括过度焦虑、紧张、情绪过分波动、愤怒或忧郁等,行为上表现为攻击、逃避和退缩。这些反应又会造成个体的认识紊乱和自我评价的降低,干扰个体对现实的考察和对问题的有效解决,使个体不能准确地判定应激源、做出正确的决策、采取适当的行动,对应激源造成的身心变化不能有效地处理。具体而言,应激的心理反应涉及认知、情绪和行为三个方面,这三个方面相互作用,构成一个反馈回路系统(图 2-4-5)。

(1) 认知反应:应激时唤起注意和认知过程,以适应和应对外界环境的变化。例如,认真学习时突然听到异常声音,我们的注意会立刻转移到声音上,并仔细辨别是什么声音,从而做出回应。但是当应激源过强或者非常突然时,就会直接唤醒情绪反应和非条件反射行为,消极的情绪反应会干扰和影响逻辑思维,造成认知能力下降,比如有些人在遇到突发事件时,被恐惧情绪影响,而待在原地不知如何应对。常见的负性认知反应包括偏执(个体在应激后出现认知狭隘、偏激、钻牛角尖等情况)、灾难化(夸大应激事件的消极后果,产生没有必要的担忧)、反复沉思(不由自主地对应激事件进行反复、无意义的思考,而不采取应对策略)、闪回或闯入性思维(灾难性事件的景象不由自主地突然出现在脑海中,挥之不去),以及自我评价丧失、否认、投射、选择性遗忘等。

(2) 情绪反应:焦虑、愤怒、恐惧和抑郁是应激情境下的主要情绪反应。一定程度的情绪唤醒能提高个体的警觉水平,促使个体积极、主动地做出应对,并逐步适应环境。但如果个体情绪被过度唤醒,或者消极情绪持续存在,无法自主调节,则会对其他心理行为活动产生影响,产生错误认知和不良行为,导致应激障碍。

(3) 行为反应:当个体经历应激事件时,常自觉或不自觉地在行为上发生改变,以摆脱烦恼,减轻内在不安,恢复与环境的协调。在正确认知和积极情绪唤醒下,积极行为可减轻个体的压力,甚至可以激发个体的能动性,激励个体克服困难,战胜挫折。而消极行为则会使个体出现回避、退缩等现象。常见的消极行为反应有逃避与回避(如拖延、闭门不出、离家出走、离校、辞职等)、退化与依赖(如就地打滚、哭闹不止等退化如儿童的反应方式)、敌对与攻击(如毁物、争吵、伤人、自伤、自杀等)、无助与自怜(如沉浸在受害者体验中,不采取能够采取的行动来积极应对),以及物质滥用(抽烟、酗酒、吸毒等)。

(四) 心理应激对健康的影响

心理应激会影响个体的健康,而个体的健康状况也会影响应激的反应强度和个体对应激的耐受力。当心理应激适度时,其会对个体健康产生积极的影响,而当心理应激作用持久、负荷过重时,则会对个体健康产生消极影响。总的来说,心理应激对个体的健康既有积极的影响,又有消极的影响。

适度的心理应激对个体的身心健康是有益的,它具有警觉作用,可以促使个体做出有效的思维和迅速的决策,以便更好地适应周围环境。这类心理应激被称为良性心理应激,是个体成长和发展的必要条件,也是维持个体正常心理和生理功能活动的必要条件。

心理应激对健康的消极影响:①心理应激引起的心理和生理反应成为个体身体不适、虚弱和精神痛苦的根源和就医寻求帮助的原因,包括急性心理应激状态(临床上常见的有急性焦虑反应、血管迷走反应和通气过度综合征等)和慢性心理应激状态(如强度虽小但长期的心理应激常使个体出现头晕、疲惫、乏力、心悸、胸闷伴心率加快、血压升高等症状和体征,还可能出现各种神经症表现、情感性精神障碍和精神分裂样表现,并常常被医生忽略);②心理应激使已有的精神和躯体疾病加重或复发,如冠心病患者在争执或激烈辩论时发生心肌梗死,病情已得到控制的哮喘患儿在母亲离开后哮喘继续发作等;③心理应激导致机体抗病能力下降或在其他因素的共同影响下导致某些精神和躯体疾病发生,如应激性胃溃疡、应激性糖尿病等。

二、应激障碍

应激障碍是指主要由心理社会因素引起异常心理反应导致的精神障碍,又称应激反应综合征,它是伴随着现代社会发展而出现的病症。引发应激障碍、影响临床表现和疾病过程的有关因素大致可以归纳为三个方面:一是应激性生活事件或生活处境;二是患者个体的易感性;三是个体的社会文化背景、受教育程度、生活态度和信仰等。

根据《中国精神障碍分类与诊断标准》(第3版)(CCMD-3),应激障碍包括急性应激障碍、创伤后应激障碍和适应障碍三种类型。

(一)急性应激障碍

急性应激障碍又称急性应激反应、急性心因性反应,是指在遭受急剧、严重的心理社会应激后所产生的短暂的一过性心理异常。患者开始表现为"茫然"状态,即意识范围受限、定向错误、注意狭窄等;之后可表现为对周围环境的逃避或退缩,甚至达到木僵状态,也可出现激越的行为反应甚至妄想等精神病性症状。这些严重的创伤事件包括自然灾害、战争、重大事故、人身受到侵犯、个人社会地位或社会关系发生急剧的改变等。如果应激源被解除,症状往往在数天或1个月内缓解,预后良好。如症状持续超过1个月,则考虑创伤后应激障碍。

1. 症状标准 以异乎寻常的和严重的精神刺激为原因,并至少有下列症状中的1项:①有强烈恐惧体验的精神运动性兴奋,行为有一定盲目性;②有情感迟钝的精神运动性抑制(如反应性木僵),可有轻度意识模糊。

2. 严重标准 社会功能严重受损。

3. 病程标准 在受刺激后若干分钟至若干小时发病,病程短暂,一般持续数小时至1周,通常在1个月内缓解。

4. 排除标准 排除癔症、器质性精神障碍、非成瘾物质所致精神障碍及抑郁症。

(二)创伤后应激障碍

创伤后应激障碍(PTSD)是指经历异乎寻常的突发性、威胁性或灾难性生活事件或情境后,个体延迟出现和长期持续存在的精神障碍(图2-4-6)。其主要临床表现:反复体验创伤性事件(侵入性回忆)、回避与创伤性事件有关的刺激(回避症状)、警觉性增高(激惹性增高症状)、对创伤性经历的选择性遗忘、对未来失去信心。简而言之,创伤后应激障碍是一种创伤后心理失衡状态。少数患者可有人格改变或有神经症病史等附加因素,因而其对应激源的应对能力降低或疾病加重。精神障碍延迟发生,在遭受创伤后数日甚至数月后才出现,病程可长达数年。

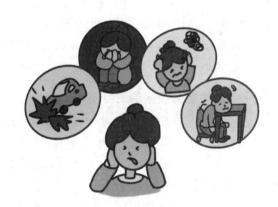

图2-4-6 创伤后应激障碍

1. 症状标准

(1) 遭受对每个人来说都是异乎寻常的创伤性事件或处境(如天灾人祸)。

(2) 反复体验创伤性事件(病理性重现),并至少有下列症状中的1项:①不由自主地回想创伤的经历;②反复出现有创伤性事件内容的噩梦;③反复产生错觉、幻觉;④反复发生触景生情的精神痛苦,如目睹死者遗物、旧地重游等情况下会感到异常痛苦和产生明显的生理反应,如心悸、出汗、面色苍白等。

(3) 持续的警觉性增高,至少有下列症状中的1项:①入睡困难或睡眠不深;②易激惹;③集中注意困难;④过分担惊受怕。

(4) 对与刺激相似或有关的情境的回避,至少有下列症状中的2项:①极力不去想有关创伤经历的人与事；②避免参加能引起痛苦回忆的活动，或避免到会引起痛苦回忆的地方；③不愿与人交往、对亲人变得冷淡；④兴趣爱好范围变窄，但对与创伤经历无关的某些活动仍有兴趣；⑤选择性遗忘；⑥对未来失去希望和信心。

2. 严重标准 社会功能受损。

3. 病程标准 精神障碍延迟发生（即在遭受创伤后数日至数月后，罕见延迟半年以上才发生），符合症状标准至少已3个月。

4. 排除标准 排除情感性精神障碍、其他应激障碍、神经症、躯体形式障碍等。

（三）适应障碍

适应障碍是指因长期存在应激源或处境困难，加上患者有一定的人格缺陷，患者产生痛苦和情绪变化，同时有适应不良的行为障碍或生理功能障碍，并产生社会功能受损的异常状态。常由环境改变（如移民等）、地位改变（如工作岗位改变等）、突发事件（如患病、离婚、丧偶等）应激事件发生时，个体不能适应新的情况导致。通常在应激性事件或生活发生改变之后1个月内起病，病程往往较长，但一般不超过6个月。随着时过境迁、刺激的消除或经过调整获得了新的适应，患者精神障碍随之缓解。成人一般以情绪障碍多见，青少年则以品行障碍多见。

1. 症状标准

（1）有明显的生活事件为诱因，尤其是生活环境或社会地位的改变（如移民、入伍、退休等）。

（2）有理由推断生活事件和人格基础对精神障碍的发生具有重要的作用。

（3）以抑郁、焦虑、害怕等情感症状为主，并至少有下列症状中的1项：①适应不良的行为障碍，如退缩、不注意卫生、生活无规律等；②生理功能障碍，如睡眠不好、食欲不振等。

（4）存在见于情感性精神障碍（不包括妄想和幻觉）、神经症、应激障碍、躯体形式障碍或品行障碍的各种症状，但不符合上述障碍的诊断标准。

2. 严重标准 社会功能受损。

3. 病程标准 精神障碍开始于心理社会刺激（但不是灾难性的或异乎寻常的）发生后1个月内，符合症状标准至少已1个月。应激因素消除后，症状持续一般不超过6个月。

4. 排除标准 排除情感性精神障碍、应激障碍、神经症、躯体形式障碍，以及品行障碍等。

三、治疗干预

（一）急性应激反应的治疗干预

急性应激反应的治疗干预基本方法是以心理干预为主、药物治疗为辅。

1. 心理干预 首先让患者尽快摆脱创伤环境，避免进一步的刺激，改善不利于患者解决心理问题的生活环境，加强其人际沟通，帮助患者去除人际关系中的不利因素。在能与患者接触的心理治疗和支持性心理治疗过程中，鼓励患者倾诉对疾病的感受、对病情的认识、存在的情绪危机和心理情况；耐心倾听患者诉说，对他们的痛苦给予高度的重视和同情；帮助患者重新建立安全感和控制感，构建自我的心理应激应对方式，发挥个人的缓冲作用，避免其遭受较大的伤害。建立良好的医患信任关系，使患者得到良好的躯体帮助和心理安慰。

2. 药物治疗 药物治疗是对症治疗在急性期必须采取的措施之一，特别是对表现激越、兴奋的患者，更需应用适当的精神药物使其症状较快地缓解，以便于进行心理治疗，同时保证患者良好的睡眠，减轻焦虑。针对激越、焦虑或抑郁等症状，用抗焦虑或抗抑郁药，药物剂量以中、小剂量为宜，不可过量，疗程不宜过长。对于处于精神运动性抑制状态的患者，若不能主动进食，要给予输液，补充营养，维持水、电解质平衡，保证每天的热量供应，也可给予其他支持疗法。

（二）创伤后应激障碍的治疗干预

创伤后应激障碍的治疗干预包括早期干预、心理治疗和药物治疗。创伤后早期进行心理干预、社会干预及精神药物干预,有可能防止患者转为慢性型。

1. 早期干预 早期干预对经历创伤事件后的个体减轻症状、恢复心理健康具有重大意义。卜瑞文等提出早期干预的9个主要因素,为创伤后应激障碍患者恢复到最佳状态提供了理论基础。这些因素为:①满足安全感、食物、居住等基本需要的物品的供给;②帮助理解灾难,减轻生理上的警觉和提供教育支持等心理上的援助;③评估是否还需要其他治疗;④监测救援和恢复的环境,包括应激源是否仍存在,是否提供了充足的服务等;⑤主动提供和传播信息,内容主要是关于创伤和康复的知识;⑥对管理者、组织者提供技术帮助、咨询和培训,使其有能力重建社区结构,加强家庭康复和社区安全;⑦帮助康复和恢复,包括小组干预或家庭干预;⑧对幸存者进行评估,确定易感性、高风险个体及群体;⑨提供治疗,包括通过教育减轻症状和改善功能。早期干预的目标应针对不同的个体、社区、文化需要和特征来具体制订。

2. 心理治疗 主要包括认知行为疗法和眼动脱敏与再加工疗法。对急性创伤后应激障碍患者的治疗应遵循就近、及时的原则,明确预期治疗目标。在创伤后2周内可以进行正规的认知行为治疗与支持性心理咨询,共5次,每次1.5 h。认知行为疗法:①对遭遇情况的细节、当时的反应、刺激与反应的各种构成成分进行深入的评估;②进行应对技巧和人际交往技巧的指导训练;③进行直接暴露或想象的治疗性接触,以期对环境因素进行脱敏;④采用对错误观念进行认知纠正的合理情绪疗法。

眼动脱敏与再加工(EMDR)疗法被认为是治疗创伤后应激障碍非常有效的心理治疗方法,是国外创伤后应激障碍治疗中使用最为广泛的心理疗法。在眼动脱敏与再加工疗法中,治疗者要求当事人在大脑中引出那些与痛苦感受有关的负性信息(包括情绪、表象、错觉、幻觉、思维信念、躯体的一些生理活动等),然后要求当事人的双眼专注于治疗者移动的手指尖或者一个移动的光亮装置,并且双眼跟随移动的手指尖或移动的光亮装置进行随意的运动,也可用耳听声音或手打拍子来代替眼睛的运动。在每一套眼睛运动、耳听声音或手打拍子做完之后,紧接着治疗者就要求当事人对治疗的感受(治疗的影响和效果)做简要的评述。成功的眼动脱敏与再加工治疗,可使当事人痛苦的经验被修正,最终达到"适应性解决",即当事人理解创伤事件已经过去,正确地认识到是什么应该对事件的发生负责,而且更加确定地感觉到现在是安全的、自己有能力做出更好的选择。

3. 药物治疗 药物治疗是创伤后应激障碍主要的治疗手段之一。药物有助于缓解急性创伤后应激障碍患者的不安症状,起到镇静作用,但对情感麻木者效果不理想。药物治疗的主要目的:①减轻靶症状;②改善睡眠,同时改善易激惹、先占观念、过度警戒、注意力不集中等症状,降低患者转为慢性型的危险性;③减少对创伤事件的再体验及侵入性症状;④改善情绪及情感麻木现象;⑤降低患者的波动性和持续性的高唤起精神症状;⑥减少冲动行为;⑦缓解精神病性症状和有关分离症状。对于抗精神病药,主张非常规使用,且以低剂量为宜,其适应证包括急性意识朦胧状态、偏执观念、冲动攻击行为或其他精神病性障碍。

应激早期应用苯二氮䓬类抗焦虑药可预防创伤后应激障碍的发生,但长期应用易导致依赖,停药可出现戒断反应,并损害认知功能,故此类药不宜作为首选药。应用5-羟色胺再摄取抑制剂帕罗西汀、氟西汀、舍曲林等抗抑郁药疗效和安全性更好,不良反应轻,长程或短程治疗均有效,可改善睡眠,提高患者的生活质量,目前被推荐为一线用药。其他新型抗抑郁药和非苯二氮䓬类抗焦虑药也有较好疗效,且不良反应较轻,也是治疗创伤后应激障碍较有效的药物。由于各种药物的作用机制不同,一种药物治疗无效时可选用其他药物,并维持足够治疗时间,这对长程治疗十分重要。

知识拓展

(三)适应障碍的治疗干预

随着时间的推移,适应障碍一般能够自行缓解,或者转化为更严重的其他精神障碍,因此适应障碍须以心理治疗为主、药物治疗为辅,药物治疗的主要作用是加快症状的缓解,为心理治疗提供基础。

心理治疗可采用支持性心理治疗、认知行为疗法,也可用精神疏泄疗法等。一方面,要给予患者支持、安慰和鼓励,帮助患者宣泄痛苦情绪,降低不良情绪的消极影响;另一方面,要帮助患者调整心理应对

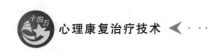

方式,纠正因应激事件引发的认知、情绪和行为的失调,帮助其建立应对应激事件的新模式,增强其应对能力。对抑郁、焦虑等情绪异常较为明显的患者,可酌情使用抗抑郁药或抗焦虑药,以短程、低剂量为原则,要注意,在药物治疗的同时不能放弃心理治疗。

> 技能实训

实训:学生分成若干小组,进行小组讨论,根据应激障碍患者的相关特点,制订一套可行的危机干预方案。

1. 实训目标
(1) 熟悉不同类型应激障碍患者的诊断标准。
(2) 学会应对应激障碍患者可能出现的危急情况。
2. 实训要求　学生分成若干小组,进行资料查阅和实践调研,制订危机干预方案。
3. 实训思路
(1) 熟悉中英文文献搜索引擎,进行文献查阅。
(2) 可选择学校保卫部门或附近医院进行调研学习,了解实践中学生及患者常遇到的危机事件。
(3) 对查阅和考察到的资料进行讨论,形成危机干预方案。

(魏吉槐)

技能三　熟悉焦虑障碍分类与辨别

扫码看PPT　扫码看微课

案 例 导 入

李某,女,18岁。小时候由于双手患有严重的湿疹,为了防止传染而一直戴手套。一年前湿疹好转,就不戴手套了。但从那以后,她就开始拼命洗手,而且越洗越频繁,每天洗十多次,每洗一次手要半小时左右。如果催促她的话,时间可略微缩短。她洗手时需要先用水冲,再擦肥皂,一直要擦洗到肘关节处。她自己也感到这样没有必要,是不合理的,可就是控制不住,内心非常痛苦。

请问:李某的症状可能是哪种疾病的典型临床表现?

一、概述

弗洛伊德于1894年提出焦虑症的概念并将它视为神经症,《国际疾病分类》(第10版)(ICD-10)将其更名为焦虑惊恐障碍,CCMD-3将其命名为焦虑性神经症,简称焦虑障碍。临床中焦虑障碍分为广泛性焦虑障碍与惊恐障碍两种主要形式。在《精神障碍诊断与统计手册》(第3版)(DSM-Ⅲ)中,焦虑障碍为一个大类,涵盖了惊恐障碍、广泛性焦虑障碍、恐惧症、强迫症、应激障碍、躯体形式障碍等神经症。本书将参考以上分类,结合心理康复临床实践,将常见的惊恐障碍、广泛性焦虑障碍、恐惧症、强迫症等放入焦虑障碍这一部分来介绍。

焦虑障碍与精神病性障碍不同,焦虑障碍患者对自己的症状有自知力,有痛苦体验,心理活动没有完全脱离客观现实,焦虑障碍属于神经症。神经症是一组主要表现为焦虑、抑郁、恐惧、强迫、疑病症状或神经衰弱症状的心理障碍。神经症有一定人格基础，起病常受心理社会(环境)因素等影响。症状没有可证实的器质性病变作为基础，常与患者的现实处境不相称。患者对存在的症状感到痛苦、不被理解，明知没有必要但又控制不住自己，无能为力，有不安全感和不确定感，病程多迁延，影响到患者的日常生活。患者对自己的症状和心理状态有一定或完整的自知力，会主动求医。各种神经症症状或其组合可见于感染、中毒、内脏疾病、内分泌疾病或代谢和脑器质性疾病，称神经症样综合征。神经症诊断标准如下。

1. 症状标准 至少符合下列 1 项。①恐惧；②强迫症状；③惊恐发作；④焦虑；⑤躯体形式症状；⑥躯体化症状；⑦疑病症状；⑧神经衰弱症状。

2. 严重标准 社会功能受损或无法摆脱的精神痛苦，促使患者主动求医。

3. 病程标准 符合症状标准至少已 3 个月，惊恐障碍另有规定。

4. 排除标准 排除器质性精神障碍、精神活性物质与非成瘾物质所致的精神障碍、各种精神病性障碍，如精神分裂症、偏执性精神病以及心境障碍等。

二、焦虑障碍类型

焦虑障碍是一种以焦虑情绪为主的神经症，主要分为惊恐障碍和广泛性焦虑障碍。焦虑障碍的焦虑症状是原发的，凡继发于高血压、冠心病、甲状腺功能亢进等躯体疾病的焦虑症状都应诊断为焦虑综合征。其他精神病理状态(如幻觉、妄想、强迫症、疑病症、抑郁症、恐惧症等)伴发的焦虑症状，不应诊断为焦虑综合征。

(一) 惊恐障碍

惊恐障碍是一种以反复的惊恐发作为主要原发症状的神经症，这种发作并不局限于任何特定的情境，具有不可预测性。发作常突如其来，患者常体验到窒息感、濒死感和失控感，极度痛苦。发作开始便达到顶峰，一般持续数十分钟，可自行缓解。发作时患者始终意识清晰，警觉度高，发作后心有余悸，担心再发。惊恐发作可见于多种不同的精神障碍(如恐惧性神经症、抑郁症等)，应与某些躯体疾病相鉴别(如癫痫、心脏病发作、内分泌失调等)。首次惊恐发作通常出现在 20 岁左右时，一般女性患者多于男性患者。

惊恐发作的症状包括但不限于气短，心脏剧烈跳动，头晕或轻度头痛，手麻、足麻，胸部有压紧、疼痛感，窒息感，晕厥，出汗，震颤或颤动，潮热或寒战，不真实感，迫切想逃脱，口干，恶心，难以集中思想或讲话，肌肉紧张，视物模糊，害怕死去、失去控制或发疯(图 2-4-7)。

1. 症状标准 首先，符合神经症的诊断标准。其次，须符合以下 4 项。

(1) 发作无明显诱因、无相关的特定情境，发作不可预测。

(2) 在发作间歇期，除害怕再发作外，无明显症状。

(3) 发作时可有强烈的恐惧、焦虑及明显的自主神经症状，并常有人格解体、现实解体、濒死恐惧或失控感等痛苦体验。

(4) 发作突然开始且迅速达到高峰，发作时意识清晰，事后能回忆。

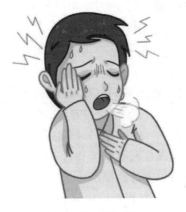

图 2-4-7 惊恐发作

2. 严重标准 患者因难以忍受惊恐发作又无法解脱而感到痛苦。

3. 病程标准 在 1 个月内至少有 3 次惊恐发作，或在首次发作后继发害怕再发作的焦虑障碍。

4. 排除标准 ①排除由其他精神障碍继发的惊恐发作，如恐惧症、抑郁症或躯体形式障碍；②排除由躯体疾病继发的惊恐发作，如癫痫、心脏病发作、嗜铬细胞瘤、甲状腺功能亢进或自发性低血糖。

5. 治疗 ①连续评估病情；②根据患者的需要进行宣传教育，帮助患者认识疾病的本质；③指导患者不要回避任何情境或场合；④指导患者进行控制焦虑症状的训练，如缓慢呼吸训练、放松训练等；⑤鼓励患者不要用镇静药物来控制焦虑，一些严重的患者用抗抑郁药来控制惊恐发作是有效的。

(二) 广泛性焦虑障碍

广泛性焦虑障碍(GAD)是一种缺乏明确对象和具体内容的以提心吊胆及紧张不安为主要表现的焦虑症,并有显著的自主神经症状、肌肉紧张及运动性不安。GAD以持续的、全面的、过度的焦虑感为特征,患者因难以忍受焦虑又无法解脱而感到痛苦。这种焦虑与周围的情境没有关系,是较常见的焦虑症之一。发病年龄变化很大,一般为20~40岁,男女皆可发病。

GAD的典型症状如下。①精神性焦虑:表现为常常担心未来可能发生的、难以预料的某种危险或不幸事件,出现游离性焦虑或预期焦虑,警觉性增高,易激惹。如担心自己或亲戚患病或发生意外;异常担心经济状况、社会问题;过分担心工作或社会能力。②躯体性焦虑:表现为坐立不安、心神不宁、注意力无法集中、肌肉紧张、搓手顿足、小动作增多、易疲劳。③神经症:表现为心动过速、胸闷气短、皮肤潮红或苍白、口干、便秘或腹泻、出汗、尿意频繁等。GAD是一种慢性障碍,病情可稳定不变,也可加重或缓解。大多数患者自发病后在大部分时间内有症状,但有1/4的GAD患者可有缓解期(3个月或更长时间内没有症状)。GAD患者的焦虑和担忧也可因应激而加重。

1. 症状标准　首先,符合神经症的诊断标准。其次,以持续的原发性焦虑症状为主,并符合以下2项。

(1) 表现为经常或持续的无明确对象和具体内容的恐惧或提心吊胆。

(2) 伴自主神经症状或运动性不安。

2. 严重标准　社会功能受损,患者因难以忍受焦虑又无法解脱而感到痛苦。

3. 病程标准　符合症状标准至少已6个月。

4. 排除标准　①排除甲状腺功能亢进、高血压、冠心病等躯体疾病的继发性焦虑;②排除使用兴奋药物、镇静催眠药物导致的焦虑,突然停用抗焦虑药导致的焦虑;③排除由强迫症、恐惧症、疑病症、神经衰弱、躁狂症、抑郁症或精神分裂等伴发的焦虑。

5. 治疗　①连续评估病情;②根据患者的需要进行有关焦虑知识的宣传教育;③提供控制焦虑和减少紧张的训练方法,包括放松法和控制呼吸的方法,制订短期的放松或分散注意力的活动计划(尤其是那些以往有用的活动),用结构化问题解决法帮患者解除引起担忧的应激因素。

(三) 恐惧症

恐惧症也称恐怖症,是一种以过分和不合理地惧怕外界客体或处境为主的神经症。患者明知没有必要,但仍不能防止恐惧发作,恐惧发作时往往伴有明显的焦虑和自主神经症状。患者极力回避所害怕的客体或处境,或是带着恐惧去忍受。其诊断标准如下。

(1) 符合神经症的诊断标准。

(2) 以恐惧为主,符合以下4项。①对某些客体或处境有强烈恐惧感,恐惧的程度与实际危险不相称;②发作时有焦虑和自主神经症状;③有反复或持续的回避行为;④知道恐惧是过分的、不合理或不必要的,但无法控制。

(3) 对害怕的情境和事物的回避必须是或曾经是突出症状。

(4) 排除焦虑症、精神分裂症及疑病症。

1. 分类及诊断标准　恐惧症包括场所恐惧症、社交恐惧症和特定的恐惧症等。下面主要介绍这三种恐惧症。

(1) 场所恐惧症:患者对某些场所或情境感到极度害怕,会想尽办法回避这些场所或情境,常伴发抑郁、焦虑、强迫症状甚至惊恐发作。这些情境通常为独自离家,单独在家,处于喧闹拥挤的地方、空旷的广场或公共汽车、火车、飞机、小轿车、电梯等密闭狭小的空间。女性患者比男性患者更多见,发病高峰期为25~30岁。如果不治疗,场所恐惧症可成为一种慢性致残性疾病,因患者极力回避某些场所或情境而对患者的工作和社会功能造成明显的影响。大部分患者可经认知行为疗法治疗而痊愈,药物治疗也有帮助。其诊断标准如下。①符合恐惧症的诊断标准;②害怕对象主要为某些特定场所或情境,如广场、密闭的房间、黑暗的场所、拥挤的场所、交通工具(如船舱、火车车厢)内等,其关键临床特征之一是过分担心处于上述场所或情境时没有即刻能用的出口或可逃跑方向;③排除其他恐惧障碍,如严重的社交恐惧症患者可能会因害怕被别人审视而回避外出或去公众场所。另外,回避不是妄想或强迫思维的结果。

(2) 社交恐惧症:又称社会焦虑恐惧症,其主要特征是害怕被别人审视或被否定地评价,害怕自己会做一些令自己窘迫的事,或觉得自己有些表现可能会使自己丢脸(包括表现出明显的焦虑症状)。这种恐惧可只限于某些特定场合,也可涉及大部分社交场合(图 2-4-8)。暴露于害怕的情境通常会立即引起患者的焦虑反应,患者还会出现脸红、发抖、恶心和急于去厕所等表现。这些表现使患者更加窘迫。对特定的社交场合害怕常会导致回避,甚至可能会发展为完全与社会隔离。该病男女性发病率无显著差异。社交恐惧症呈慢性波动病程,如果不治疗,会导致明显的社会或职业功能损害。大部分患者经认知行为疗法治疗后预后较好,药物治疗也有帮助。其诊断标准如下:①符合恐惧症的诊断标准;②害怕对象主要为社交场合(如在公共场合进食或说话、聚会、开会,或怕自己做出一些会令自己难堪的行为等)和人际接触(如在公共场合与人接触,怕与他人目光对视,或害怕在与人群相对时被人审视等);③常伴有自我评价和害怕被批评;④排除其他恐惧障碍。

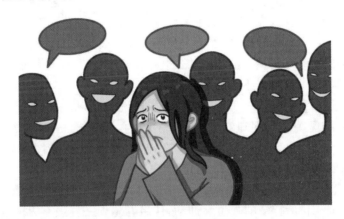

图 2-4-8 社交恐惧症

鉴别诊断:①有"正常"的社交焦虑或回避的经历;②回避型人格障碍;③场所恐惧症可表现为对社交情境的回避,但这种回避常继发于害怕在公共场所出现惊恐发作;④与特定的恐惧症相鉴别,如对特定刺激的恐惧,如昆虫,而不是社交场合;⑤精神分裂症患者可有被他人注意或审视的妄想,但通过仔细询问病史及精神检查可做出正确诊断。

(3) 特定的恐惧症:对某种特定事物(如狗、昆虫等)或某些特殊情景(如飞行、深水等)产生不合逻辑却真实而强烈的恐惧,采用通常的应对方法不起作用,需要避开那些会引发强烈焦虑而导致无法正常生活的事物或处境。虽然患者能意识到这种恐惧毫无理由,但当其暴露在这些事物或处境下时却无能为力,会体验到极度的焦虑和恐惧。女性患病率几乎是男性的 2 倍。起病于幼年的特定的恐惧症一般随着年龄的增长不治疗也会消失,而在未经治疗的情况下,于成年期首次发作的特定的恐惧症很少能自愈,常会发展成慢性的特定的恐惧症。

其诊断标准如下:①符合恐惧症的诊断标准;②害怕的对象是特定的事件或情境,如动物(如昆虫、鼠、蛇等)、高处、黑暗、雷电、鲜血、外伤、打针、手术或尖锐锋利物品等;③排除其他恐惧障碍。

2. 治疗 临床上对于恐惧症的治疗主要采用认知行为疗法,通过改变患者不合理的认知,对患者不合理恐惧行为进行脱敏来缓解患者的症状。具体措施包括:①连续评估病情,如询问患者是否一直回避所害怕的情境,暴露于害怕的情境时,让患者自己评定焦虑程度(焦虑总分为 10 分,0 分表示没有焦虑,10 分表示焦虑最严重);②根据患者需要进行焦虑知识的宣传教育;③提供控制焦虑症状的训练方法,并鼓励患者经常练习缓慢呼吸、进行放松训练;④使患者逐级暴露于害怕的情境;⑤鼓励患者不使用酒精或镇静剂来应对害怕的情境产生的焦虑。

(四)强迫症

强迫症是指一种以强迫症状为主的神经症,其特点是有意识地自我强迫和反强迫并存,两者强烈冲突使患者感到焦虑和痛苦。患者体验到观念或冲动来源于自我,但违反自己的意愿,虽极力抵抗,却无法控制;患者也意识到强迫症状的异常性,但无法摆脱。通常于青壮年期起病,性别分布上无显著差别。

1. 症状 强迫症的症状多种多样,既可为某一症状单独出现,也可为数种症状同时存在。在一段时间内症状可相对固定,随着时间的推移,症状可不断改变。主要症状有强迫观念、强迫行为、强迫意向等。

(1) 强迫观念:强迫观念是强迫症的核心症状,表现为某种联想、观念、回忆或疑虑等反复出现,患者明知没有必要,但难以控制。包括:①强迫联想,即患者出现一个观念或看到一句话,便不由自主地联想到另一个观念或概念;②强迫回忆,即患者对过去的经历等反复回忆,虽知毫无意义,但这些经历总是反复萦绕于脑中,无法摆脱;③强迫怀疑,即患者对自己言行的正确性反复产生怀疑,明知毫无必要,但又不能摆脱,如出门时怀疑煤气没关,需反复检查;④强迫性穷思竭虑,即患者对日常生活中的一些事情或自然现象寻根究底、反复思考,明知缺乏现实意义、没有必要,但又不能自我控制。如对"人为何要有空气才能活?""先有蛋还是先有鸡?"等问题穷思竭虑。也表现为日常生活中遭遇某件事情后,每天睡前必"三省吾身",事无巨细地反复回忆,无法摆脱,十分痛苦。

(2) 强迫行为:强迫行为又称强迫动作,指反复出现的、刻板的行为。它继发于强迫观念或某个欲望,可能是意在消灭灾祸或防患于未然。但这种动作既不与现实联系,又明显是多余的,可患者却非做不可。做后能片刻消灭紧张,但一会儿又感不舒服,非得再做不可(图2-4-9)。包括:①强迫洗涤,反复多次洗手或洗物件,心中总摆脱不了"感到脏"这一想法,明知已洗干净,却不能自已而非洗不可。②强迫检查,通常与强迫怀疑同时出现,患者对明知已做好的事情不放心,反复检查,如反复检查已锁好的门窗,反复核对已写好的账单、信件或文稿。③强迫计数,不可控制地数台阶、电线杆,做一定次数的某个动作,否则感到不安。若漏掉了,则要重新数。④强迫仪式动作,即患者在日常活动之前,先要做一套有一定程序的动作,如睡前要按一定程序脱衣鞋并按固定的规律放置,否则感到不安,要重新穿好衣鞋后再按程序脱下。

(3) 强迫意向:一种尚未付诸行动的强迫性冲动,使患者感到一种强有力的内在驱动力。如患者见到墙壁上的电插座,就产生"触摸"的冲动;站在高楼上,就有"跳下去"的冲动;在公共汽车上接近异性,便有"抚摸拥抱"的冲动。患者意识到这种冲动的不合理,事实上也不曾做出这些行为,但冲动的反复出现使患者焦虑不安、忧心忡忡,害怕自己会控制不住做出相应行为,以致患者回避这些场合,损害自身的社会功能。

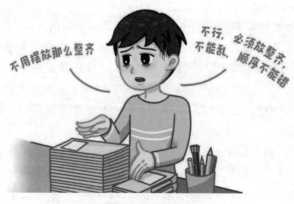

图 2-4-9 强迫症

2. 症状标准

(1) 符合神经症的诊断标准,并以强迫症状为主,至少有下列1项。

①以强迫观念为主,包括强迫联想、回忆、怀疑等。

②以强迫行为为主,包括反复洗涤、核对、检查或询问等。

③上述内容的混合形式。

(2) 患者称强迫症状起源于自己内心,不是被别人或外界强加的。

(3) 强迫症状反复出现,患者认为没有意义,并感到不快,甚至痛苦,因此试图抵抗,但不能奏效。

3. 严重标准 强迫症状导致社会功能受损。

4. 病程标准 符合症状标准至少已3个月。

5. 排除标准 ①排除其他精神障碍的继发性强迫症状,如精神分裂症、抑郁症或恐惧症等。②排除脑器质性疾病特别是基底节病变的继发性强迫症状。

6. 治疗策略 以支持性心理治疗为主,对强迫动作可进行行为治疗,以反应阻抑法的疗效较好。治疗的关键是让患者面对所害怕的事物或情境,激发患者的焦虑或不安,然后让患者忍住不表现出强迫行为。一般应用抗焦虑药可减轻焦虑症状,有助于心理治疗与行为治疗的进行。

知识拓展

(魏吉槐)

技能四 熟悉心境障碍分类与辨别

扫码看PPT 扫码看微课

案例导入

甄某,女,41岁。37岁时生了一个孩子,孩子非常可爱、聪明,她与丈夫十分疼爱这个孩子。但孩子不幸于几个月前死了,丈夫伤心欲绝,甄某虽然也很伤心,但仍劝丈夫节哀,但丈夫反而指责甄某为什么不像他这样难过,夫妻之间的关系因此出现了裂痕。甄某开始终日郁郁寡欢、闷闷不乐,整天无精打采,对什么事情都没兴趣,食欲不振,不易入睡或入睡后早醒,觉得"还不如死了算了"。1个月后甄某性情突然大变,表现为精力旺盛,不知倦意,终日喜气洋洋,好像世界上只有快乐而无悲伤,对周围一切非常满意,十分乐观,具有"感染性",常逗得周围人哄堂大笑,但有时又目空一切,狂妄自大,傲慢无礼,甚至暴跳如雷,怒不可遏,伤人毁物。身边的人都说她最近像变了一个人似的。

请问:甄某的症状可能是哪种疾病的典型临床表现?

一、概述

心境障碍是指以明显而持久的心境高涨或低落为主的一组精神障碍,并有相应的思维和行为改变,可有精神病性症状,如幻觉、妄想,又称情感性精神障碍、躁狂抑郁症。大多数患者有反复发作的倾向,每次发作多可缓解,部分患者可有残留症状或转为慢性。心境障碍分为躁狂发作、抑郁发作和双相障碍。

二、分类

临床上将只有抑郁发作而无躁狂发作,或只有躁狂发作而无抑郁发作的心境障碍称为单相情感性精神障碍。将既有躁狂发作,又有抑郁发作的心境障碍称为双相情感性精神障碍(双相障碍)。单相抑郁发作多见,双相障碍其次,单相躁狂发作少见。

(一) 躁狂发作

躁狂发作以心境高涨为主,与其处境不相称,可以从高兴愉快到欣喜若狂,某些病例仅以易激惹为

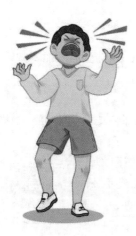

图 2-4-10 躁狂发作

主。病情轻者,社会功能可无损害或仅有轻度损害,严重者可出现幻觉、妄想等精神病性症状(图 2-4-10)。

1. 症状标准 以情绪高涨或易激惹为主,并至少有以下症状中的 3 项(若仅为易激惹,则应至少有以下症状中的 4 项)。

①注意力不集中或随境转移。
②言语增多。
③思维奔逸(语速增快、言语急促等)、联想加快或有意念飘忽的体验。
④自我评价过高或夸大。
⑤精力充沛、不感疲乏、活动增多、难以安静,或不断改变计划和活动。
⑥鲁莽行为(如挥霍、不负责任或不计后果的行为等)增多。
⑦睡眠需要减少。
⑧性欲亢进。

2. 严重标准 社会功能严重受损,或给别人造成危险或不良后果。

3. 病程标准

(1)符合症状标准和严重标准至少 1 周。

(2)可存在某些精神分裂症的症状,但不符合精神分裂症的症状标准。若同时符合精神分裂症的症状标准,在精神分裂症的症状缓解后,满足躁狂发作症状标准至少 1 周,方可诊断为躁狂发作。

4. 排除标准 排除器质性精神障碍或精神活性物质和非成瘾物质所致的躁狂。

需要说明的是,以上躁狂发作的全部标准仅适用于单次躁狂发作的诊断。

(二)抑郁发作

抑郁发作以心境低落为主,与其处境不相称,可以从闷闷不乐到悲痛欲绝,甚至发生木僵,严重者可出现幻觉、妄想等精神病性症状。某些病例的焦虑与运动性激越很显著(图 2-4-11)。

1. 症状标准 以心境低落为主,并至少有下列症状中的 4 项。

①兴趣丧失、无愉快感。
②精力减退或有疲乏感。
③精神运动性迟滞或激越。
④自我评价过低、自责或有内疚感。
⑤联想困难或自觉思考能力下降。
⑥反复出现想死的念头或有自杀、自伤行为。
⑦睡眠障碍,如失眠、早醒或睡眠过多。
⑧食欲降低或体重明显减轻。
⑨性欲减退。

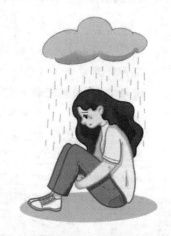

图 2-4-11 抑郁发作

2. 严重标准 社会功能受损,给本人造成痛苦或不良后果。

3. 病程标准

(1)符合症状标准和严重标准至少 2 周。

(2)可存在某些精神分裂症的症状,但不符合精神分裂症的症状标准。若同时符合精神分裂症的症状标准,在精神分裂症的症状缓解后,满足抑郁发作标准至少 2 周,方可诊断为抑郁发作。

4. 排除标准 排除器质性精神障碍或精神活性物质和非成瘾物质所致的抑郁。

需要说明的是,以上抑郁发作的全部标准仅适用于单次抑郁发作的诊断。

(三)双相障碍

双相障碍的临床特点是反复(至少2次)出现心境和活动水平明显紊乱的发作,有时表现为心境高涨、精力充沛和活动增加(躁狂或轻躁狂),有时表现为心境低落、精力减退和活动减少(抑郁)。目前发作符合某一型躁狂发作或抑郁发作的标准,以前有相反的临床表现或混合性发作,如在躁狂发作后又有抑郁发作或混合性发作。发作期间通常以完全缓解为特征。

混合性发作是双相障碍的亚型,指躁狂症状和抑郁症状在一次发作中同时出现,临床上较为少见。通常是在躁狂与抑郁快速转向时发生,例如一位躁狂发作的患者突然转为抑郁,几小时后又再次躁狂发作,使人产生"混合"的印象。或患者既有躁狂,又有抑郁的表现,如活动明显增多、说话滔滔不绝的患者,同时有严重的消极想法,又如有抑郁心境的患者可有言语和动作增多。但这种混合状态一般持续时间较短,多数较快转入躁狂相或抑郁相。混合性发作时躁狂症状和抑郁症状均不典型,易误诊为分裂情感障碍或精神分裂症。快速循环发作是指过去12个月中,至少有4次心境障碍发作,不管发作形式如何,符合轻躁狂或躁狂发作、抑郁发作或混合性发作的标准。

三、治疗

心境障碍的治疗以控制和预防发作为主。躁狂发作的治疗:多数躁狂发作的患者需住院治疗,应用心境稳定剂,如碳酸锂、卡马西平、丙戊酸钠等,结合无抽搐电休克治疗。抑郁发作的治疗:临床上多采用抗抑郁药,如马来酸氟伏沙明、氟西汀、帕罗西汀、文拉法辛等,结合无抽搐电休克治疗、心理治疗(认知行为疗法)。心境障碍易反复发作,症状缓解后需预防复发。一般应遵循以下原则:精神药物维持治疗;定期随访,接受心理治疗;利用家庭和社会支持系统。

知识拓展

(魏吉槐)

技能五 熟悉其他神经症性障碍分类与辨别

扫码看PPT 扫码看微课

案例导入

刘某,男,59岁。刘某在某次外出散步时被一辆摩托车撞倒,当时吓了一跳,但检查并未发现受伤,便自行回家。半个月后刘某常常感觉右侧腰腹部胀痛、麻,怀疑是胆结石之类的问题,做了全身检查后没有发现问题。但疼痛仍时时出现,刘某便开始服用镇痛药,并通过饮酒减轻自己的痛苦。一段时间后刘某的症状更加严重,疼痛蔓延到整个腹部,且皮肤出现灼痛感,疼痛常常持续一整天,严重时面色苍白,汗如雨下,衣服摩擦皮肤时都觉得钻心痛,晚上也完全睡不着,只有在开车和与孙子玩耍时,才会忘记疼痛。刘某反复就医检查,均未找到相关病兆。因为长期失眠,刘某感觉生不如死,变得易怒、抑郁,想用刀割了疼痛部位,甚至产生了轻生的想法。

请问:刘某应该去挂哪个科室?

部分心理障碍患者最初会出现各种躯体不适或突发性的躯体异常,且无明显的心理异常感觉,易被患者及其家属误认为是生理疾病而忽视。本节将对这一类心理障碍进行介绍。

一、躯体形式障碍

躯体形式障碍是一类以持久地担心或相信各种躯体症状为特征的神经症。患者因为这种症状反复就医,但各种医学检查结果均正常,医生也反复地说明解释,但均不能打消其疑虑。虽然患者的症状发生和不愉快的生活事件、艰难处境或心理冲突密切相关,但患者常常否认心理因素的存在。躯体形式障碍男女均可发病,病程多为慢性波动性。躯体形式障碍根据症状表现可分为躯体化障碍、未分化的躯体形式障碍、疑病症、躯体形式的自主神经功能紊乱和持续性躯体形式疼痛障碍等。

1. 症状表现 常以多种多样、经常变化的躯体症状为主诉。可涉及身体的各个系统和器官,最常见的为胃肠道不适(如呃逆、腹痛、泛酸、呕吐、恶心等)、异常的皮肤感觉(如瘙痒、刺痛、麻木感、酸痛等)及性与月经方面的主诉,患者常伴有抑郁和焦虑情绪,且多伴有社会、人际或家庭行为方面的严重障碍。依据症状的不同特点又可分为不同类型。

(1) 躯体化障碍:存在多种多样、不断变化的躯体症状至少 2 年,且无法用躯体疾病解释;否认多名医生关于其症状并非由躯体疾病引起的解释;有一定程度的社会和家庭功能损害。

(2) 未分化的躯体形式障碍:临床表现类似躯体化障碍,但躯体症状的主诉具有多样性、变异性的特点,不存在戏剧性的有力的主诉,主诉的症状相对较少,构成躯体化障碍的典型性不够,基本不伴有社会和家庭功能损害,且病程短于 2 年。

(3) 疑病症:主要表现为持续存在先占观念,认为自己可能患有一种或多种严重的进行性躯体疾病。患者对自身的健康状况或身体的某一部分过分关注,对经常出现的生理现象和异常感觉做出疑病性解释,有牢固的疑病观念,阴性结果和医生的解释均不能打消患者的疑虑,患者的疑虑和担忧缺乏医学根据,但不是妄想。常存在明显的抑郁和焦虑。

(4) 躯体形式的自主神经功能紊乱:特点是以自主神经支配的器官系统(如心血管、胃肠道、呼吸系统)的躯体症状为主。患者在自主神经兴奋症状(如心悸、出汗、脸红、震颤)的基础上,又出现了非特异的,但更具有个性特征和主观性的症状,如部位不定的疼痛、烧灼感、沉重感、紧束感、肿胀感等,并坚持将症状归咎于某一特定的器官或系统。

(5) 持续性躯体形式疼痛障碍:一种不能用生理过程或躯体障碍予以合理解释的持续的、严重的疼痛。情绪冲突或社会心理因素直接导致了疼痛的发生,经过检查未发现相应主诉的躯体病变。患者自诉疼痛剧烈,但可能缺少器质性疼痛伴有的生理反应。患者主诉最多的是头痛、腰背痛及不典型的面部疼痛,疼痛的时间、性质、部位常常变化,使用镇痛剂、镇静剂往往无效,而使用抗抑郁药可能获得意外的疗效。病程迁延,常持续 6 个月以上,并使社会功能受损。诊断时需排除抑郁症或精神分裂症病程中被假定为心因性的疼痛、躯体化障碍,以及检查证实的相关躯体疾病与疼痛。

(6) 其他躯体形式障碍:患者主诉的症状不是通过自主神经系统中介,且局限于身体的特定系统或部位,与躯体化障碍和未分化的躯体形式障碍不同。躯体化障碍和未分化的躯体形式障碍患者关于症状起源和痛苦的主诉多种多样,且经常变化,不存在组织损伤。

2. 诊断标准

(1) 符合神经症的诊断标准。

(2) 以躯体症状为主,至少有下列 1 项。①对躯体症状过分担心(严重性与实际情况明显不相称),但不是妄想;②对身体健康过分关心,如对经常出现的生理现象和异常感觉过分关心,但不是妄想;③反复就医或要求医学检查,但医学检查结果和医生的合理解释均不能打消其疑虑。

3. 严重标准 社会功能受损。

4. 病程标准 符合症状标准至少已 3 个月。

5. 排除标准 排除其他神经症性障碍(如惊恐障碍、强迫症、抑郁症、精神分裂症、偏执性精神病)。

需要注意,躯体形式障碍有时合并存在某种躯体疾病,需进行检查以免漏诊。

二、癔症

癔症又称歇斯底里症,是由明显精神因素、暗示或自我暗示所导致的精神障碍,主要表现为感觉或运动障碍、意识状态改变,是症状无器质性病变基础的一种神经症。癔症多于青壮年期发病,起病突然,可多次发作,多见于女性。癔症的发生与遗传因素、个性特征有关,一般在某种性格基础上因精神受到刺激而发病,亦可在躯体疾病基础上发病。高度情感性、高度暗示性、高度自我显示性、丰富幻想性这四点突出而典型者称癔症性人格。

1. 症状表现 癔症起病较急,临床表现多样化。根据临床表现可将癔症分为两类,以躯体症状为主要临床表现者称转换型癔症,以精神症状为主要表现者称分离型癔症。

(1)躯体症状:又称转换症状,如突然双目失明或弱视,出现视觉障碍;突然失去听力,出现暂时性耳聋;偏侧感觉麻木或过敏,但不符合神经分布区域特点;出现抽搐发作,突然倒地,全身僵直,四肢抖动,呼吸急促,表情痛苦;瘫痪,不能站立或行走;失声或缄默,口吃或声音嘶哑,用手势或书写表达自己的想法。

(2)精神症状:又称分离症状,如情感爆发,突然尽情发泄情绪,大哭大笑,吵闹,扯头,撕衣,撞墙,打滚;出现意识障碍,缓慢晕倒;情感丰富,行为夸张,有表演色彩,有问必答,答案近似正确;遗忘,不能回忆某段经历;神游症、双重人格和附体体验有时也会出现。

2. 症状标准

(1)有心理社会因素作为诱因,并至少有下列1项。①癔症性遗忘;②癔症性漫游;③癔症性多重人格;④癔症性精神病;⑤癔症性运动和感觉障碍;⑥其他癔症形式。

(2)没有可解释上述症状的躯体疾病。

3. 严重标准 社会功能受损。

4. 病程标准 起病与应激事件之间有明确联系,病程多反复迁延。

5. 排除标准 排除器质性精神障碍(如癫痫所致的精神障碍)。

6. 治疗 一般以精神治疗为主,必要时采用药物及其他治疗方法。精神治疗通常以暗示或疏泄治疗为主。当症状缓解后,应及时向患者说明疾病的本质,消除其顾虑,增加其治疗信心,并应指出患者的性格缺陷与发病的关系,帮助患者找到防治的方法等。癔症情感爆发时可一次予以足够剂量的镇静剂;癔症性痉挛发作时常结合言语性暗示,可经静脉注射10%葡萄糖酸钙溶液;精神症状明显时可选用相应的抗精神病药物治疗。针对癔症性瘫痪或感觉障碍等躯体症状,可采用针刺与电刺激治疗。症状缓解后,除给予心理支持治疗外,对残存症状应予以对症处理。

知识拓展

> 技能实训

实训:设计一个面向乡村百姓,以异常心理为主题的知识普及宣传册。

1. 实训目标

(1)熟悉并掌握各种异常心理的症状和诊断标准。

(2)养成心理知识普及意识,培养知识普及能力。

2. 实训要求 可单独完成也可以组队完成一个完整的宣传册,内容经过老师审核后,利用寒暑假时间在家乡进行心理疾病知识普及。

3. 实训思路

(1)查找资料,设计并制作宣传册。

(2)老师对学生制作的宣传册进行审核。

(3)自行组织宣传普及活动,形成实践报告。

(魏吉槐)

> 模块考核

一、单选题

1. 穿横条衣服显胖,墙壁上装镜子使房间变得更大,这属于(　　)。
   A. 错觉　　　　B. 感觉　　　　C. 视差　　　　D. 惯性
2. 小刘在阅读《红楼梦》时,根据文字描述在脑中呈现出林黛玉形象,这属于(　　)。
   A. 创造想象　　B. 再造想象　　C. 无意想象　　D. 幻想
3. 一个人的整体的精神面貌中,比较稳定的具有一定倾向性的各种心理特征的总和,称为(　　)。
   A. 气质　　　　B. 人格　　　　C. 性格　　　　D. 人格心理特征
4. 按弗洛伊德的人格理论,超我遵循的是(　　)。
   A. 快乐原则　　B. 道德原则　　C. 现实原则　　D. 自我满足原则
5. 埃里克森将出生至死亡的整个生命周期的心理社会发育过程分为(　　)。
   A. 5个阶段　　B. 6个阶段　　C. 7个阶段　　D. 8个阶段
6. 埃里克森心理社会发育理论中自我同一性与角色混乱阶段为(　　)。
   A. 学龄期　　　B. 青春期　　　C. 成年早期　　D. 成年中期
7. 以下不是青少年的一般心理特征的是(　　)。
   A. 否定童年　　　　　　　　　B. 勇敢与怯弱
   C. 高傲与自信训练　　　　　　D. 反抗性与依赖性
8. 老年期的划分标准是(　　)。
   A. 60岁以前　　B. 55岁之后　　C. 60岁之后　　D. 65岁以后
9. 跟患者交流时患者出现答非所问的现象,说明患者可能有哪种问题?(　　)
   A. 迟缓　　　　B. 思维中断　　C. 思维破裂　　D. 思维松弛
10. 以下对于幻觉的表述错误的是(　　)。
    A. 出现幻觉说明病情严重　　　B. 命令性幻听不是关系妄想
    C. 正常人也会有幻觉　　　　　D. 自己分得清真假的不是幻觉

二、多选题

1. 心理过程包括(　　)。
   A. 认知过程　　B. 情绪情感过程　　C. 意志过程　　D. 思维过程
2. 根据事物空间、时间和运动的特征,可把知觉区分为(　　)。
   A. 空间知觉　　B. 幻觉　　　　C. 时间知觉　　D. 运动知觉
3. 人格心理特征包括(　　)。
   A. 性格　　　　B. 动机　　　　C. 能力　　　　D. 气质
4. 影响人格形成与发展的因素有(　　)。
   A. 遗传　　　　B. 家庭教养　　C. 自然环境　　D. 社会环境
5. 学龄期儿童心理发育特征包括(　　)。
   A. 独立性与依赖性的矛盾　　　B. 智力发展最快
   C. 高级的社会情感有了较大的发展　　D. 认知过程逐步完善
6. 青少年时期的心理干预方法包括(　　)。
   A. 加强沟通　　B. 心理支持　　C. 系统脱敏　　D. 建立支持网络
7. 关于自知力,以下说法正确的是(　　)。
   A. 自知力是指我们对自己个性、喜好的了解
   B. 精神病性障碍患者一般都有不同程度的自知力缺失

C. 自知力缺失的程度反映了患者精神病性障碍的严重程度
D. 精神病性障碍患者康复后会对自己的精神疾病有自知力
8. 幻觉可分为（　　）。
A. 幻听　　　　B. 幻视　　　　C. 幻嗅　　　　D. 幻味

三、名词解释

1. 人格障碍
2. 思维障碍
3. 精神病性障碍
4. 躯体形式障碍

四、简答题

1. 什么是感觉？感觉在人类生活和工作中有何意义？
2. 马斯洛的需要层次理论把需要分为哪些层次？
3. 个体心理发展有哪些阶段？
4. 试简述异常心理的分类及各类异常心理的表现。

模块三　建立心理康复治疗关系

模块描述

康复心理学的研究对象十分广泛,包括残疾人、老年患者、儿童患者、各种慢性病患者及精神障碍患者。康复对象的复杂性决定了康复治疗工作的艰辛与康复治疗关系的特殊性。因此,康复治疗师必须把握康复治疗关系的影响因素,把握沟通在心理康复治疗中的重要作用,学会与不同患者沟通的技巧。

学习目标

▲ **知识目标**
1. 掌握与特殊年龄段患者有效沟通的技巧。
2. 掌握与特殊患者有效沟通的技巧。
3. 掌握心理康复治疗不同阶段有效沟通的技巧。

▲ **能力目标**
1. 能认识到沟通在心理康复治疗中的作用。
2. 能运用沟通技巧提升心理康复治疗效果。
3. 能按照合适的步骤与患者进行沟通。

▲ **素质目标**
1. 能与患者很好地沟通与协商。
2. 能接纳不同患者的不同情绪和异常行为。
3. 沟通过程中注重基本的伦理道德。

任务一

掌握康复治疗中的沟通技巧

技能一　把握沟通在康复治疗中的重要作用

扫码看 PPT　扫码看微课

案例导入

患者,男,46 岁。肘关节屈曲受限 3 周入院。初步诊断:肱骨外上髁骨折术后,关节功能障碍。入院后予以蜡疗、音频电治疗、超声波理疗,并行关节松动术。康复治疗师甲在为该患者行关节松动术过程中,患者述"治疗力度太小,要求加大治疗力度",甲予以拒绝,但并未解释原因。后患者自行要求康复治疗师乙给予治疗,乙在没有详细掌握患者病情,也没有通知康复治疗师甲及患者的责任医生的情况下,对患者行"较大力度的关节松动术"。治疗时患者感"剧烈疼痛",治疗后肘部疼痛明显,并逐渐出现红肿症状,摄片示"再发骨折"。

请问:在该患者的康复治疗过程中,主要是什么因素导致其再发骨折?

康复人际沟通是康复治疗师在康复治疗过程中与周围人进行信息传递的过程。康复人际沟通从狭义来讲是指康复治疗师与康复对象之间的沟通;从广义来讲是指康复治疗师与患者、患者家属等的沟通,它贯穿于康复治疗工作的每个步骤。现代的"生物-心理-社会"医学模式强调医学服务的目的在于提高人的生活质量而非单纯治疗疾病,这就决定了医学技术必须与人文关怀相结合。一名技术精湛但缺乏沟通技巧的康复治疗师,其康复治疗效果会大打折扣。良好的沟通是康复治疗师与患者之间的润滑剂,有效沟通对提高患者生活质量、增强患者康复治疗依从性、提高康复治疗效果非常重要。

一、沟通的特点

一般认为,沟通具有以下 4 个特点。

(一) 沟通的发生不以人的意志为转移

有人认为,只要我不与别人说话,不将自己的心思告诉别人,那么就没有沟通发生。其实这是错误的观念。在人的感觉能力可及范围内,人与人之间会自然地产生相互作用。无论情愿与否,谁都无法阻止沟通发生,除非让他人感觉不到自身存在。

下面先剖析一个来自临床的真实、典型的医患沟通案例。

案例纪实:某医院康复科病房有两名女患者,其中一名患者常有家属探视,但家属行为较粗俗,如大声说话、抽烟或随地吐痰,康复治疗师虽对之很反感,但并未与家属发生冲突。一段时间后,此患者便常常指责康复治疗师,甚至辱骂康复治疗师,其家属也如此。

案例分析:患者带有明显敌意的行为由不满和愤怒引起。其愤怒可能源于该患者所认为的"康复治疗人员的不公平对待",也可能是因为疾病等的影响而对康复治疗师宣泄情绪。后经医院领导出面调解,该患者反映康复治疗师常对她爱搭不理,给她脸色看,因而使得她恼羞成怒。对患者一视同仁,是医患沟通中应遵循的重要原则,但做到却不容易,尤其当患者的文化素质、生活习惯存在差异时,康复治疗师常不自主地对文化素质较低、生活习惯较差的患者产生反感,一旦反感溢于言表,或居高临下地给患者使脸色,便容易伤害患者自尊,引起医患冲突。

沟通对策:对于患者的不良习惯,康复治疗师应给予积极引导,切不可漠然视之或盛气凌人地指责或教训;而应采取温和的态度,以商量式的口吻与患者沟通,保护患者自尊,避免医患间的矛盾和冲突。

临床工作中,有的康复治疗师为避免与患者冲突,索性不与患者交谈,自以为这样做可避免冲突。但事实上,这一行为举止传递给患者的信息是冷漠或漠不关心,反而易导致患者不满。在互动过程中,尽管康复治疗师与患者间没有语言交流,但存在非语言沟通,康复治疗师的表情、举止等同样在向患者传递着丰富的信息。

(二)沟通信息必须内容与关系相统一

任何一种沟通信息,无论是语言信息或非语言信息,在传递特定内容的同时,还指示沟通者之间的关系。沟通过程中,沟通者必须保持内容与关系的统一,才能实现有效沟通。如按照我国长幼有序的美德,晚辈在与长辈沟通时,应体现对长辈的尊重,忌用"你懂吧?"一类话语,而宜用"我说的您听清楚了吗?"来体现沟通双方的关系。

康复治疗师与患者之间是平等的关系。二者之间的沟通也应体现其平等关系,康复治疗师不宜居高临下,对患者使用"你必须……""你应该听我的!"等命令式语言或态度、眼神等非语言信息。

(三)沟通是循环往复的动态过程

人际沟通以信息发出者发出信息为开始,但并不以信息接收者接收信息为结束,信息接收者通过反馈维持沟通的循环往复。当甲方为信息发出者、乙方为信息接收者时,甲方是主体,乙方是客体;相反,乙方为信息发出者、甲方为信息接收者时,乙方是主体。在一般沟通过程中,这种主客体关系总处在动态变化中,沟通双方都对沟通的有效完成起着重要作用。故康复治疗师在与患者沟通时,应注重调动患者的积极性,以实现有效沟通。

(四)沟通是整体信息的交流

表面上看,沟通只是简单的信息交流,或仅为理解他人的语言或非语言信息。人们说一句话,做一个动作,或者去理解别人的一句话、一个动作,投入的是整个身心,是整个个性的反映。

在与患者沟通过程中,康复治疗师的言谈举止、表情姿势等不仅传递了信息,还展现了康复治疗师对患者的态度、责任心等,是康复治疗师整个精神面貌的反映。

二、康复活动中的康复治疗性沟通的特点

康复治疗性沟通是指在康复治疗过程中医患之间、医护人员之间围绕患者的治疗问题而进行的信息传递和理解。康复治疗性沟通是一般人际沟通在康复治疗实践中的应用,它除了具有一般人际沟通的特征外,还具有其自身的特点。康复治疗性沟通的特点如下。

(1)以患者为中心。在日常生活工作中,沟通双方处于平等的地位,双方能关注对方的动机、情绪,并能做出相应的反应,无主动与被动之分。并且在康复治疗性沟通中,信息传递的焦点是患者,在康复治疗过程中,应以满足患者的需求为主要沟通目的。

(2)康复治疗性沟通有明确的目的性。康复治疗性沟通的目的:建立和维护良好的医患关系,从而有利于康复工作的顺利进行;收集患者的资料,进行健康评定,确定患者的健康问题;针对患者存在的健康问题实施康复活动;了解患者的心理精神状态,对患者实施心理康复,促进患者的心理健康;共同讨论解决患者的康复问题。在康复活动中,所有的沟通内容都是为了解决患者的康复问题,达到促进患者康

复的目的,这是康复治疗性沟通的一个重要特点。

(3) 沟通过程中患者自我暴露的要求。这是与一般人际沟通的重要区别。一般来说,在社交性沟通中,沟通双方都会有一定程度和内容的自我暴露,虽然在暴露的量和程度上不一定对等。而在康复治疗性沟通中,比较注重的是促进患者的自我暴露,以便增加患者对自我问题的洞察力,以及加深康复治疗师对患者实际情况的了解,从而便于评定患者的需求。

三、沟通在医患关系中的重要作用

(1) 医患关系是医学人际关系中最基本、最重要、最核心的关系。由于医患双方对疾病存在认知差异,信息不对称,患者往往不能正确认识疾病,不了解康复治疗,有的患者对康复的期望值过高,错误认为康复治疗能使自己恢复到患病前的状态,这些都需要通过有效沟通来解决。如果双方缺乏交流,极有可能导致患者及其家属对医疗服务不满,对康复治疗师产生误解。

(2) 医护人员沟通意识及技巧的缺乏,是影响医患关系的主要医方因素之一。部分康复治疗师沟通能力和技巧相对欠缺,对疾病康复过程中可能会发生的问题缺乏预见性和处理办法,不仅影响患者的康复进程,还可能导致医疗纠纷。

(3) 转变康复治疗观念,增强沟通意识。随着科技的发展,各种先进的康复医疗器械应用于临床,大大提高了康复效果。但在治疗过程中,康复治疗师过多依赖仪器设备,与患者沟通和交流减少,忽视了患者的心理感受,一旦患者对康复的预期与实际疗效产生差距,患者就会对医院及康复治疗师产生不满,造成医患关系紧张。

四、沟通在康复中的作用

随着社会的进步,人们对康复的需求越来越高,在实际康复医疗服务中,需求与满足需求之间存在着矛盾,如果处理不好,轻者将影响医患关系,重者可能导致医疗纠纷。古希腊著名医生希波克拉底曾经说过:"医生有两种东西能治病,一种是药物,另一种是语言。"可见沟通在治疗中的重要性。康复治疗师与患者及其家属之间的沟通、理解和信任是有效建立和维持康复治疗师与患者及其家属之间良好人际关系的关键。

(1) 沟通有利于建立帮助性人际关系。医患关系是一种帮助性人际关系,表现在患者寻求康复帮助以获得理想的健康状态。康复治疗师的中心工作就是最大限度地帮助获得健康。康复治疗师的许多帮助性照顾就是通过与患者的沟通来完成和实现的。

(2) 沟通有利于提高康复治疗质量。良好的医患沟通是做好一切康复治疗工作的基础。由于康复治疗的特殊性,很多时候需要患者的密切配合,充分发挥患者的主观能动性,才能使康复活动顺利进行。医患之间良好配合能增强康复效果,促使患者早日康复,从而提高患者对康复治疗工作的满意度。

(3) 沟通有利于营造良好的康复服务氛围。人与人之间良好的沟通会形成良好的社会心理氛围,使医患双方心情愉悦,在这种环境氛围下,双方能够相互理解、相互信任。若患者和康复治疗师的心理需求都得到满足,医患双方就会以更高的热情投入康复治疗工作中,患者会更主动地配合康复治疗,实现早日康复。

(4) 沟通有利于健康教育。健康教育是康复治疗过程中一个重要的方面,通过与患者进行沟通,了解患者的健康知识需求,康复治疗师可有针对性地向患者传递有关的康复知识和技能,提高患者及其家属自我康复保健的能力。

> 技能实训

实训一:康复活动中的康复治疗性沟通强调"以患者为中心",请针对康复治疗师与患者常见的沟通情景进行现场模拟。

1. 实训目标

(1) 掌握康复治疗性沟通的基本原则(包括尊重、同理心、倾听、清晰表达等)。

(2) 学会运用"以患者为中心"的沟通技巧,与患者建立良好的医患关系。
(3) 提高与患者进行有效沟通的能力。
2. 实训要求
(1) 准备常见的康复治疗沟通情景,如患者初次就诊、治疗过程中、治疗结束等。
(2) 学生扮演康复治疗师,教师或助教扮演患者。
(3) 学生需运用所学沟通技巧,与患者进行有效沟通。
(4) 实训过程中,教师应观察学生的沟通表现,并在结束后给予反馈。
3. 实训思路
(1) 引导学生回顾康复治疗性沟通的基本原则,强调"以患者为中心"的沟通方式。
(2) 介绍实训场景和角色分配,确保学生了解各自的角色和任务。
(3) 学生根据场景进行沟通,注意运用所学沟通技巧,如尊重患者、倾听患者需求等,表达应清晰。
(4) 实训过程中,教师应观察学生的沟通表现,并在必要时给予提示或引导。
(5) 每个场景结束后,教师组织学生进行讨论,分享沟通过程中的心得体会,总结经验教训。
(6) 教师对学生的沟通表现进行总结评价,并提出改进建议。
4. 注意事项
(1) 在实训过程中,教师要关注学生的沟通态度和技巧,确保实训的有效性。
(2) 鼓励学生积极参与,充分运用所学知识,提高沟通能力。
(3) 实训结束后,教师要对学生进行反馈,指导学生改进沟通技巧,提高康复治疗实践中的沟通能力。

实训二:康复活动中的康复治疗性沟通强调"适当自我暴露",请针对康复治疗师与患者常见的沟通情景进行现场模拟。
1. 实训目标
(1) 掌握适当自我暴露的沟通技巧,学会在沟通中适度分享自己的相关经历和感受,增进与患者的信任关系。
(2) 增强患者信任感和依赖感:进行适当自我暴露,使患者感受到康复治疗师的理解和支持,增强其治疗信心。
(3) 提升沟通灵活性和适应性:能够根据不同情景和患者需求,灵活运用自我暴露技巧,促进有效沟通。
2. 实训要求
(1) 角色扮演:每位学生分别扮演康复治疗师和患者角色,体验适当自我暴露在沟通中的应用。
(2) 情景模拟:设计多种常见的康复治疗沟通情景,包括初次就诊、康复计划制订、情绪支持及康复进展反馈等。
(3) 反馈与改进:每次模拟结束后进行集体讨论和反馈,指出沟通中的优点和不足,并提出改进建议。
(4) 理论结合实践:在实训中应用所学的适当自我暴露知识,确保理论知识与实际操作相结合。
(5) 记录与反思:要求学生记录每次模拟中的关键对话和感受,并进行反思总结,以促进持续改进。
3. 实训思路
(1) 引导讲解阶段:开始时,讲解适当自我暴露的知识和技巧,包括适当自我暴露的定义、重要性和应用方法。通过案例分析和视频示范,帮助学生理解理论知识。
(2) 分组角色扮演阶段:将学生分组,每组轮流扮演康复治疗师和患者角色。设计多种沟通情景,例如:
①初次就诊:康复治疗师适当分享自己的健康经历或其他患者的成功案例,缓解患者紧张情绪。
②康复计划制订:康复治疗师在制订康复计划时,分享自己的专业经验和曾经遇到的类似病例,以增强患者的信心。

③情绪支持:在治疗过程中,面对情绪低落的患者,康复治疗师应适度分享自己的情绪管理方法或类似的感受,提供情感支持。

④康复进展反馈:康复治疗师在反馈患者康复进展时,结合自身的经验,鼓励患者保持积极态度和信心。

(3)模拟实践阶段:在每个情景模拟中,学生需应用所学的适当自我暴露技巧,进行实际操作。其他学生和指导教师观察并记录沟通中的亮点和改进点。

(4)集体讨论与反馈:每次模拟结束后,进行集体讨论和反馈。由教师和学生共同评估沟通效果,分享心得体会。针对发现的问题,提出具体的改进建议。

(5)反思总结阶段:学生根据模拟和讨论的内容,撰写反思报告,总结自身在适当自我暴露沟通技巧上的提升和不足,制订进一步学习和改进的计划。

(曾树群)

技能二　会使用常见的沟通策略

扫码看PPT　扫码看微课

案例导入

一位叫艾玛的康复治疗师在"准确捕捉信息,让患者敞开心扉"的心得中写道:"珍妮是急诊科转来的一位患者,见到她那天我正上12小时的夜班,当时她已经在病房里待了好几小时了……珍妮今年31岁,因自发性气胸行胸腔插管并因此住过好几次医院。"

"我每次与患者第一次见面,都会讲些笑话调节气氛,让患者感觉轻松一点。我介绍自己时说:'我是你的康复治疗师,恐怕接下来好长一段时间你都要和我黏在一起喽!'患者听我这么说往往会露出笑容,甚至还会笑出声,这是一种建立友善关系的简单有效途径,由此可发展彼此的信任。但这次与以往不同,珍妮对我的幽默无动于衷。遇到此类沉默寡言的患者,我会在做康复评估时进一步探究原因,我问她感觉如何,是否舒适,边询问、边测量其生命体征。有的患者十分内向,因而我总是竭力营造一个适合患者的温馨情感空间。"

"我扶珍妮坐起来时,惊讶地发现她的背部有一条凸起的青肿伤痕,从她左肩胛上部一直延伸到腋下,恰好在胸导管插入点的上部。我追问珍妮是怎么回事,她说那条伤痕是家人帮她处理胸导管时不小心造成的。"

"她那条伤痕让我困惑不已,我将这一发现与同事一起讨论,并揣摩着这伤痕究竟是由于珍妮的家庭物理治疗不当,还是家庭暴力事件。珍妮曾有严重酗酒史(而且在这一点上她从不听劝告)。考虑到珍妮家中还有子女及其他亲属,大家一致认为请社会机构援助为妥。但珍妮拒绝社会机构的介入,且不止一次地拒绝面谈,她的这种敏感很容易理解,因为社会机构的介入,势必会引起社会保险部门的注意。"

"珍妮的治疗效果也不甚满意,治疗气胸的插管拔除后,又因病情加重不得已重插。珍妮变得易怒、激动不安,她不仅挑剔治疗措施,还总是威胁要离开医院,让人无法接近、安慰她。尽管珍妮因焦虑而脾气时好时坏,但她还能按疾病诊治需要做X线检查和配合其他治疗项目计划。随后她表现出明显的抑郁症状,我们不得不请精神科医生会诊。此时,她已在医院里住了几周,随着住院时间延长,我察觉到珍妮对我逐渐亲热起来,尤其是当她大声抱怨'它们'能否治好她的病时。我总是给她解释每项治疗及其原因,还努力引导她说出内心的焦虑;我尽力在情感上

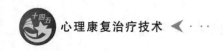

支持、帮助、劝慰她,直到她出院回家。"

"珍妮与我们相处了一个多月,出院前她终于接受了寻求社会机构帮助、解决酗酒问题的建议。"

请问:作为康复治疗师,你认为珍妮最后做出决定得益于哪些因素?

现今社会,我国医疗事业飞速发展,医疗水平不断提高,医院的整体服务质量较以往有了较大提高;随着人民物质生活水平的提升,人们的法律意识和健康意识增强,对精神层面的需求较为明显,患者在医院接受治疗期间,对医院的环境、服务和自身权利的重视程度越来越高,这就对医院的服务质量提出了更高的要求。

作为康复治疗师,需熟练掌握沟通技巧。康复治疗师与患者之间的沟通是双向的,既需要接收信息,又需要发送信息,才会有沟通效果,这就对康复治疗师的沟通技巧提出了要求。同时,沟通双方由于年龄、性别、受教育程度、生活环境等存在差异,价值观念和生活方式也会存在差异,这些将直接影响医患之间的沟通效果。认识这些因素,有助于沟通的成功。

一、沟通的方式

(一) 语言沟通

语言是康复治疗师与患者之间进行感情交流的"桥梁"。语言沟通是借助于语言符号实现的。在人类的社会交往中,语言沟通是人们使用最广泛的沟通方式,它使人们的沟通不受时间和空间的限制,是其他任何沟通方式都不可替代的。临床上收集患者健康资料、了解患者需要、实施护理计划,都离不开语言沟通。

语言沟通分为口头沟通和书面沟通。日常生活中,口头沟通是最常见的沟通形式,交谈、讨论、开会、讲课等都属于口头沟通。口头沟通可直接、迅速地交流完整的信息,并可及时获得对方的反馈并据此调整沟通过程。口头沟通大多数情况下是面对面的,此时除语言信息的传递外,其他非语言信息(表情、姿势等)也有助于人们理解沟通的内容。在所有沟通形式中,口头沟通是最有效、最富影响力的沟通形式。书面沟通是借助书面文字材料实现沟通的方式,如通知、广告、文件、书籍、杂志等,都属于书面沟通形式。书面沟通可传递复杂完整的信息,不受时间、空间的限制。临床上一些患者因疾病或诊疗的原因不能说话时,书面沟通是非常有效的方式。例如,对于听障人士,康复治疗师可采用书面沟通并借助手势等,了解其状况和需要。

康复治疗师应满腔热忱地面对患者,并将自己对他人的爱心、同情心、真诚相助的情感融入语言中,沟通时需要注意如下事项。

(1) 谈吐文明,自觉地使用文明用语,多讲普通话。例如,"请""再见""谢谢您的协助"等。对患者的称谓可以选择"先生""女士"等,不可用床号称呼。

(2) 言语要清晰温和,措辞要准确达意,语调要适中,交代操作意图要简洁、通俗、易懂。合适的语言能给患者带来精神上的安慰。例如,康复治疗师带着微笑向患者说声"早上好!""今天天气真好! 您看要不要打开窗户,通通风?"或者"您晚上睡得好吗?""您伤口痛吗?"等。这些并不是简单寒暄,这是增进康复治疗师与患者之间情感的一种交流。

(3) 热情耐心解答询问,接受患者询问,虚心诚恳,致谢改进。尊重患者的隐私权,对患者的隐私(如生理缺陷、精神病、性病等)要保密,不要追问患者不愿意陈述的内容。禁忌使用质问式语言、命令式语言与患者交流,如"你行不行""你必须怎么样"等。

生活中,我们常常会遇到一些恼人的说话方式,有些说话习惯能诱发他人不愉快的感受,影响沟通。举例如下。

(1) 语速不当:语速太快或太慢都会影响沟通的效率。有的人说话时语速太快,句与句之间很少停顿,听者经常会觉得不知所云,也就不知道如何沟通了。有些人讲话语速太慢,听众容易走神,也妨碍沟通。

(2) 口气浮夸:当别人请求自己办事时,明知有难度,但唯恐对方怀疑自己的能力;或者实在不好意思当面拒绝,不愿或不敢讲出顾虑和困难,而以"没有问题""应该可以"等近似肯定的回答来回应。此时,我们可以用委婉的方式表达自己的疑虑,避免直接冲突。例如,可以说:"听起来很厉害,不过我有点好奇,你是怎么想到这个方案的呢?"或者"这个目标确实很宏大,你有没有考虑过可能会遇到的困难呢?"这样既可以表达我们的疑虑,又不会让对方感到被冒犯。

(3) 鲁莽插话:鲁莽地插话,往往会打断或破坏讲话者的表达。例如,当讲话者在一个话题上侃侃而谈时,有的人却中途打断话题,自己滔滔不绝,想到什么说什么,甚至以全新内容代替原话题,丝毫不考虑讲话者和其他听众。合适的插话,应该选择在讲话者信息已清楚表达、听众的兴趣和专注程度已经下降的时候。

(4) 语气词频繁:说话时夹杂大量的"说实话""嗯""啊""还有呢""然后"等无意义而且乏味的口头禅或语气词。这些语气词虽然给自己留下了思考的空间,但是不宜频繁出现,否则容易让人感觉厌烦甚至分心。有的人讲话内容已表达清楚,但仍然反复说明,会让人觉得啰嗦。

有以上几种说话习惯的人须多加注意,以免对自己或他人产生负面影响,对于已经产生的不良后果,应该设法补救。

(二) 非语言沟通

非语言沟通借助于非语言符号,如姿势、表情、动作、空间距离等实现。尽管语言是人类最重要、最便捷的沟通工具,但语言并非唯一的沟通方式。非语言沟通在人际沟通中同样具有非常重要的意义。一位专门研究非语言沟通的学者曾提出以下公式:

$$相互理解 = 表情(55\%) + 语调(38\%) + 语言(7\%)$$

上述公式提示,非语言沟通在人与人之间情感、态度的传递过程中扮演着重要角色。康复治疗师与患者沟通过程中,患者的非语言符号包含了丰富信息,它有助于康复治疗师了解患者真实的感觉和需要。同样,康复治疗师在此过程中所展示的非语言符号也可为患者提供丰富信息,如康复治疗师对患者是否尊重、理解、体贴和友好等,这对建立良好的医患关系起着极其重要的作用。

目前,大多数学者所接受的非语言符号分类法是将非语言符号分为无声的动姿、无声的静姿以及辅助语言和类语言 3 类。

1. 无声的动姿 主要包括面部表情、点头、转换姿势、做手势以及拍打、拥抱等身体接触方式,眼神的转变也属于无声的动姿。

人类的面部表情十分丰富,可准确地传递成千上万种情绪状态。人际沟通中,面部表情所传达的信息更容易被他人觉察和理解,它是理解对方情绪状态的一个有效途径。但是,面部表情可以随意被人们所控制。

与面部表情相比,眼神的转变更具真实性。如人们可做出与内心状态不一致的面部表情,但无法随意控制自己的眼神。眼神是最能反映一个人内心真实体验的非语言符号。

触摸是人际沟通中表现情感的重要方式。康复治疗师在适当的时机或范围内对患者的触摸行为,如拍拍肩等,能使患者感受到支持、鼓励和关注。

2. 无声的静姿 无声的静姿主要指人们坐立时的姿势和彼此的空间距离。人际沟通中,沟通双方的站姿、坐姿常能体现双方的关系,也可展示个人的情绪状态。例如,与上级谈话时,下级的坐姿显得拘谨,腰板挺直,身体稍稍前倾。一位美国社会心理学家曾观察不同职业人员在会议上的姿态,发现职业地位较高者多采取舒适而随意的坐姿,而职业地位较低者的坐姿却谦谨得多,该差别反映了职业地位高者流露出的优越感。

人际交往中,双方的空间距离往往反映彼此的亲密程度。美国人类学家爱德华·霍尔将日常生活中人与人之间的空间距离分为下列4类。①亲密距离：7.62～30.48厘米，通常情况下，人们只允许情侣、家人进入这个范围。②个人距离：30.48～91.44厘米，此距离是朋友间进行沟通的适当距离。③社交距离：121.92～243.84厘米，通常的正式社交活动、外交会议中人们都保持这种距离。④公共距离：243.84厘米以上，即公共场所人与人之间的距离。在临床上，康复治疗师应选择适当距离，避免不恰当的空间距离给患者造成心理压力。

3. 辅助语言和类语言 辅助语言包括声音的音调、音量、节奏、停顿、沉默等，而类语言则指有声而无固定意义的声音，如呻吟、叹息、叫喊等。

沟通过程中，辅助语言和类语言的作用十分重要。说话者的音调不同，同一句话的语义就可能迥然不同。因此在人际沟通中，"对方怎么说"事实上比"对方说什么"更重要。康复治疗师说话的语调、语气常是患者借以判断康复治疗师态度的重要线索。因此，康复治疗师以柔声细语与患者交谈，有助于康复治疗师与患者间的良好沟通。

正确使用肢体语言可以帮助人们轻松地表达信息、传递感情。但是很多人在使用肢体语言时存在一些误区，使得肢体语言不仅背离了表达初衷，更收到了适得其反的效果。具体来说，有以下9种误区（图3-1-1）。

(1) 侵犯空间。每个人都有心理舒适距离，过近的距离可能会引起对方的负面情绪，从而影响沟通的效果。

(2) 居高临下。居高临下的肢体动作会带给对方傲慢自大的感觉，使对方产生厌烦之感。

(3) 懒散体态。不具有积极正面力量的肢体动作会减弱对方的沟通热情。

(4) 交叉双臂。这是一种典型的自卫动作，会带给对方距离感。

(5) 没有手势。只有单调的语言表达可能会导致沟通双方的疏离感，也容易让对方失去兴趣。

(6) 表情严厉。严厉的表情没有亲近感，这样不易使对方敞开心扉进行交流。

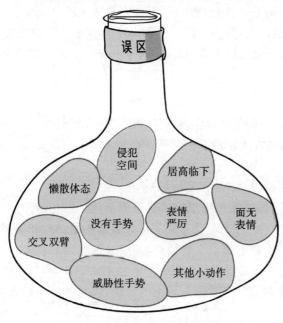

图 3-1-1 肢体语言的9种误区

(7) 面无表情。面无表情的沟通方式难以让对方确定自己接收到的信息是否正确，也容易破坏沟通氛围。

(8) 威胁性手势。这会带给对方挑衅的感觉，容易引起沟通冲突。

(9) 其他小动作。沟通中小动作过多会给人轻浮、不稳重之感，这可能会让对方心生疑虑，从而影响表达效果。

那么如何才能避免上述9种肢体语言使用的误区呢？可以尝试从体态、面部表情和手势三个方面入手（图3-1-2）。

二、有效的沟通技巧

康复治疗师掌握有效的沟通技巧，有助于展示其良好的个性品质，同时弥补其个性的不足。

不同的沟通目的需要康复治疗师使用不同的沟通技巧。若要使沟通达到治疗目的，则要求康复治疗师系统掌握医患沟通技巧。以下所介绍的沟通技巧，将有助于康复治疗师提高沟通能力。但康复治疗师若想要娴熟地掌握沟通技巧，还需要在大量实践中积累。

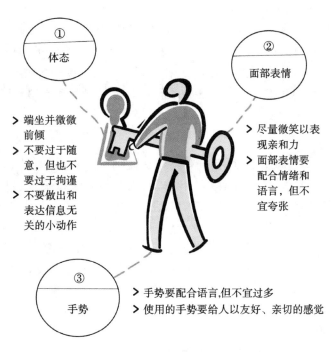

图 3-1-2 避免肢体语言的误区的技巧

(一) 首次沟通时以诚相待

检查和治疗前的沟通对患者康复具有重要意义,康复治疗师与患者的沟通内容包括检查目的、检查方法、检查中的注意事项、患者的病情、病理特点等,这样有助于患者充分地了解自己的病情。因此首次沟通要以诚相待,耐心倾听,为患者着想,尽量减少患者隐私部位暴露在外的时间,使患者感受到康复治疗师的关怀,发自内心地配合康复治疗师完成治疗工作。康复治疗师还要处处体现出对患者的共情,要让患者感受到自己是在尽力帮助他们,切不可表现出与自己无关的冷漠态度,更不可批评患者及其家属缺乏康复意识,延误治疗时机等。沟通的意义在于理解,要想达到预期效果,首先要学会倾听。要鼓励患者说出他们的想法和顾虑,真正了解他们的需要,才能有针对性地为患者提供适宜的治疗。

良好的开场有利于康复治疗师建立良好的第一印象,一般有以下开场技巧。

(1) 问候式:"您今天感觉怎么样?""昨晚睡得好吗?""您觉得饭菜可口吗?"

(2) 关心式:"这两天天气冷,要多加点衣服,别着凉了。""您这样坐着,感觉舒服吗?""您想起床活动吗?等会儿我来扶您走走。"

(3) 夸赞式:"您今天的气色真不错。""您看上去比前两天好多了。""您真不简单,看过这么多书。"

(4) 言他式:"您的化验结果要明天才能出来。""您在看什么书呢?"

(二) 通俗易懂

康复治疗的对象文化层次不同,沟通时切忌使用晦涩的专业术语和生僻字词。康复治疗师对患者进行常规治疗前,要为患者做相关介绍,尽量使用简洁、易懂的语言讲解治疗目的和注意事项,这样能消除患者的疑虑,使患者积极配合,从而提高治疗效率。

(三) 在沟通中共情

共情即同理心,简单地说是指站在对方角度思考和处理问题。同理心的概念最早由美国人本主义学者卡尔·罗杰斯提出,主要通过设身处地为患者着想、换位思考等不同形式在医患沟通中发挥作用。共情能使患者感受到自己被接纳、被理解和被尊重,促进患者更多地与康复治疗师交流,反馈疗效;共情也可以使康复治疗师更准确地察觉患者的心理变化,及时发现康复治疗中存在的问题。

共情有助于提高康复治疗师的医患沟通能力。患者生病后一般会经历反应休克期、否认期、愤怒期、悲观期、承认期5个心理过程,如果不积极干预,患者将存在不同程度的焦虑和(或)抑郁,严重影响患者对康复治疗的依从性。共情会让康复治疗师更加尊重患者,耐心地给患者解释疑问,及时给予患者帮助,从而提高患者对康复治疗的满意度。

(四)巧用非语言沟通

非语言沟通是除语言沟通以外人类用于沟通和交流的另一种有效方式。运用好非语言沟通技巧,同样能达到关怀、理解、安慰、鼓励等效果。比如,面对患者点头微笑或轻拍患者以示鼓励等,这些非语言沟通都传递着康复治疗师的关爱和理解,对促进医患和谐、增强患者康复信心起到事半功倍的效果。

1. 面部表情 面部表情是沟通双方判断对方态度、情绪的主要线索。康复治疗师在与患者沟通过程中,合理地控制其面部表情,可有效增进医患关系。如微笑虽是康复治疗师角色的基本功,能给患者带来很大抚慰;但若患者正在伤心且潸然泪下时,康复治疗师仍面带微笑则会令患者反感。因此,康复治疗师应学会在各种场合恰当地运用面部表情。若康复治疗师表情与患者情绪体验趋于一致,患者就会因康复治疗师的理解而感到欣慰。

2. 目光接触 康复治疗师与患者的目光接触,可产生许多积极的效应。如康复治疗师的镇定目光,可给恐慌的患者带去安全感;康复治疗师的热情目光,可使孤独的患者得到温暖;康复治疗师的鼓励目光,可让沮丧的患者重建自信;康复治疗师的注视目光,可给自卑的患者带去尊重等。

3. 身体姿势 康复治疗师的身体姿势(包括手势、静止体态和运动体态等),应能给人以饱满热情、充满活力的印象,如步态轻盈、身手敏捷等。运用手势时尤其要注重对方的习惯风俗,避免失礼。

4. 沟通距离 康复治疗师与患者沟通的距离,应根据患者的性别、年龄等进行选择。如对老年患者或患儿的沟通距离可近些,以示尊重或亲密;年轻康复治疗师与同龄异性患者的沟通距离则不宜太近,以免造成误解。

5. 触摸 必要、适宜的触摸行为,也是积极有效的医患沟通方式。触摸能满足某些患者的特殊需要,使患者感受到情感支持与关注。如常抚摸婴幼患儿,可消除其"皮肤饥饿",使之产生安全感并获得良好的身心发展。又如,定期给长年卧床不起的患者按摩,会使其感到愉快、舒适,体会到人间真情,因而更加珍惜生命。

(五)善于交谈

交谈是临床康复治疗师收集资料、建立关系、解决问题的最主要方式,其中同样蕴含着各种技巧,具体如下。

1. 充分准备 交谈不同于聊天,交谈是有目的、有主题的谈话;聊天则是随便的、无目的的闲谈。康复治疗师与患者沟通时应尽量避免聊天。交谈前,康复治疗师应明确交谈目的,确定初步的问题,选择适当的交谈地点,同时了解患者的基本背景资料。交谈前的充分准备有助于康复治疗师控制交谈过程,避免随便的闲谈。

2. 提问方式 提问有下列两种方式。①开放式提问:常运用"什么""怎么""为什么"等方式发问,可让患者答问时能充分地发挥,使康复治疗师获得详细资料。②封闭式提问:用"是""不是"等肯定或否定的词语给予回答的提问方式。交谈过程中,何时运用开放式提问,何时运用封闭式提问,应具体情况具体分析。一般欲了解患者的情况时,应使用开放式提问;欲核实或澄清患者的情况时,应使用封闭式提问。

此外,提出的问题宜简明、通俗、易懂,不宜一次提问多个问题或使用患者不懂的专业术语。

3. 认真倾听 康复治疗师在与患者交谈过程中应认真倾听,以示对患者的尊重,使其得到鼓励。倾听是一个对各种听觉和视觉刺激的接收、筛选和解读的过程(图3-1-3)。

倾听是沟通的开始,只有在认真倾听的过程中捕捉到关键信息、了解对方的兴趣和特点等,才能更有针对性地表达自己的看法或主张。

倾听有5个层次,不同层次的倾听所达到的效果也不尽相同(图3-1-4)。

倾听具有非常丰富的内涵,不仅需要人们用耳朵倾听对方的语言,还需调动全身上下各种器官配合耳朵捕捉和读取对方传达的信息。这些通过眼神、表情、动作、空间距离、姿势、服饰等解读信息的行为便是非语言倾听。

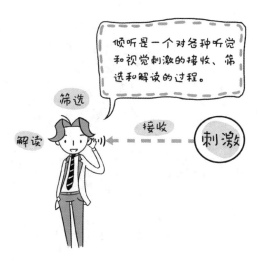

图3-1-3 认真倾听

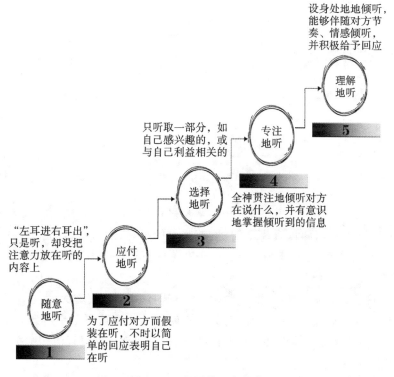

图3-1-4 倾听的5个层次

非语言倾听的分类如图3-1-5所示。

倾听有助于获得完善的诊疗信息,建立良好的医患关系,更好地实施心理护理。掌握倾听技巧是康复治疗师与患者进行良好沟通的必要前提(图3-1-6)。常用倾听技巧如下。

(1) 不要随意打断对方的谈话或插话,以示尊重。
(2) 向对方表明倾听意图,保持眼神的交流和适当的动作。
(3) 保持耐心,全神贯注地听对方倾诉。
(4) 控制自己的情绪,主要是面部表情,保持自然而面带笑容。
(5) 对对方的话做出反应,灵活运用手势来维持交谈。
(6) 有不同意见时要语气委婉,多用商量的口吻,忌用质问式语言。

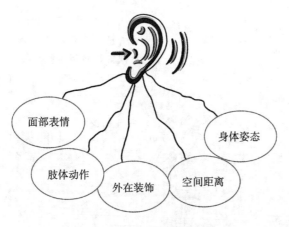

图 3-1-5 非语言倾听的 5 大类别

4. 恰当反应 交谈过程中,康复治疗师的反应非常重要,它是使沟通达到目的的关键因素。恰当反应的常见技巧如下。

(1) 复述:即重复患者所说的部分或全部内容。复述可让患者知晓康复治疗师已听到他所说的内容,可起到鼓励和引导患者进一步阐明本意的作用,可协助患者表达他的想法和感受。例:

患者:"一看到丈夫疲惫的样子,我就觉得内疚。"

康复治疗师:"你觉得对不起你的丈夫,是吗?"

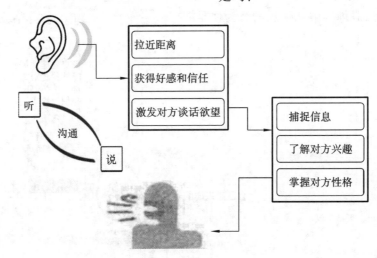

图 3-1-6 掌握倾听技巧

(2) 澄清:指弄清患者模棱两可、含糊不清、不够完整的陈述,同时也试图得到更多信息。澄清的常用语句为:"我不完全明白你所说的,能否告诉我……""你的意思是……"等。例:

患者:"我觉得很累。"

康复治疗师:"你说很累是指身体很累,全身无力,还是心里很累,压力大?"

(3) 沉默:即以沉默给患者思考和体会的时间。有时沉默比交谈更令患者感到舒适与温暖,尤其在勾起患者伤心事时,康复治疗师若能保持一段时间的沉默,患者会感到康复治疗师很能体会其心情,真诚听取其想法,尊重其感受。

(4) 共情:也作"移情""同感""同理心",指能深入对方的精神世界,能从对方角度出发去体验对方的感受和体验,并能准确地向对方表达你对他的理解。共情是一种技术水平较高的沟通技巧,较难操作。为了理解患者的内心,提高治疗效果,康复治疗师有必要学习、掌握共情技术。例:

患者:"真没有想到自己会患上绝症。"

康复治疗师表达理解与共情:"……这确实太突然了,谁也没想到会发生这样的事情。这种打击真的让人难以承受,我能感受到你的震惊和难过。"

给予支持和鼓励:"虽然这是个很艰难的情况,但你不是一个人在面对。我们会一起想办法,很多绝症患者经过积极治疗和康复都有很好的效果,你也一定可以的。"

提供希望和积极视角:"绝症虽然可怕,但现在的医疗技术越来越先进了。我们可以积极配合医生的治疗方案,一步一步来,说不定会有惊喜呢?"

（5）善用非语言行为：具体见前文所述。

5. 小结 指交谈结束前，康复治疗师把患者所说的主要内容复述一遍，以核实其理解是否准确，并可为下一次交谈做好准备。

6. 记录 每次交谈后做好记录非常必要，但最好不在交谈中记录，以免影响倾听和理解，或给患者造成压力，阻碍沟通的进行。

（六）把握关键环节

康复治疗师与患者的关系是一种短暂的人际关系，尤其是随着医疗技术迅速发展，医院病房床位周转速度加快，康复治疗师与患者交往的时间更为短暂。在短暂时间里建立良好的医患关系，需要把握好4个环节。

1. 注重"第一印象" 良好的第一印象对康复治疗师与患者关系的顺利建立具有事半功倍的效用，因此在初次与患者沟通时，康复治疗师可从以下4个方面在患者心目中建立良好的第一印象。

（1）自我介绍。主动向患者介绍自己的姓名、职务或身份。

（2）记住患者的姓名，选择恰当的称呼。临床工作中，常有康复治疗师用床号称呼患者，这易引起患者的反感。康复治疗师宜根据患者的个人背景选择恰当称呼，如师傅、同志、先生、女士等，原则是称呼与患者的身份接近。一般情况下，不宜称呼患者的职位，如"某局长"，因为称呼职位，不利于患者的角色转变，还可能给康复治疗师带来心理压力。

（3）介绍治疗内容。介绍科室的环境结构、病房设备的使用、饮食安排、探视陪护制度等，可消除患者对环境的陌生感，缓解患者由陌生环境所致的焦虑、恐惧，使患者感受到康复治疗师的关怀和周到。

（4）注意外在形象。仪表、举止等外在形象对良好第一印象的形成至关重要，康复治疗师应仪表端正、举止大方、服饰整洁、微笑、语调轻柔。

2. 注重"最后印象" 商业经营中有句秘诀：让顾客"乘兴而来，满意而归"，此即心理学中近因效应的具体体现。在康复治疗师与患者关系的发展过程中，良好的最后印象同样重要，它可为康复治疗师与患者之间的关系画上一个圆满句号。康复治疗师赢得完满的最后印象需做到以下几点。

（1）小结与嘱咐。通知患者出院时，康复治疗师应与患者共同回顾其康复进程，让患者清楚其病情，必要时从患者角度解释其出院的理由，同时向患者及其家属详细地嘱咐出院后的各项注意事项，有条件的医院科室可留下咨询电话，实施延伸服务。

（2）收集反馈意见。主动征询患者及其家属对医疗、服务质量的反馈意见，这既是更好增进医院服务质量的手段，也体现了对患者的尊重。

（3）致谢与祝愿。按照现代理念，患者如期康复取决于医患的共同努力与合作，康复治疗师以真诚态度向患者致谢并予以真诚祝愿，可让患者及其家属切身体验到医护人员的人文关怀。

（4）容留与相送。许多患者一旦接受出院安排后便显得局促不安，特别是在等待家属接的时段里有些无所适从，担心因自己滞留而影响医院处置病床等。此时康复治疗师若以包容姿态安抚患者的情绪，不急于处置病床等，直至把患者送到病室门口，这一系列行为所体现的"以患者为中心"之言行，留给患者及其家属的必定是完满的最后印象。

3. 常规康复中融入"心理关怀" 案例：某医院康复科有两名康复治疗师轮班，他们除负责患者的常规康复治疗外，还要兼顾学生带教工作，任务非常繁重。康复治疗师小李总是面带微笑，每次进治疗室为患者做平衡训练或者其他康复训练时，总会看看其他患者的康复情况，并提醒患者坚持加强训练，不要松懈；看见患者正在努力训练时不忘给予微笑或者鼓励点赞；为患者进行各项训练时，总不忘简短地询问患者的感受，或为患者解答一些疑问。康复治疗师小张则很少以微笑出现在患者前，总是一副秉公办事的模样，几乎不与患者主动交流。很多次患者提出了治疗疑问，小张总是不及时正面回答，患者或家属总会埋怨、指责或面色阴沉，而这种情况从未出现在小李值班时。

为什么两位康复治疗师做同样的工作，花同样的时间在治疗室，却得到患者完全不同的反馈呢？

答案很简单，因为小李在常规治疗工作中融入了对患者的关怀。心理学理论提示，人际关系不会因为与人接触多而自然增进,而更多与双方态度和情感的投入相关。尽管小张的工作强度与小李并没有差别,但患者通常认为常规康复治疗工作是康复治疗师的分内职责与义务,患者对康复治疗师的评价更多来自康复治疗师与其面对面时的真实态度与情感体验,而这些只有经医患沟通的言谈举止才能传递。因此,康复治疗师在常规工作中融入对患者的关怀,其实也是一种"小窍门",可以避免康复治疗师陷入费力不讨好的消极体验。予患者以关怀并非难事,只要康复治疗师有这个意识和意愿便很容易做到,如走进治疗室时面带微笑,做训练时予患者以关切的询问,对患者的疑惑或担心给予耐心的解释等。

4. 正确处理"医患冲突" 相信每个康复治疗师都不希望发生医患冲突,但有时医患冲突却难以回避。医患冲突乃是医患关系的"杀手",可将已建立的良好医患关系毁于一旦。因此,每个康复治疗师都应具备灵活处理医患冲突的能力。

因此,要发展良好的医患关系,首先要分析医患冲突的主要症结,而不是回避或否认,这样才能为有的放矢地调控医患关系提供指南。

阐述康复治疗师与患者冲突的具体内容之前,不妨先体验以下医患冲突情境。

以下是发生在康复治疗师工作站的一幕。

患者:医生,刚才你来做康复训练时我不在,我去厕所了。

康复治疗师(未抬眼看患者,只顾干手头的事):你没看到我正忙着呢,等着!一会儿我给你做。(自言自语:治疗时间到处乱跑,真麻烦!)

患者沉默片刻,转身回病房。

此后,康复治疗师忙于写治疗总结,完全忘了给这位患者做康复训练的事。

患者(再次来到康复治疗师工作站):医生,今天的康复训练怎么还不给我做?

康复治疗师(不耐烦地):等会儿,你没看见我忙到现在?(小声嘟囔:真烦! 添什么乱!)

患者:我已经等了1个多小时了! 你再忙,也不能耽误我今天的治疗啊!

康复治疗师:你说什么? 谁耽误你治疗了? 责任要弄清楚,约好的治疗时间你为什么乱窜?

患者:我乱窜? 你怎么这么说话……

两人你一句,我一句,越吵越激烈。

案例分析:这是一起康复治疗师与患者冲突的典型案例。医患冲突,归根到底产生于"需要与满足"这对矛盾之中。

康复治疗师与患者冲突一般经历如下过程:一方不满(通过言谈举止表现出来)→另一方不满(感知到对方的言行后做出反应)→双方恼怒、泄愤(双方的情绪因对方的不满行为被强化而升级)→争吵或过激行为(情绪失控)→冲突双方被隔离。冲突源于不满,因愤怒、冲动而升级。

此案例中,康复治疗师过于强调工作忙,未及时给患者进行康复训练,并且对患者的再一次催促流露不满,言辞不友好,因而引发医患冲突。

三、康复治疗师与不同对象的沟通

(一) 与患者的沟通

1. 与不同性格患者的沟通 康复治疗的主要对象是病、伤、残者,患者在长期康复治疗中,往往因身体功能障碍带来心理障碍,表现为焦虑、忧郁、急躁、冷漠、灰心、疑虑等性格特点,针对这些患者的不同心理,需采取相应的沟通方法。比如对急躁型患者,要认真听取患者的陈述,说话要精简易懂,态度要诚恳耐心;对焦虑抑郁型患者,应鼓励他们说出心中的想法,主动为其讲解康复基础知识,指导训练方法和技巧,如怎样抑制异常肌张力、诱发分离运动等,让患者看到康复治疗给他们带来的益处。

偏内向型的患者往往表现为冷漠、忧郁、孤独等,不善言谈,不懂得如何发泄自己的苦恼,渐渐地产生情绪障碍;面对此类患者,康复治疗师更应该予以其足够的耐心和关怀,用委婉的表达方式鼓励患者表达自己,言语中要透着鼓励,帮他们建立战胜病魔的勇气和决心,并通过其他方式,使他们拥有愉悦的心情,积极主动地配合治疗。

偏外向型的患者往往表现为暴躁、易怒、焦躁不安等,经常将愤怒发泄在别人身上,往往表现得较为极端,康复治疗师在与这类患者沟通的过程中,更要注意自己的语气和态度,使用的语言要注意分寸,不要对患者造成精神上的打击,可以通过转移注意力的方式来缓解患者的情绪,给予他们必要的尊重;也可在适当的时机,指出他们的错误,让他们能意识到自己的反常情绪和给家属带来的心灵创伤,从而收敛自己的行为,积极配合治疗,提高治疗效率。

2. 与有心理障碍患者的沟通　患者由于年龄、性格、文化程度、道德修养不同,对沟通的要求也不相同。比如,脊髓损伤患者因康复治疗周期长、见效慢,长期卧床,行动不便,生活不能自理,心理压力大。年纪轻的患者顾虑多,很容易出现焦虑及抑郁等情绪,不愿主动参与训练,对康复治疗失去信心,从而导致治疗效果下降。在与这类患者沟通的过程中,康复治疗师应关爱患者,要多用鼓励性语言,经常与他们进行沟通,耐心帮助患者了解病情和治疗计划,站在患者角度考虑问题,尽最大努力满足他们的需要,使患者能够面对现实,消除思想顾虑,从而以最佳状态配合治疗。

(二) 与患者家属的沟通

在患者康复过程中,家属能提供重要的照顾和支持,有时患者没意见,而家属顾虑重重。因此,康复治疗师还需掌握与不同类型家属的沟通技巧,倾听他们的意见和要求,仔细解释治疗方案,争取得到家属的支持和配合。康复治疗师需对患者家属进行基本的康复技能培训,以便他们能督促和帮助患者进行康复训练。例如,脑瘫患儿家属心理负担和经济负担很重,常表现为急躁、焦虑、自卑,易与医护人员发生口角。对这类家属,需要有耐心和同情心,不论患儿家庭情况如何,都应平等对待,悉心关爱,获得患儿家属的认同,从而为下一步治疗做好准备。

(三) 与医生和其他康复治疗师的沟通

康复治疗师应主动向医生了解患者的健康状况和疾病情况,以便制订出适合患者的个体化治疗方案,也应及时向医生反映患者在训练过程中出现的问题,作为医生调整用药和治疗方案的依据。由于专业方向不同,康复治疗师不可能完全掌握患者的功能障碍状况,所以要了解其他康复治疗师的评估结果及治疗方案。例如:与其他康复治疗师共同探讨患者是否存在失语症、认知障碍等,训练时应采取哪些措施应对。此外,康复治疗师应争取医生及其他康复治疗师的帮助,以提高康复治疗效果。

四、康复治疗不同阶段中的医患沟通

1. 有准备的沟通　康复治疗师要有计划性地将沟通贯穿于整个康复过程中。首次接诊患者前,康复治疗师应查看患者的病历及相关检查报告单等,详细了解患者的一般情况、病情及变化,做到心中有数。再结合患者的文化程度、性格爱好、经济状况等,设计和选择恰当的沟通内容,使患者体会到积极的康复治疗对其本人、家庭和社会的意义。

2. 首次评估时的沟通　康复治疗师应面带微笑,态度和蔼,主动向患者及其家属进行自我介绍,并介绍治疗环境、训练器械、治疗手段及注意事项等。让患者感到你是一个经验丰富、敬业的治疗师,从而对你产生信任感。

3. 尊重患者的知情权和选择权　康复治疗前,从患者病情出发,告知患者及其家属疾病的严重程度,向他们讲解康复治疗方案、可能达到的效果及注意事项等。指导患者参与康复治疗方案的制订,尊重患者的知情权和选择权。

4. 康复训练中的沟通

康复治疗师教会右侧偏瘫患者翻身

(1) 治疗中注重信息反馈:根据患者自身情况,指导患者按照康复治疗方案进行功能锻炼,提醒患者注意方法,保证训练安全有效。训练中应注意与患者互动,消除患者的疑虑。多给予患者鼓励,缓解患者的紧张情绪,对其取得的进步及时给予肯定,激发其潜力,以增加患者的自信心。

(2) 治疗中的心理疏导:部分患者对康复治疗不理解,悲观消极,容易激动。这些负面情绪如果不能及时被发现和消除,可能发展成心理障碍,并对以后的治疗效果产生影响。康复治疗师要在患者情绪稳定后予以心理疏导。可定期邀请康复疗效较好的患者现身说法,鼓励患者坚持,使患者以最佳状态继续投入康复训练。

5. 康复训练后的沟通

(1) 复诊时的沟通:了解患者对康复治疗的满意度、心理状态、有无抵触情绪、能否坚持治疗等,及时了解患者的想法,根据患者的不同情况及对康复治疗的期望值,与患者及其家属共同制订下个阶段的康复目标,并给予恰当的指导。

(2) 治疗过程中的健康教育:健康教育能提高患者住院期间的康复效果,也能指导患者出院后在家中继续进行康复锻炼。康复治疗师应帮助患者掌握正确的康复理念和健康的生活方式,告知患者主动锻炼与保持积极心态有助于疾病的康复。出院时,根据患者恢复情况和存在的问题给予针对性指导。出院后可通过电话回访等,督促患者坚持康复训练。

五、沟通禁忌

1. 不要与患者随意开玩笑 与患者开玩笑时一定要慎重,防止玩笑过度,引起不良后果。

(1) 根据患者的性格确定:有的患者活泼开朗、豁达大度,有的患者谨慎小心。对于性格开朗的患者,稍微幽默一点、风趣一点,往往可使气氛活跃。对于谨慎小心的患者,则应少开玩笑。对于女性患者,开玩笑要适当;对于老年患者,开玩笑时应注意给予更多的尊重。

(2) 根据患者的情绪确定:同一个患者,在不同的时间里可能会有不同的心境和情绪。当患者情绪比较低落时,需要的是安慰和帮助。如果在这时开玩笑,患者会认为是在幸灾乐祸。如果在患者心情比较舒畅时,幽默风趣一点可能使患者情绪更好。

(3) 根据场合、环境确定:患者正在休息时不宜开玩笑,否则会影响患者休息;在一些悲伤的环境中,如参加追悼会或去探望患者时,不宜开玩笑,否则会引起误解。

开玩笑一定要注意内容健康、幽默风趣、情调高雅,切忌拿别人的缺陷开玩笑。还要忌开庸俗无聊、低级下流的玩笑。

2. 不要给患者起绰号 绰号即外号,是人们根据他人的特点而人为创造出来的称呼。有的绰号是褒义的,也有的是贬义的。不论是褒义的还是贬义的绰号,都不能随便起。

3. 不要直接刺激患者 例如,患者问:"小张,你说我这病怎么也不见好啊?""治不好,到哪里也治不好。"这是康复治疗师不该说的。应注意防止由于语言不当,使患者紧张、恐惧加剧,甚至感到绝望。

4. 不给患者消极暗示 例如,患者问:"我这右侧胳膊和右腿一点感觉也没有,也动不了,还能恢复吗?"康复治疗师冷冰冰地说:"那谁敢保证呀,好也好不了多少。"患者听了这样的话,有的就会产生消极态度,不相信康复的治疗效果,对康复训练产生抵触心理,影响肢体的康复效果。

5. 不讽刺羞辱患者 例如,在给卧床的患者擦拭身体时,多名医护人员进来查房,患者自己用手拽被子盖住身体,康复治疗师讽刺羞辱患者说:"哟,你还知道不好意思呢,都病成这样了还穿什么衣服啊,多麻烦啊。"这些话会让患者感到很没有自尊。

6. 忌表情淡漠 康复治疗师应和蔼可亲,忌用命令式、强迫式的语言。在与患者沟通时,如果是患者不配合也不应指责患者。不可在患者诉说病情时表现出不耐烦,如一会儿看看手表,一会儿东张西望,或过早评论说教等,这些都会影响与患者的沟通。

7. 忌缺少理解 当患者因疾病没有被确诊而感到困惑,对治疗效果不明显而感到忧愁,对特殊检查或手术感到紧张和恐惧时,康复治疗师应给予更多的理解同情,站在患者的角度考虑问题。

8. 忌不关心患者 关心患者在患者恢复中尤为重要。若能够主动为患者着想,便容易赢得患者的信任。对于能够进行语言交流的患者(他们可以说出自己的需要),应按患者需要给予护理;对于不能进行语言交流的患者,康复治疗师需要有足够的爱心和细心,细致观察患者的表情及身体变化,如患者出汗很多,在请医护人员排除病情问题后,应给患者擦拭身体,且应注意不要过多地暴露身体,以免患者受凉,这些都能够体现出对患者的关心。

9. 忌不尊重患者 对所有患者应做到一视同仁,不能依据患者的地位、身份、经济条件区别对待,或以与自己的关系亲疏区别对待,使患者内心感到不平衡。

10. 忌传播患者信息 不传播患者的病情,对患者的隐私要注意保密。杜绝捕风捉影、无事生非的议论;避免添油加醋、以讹传讹的猜疑;避免把患者的缺陷当成谈资;避免叽叽喳喳、谈论是非,以免失去患者的信任。

11. 忌言而无信 康复治疗师对患者要真诚相待,在患者需要帮助时能为患者排忧解难。要记住对患者的承诺,对说过的话要负责任。

常见沟通情景实例

情景1. 初次见到患者时的自我介绍

康复治疗师:您好,我是这里的康复治疗师××,以后您叫我小赵就行。您今年多大啦?这次是什么原因过来住院的?现在治疗之后感觉如何?

情景2. 患者病程较长,不配合治疗时的沟通

康复治疗师:我给您倒了一杯水,您刚睡醒,先喝点水润下嗓子。

患者:我不想喝水(不高兴,情绪有点激动)。

康复治疗师:那我们先不喝,您可以和我说一下,为什么不想喝水吗?

患者:天天在床上躺着,天天喝水,根本没什么用。

康复治疗师:阿姨,您先听我说,喝水不仅是为了帮助您补充水分,而且多饮水,多排尿,可以降低发生泌尿系统感染的概率,这样有助于您以后尽快拔除导尿管。

患者:可是天天喝水,该不舒服的时候还是不舒服。

康复治疗师:身体的康复是一个循序渐进的过程,不能着急,如果我们不配合医生的治疗,那么我们的恢复速度就会减慢。要不这样,我们少喝点水,再吃点您喜欢吃的水果,这样可以吗?

患者:好吧。

康复治疗师:这样才对,生活中有什么困难,您和我说,我们一起商量解决。

情景3. 家属询问患者近期情况时应如何沟通

家属:请问我们家××吃饭怎么样?

康复治疗师:患者食欲挺好的,我们每天的食物都是荤素搭配,营养均衡。

家属:他心情好吗?跟您闹脾气吗?

康复治疗师:没有跟我闹,他跟病友相处很好,医护人员也总指导他做康复训练,所以他每天过得挺充实的。

家属:他现在的康复项目多吗?

康复治疗师:总的来说,他的康复项目是医生合理安排的,现在的项目主要是一些身体功能的恢复训练和理疗,比如手法治疗、中频电疗、电针等,平时可以劳逸结合,散散步,逛一逛公园,这些都是日常生活活动训练,对他的康复很有帮助的。每次康复回来我都会问他感觉怎么样,他感觉训练得很好,有进步。

家属:他有没有说想家啊?

康复治疗师:××的一些行为表现出想家,这种情况建议你们一个月左右带他回一次家。回到熟悉的地方,他的情绪能得到一定的释放,有利于他后期的治疗。

家属:他现在还在输液吗?

康复治疗师:每天的输液是解决××的问题,配合每天康复,这样会更有成效。

家属:医生每天来查房吗?

康复治疗师:医生每天都查房,问问有没有不舒服的表现,对于饮食睡眠情况都问得比较仔细。

家属:我们这得多久能出院啊?

康复治疗师:这个得看他康复的情况,每个人的情况不一样,具体您可以和主管医生沟通一下。

情景4. 面对患者不遵守作息时间,午休或晚间熄灯仍看电视或听收音机等情况,应如何处理

康复治疗师:阿姨,现在晚上11点了,已经是休息时间了,您该睡觉了。

患者:好的,知道了(只是应付了一下并没有睡觉的意思)。

康复治疗师(5分钟后):阿姨,已经5分钟了,大家都休息了,您看您眼睛都红了,没有一个好的睡眠也不利于您的康复呀!

患者(不耐烦):你话真多,我知道了,看完这段节目就睡。你别老盯着我,就算我躺下我也睡不着(说完继续看电视)。

康复治疗师:阿姨呀,长时间盯着屏幕,会使眼球充血,甚至会使眼球视网膜感光功能受损,同时还会引发眼干涩。长期如此,还会造成视觉障碍,导致自主神经紊乱。如果长时间熬夜您的免疫力会下降,严重时还会出现头痛、腰酸背疼、肠胃不适。来医院是为了更好地治疗与康复,所以咱们一定要遵守作息时间,这样既能保证自己充分的睡眠,也不会影响他人休息。

患者:你这样说我就明白了(表示理解的微笑)。

情景5. 康复治疗师教右侧偏瘫患者翻身

康复治疗师:今天感觉怎么样呀?

患者:还挺好的。

康复治疗师:好的,今天看您的状态也是非常不错的,那我们就准备进行下一步训练了,今天教会您自己在床上翻身,您之后就可以不靠别人,慢慢地自己就可以坐起来和站起来走路了哟!要继续加油啊!

患者:好!

康复治疗师:好,我们先学习向您的左侧翻身,首先将您的左脚立起来从右腿的膝盖下面滑到右脚的脚踝处,然后您的双手呢,要像我这样举起来,接下来您需要左右摇摆身体,我数三二一的时候您利用惯性向左侧翻身,您理解了吗?来,我们试一次,您不用担心,我会保护和帮助您的!

康复治疗师:好!非常好!您已经完全学会了!真的非常棒!那么接下来呢,向您的右侧翻身,这个就更简单了!只需要您的左脚立起来放在床面上,双手举起来,身体摇摆,数三个数之后,左脚用力蹬床面,然后向您的右边翻身,您再试试?

康复治疗师:非常棒!您现在有没有不舒服的地方呢?累不累?

患者:没有,感觉挺好的!

康复治疗师:好的,回去之后呢,晚上睡觉前或是早上起床的时候一定要练习哦!家属也一定要注意保护好患者,避免坠床!之后有什么问题可以随时联系我!

情景6. 教会步态分析

康复治疗师:您来啦!什么事啊,见您笑得这么开心!

患者:吃到想吃的饭菜了呢!

康复治疗师:难怪呢!今天啊,我们又有新的任务哟!您对您自己有没有信心?

患者:有!保证完成任务!

康复治疗师:很好!现在您已经可以自己走路了,但是步态还是有点不稳,所以我们今天要对您的步态进行详细的分析,看看哪里有问题,我们就纠正哪里,这样您之后就可以走得更稳更久!

患者:好。

康复治疗师:待会儿我们测试开始的时候,需要您先走两分钟,中间不能停,您要跟上节奏,好吗?

我们先试一下,您不用害怕,我们都在旁边保护着您,相信我们!您准备好了吗?

患者:准备好了。

康复治疗师:好,这个速度可以吗?要不要再加快一点儿?

患者:可以,再加快一点儿吧!

康复治疗师:好的,现在怎么样呢?

患者:可以。

康复治疗师:注意走的时候抬头,不要低头看脚或看地上,那我们现在就正式开始了!

患者:好的。

康复治疗师:好,您加油!看着前方的屏幕,注意不要低头,正常走就好了!加油,快结束了!非常棒!好了,测试结束了!来,坐着休息一会!今天您的表现非常棒!一次就完成了!今天您就先回去好好休息,我回去好好地分析一下您的数据,明天我们就开始纠正步态的准备训练了!争取早日让您自己走路回家!

患者:好的!吴医生,谢谢您了啊,太感谢您了!

情景7.对肩周炎患者的问诊过程

康复治疗师:您好,我是您的康复治疗师××,您叫我小赵就行了。

患者:好的,赵老师。

康复治疗师:可以告诉我一下您的姓名吗?今年多少岁了?

患者:×××,43岁。

康复治疗师:我已看过您之前的病历,现在有些信息需要向您核实一下,以便开展之后的康复治疗,在这个过程中可能涉及一点您的私人信息,但您放心,我们是绝对不会泄露您的隐私的,因为跟病情相关,还请配合一下,好吗?

患者:嗯,好的。

康复治疗师:这个过程大概三到五分钟。您还有其他的需要吗?要上个厕所或者喝水吗?

患者:不用了。

康复治疗师:阿姨/叔叔,看您的病历,您主要是肩部疼痛,您还记得当时是一个什么情况吗?(您还记得是什么原因导致的肩痛吗?)疼痛最近有加重吗?

患者:具体是多久忘记了,之前在家扫地,扫着扫着肩膀就痛。

康复治疗师:好的,那您有马上到医院就诊吗?做过哪些检查和治疗呢?

患者:去了××医院,当时就开了点药,做了个什么理疗,名称不记得了。

康复治疗师:还记得是什么药吗?感觉效果好不好呢?

患者:记不清了,感觉好了点吧,但还是痛啊。

康复治疗师:那您说做了理疗,做的是什么理疗呢?做了多久呢?感觉怎么样?

患者:就是有两个电极片贴在我的肩膀上面,做了有一周吧,还是觉得不好,然后我就没继续做了。

康复治疗师:好的。那阿姨/叔叔您除了肩部疼痛,还有哪里不舒服呢?可以给我指出来一下吗?

患者:我还有……

康复治疗师:(触诊患侧肩周肌肉、肱二头肌长头腱、喙肱韧带及喙突、肩峰下区、肱骨大结节近侧等部位有无压痛,感受患侧肩部皮肤温度的变化)这里痛吗?这里呢?

患者:痛啊,这也痛。

康复治疗师:是一阵一阵的痛?还是持续痛?

患者:一阵一阵那种。

康复治疗师:这种情况持续多久了?
患者:两三个月。
康复治疗师:好。您看我这里有一根线,1分代表不痛,10分代表最痛,痛到受不了,6分代表痛得睡不着,您给自己疼痛的程度打个分。
患者:6分吧。
康复治疗师:好,哪种动作会让您觉得疼痛减轻呢?
患者:就这样放松的时候。
康复治疗师:那您觉得是肌肉痛啊还是关节里面骨头痛?
患者:肉痛。
康复治疗师:白天和晚上一样痛吗?
患者:晚上更痛一点。
康复治疗师:好的,那您最近睡眠状况怎么样?
患者:可以。
康复治疗师:吃饭呢?跟平时一样吗?大小便正不正常?
患者:都挺正常的。
康复治疗师:您之前有过高血压、糖尿病或者骨质疏松情况吗?
患者:有高血压,5年了。
康复治疗师:是否规律吃降压药呢?血压正不正常?
患者:没有规律吃药,血压还是挺正常的。
康复治疗师:建议降压药要坚持吃,在家按时测量血压。
患者:好的。
康复治疗师:平时抽烟喝酒吗?
患者:喝点酒,不抽烟。
康复治疗师:方便问一下您的职业吗?您现在的不适对您的工作有影响吗?
患者:会计,有影响,班都不能上了。
康复治疗师:好的,那您平时喜欢干什么呀?
患者:平时喜欢旅游。
康复治疗师:您有购买医保或者商业保险吗?
患者:买了的。
康复治疗师:家里人是否支持您治疗呢?
患者:支持!支持!
康复治疗师:您平常吃饭、写字习惯用哪只手?
患者:右手。
康复治疗师:那您生活中比如洗漱、穿衣、洗澡有受影响吗?
患者:影响啊,手痛啊。
康复治疗师:现在是谁在照顾您呢?您可以自己照顾自己吗?
患者:我丈夫/妻子。
康复治疗师:您这次来我们康复科是希望达到哪种效果呢?
患者:肯定就是不痛,能继续去上班呀!
康复治疗师:嗯好的,那我了解了,一会我给您开几个检查,您去相应的地方检查,检查完再拿报告回来给我看。

患者:好的。

情景8. 对患者进行平衡评估

康复治疗师:您好呀,××,今天感觉怎么样?

患者:今天感觉还不错。

康复治疗师:看您气色不错,今天我来给您做平衡评估,让我更好地了解您目前的功能情况,也可以更好地制订您后面的康复治疗方案。

患者:好的。

康复治疗师:开始之前需要上厕所或喝水吗?

患者:不用。

康复治疗师:好的,那我们开始了,在评估的过程中如果有不舒服的地方要马上告诉我。您准备好了吗?

患者:准备好了。

康复治疗师:好的,来,我扶您坐好,等会我会将手放开,您自己独立坐好,可以吗?

患者:好。

康复治疗师:不用担心,我会保护好您的。

康复治疗师:很好,有什么不舒服的地方吗?

患者:没有。

康复治疗师:好的,那我们继续了。我们双手交叉握住,患侧大拇指在上,来碰一下我的手。

康复治疗师:真棒,我们马上就要结束啦,再坚持一下。

患者:好。

康复治疗师:等会儿呢我会碰一下您,请您尽量保持这个姿势不动,可以吗?

患者:好的。

康复治疗师:好了,今天我们的评估就结束啦,辛苦您了,今天您太棒了,后面会有我们其他康复治疗师来给您做治疗,相信我们一起加油努力,您肯定可以很快就恢复的,您好好休息。

患者:好的,谢谢您了。

情景9. 对患者的关节活动度进行评估

康复治疗师:您好,先生/女士,现在我要为您测量一下您肩关节活动的范围,您配合我一下好吗?

患者:我肩关节本来就痛得不得了,别来碰我。

康复治疗师:是这样的,测这个是为了后续我们给您制订康复方案,以便您更好恢复,我们忍一忍,测一测,好吗?

患者:好吧,那轻一点。

康复治疗师:开始之前需要上厕所或喝水吗?

患者:不用。

康复治疗师:好的,有不舒服的地方要及时告诉我,您准备好了吗?

患者:准备好了。

康复治疗师:好的,来,我扶您坐好,我们把手往前抬起来,尽量抬到不能抬的位置,像我这样,好吗?

患者:好的。

康复治疗师:不用担心,我们慢慢来。

康复治疗师:好的,我们肩向前屈,还可以往前伸一点吗?来,我帮助您。

患者:哎哟,疼疼疼,别弄了。

> 康复治疗师：好，那我们继续下一项，像我这样，可以吗？尽力伸到最大范围。
> 患者：不行了。
> 康复治疗师：好的，那我们试试像这样呢？
> 患者：我累了，下次再测行吗？我好疼。
> 康复治疗师：好，那我们今天的测量就到这里，我扶您去休息一下，感谢您的配合，您要不要喝杯水？
> 患者：不用，剩下的下次再来给我测吧，肩膀太疼了。
> 康复治疗师：好的，您好好休息。

技能实训

实训：根据情境独自完成或者选择一位同学搭伴与其合作体会以下非语言沟通。

1. 实训目标

（1）意识到沟通中非语言因素的重要性和通过它们传递错误信息的危险。

（2）通过多次训练让注意对方的非语言因素成为自己的习惯。

2. 实训要求

重要性体验训练：两人一组，就某个话题展开交流。如A与B，两人面对面站立，A就喜欢踢足球展开话题，B倾听，A在表达时，B不能发出声音，只能通过肢体语言来表达自己的想法和观点。3分钟后B解释自己理解的意思给A听，A判断B理解的意思与A想表达的意思有多少是相似的，一般情况下，有50%的意思能够被理解。然后让B表达，A倾听，完成同样的步骤。

观察训练：要在人际交往中做一个主动的接收者，你必须意识到两个或两个人以上交往中随时出现的非语言因素。为帮助你了解这些因素，现在请打开电视机，但不要让它发出任何声音。然后，将注意力集中在画面人物的面部表情、眼睛的运动和身体姿势（手、臂、腿和脚）上。每次用几分钟的时间做这个练习，然后问自己，对画面人物的肢体动作有什么想法。下一步，问自己对电视画面上人物的动作做了什么解释。

对着镜子练习：让自己站在镜子前大声说出计划做的事情，观察自己的非语言表达方式，并纠正你觉得可能传递出错误信息或自我感觉不合适的姿势或行为。将这一过程重复几次，直到感到这样做时很放松而且是无意识的，它将有助于你在人际沟通中更有效地利用非语言因素。

3. 实训思路

（1）在重要性体验训练环节，A、B两人就某个话题进行角色扮演，要求两人掌握沟通中倾听技巧以及非语言沟通中的肢体动作。当A在进行角色表演时，B要认真记录倾听要点，之后重复A提供的内容，然后进行角色互换。这就要求倾听者和陈述者均要十分投入，扮演结束后互相交流感受，回顾课本相关知识点。

（2）在观察训练环节，首先要寻找1~2部适合主题的视频内容，视频画面人物需要有丰富的面部表情、眼睛的运动和身体姿势，以便观察。建议边看边记录重要内容，看完后及时询问自己的感受。或者与同学一起观看视频，彼此分享感受。

（3）在对着镜子练习环节，选择一个有镜子且空旷安静的场所进行训练。观察自己使用的非语言因素，并及时纠正自己不合适的姿势和行为，多重复几次，记录出现不正确行为的次数，直到出现不合适姿势和行为的次数明显减少。

（曾树群）

任务二

形成康复治疗关系

技能一 把握康复治疗关系的特点与影响因素

扫码看PPT

扫码看微课

一、认识康复治疗关系

康复治疗关系是指在康复治疗过程中患者与治疗团队之间的关系。此关系贯穿于康复治疗活动的始终，范围不限于医院，也涉及家庭、社区及社会等相关领域。

在康复治疗进程中，患者除存在身体功能障碍外，往往伴有各种心理问题，如紧张、抑郁、愤怒、自卑等。此外，患者还会因使用的康复治疗手段与方法，以及与康复治疗师之间的关系变化等而出现新的心理问题。因此，营造良好的治疗关系是缓解患者不良情绪体验和心理问题，提高康复治疗效果的前提，也是康复心理学研究的主要内容之一。

二、康复治疗关系的特点

康复治疗通常时间较长，且伴有康复治疗师与患者身体接触的特点，与其他医患关系相比较，这种密切的、特殊的治疗关系使患者内心的情感体验更深、更长久，因此康复治疗关系具有鲜明的特点。

1. 长期性 许多疾病和损伤需要长期的康复治疗，如脑卒中、创伤后应激障碍、脊髓损伤等，患者需要在康复治疗师的指导下进行长期的康复治疗，以达到最佳的康复效果。并且随着病情的变化和康复进程的推进，康复治疗方案可能需要进行调整，患者需要定期到医院进行复查，以便康复治疗师根据病情的变化调整康复治疗方案，在此期间，许多患者可能会遇到心理问题，如焦虑、抑郁等。康复治疗师需要为患者提供长期的心理支持，帮助患者建立信心，克服困难，使患者顺利完成康复治疗。

2. 复杂性 不同的患者在康复过程中有不同的需要，如身体功能恢复、心理调适、社会适应等。康复治疗师需要根据患者的具体需要，制订个体化的康复治疗方案。对于不同的患者，康复治疗的目标也不同，可能是恢复身体功能、提高生活质量、减轻疼痛等。康复治疗师需要根据患者的病情和康复治疗目标，选择合适的康复治疗方法，这些方法包括物理治疗、职业治疗、作业治疗等。此外，康复治疗通常需要多个专业人员的协作，如医生、物理治疗师、职业治疗师、心理治疗师等，团队成员需要密切协作，共同制订和执行康复治疗方案。在该过程中可能会遇到各种挑战，如患者情绪波动、治疗效果不明显等。康复治疗师需要应对这些挑战，调整康复治疗方案，帮助患者顺利完成康复治疗。

3. 不对称性 第一，知识和信息的不对称，康复治疗师拥有专业技能与相关知识，而患者往往缺乏这些知识和信息。这种不对称可能会导致患者在康复治疗中处于被动地位，患者无法充分了解和参与自己的治疗过程。第二，权力和控制的不对称，康复治疗师在康复治疗过程中通常拥有更多的权力和控制，例如制订康复治疗方案、决定治疗方法等，患者往往需要依赖其专业技能和知识来进行治疗。这种不对称可能导致患者感到无助和被动。第三，期望和目标的不对称，康复治疗师和患者在康复治疗中可能有不同的期望和目标。康复治疗师通常关注患者的功能恢复和生活质量提高，而患者可能更关心疼痛缓解、身体形态改善等方面。这种不对称可能导致双方在康复治疗过程中产生分歧和冲突。第四，情感和心理的不对称，在康复治疗过程中，患者可能会经历各种情感和心理问题，如焦虑、抑郁等。康复治疗师作为专业人员,需要保持一定的情感距离,以便客观地评估和处理患者的问题。这种不对称可能导致患者感到孤独和无助。第五,社会和文化背景的不对称,康复治疗师和患者可能存在不同的社会和文化背景,这可能导致双方在价值观、信仰和习惯等方面存在差异。这种不对称可能影响双方的沟通和理解,从而影响康复治疗的效果。

4. 人本性 康复治疗师的基本信念之一是"任何人都是一个不同于他人的个体"。因此制订治疗方案时要遵循个体化的原则。康复治疗师要了解患者的期望、目标以及其家庭社会环境状况,从而选择合适的治疗方案;要研究每位患者"还有什么潜能""能够再次获得哪些方面的技能"等;通过与患者交流获得全方位的信息,从而调整治疗环境,营造建设性的人际支持氛围,提供家庭环境改造与设置指导,使患者的外部生存环境得到相应优化,协助患者最大限度地改善和发挥其残余功能,增强其适应能力和独立生活能力。

三、康复治疗关系形成的影响因素

康复治疗关系既有一般人际关系的某些特点,又有其独特的一面,且受如下因素影响。

(一) 文化差异

文化习惯影响着人的健康理念,康复治疗师应针对患者的文化背景,进行有针对性的健康教育,让患者了解相关的科学知识和自己的行为习惯对自身康复的影响,但不能以强加于人的态度和方式对待患者,否则会影响治疗关系,从而达不到预期的康复治疗效果。

(二) 价值观差异

价值观左右着个体的健康理念。针对不同的价值观,康复治疗师应该首先站在患者的角度去理解,客观地提供有关的科学知识,让患者在理解的基础上选择自己可以接受的治疗方法及目标。

(三) 人格差异

每个人都有不同的个性,康复治疗师和患者都不可避免地会把自己习惯了的做事风格和态度带入治疗关系中,这种人格差异可能会导致康复治疗师与患者之间产生误会。所以,建立康复治疗关系后,康复治疗师应最大限度地保持专业态度和理性思维,在全面了解患者人格特点的基础上,因人而异地实施干预,使康复治疗达到预期效果。

(四) 治疗期待差异

患者通常会对康复治疗抱有过高的期待,过高的期待与欠佳的治疗效果之间的落差会给患者带来较大的打击,进而导致患者对康复治疗师的信任度下降,甚至引起纠纷。所以康复治疗师在最初接待患者及其家属时,就要告知康复治疗师的工作职责,让患者知道康复治疗师能为他们做什么、不能做什么,以使其最大限度地利用医疗资源,同时又帮助患者及其家属对康复治疗建立客观的期待。另外,还要防止患者及其家属出现因期望过低而导致悲观失望甚至放弃治疗的情况。因此,康复治疗师应依据患者病情的轻重及自身条件,制订较客观的康复目标。

四、康复治疗关系形成中的注意事项

1. 移情 有焦虑、抑郁、愤怒等体验的患者,往往会把帮助自己功能恢复的康复治疗师当作自己生命中重要的人物,对其投入自己真正的感情,这种现象称为移情。移情有正移情和负移情之分,如患者对康复治疗师可表现出对待父亲般的尊重、对待母亲般的依恋,也可表现出像对待不孝顺的子女那样的愤怒。这种移情对康复治疗既有积极作用,也有消极作用,应进行适当处理。

2. 共情 在康复治疗过程中,康复治疗师在与患者相互了解的基础上,对患者的痛苦体验有"共感"的触动,设身处地理解患者。在这种治疗关系中,康复治疗师理解与同情患者非常重要,但要注意把握和调整好自己的情绪,既不能无视患者的焦虑、抑郁情绪,也不能把患者的负性情绪变成自己的烦恼,导致精神上的疲劳。

3. 尊重　受家庭环境、文化背景、受教育程度等诸多因素的影响,每个患者的观念、思维方式、对人的态度、处事的风格和习惯等都有较大的差异,因此,康复治疗师必须了解和接受患者的个性,在不影响治疗计划的前提下,允许并尊重个人习惯的存在。良好的康复治疗关系,在很大程度上取决于康复治疗师对患者的尊重及对其人格特征的接受程度。

4. 保密　疾病给患者带来许多不愿意公开的问题,在康复治疗过程中,康复治疗师或多或少了解患者相关隐私,会令患者有所担忧。严重的担忧会增加患者的心理负担,影响治疗关系使其不愿配合治疗甚至拒绝治疗等。因此,保密是康复治疗师应当遵守的基本职业道德和行为规范。对患者的个人隐私,康复治疗师应明确表示一定为其保密,以增强彼此的信任感,减轻患者的心理压力。

5. 信任　康复治疗师与患者之间的互相信任、尊重不是一开始就有的,而是在康复治疗过程中逐渐建立和发展起来的。开始阶段双方是陌生的,对康复治疗师提出的治疗计划,患者可能会有抵触情绪。在康复治疗过程中,如果患者感受到康复治疗师关心的态度、真诚的服务和过硬的业务能力,就会减少抵触情绪和试探性行为,逐渐建立起信任关系,积极参与康复计划的实施。

知识拓展

> 技能实训

实训一:选择一位同学搭伴,与其合作挖掘康复治疗关系形成的影响因素。

1. **实训目标**　掌握康复治疗关系形成的影响因素,以便在康复活动中与患者建立良好的关系,促进康复工作的开展。

2. **实训要求**　两两合作,共同挖掘影响因素,尽量多挖掘。

3. **实训思路**

(1)两两合作,一位同学讲完后另一位同学讲,依次进行。

(2)课堂实训时间控制在10分钟以内。

(3)教师要鼓励不发言的同学讲述。

实训二:选择一位同学搭伴,互相讲述康复治疗关系形成的注意事项。

1. **实训目标**　掌握康复治疗关系形成的注意事项,以便在康复活动中与患者建立良好的关系,促进康复工作的开展。

2. **实训要求**　两两合作,共同挖掘注意事项,尽量多挖掘。

3. **实训思路**

(1)两两合作,一位同学讲完后另一位同学讲,依次进行。

(2)课堂实训时间控制在10分钟以内。

(3)教师要鼓励不发言的同学讲述。

(苏　红　柯　红)

技能二　在常见的康复治疗中形成康复治疗关系

扫码看PPT　扫码看微课

常见的康复治疗技术主要包括物理治疗、作业治疗和言语治疗,康复治疗师不仅需要了解这些治疗技术在康复治疗中的功能和作用,还要理解这些治疗手段对患者造成的心理影响,以及接受这些治疗的患者的心理变化。只有全面了解患者,才能真正知道患者的需要,达到全面康复的目的。

一、物理治疗中的康复治疗关系

(一)物理治疗对象的心理问题

1. 康复初期的失落感　个体一旦发生残疾,原来正常有序的生活发生巨大的变化(如日常生活活动能力不同程度地下降或缺失,社会层面的工作丧失,家庭责任不能承担等),必然导致患者在心理上出现巨大的失落感。因此,康复治疗师要充分理解患者的这种失落感,积极调整其负性情绪,从现实出发,循序渐进,和患者共同制订康复目标。

2. 残疾的适应　残疾的适应过程要经历几个阶段,理解各个阶段的适应过程对物理治疗的实施意义重大。即使是功能障碍相似的患者,其个性、社会背景、心理特点等也是不同的,康复治疗师必须针对每一个患者的特点因势利导,循序渐进地帮助患者尽快地适应残疾的状况。物理治疗的任务不仅是帮助患者恢复机体功能,还要针对他们的心理状态和心理特点,制订合适的治疗计划(图3-2-1)。

3. 其他问题

(1)疼痛:进行物理治疗的患者常常伴有各种各样的疼痛,如糖尿病性周围神经痛、癌症术后的神经痛、腰背部损伤合并的神经痛等。持续的慢性疼痛给患者的身心造成极大的影响。患者常常反复求医、转诊、盲目地进行物理治疗。事实上,慢性疼痛康复的目的不是"治愈"疾病,而是最大限度地提高患者的生活质量。多学科参与、综合治疗、促进功

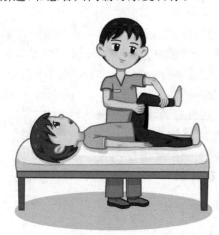

图3-2-1　康复治疗师正在给患者进行物理治疗并与患者交流

能恢复、减少医疗行为干预是处理慢性疼痛的基本原则。

(2)认知障碍:认知功能是大脑皮质的高级功能活动,包括感觉、注意、计算、定向、记忆、学习、言语、判断和执行等多方面的能力。接受物理治疗的患者合并有认知障碍时,康复治疗师要纠正患者及其家属只注意身体功能而忽视认知功能的观念,识别、治疗和预防认知障碍。否则,康复计划将难以实施,适应性行为的学习也难以进行。对有认知障碍的患者,必须帮助他们获得必要的生活技能,家庭、社区、医疗机构都应提供必要的援助。

(3)转换性障碍:精神因素作用于易感个体而引起情绪反应,接着出现躯体症状。患者可表现为依赖物理治疗,症状有表演性,疑病和诈病的情况也常见到。同时,患者往往存在不同程度的人格障碍,有"疾病获益"和逃避家庭、社会责任的倾向。康复治疗师应充分认识到这一点,理解患者的心因性问题,帮助患者重建认知。

(4)创伤后应激障碍:创伤后应激障碍是个体面临异常强烈的精神应激后延迟出现并长期持续存在的精神心理疾病。有些导致伤残的事件强度与主观体验超出了个体的耐受能力,也会成为创伤后应激障碍的致病因素。这类患者通常适应延迟,对物理治疗产生抵触心理,应及时给予心理咨询和心理治疗。团体心理治疗也适合于这类患者。

(二)物理治疗中康复治疗关系的建立

1. 身体接触和心理距离　物理治疗的治疗手段大部分是徒手接触的运动疗法,包括被动运动、助力运动等。由于康复治疗师和患者在治疗过程中有着较近的物理距离,患者会对康复治疗师产生特殊的亲近感。另外,物理治疗疗程长,康复治疗师和患者的治疗关系相对固定,也增加了患者与康复治疗师的亲密度。

2. 依赖与移情　患者长期住院或长期进行康复治疗,交流范围明显缩小,在与康复治疗师的人际交流中可能出现移情,即把对过去生活中某个重要人物的情感、态度转移到康复治疗师身上,包括友情、爱情和喜爱、厌恶等情感。无论这种移情是良性的还是恶性的,康复治疗师都应认识到它的存在,认识到自己成了患者某种情绪体验的替代对象。

3. 康复团队成员间的关系　康复治疗团队医生、护士、物理治疗师、作业治疗师、言语治疗师组成,各部门、各专业要相互了解,及时沟通。有时,患者在治疗室内能做的事情,在其他场所,如在家庭或病房

内就不愿做了,这是有能力做但不愿意做造成的,是一种负性情绪,对这种现象,康复治疗师和护士要加强沟通,了解患者的真实情况和负性情绪,及时采取应对措施。

二、作业治疗中的康复治疗关系

(一) 作业治疗对象的心理问题

1. 评估中的心理问题 作业治疗要评估的内容包括对躯体功能、认知功能、日常生活活动能力、家庭和社会环境等方面的评估。一些患者在评估后意识到自己的残疾现状,可能会陷入抑郁情绪而拒绝合作;在进行认知功能评估时,有些患者和家属可能只重视躯体功能的问题而忽视认知障碍,对评估出现抵触心理,不以为然或不配合,如果强行进行评估,会导致患者对认知疗法产生不信任或厌恶感,甚至拒绝接受认知治疗。日常生活活动能力的评估包括进食、穿衣、洗澡、大小便控制、行走等方面能力的评定,可以反映个体的综合运动能力,应客观地评价个体的精细运动能力、协调能力、控制能力和感知能力(图3-2-2)。

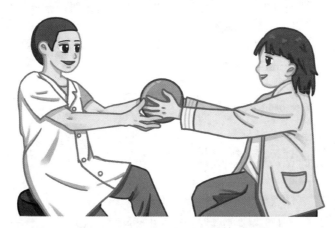

图3-2-2 康复治疗师正在为患者进行作业治疗并评估其心理状态

2. 设定康复目标时的心理问题 康复目标的设定既要有一定难度,又要保证患者在努力之下能够达成。康复治疗师要帮助患者正视病残的现状,设定切实可行的康复目标,避免由于患者期望过高而设定难以达成的康复目标,使患者出现消极畏难和挫败沮丧的情绪。

3. 制订康复计划时的心理问题 进行作业治疗时要根据患者的个人爱好、兴趣选择作业活动,使患者在专注、愉快的状态下完成治疗,从而获得较好的康复效果。

4. 康复训练实施中的心理问题 作业活动的治疗目标是改善和提高患者的日常生活和工作能力,治疗手段包括日常生活活动、生产性和休闲娱乐活动,以及辅助器具的使用和训练等。患者通常能主动参与,积极性强,因而能产生其他疗法所没有的明显的心理效应。如集体文娱活动,增加了患者与他人交流的机会;手工类的作业活动可使患者自身的能力得到体现,同时作品的完成给患者极大的成就感和自豪感。日常生活活动训练中,要注意保护患者的自尊心,理解患者无法自如地完成健康人习以为常的日常细小动作,对患者的表现给予充分尊重、理解和耐心,以减轻患者的心理负担。

5. 出院时的心理问题 出院后患者要在残障或残疾的情况下,重新适应家庭生活和社会生活。患者往往对回归社会没有信心,越临近出院,其紧张、焦虑越明显。患者自己会预想出很多困难,对无法恢复到病前的生活常态感到沮丧和焦虑。康复治疗师要鼓励患者勇敢面对出院后的生活,情况允许的话可以定期家访,提供具体的指导和帮助。

(二) 作业治疗中康复治疗关系的建立

作业治疗师和物理治疗师一样,和患者有着长时间、相对固定的治疗关系,良好的治疗关系能够促进康复治疗的顺利进行,若治疗关系不良,患者对康复治疗师的不信任,或康复治疗师对患者的嫌弃、不耐心等态度,都会极大影响康复治疗的效果。长期的、固定的治疗关系也容易发生移情和反移情,康复治疗师必须充分认识到这一现象的存在,避免治疗关系复杂化。

第一,康复治疗师需要与患者建立起坚实的信任基础。这可以通过真诚地倾听患者的话语、尊重他们的观点和需求以及努力理解他们的感受来实现。当患者感到被重视和得到支持时,就更容易投入治疗过程中。第二,康复治疗师要确保与患者的沟通是明确无误的。这要求康复治疗师清晰地解释治疗的过程、目标和方法,确保患者完全理解。沟通时使用简单、易懂的语言,避免过多使用专业术语,以便患者能够轻松理解。第三,康复治疗师可与患者一起制订实际可行的作业治疗目标,确保患者对目标有清晰的认识,从而提高患者的积极性。第四,在治疗过程中,持续为患者提供支持和鼓励,肯定他们的每一点进步和努力,帮助他们建立和增强自信。第五,深入了解患者的个性、兴趣和需求,以便为他们提供量身定制的治疗计划,这种方法有助于提高患者的参与度,从而提高治疗效果。第六,为患者提供必要的教育和指导,帮助他们更好地了解自己的病情、治疗方法以及进行有效的自我管理。第七,在治疗过程中,密切关注患者的情绪和感受。对他们的需要和担忧给予及时的回应,并提供必要的心理支持。第八,定期对患者的治疗进展进行评估,并与他们讨论结果,根据这些反馈,适时调整治疗计划,确保患者获得最佳的治疗效果。第九,康复治疗师可与其他医疗专业人员紧密合作,为患者提供全面的康复治疗,确保信息共享,且治疗计划协调一致,以实现最佳的治疗效果(图 3-2-3)。

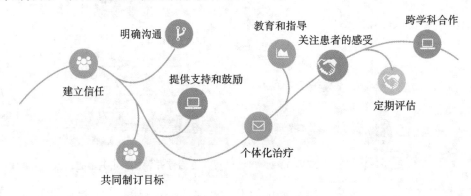

图 3-2-3　作业治疗中康复治疗关系的建立

三、言语治疗中的康复治疗关系

(一)言语治疗对象的心理问题

言语表达是人际交流的重要手段,言语障碍者无法表达内在的感受,在人际关系上存在着极大的无奈和自卑,内心所想无法随时自如地表达,内心十分痛苦、紧张和不安。因此,言语治疗中的患者可能会遇到一系列的心理问题,这些问题不仅影响他们的治疗效果,还可能对他们的心理健康产生负面影响。以下是一些常见的心理问题及其可能的原因和影响。

1. 沟通障碍　患者由于存在身体或认知方面的问题,在表达自己的观点或理解他人的话语时遇到困难。这种沟通障碍可能导致他们在日常生活中感到沮丧、孤独或无助,从而影响他们的社交能力和生活质量(图 3-2-4)。

2. 自尊心受损　由于言语障碍,患者在社交场合中可能会感到尴尬或被排斥,这可能影响他们的自尊心和自信心。长期的自尊心受损可能会导致他们对自己的能力产生怀疑,进一步影响他们的社交活动和心理健康。

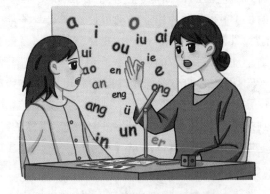

图 3-2-4　康复治疗师正在为患者进行言语治疗并试图解决其沟通障碍问题

3. 学习困难 患者由于语言能力的限制，在学习新词汇、语法或语言技能时可能会感到困难。这种学习困难可能导致他们在学习过程中感到挫败或失望，从而影响他们的学习积极性和效果。

4. 情绪问题 长期的沟通障碍和学习困难可能导致患者出现焦虑、抑郁或其他情绪问题。这些情绪问题可能进一步影响他们的治疗效果和心理健康。

5. 治疗抵触 一些患者可能对言语治疗有抵触心理，因为他们可能不理解治疗的重要性或害怕治疗的过程。

6. 家庭和社会支持缺失 如果患者的家庭或社会系统无法为其提供必要的支持，他们可能会感到孤独和无助。缺乏家庭和社会支持可能导致他们在治疗过程中缺乏动力，从而影响治疗效果。

7. 治疗期望过高或过低 一些患者可能对治疗结果有过高的期望，而另一些患者可能对治疗结果抱有悲观态度。不合理的期望可能导致他们在治疗过程中产生心理压力，从而影响治疗效果。

8. 治疗过程的压力 言语治疗需要患者投入大量的时间和精力，这可能使他们感到压力大。长期的治疗过程可能使他们在心理和生理上都感到疲惫，从而影响治疗效果。

（二）言语治疗中康复治疗关系的建立

言语治疗师的任务是帮助患者用言语、表情、手势等多种方式来表达自己的内心，与人沟通和交流，使内心所想能自如表达。失语症患者常常沉湎于发病前的生活经历，陷入回忆和想象中，这会使其不能面对现实，从而加重不安和挫折感。言语治疗师要从患者极少的言语和身体动作中推测他们想表达的内容，并给予适当反馈。这种"倾听"患者内心想法的治疗意义深远，能使患者摆脱孤独状态，最终通往有交流的有活力的世界。而当患者体会不到与言语治疗师交流的感觉时，言语治疗则只是一种形式，应尽量避免。

言语治疗师要使用清晰、简明且易于理解的语言与患者进行交流，避免使用过于专业的术语和复杂的句子结构，以减轻患者的理解负担。同时，可以通过适当的肢体语言和面部表情来辅助交流，增强信息传递的效果。这样，患者才能更好地理解言语治疗师的指导和建议，从而更好地配合治疗。

在沟通过程中，使用重复和确认的技巧可以确保患者正确理解所传达的信息。对于口语表达困难的患者，言语治疗师可适当延长沟通时间，倾听患者的话语，鼓励他们以自己的方式表达意见和需要。此外，适当赞扬患者在康复过程中的努力和成果，有助于患者建立积极的康复心态，从而取得更好的治疗效果。

> **技能实训**

实训：3~4位同学一组，到学校附近医院的康复科或康复机构进行调研，收集物理治疗、作业治疗、言语治疗过程中康复对象易出现的心理问题。

1. **实训目标** 了解物理治疗、作业治疗、言语治疗过程中康复对象易出现的心理问题，为将来的实习与工作做好准备。

2. **实训要求** 注意行路安全；与医院或康复机构工作人员沟通时注意使用礼貌用语；尽量多发现多思考。

3. **实训思路**

（1）学生自由组合，3~4人一组。

（2）选取组长，并由组长负责带领小组一起选择合适的医院或康复机构。

（3）同学们要积极行动，大胆发言，向医院或康复机构工作人员进行调研。

（苏 红 柯 红）

> 模块考核

一、单选题（请从以下每一道题下面A、B、C、D四个备选项中选择一个最佳答案）

1. 非言语信息主要包括（　　）。
   A. 肢体语言　　B. 语气、语调　　C. 接触　　D. 时间、空间
2. 下面哪些因素会影响眼神交流？（　　）
   A. 距离　　B. 话题　　C. 人际关系　　D. 个性
3. 通常人与人之间相处的社交距离范围是（　　）。
   A. 7.62～30.48厘米　　　　B. 30.48～91.44厘米
   C. 121.92～243.84厘米　　D. 243.84厘米以上
4. 有焦虑、抑郁、愤怒等体验的患者，往往会把帮助自己功能恢复的康复治疗师当作自己生命中重要的人物，对其投入自己真正的感情，这种现象称为（　　）。
   A. 移情　　B. 共情　　C. 同理　　D. 同情
5. （　　）是由精神因素作用于易感个体引起情绪反应，接着出现躯体症状。患者可表现为反复依赖于物理治疗，症状有表演性，疑病和诈病的情况也经常见到。
   A. 身体障碍　　B. 心理障碍　　C. 精神障碍　　D. 转换性障碍

二、多选题（请从以下每一道题下面A、B、C、D四个备选项中选择正确答案）

1. 在我们的日常会话中，有些说话习惯能诱使他人产生不愉快的感受，影响沟通，比如（　　）。
   A. 语速不当　　B. 口气浮夸　　C. 鲁莽插话　　D. 语气词频繁
2. 除了肢体语言、语气语调外，下面哪些信息也可能是在人际交往中有用的非语言信息？（　　）
   A. 服饰　　B. 生活习惯　　C. 饮食习惯　　D. 座位顺序
3. 正确使用肢体语言可以帮助人们轻松地表达信息、传递感情，但是很多人在使用肢体语言时存在一些误区，比如（　　）。
   A. 侵占空间　　B. 懒散体态　　C. 没有手势　　D. 表情严厉
4. 康复治疗关系的特点包括（　　）。
   A. 长期性　　B. 复杂性　　C. 不对称性　　D. 人本性
5. 康复治疗关系形成的影响因素包括（　　）。
   A. 文化差异　　B. 人格差异　　C. 价值观差异　　D. 治疗期待差异

三、名词解释

1. 共情
2. 非语言沟通
3. 自我暴露
4. 康复人际沟通

四、简答题

1. 常见的沟通方式有哪几种？
2. 常见的医患冲突能否避免或及时化解，其关键何在？请尝试结合亲身经历谈谈自己化解人际冲突的对策。
3. 掌握倾听技巧是康复治疗师与康复对象进行良好沟通的必要前提，需要注意哪些事项？
4. 作业治疗中的康复治疗关系如何更好地建立？
5. 言语治疗对象常见的心理问题有哪些？

五、情景模拟题

康复治疗师在与患者沟通的过程中，当一个好的倾听者至关重要，请针对以下提示的关键词进行情

景模拟,得出结论并进行讨论。

要是有人一边说话,一边做一些小动作,你会作何感想?

情景一:眼睛老往别处瞟、叹气、打呵欠、皱眉头、双手交叉抱于胸前、看着天花板、清理指甲、捏指节、玩硬币或者甩钥匙、坐立不安。

情景二:注视着你的双眼、微笑、每隔一段时间就会抬高视线、恰当时候还能开怀大笑、说话时富有表现力的手势、眼睛睁得大、惊奇时吐吐舌头、翘起脑袋、身体向你微倾。

模块四　实施心理康复

模块描述

患者的心理状态影响着他们的康复效果,因此,有必要在对其进行生理康复的同时实施心理康复,以期达到更好的康复效果。对患者实施心理康复干预措施前,须先清楚其心理状态,因此,本模块从掌握心理康复评估技术入手,带领同学们学习如何在临床中评估患者的心理状态,然后根据评估结果,制订相应的心理干预措施,采用恰当的方法对患者实施心理康复。

学习目标

▲ **知识目标**

1. 理解心理康复评估的概念、心理康复评估的作用。
2. 清楚标准化心理测验的要素及基本特征。
3. 掌握心理康复评估的基本方法。
4. 掌握行为疗法、认知疗法、支持疗法、艺术疗法、游戏疗法、正念疗法的概念、分类、使用步骤与使用注意事项。

▲ **能力目标**

1. 能根据患者的不同心理状态选择合适的心理评估方法。
2. 能准确使用常用的心理康复评估工具并对评估结果进行分析。
3. 能针对不同的患者选择适宜的心理康复方法。
4. 能按合适的步骤对患者实施心理干预。
5. 能对患者实施心理干预,并恰当地评价干预效果。

▲ **素质目标**

1. 树立正确的测验观,合理看待心理康复评估。
2. 养成仔细观察患者、主动与患者沟通、尊重理解患者和自觉保护患者隐私的职业素养。
3. 能够接纳患者的不良情绪和异常行为。
4. 能够与患者很好地沟通与协商。
5. 能够与医护人员、社工等形成团队,在工作中有良好的合作精神。

任务一

掌握心理康复评估技术

技能一　走进心理康复评估

扫码看PPT　扫码看微课

案 例 导 入

张女士，40岁，因遭遇车祸右脚被截肢。最近该患者反复出现失眠早醒、烦躁心悸、疲惫乏力、情绪低落、少言寡语，对未来的生活悲观失望，怨天尤人，常一个人独自掉眼泪。

作为康复治疗师，你可以运用哪些方法对其进行心理评估？你会如何准备与张女士的访谈提纲？

一、心理评估的概念

心理评估（psychological assessment）是指应用心理学的理论、方法和工具对个体某一心理现象进行全面、系统和深入的客观描述、分类、鉴别与诊断的过程。心理评估在心理学、医学、教育、人力资源等领域有着广泛的应用，用于临床心理康复治疗时则称为心理康复评估。通过心理康复评估，可以了解患者心理方面有无异常，确定其性质和程度，预测其康复潜力及预后，以此为依据确定心理康复目标，制订心理康复计划，并根据心理康复治疗情况及时调整康复治疗方案，以取得较好的康复效果。临床心理康复评估常用的方法有行为观察法（behavior observation）、访谈法（interview method）和心理测验法（psychological test method）（图4-1-1）。

二、心理康复评估者应具备的条件

1. 业务素质　心理康复评估者应具备心理学方面的专业知识，包括普通心理学、生理心理学、病理心理学等；具备临床医疗和康复知识，能够鉴别正常和异常的心理现象；还应具备一定的专业技能，经过心理评估、心理测量学方面的专门训练，熟悉各种评估方法的功能、适用范围、优缺点及评估结果的分析，并对评估结果的影响因素有充分的认识。

2. 心理素质　心理康复评估者需要有敏锐的观察力，较强的分析、比较、推理和判断能力，健全稳定的人格和良好的沟通能力。此外，还需要意识清醒，能控制自己的情绪和行为以适应心理评估的要求。

3. 职业道德　①具备严肃认真、科学慎重的态度。在评估过程中，选择评估方法、实施心理评估时均需严肃认真的态度；在分析评估结果、做出评估结论时也需要特别慎重。②管理好心理评估工具。对于心理评估尤其是心理测验，内容要保密，不能随意公开，更不能为满足好奇心而随意使用。标准化的心理测验，如智商测验是受管制的测验工具，只有具备相应资格的人员才能保存和独立使用，不允许向无关人员泄露测验内容。③保护被评估者的利益。心理康复评估者会接触到被评估者的个人隐私，因此需要尊

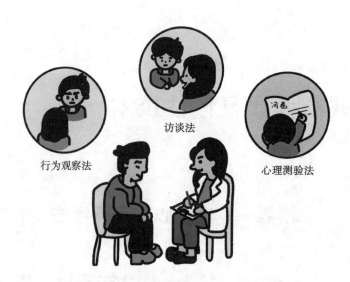

图 4-1-1　康复治疗师对患者进行心理评估

重被评估者的人格,保护其隐私,对其心理测验的结果保密。如果得到的测验结果是对他人有危害的,需要用适当的方法让他人注意。

三、心理评估在心理康复工作中的应用

1. 诊断依据　心理评估可以为诊断各种心理障碍、精神疾病、脑功能障碍等疾病提供依据,通过分析患者在临床中表现出来的心理问题的性质、程度及主要原因,康复治疗师可了解患者的心理特点及潜在心理困扰,预测其康复潜力及预后,也可对心理康复的效果进行评价。

2. 心理康复　心理评估可以帮助康复治疗师全面准确地了解患者心理活动特点和变化规律,明确与躯体损伤、残疾和残障伴发的心理问题或心理障碍,探究与疾病相关的心理因素以及这些因素的作用途径,以便正确认识疾病并制订明确的康复计划。通过采取有针对性的措施对患者的损伤、残疾和残障问题进行心理干预并及时评估实施效果、调整心理康复干预方案,可以提高患者的心理健康水平,使其以健康的心理状态充分平等地参与社会生活。

四、心理评估的方法

（一）行为观察法

1. 行为观察法的概念　行为观察法是指在自然或接近自然的条件下,有目的、有计划地对患者有代表性的行为或活动进行系统的直接或间接观察,从而描述临床现象、评估患者心理活动特点、监测行为变化,为心理评估提供客观依据的方法。行为观察法是临床心理评估中常用的方法之一。由于人的心理活动是通过其表情、动作、语言等外显行为来表现的,因此,医务人员可通过对患者的行为进行客观、准确的观察,来判断患者心理活动的特点和变化规律。

2. 观察方案的设计　观察方案的设计是否合理将直接影响到观察结果的科学性和客观性,一般在设计时需要考虑如下因素。

(1)观察情境:在临床康复工作中,行为观察通常都在医院进行。在确定观察情境时,应考虑观察的可行性,一是要保证观察者的观察视野没有死角,二是不影响被观察者的常态。

(2)观察内容:主要包括被观察者的仪表、体形、人际交往风格、身体状况、对疾病的认知及态度、注意力、兴趣、各种情景下的应对行为等。在实际的观察中,观察者需要根据观察目的、观察方法和观察的不同阶段来选择观察的目标行为。目标行为应该是有代表性的、可观测的。为了保证观察的可持续性和观察结果的客观性,对选定的目标行为要给予明确的定义。例如,要观察患者在手术前攻击性行为是否增加,就可以把攻击性行为定义为"导致自己或他人身体或心理上痛苦的有意行为"。

(3)观察时间:观察时间一般为每次10~30分钟,这样观察者不会太疲劳。当然有时根据需要亦可以适当延长。观察次数可以根据实际情况而定。如果需要一天内进行多次观察,则每次观察应分布在一天当中不同的时间段,以便较全面地掌握被观察者在不同情境下的行为表现;如果观察期跨越若干天,则每天的观察次数和观察时间应保持一致。至于每次观察安排在什么时间进行,应根据影响目标行为的时间因素来确定。

(4)观察记录:①叙述性记录:这是一种常用的方法,可采用记笔记、录音、录像或以上方法联合使用,也可以按目标行为发生的时间顺序编写简单的记录表,记录重要观察指标。这种方法不仅需要记录观察到的行为,有时还要进行推理判断。如记"××暗自哭泣2分钟"(叙述性记录),同时记下"××情绪抑郁"(推理性记录)。②评定性记录:根据评定量表的要求进行观察和记录。如记录"焦虑等级3"。③间隔性记录:又称时间间隔样本,指在观察中有规则地每隔一定时间便观察和记录一次,如每隔10秒观察5秒并记录观察结果,这种记录方法能比较准确地反映目标行为随时间变化的特征。一般而言,这种记录的观察时间间隔可定为5~30秒,具体可视目标行为的性质和研究需要而定。④事件记录:又称事件样本记录,记录在一次观察期间内,目标行为或事件的发生频率。这种方法常与间隔性记录结合使用,多在条件控制较好的观察中应用。⑤特殊事件记录:在观察过程中,如果出现了影响目标行为发生、发展的特殊事件,观察者应将这些特殊事件详细记录下来,并分析这些特殊事件对目标行为产生的影响。

3. 行为观察法的注意事项 由于个人动机和心理预期的影响,不同观察者对同一观察对象的观察结果可能出现不一致的情况,即所谓的观察者偏见。为了防止这种偏差的产生,在进行行为观察时观察者应注意以下几个方面。

(1)全面观察:观察者应记录被观察者周围的环境以及其他人的语言和非语言因素是如何影响被观察者的行为的,注意其他人对被观察者行为的反应。

(2)及时记录:当一个事件发生后应尽快地把它记录下来(间隔性记录时例外)。对事件或目标行为的观察和记录应当尽可能客观、完整和准确,应采用描述的方式记录,避免使用解释的方式。

(3)观察者对被观察者的印象:观察者应认识到自己对被观察者的整体印象,并评价自己的这种印象可能会对观察结果产生什么样的影响。

(4)观察者的感觉和反应:在观察和评估过程中,观察者要经常意识到自己的"角色",特别是自己的感觉和反应。

(5)观察者的自控:观察者要控制自己,不对那些与目标行为关系不大的特殊行为和突发事件产生兴趣。

(6)理解被观察者:对于与自己年龄或文化背景相差悬殊的被观察者,观察者在分析结果时应尽可能从被观察者角度出发,而不是从自己的角度去理解他们的行为。

4. 行为观察法的优缺点

(1)行为观察法的优点:①简便、易操作,不受时间、地点和条件的限制;②观察结果比较客观真实,由于观察者通常是在被观察者不知情的自然条件下进行观察活动,因此被观察者所表现出的外显行为较为真实;③观察具有及时性,运用行为观察法时,不需要被观察者做任何配合,观察者就能捕捉到正在发生的行为,还能搜集到一些无法言表的临床资料。

(2)行为观察法的缺点:①受观察者自身能力的制约,实施观察的观察者自身的临床经验、敏感程度、观察态度、洞察能力和分析综合能力等因素都会对观察结果的客观性和准确程度造成影响;②观察指标不易定量,观察的标准难以统一,比如沮丧、孤独等行为表现的程度难以用定量的指标衡量,不同观察者得到的结果差异较大;③观察结果不易重复,被观察者的某些心理行为具有随意性和偶然性,不能做精确的重复观察和定量分析,容易受观察者个人主观臆断,影响临床心理评估的真实性。

(二)访谈法

1. 访谈法的概念 访谈法又称晤谈法,是访谈者围绕某一问题,通过会谈、访问、座谈等方式对被访谈者的心理特征和行为进行调查,获得被访谈者资料并加以分析研究的方法。访谈法是临床心理评估的最基本技术。访谈法的效果取决于问题的性质和访谈者的访谈技巧。

2. 访谈的基本形式

(1)结构式访谈:根据访谈目的预先编制好访谈提纲或者问题表,访谈时据此进行访谈。该方法具有重点突出、方法固定、省时高效等优点,但过于程序化,缺乏灵活性,易将相关信息遗漏。

(2)非结构式访谈:又称开放式谈话。访谈氛围轻松,被访谈者较少受到约束,能自由发散地表达,易于了解到一些额外的重要信息,但是这种方法交流话题比较松散、费时、效率较低。

(3)半结构式访谈:介于结构式访谈和非结构式访谈之间,具有两种方法的优点,又能较好地克服二者的不足和缺点,是临床应用较多的一种访谈方法。

3. 访谈的内容

(1)一般性资料访谈:访谈者与被访谈者接触初期进行的访谈活动。其目的是收集被访谈者一般人口学信息和基本病情资料。通常涉及的问题如下。

①基本情况:姓名、年龄、职业、文化、经济状况等。

②婚姻及家庭情况:婚姻状况、家庭成员、家庭关系等。

③出生成长情况:是否顺产、成长经历等。

④近期情况:饮食睡眠、日常活动、是否容易疲劳、精神状况等。

⑤健康情况:既往和现在的健康状况,有无遗传病、外伤等。

⑥生活习惯:起居是否规律,是否有吸烟、酗酒等嗜好。

⑦生活事件:近期是否有对自己影响较大的事件发生,如工作状况、经济状况、突然变故等。

⑧社会支持:与家人、同事、朋友之间的关系如何。

(2)心理评估访谈:在一般性资料访谈之后,为了进一步了解被访谈者的心理状况而进行的更加专业的访谈。它主要围绕病史采集、精神状况检查的内容和诊断需要的资料进行。常见的问题如下。

①您现在主要存在哪些问题和麻烦?

②请您描述一下这些问题最重要的方面。

③您的这些问题是什么时候开始出现的?

④这种问题大概多长时间出现一次?

⑤这些问题发生后变化吗?多久变化一次?

⑥出现这些问题后还有其他方面的改变吗?

(3)心理(精神)状况检查:在一般性资料访谈和心理评估访谈之后,如有需要可以继续进行心理(精神)状况检查。检查应包括以下几个方面。

①感知觉障碍:被访谈者有无幻觉和错觉,感知综合障碍。

②思维障碍:评价被访谈者有无联想障碍(如牵连观念、思维松弛等),有无各种妄想。

③智力:在访谈过程中可以观察被访谈者是否有明显的智力缺损,以便确定是否要进行智力测验。

④定向力:被访谈者是否存在时间和空间的定向障碍。

⑤注意和记忆:被访谈者在访谈过程中的注意情况;远期、近期记忆是否有障碍。

⑥情绪表现:被访谈者近期的心境,情绪反应的强度、适度性和可控性。

⑦行为方式和仪表:被访谈者的行为和仪表是否属于常态。

⑧自知力:对被访谈者的自知力(即对自己的问题或疾病的自我判断能力)进行评估,重性精神病患者在症状活跃期通常自知力缺乏。

上述只是一个检查提纲,详细的检查方法及临床意义可参考精神病学专著。

4. 访谈的技术

(1)营造良好的访谈氛围:在访谈过程中首先需要营造一个放松、安全的谈话氛围,让被访谈者能对访谈者产生信任感、安全感,从而自然地接受提问,真实地回答问题。

(2)注重倾听:耐心、专注、真诚地倾听被访谈者的表述是取得访谈成功的关键。它不仅有利于建立良好的医患关系,而且便于访谈者从被访谈者的表述中掌握问题的关键点。一名优秀的访谈者不但要在访谈中注意被访谈者说了些"什么",而且要能通过被访谈者的表情(面部表情、姿态表情和言语表情)来观察他是"如何"说的,从中觉察被访谈者未表露出的深层问题。此外,倾听时给予适当的鼓励性回应,让被访谈者感到自己被关注和关怀,从而更开放地表露心声。

(3)掌握提问技巧:访谈者在访谈提问时,要使用被访谈者易于理解的语言,避免使用含糊、模棱两可的词语和专业术语;询问时应表述清晰准确、简洁易懂;所提问题要避免对被访谈者造成暗示而影响回答的客观性。如"您对手术是否感到很紧张?"就具有一定暗示性,被访谈者的回答容易被问题所引导,可改为"手术前您的心情是怎样的?"

(4)客观准确地记录:访谈时访谈者要做好记录。但无论是现场记录还是之后的回忆记录,访谈者都要注意尽量使用被访谈者自己表述的语言,不要任意诠释、强调和加重被访谈者的叙述内容;不要将访谈者个人主观的理解和看法添加到记录内容中,以免影响所收集资料的客观性。此外,若需使用摄像机、录音机等辅助记录,要事先征得被访谈者的同意,并尽可能不给访谈过程造成干扰。

(三)心理测验法

1. 心理测验法的概念　心理测验法是一种重要的心理评估方法,是运用标准化的心理测验对被测者的某些心理品质进行测定,以研究其心理活动的一种评估方法。与行为观察法和访谈法相比,心理测验法具有客观性、间接性、相对性。由于心理测验的刺激、反应量化,分数的转换与解释都经过了标准化处理,测验结果几乎不受施测者主观影响,所以其结果客观性比较高。由于多数心理特征无法直接测量,只能通过被测者对测量刺激的反应来判断,因此心理测验具有间接性。另外,大多数心理测验只能判断被测者某种心理特征在行为样本中的位置,没有绝对的判断标准,因此其结果具有相对性。

2. 标准化心理测验的基本特征　标准化心理测验(standardized psychological test)是指使用一套标准程序建立测验内容,制定评分标准,固定实施方法,具备达到国际公认水平的主要心理测量技术指标的心理测验。标准化心理测验可以最大限度地减少测量误差,保证测量结果的稳定性与可靠性,使测量结果具有可比性。标准化心理测验主要的测量技术指标如下。

(1)常模(norm):根据标准化样本的测验分数经过统计处理而建立起来的具有参照点和单位的测验量表,是用来比较的标准,是解释测验结果的依据。被测者的测验结果只有与这一标准比较,才能确定该结果的实际意义。而这一标准是否正确,很大程度上取决于常模样本的代表性。

(2)信度(reliability):测量结果的一致性或可靠性程度。即若用同一测量工具反复测量某人的同一种心理特质,则其多次测量的结果间的一致性程度叫作信度。它反映测量结果的稳定性程度。

(3)效度(validity):测量的正确性,即一个测验或量表实际能够测出其所要测的心理特质的程度。效度越高表示该测验测量的结果越能代表要测量行为的真正特征,越能够达到所要测量的目的。但是值得注意的是,效度的高低是一个相对的概念,它是相对于一定的测量目的而言的,并且心理测量不可能做到百分百的准确,因为心理特征是不能直接测量的,只能通过个体的行为表现来进行推测。

3. 心理测验的分类

(1)按被测者的数量分类。

①个别测验:在一段时间内由一位主试对一位被测者施测。这种方法在临床比较常见。其优点是对被测者的反应掌握得比较全面,测验过程控制性较强。缺点是对主试要求较高、费时、不经济。

②团体测验:在一段时间内由一位或几位主试同时对多位被测者施测。这种方法可以在短时间内获得大量信息,适用于群体心理研究。但其结果在准确性和全面性方面与个别测验存在一定差距。

(2)按测验材料的性质分类。

①文字测验:以语言或文字作为测验材料,被测者用文字符号或语言做出反应。其优点是使用方便、应用广泛。缺点是受被测者文化程度和文化背景限制明显。

②非文字测验:以图画、仪器、模型、工具等为测验材料,被测者用动作或手势做出反应。这种测验方法不受被测者文化程度和文化背景的限制,不过难以进行团体测验。

(3)按测验材料的意义是否明确分类。

①常规测验:测验材料意义明确,被测者的回答有一定的范围,测验有固定的评分标准和常模。其优点是操作简便,结果易于比较。缺点是在涉及具有一定社会评价和道德标准的问题时,结果可能失真。

②投射测验:测验材料通常没有明确的意义,被测者的回答也没有严格的限制,评分没有特别固定的标准。其优点是测验目的隐蔽,回答不易掩饰,结果比较真实。缺点是操作过程对主试的要求较高,而且结果的分析受主试的经验和主观影响较大,不易进行比较。

(4)按测验的目的和功能分类。

①能力测验:分为一般能力测验和特殊能力测验。一般能力测验即通常所指的智力测验,主要用于测量人的一般智力水平。临床运用广泛,如斯坦福-比奈智力量表、韦克斯勒智力量表都是常用的智力测验量表。特殊能力测验则主要用于测量人的特殊潜能,如测定个体在音乐、绘画、运动、飞行以及文书等方面的特殊能力。

②人格测验:主要用于评估个体人格特征和病理人格特征。一般有两类,一类是自陈量表型,如明尼苏达多相人格问卷(Minnesota multiphasic personality inventory,MMPI)、卡特尔16种人格因素问卷(Cattell 16 personality factor questionnaire,16PF)、艾森克人格问卷(Eysenck personality questionnaire,EPQ)等;另一类是投射测验型,如罗夏墨迹测验、主题统觉测验等(thematic apperception test,TAT)。

③神经心理学测验:用于评估正常人或脑损伤患者的脑神经功能(主要是高级神经功能)状态,在脑功能的诊断及脑损伤的康复与评估方面发挥重要作用,如H-R神经心理成套测验。

④临床评定量表:对自己的主观感受和他人行为的客观观察进行量化描述的量表。最早在精神科进行临床应用,之后推广到其他广泛的临床和研究领域。常用的有症状自评量表(SCL-90)、焦虑自评量表(SAS)、抑郁自评量表(SDS)等。

4. 使用心理测验应注意的问题

(1)测验的选择:心理测验种类繁多,在使用过程中必须认真选择。选择心理测验时应注意:①明确各种心理测验方法的优缺点,根据评估目的选择适当的测验种类或组合多种测验;②根据被测者的居住区域、文化程度等情况选择常模样本能代表被测者的测验;③优先选用信度和效度较高的测验;④尽量选用主试熟悉的测验;⑤选用国外引进的测验时,尽可能选择经过我国修订和再标准化的测验。

(2)正确使用测验:心理测验的优越性能否得到体现,很大程度上取决于测验的使用是否正确。使用心理测验须做到:①防止滥用,只有在确实需要时才进行心理测验;②心理测验的实施需以良好协调的医患关系为基础;③在实测过程中始终尊重被测者,以平等的态度对待被测者;④测验的实施要严格按照操作规定进行,正确安排测验材料,按规定给予被测者指导语和提问,准确记录答案和分数,及时观察被测者在测验过程中的行为,认真书写测验报告;⑤妥善保管心理测验的材料和结果等相关资料,不得随意泄露或让无关人员翻阅。

(3)科学解释测验结果:心理测验的实施者和测验报告的阅读者均应掌握心理学基础知识,并经过专业培训,对测验结果能够做到科学看待、正确描述、详细分析、合理解释。心理测验的结果只能反映被测者一定时期内的某种心理特质,所以对待测验结果应采取综合分析并动态看待的态度,结合被测者的动机、情绪等因素做出符合实际情况的判断,防止出现仅根据测验结果就对被测者贴标签的做法。

▶ 技能实训

实训:收集患者的心理社会资料。

1. 实训目标

(1)学会采用访谈法全面收集患者的心理社会资料。

(2)掌握访谈技术。

2.实训要求　学生两两一组,一人扮演患者,另一人扮演康复治疗师,进行访谈法实训练习。

3.实训思路

(1)设定患者情况,拟定访谈提纲。

(2)选择合适的场所,两人分角色进行访谈法练习,收集患者的一般资料,如年龄、民族、文化程度、婚姻状况、生活习惯、嗜好等;收集患者的主观资料,如患者对疾病的主观理解和态度,对疾病的应对能力,患者的认知能力、情绪状况和行为能力,社会支持系统及其利用等;收集患者的客观资料,如患者的生理状况,患者的睡眠、饮食及其与心理负担的关系等。实训过程中注意访谈技术的灵活运用。

(3)记录有关访谈资料,再互换角色练习,结束后交流感受,指出对方在实训过程中可以完善的地方。

(李明芳)

技能二　掌握常用心理测验

扫码看PPT　扫码看微课

案例导入

患者,男,36岁,最近头痛、胸闷、心慌、胃部不适、失眠等症状明显,各项仪器和实验室检查均未见异常,康复治疗师对他进行了SCL-90测验。测验结果:总分176分,阳性项目数为50,阳性症状均分为2.75分。阳性项目因子分为:躯体化2.84分,抑郁3.3分,焦虑3.15分,偏执2.1分。

请根据该测验结果分析患者的心理状态。

一、智力测验

智力测验(intelligence test)是评估个人一般能力的方法,是根据有关智力概念和智力理论经标准化过程编制而成的。它是心理测验中重要的一类测验,也是心理康复工作中最常用的心理测验。下面介绍几种常见的智力测验。

(一)比奈-西蒙智力量表

比奈-西蒙智力量表是世界上第一个智力量表,也是世界上第一个系统、规范的心理测验量表。该量表于1905年由法国心理学家比奈与西蒙编制,用以筛查低能儿童,并对其进行特殊教育。测验最早有30道题,主要涵盖记忆、言语、理解等项目,用于测量智力的多方面表现。题目由易到难排列,以通过的题目数量作为区分智力高低的标准。1908年,比奈和西蒙又对1905年版量表进行了修订,对题目进行了删改和扩充,增至59道题,并把测验项目按年龄分组,从3岁到13岁,每岁一组,每个年龄组题目数量不等,以智力年龄来评估个体智力,即儿童最后通过哪个年龄组的题目,就表示他具有这一年龄的智力水平,而不论其实际年龄。比奈-西蒙智力量表1908年修订版是世界上第一个用智龄来表达智力的量表。该量表通过比较智龄和实际年龄来衡量儿童智力水平的高低,即儿童凡是智龄大于实际年龄的,被认为智力较高;智龄等于实际年龄的则被认为智力中等;智龄小于实际年龄的被认为智力较低。但是,智龄只能表示一名儿童智力的绝对水平,不能用来比较实际年龄不同的儿童的智力高低。

(二)斯坦福-比奈智力量表

美国斯坦福大学的特曼(L M Terman)对比奈-西蒙智力量表进行了多次修订,形成了斯坦福-比奈智力量表。该量表的主要特点如下。①增加了题目,从 59 题增加到了 90 题;②增加了一些动手操作的非文字测验;③标准化程度提高,对每个项目的施测规定了详细的指导语和记分标准;④首次引入比率智商(ratio intelligence quotient)的概念,开始以智商(IQ)作为个体智力水平高低的指标。智商能表示智力的相对水平,解决了智龄不能比较的问题,成为比较儿童聪明程度的指标,这是智力测验上的重大突破。

特曼提出的比率智商的计算方法为:IQ＝MA/CA×100。其中 MA 为智龄,指智力达到的年龄水平,即在智力测验上取得的成绩;CA 为测验时的实际年龄。例如,儿童甲的 MA 为 10 岁,CA 9 岁,则其 IQ 为 111;儿童乙的 MA 为 6 岁,CA 为 5 岁,则其 IQ 为 120。因此,儿童乙的智力水平比儿童甲的高。比率智商建立在智力水平与年龄成正比的假设基础上,这在一定的年龄范围内是正确的。所以,比率智商受年龄限制,其最高适用年龄为 15 岁或 16 岁。

(三)韦克斯勒智力量表

韦克斯勒智力量表(简称韦氏智力量表)是由美国心理学家韦克斯勒编制的一整套智力测验,包括韦氏幼儿智力量表(适用于 4 岁至 6 岁半的儿童)、韦氏儿童智力量表(适用于 6 岁半至 16 岁的儿童)和韦氏成人智力量表(适用于 16 岁以上的成人)。三套量表相互衔接,可以对一个人从幼年到老年进行智力测验,是一套较完整的智力量表。我国龚耀先、戴晓阳、林传鼎和张厚粲等主持了韦氏智力量表中国版本的修订,制订了适合我国不同年龄人群的常模,并得到广泛应用。

韦氏智力量表不同于以往的智力测验量表,其优势十分明显,主要特点如下。

1. 全量表(测量总智商(FIQ)) 由言语量表(测量言语智商(VIQ))和操作量表(测量操作智商(PIQ))组成。言语量表和操作量表又分别由几个分测验组成,每一个分测验旨在测量一个不同的智力侧面,每个分测验的分数可以单独计算,也可以合并计算,从而能够直接获得智力的各个侧面或综合水平,在临床上对于大脑损伤、精神失常和情绪困扰的诊断有很大帮助。

以 1982 年龚耀先主持修订的中国修订韦氏成人智力量表(WAIS-RC)为例,言语量表包括知识、领悟、算术、相似性、数字广度、词汇 6 个分测验,操作量表包括数字符号(图 4-1-2)、图画填充(图 4-1-3)、木块图、图片排列(图 4-1-4)、图形拼凑(图 4-1-5)5 个分测验,按照由易到难的顺序排列。测验时主试首先填写好被测者的一般情况、主测人和测验时间、地点,然后按测验的标准程序进行测验。一般按先言语量表后操作量表的顺序进行,但在特殊情况下可适当改变。测验通常都是一次完成,对于容易疲劳或动作缓慢者也可分次完成。主试指导被测者按照每个分测验的具体实施方法完成测验。言语量表中的算术分测验和操作量表中的 5 个分测验有时间限制,考察反应速度和正确性。无时间限制的分测验则以回答的质量计分。测验指导手册对每一个分测验的评分都有详细说明。算得的各分测验的原始分数按照测验指导手册上相应表转换成平均数为 10、标准差为 3 的量表分。再分别将言语量表和操作量表的得分相加,便可得到言语量表分(VS)和操作量表分(PS),两者相加,便可得到全量表分(FS)。再根据相应表将 VS、PS 和 FS 换算成言语智商(VIQ)、操作智商(PIQ)和总智商(FIQ)。

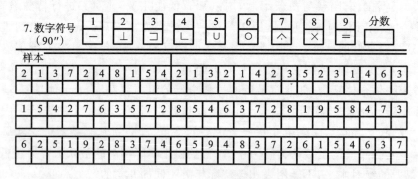

图 4-1-2　WAIS-RC 数字符号测验例图

2. 提出了离差智商的概念 韦氏智力量表用统计学的标准分来计算智商,表示被测者的成绩偏离同

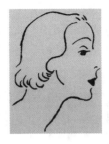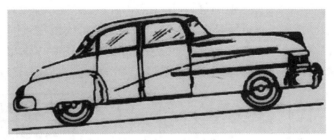

图 4-1-3 WAIS-RC 图画填充测验例图

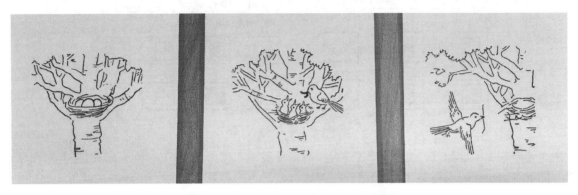

图 4-1-4 WAIS-RC 图片排列测验例图

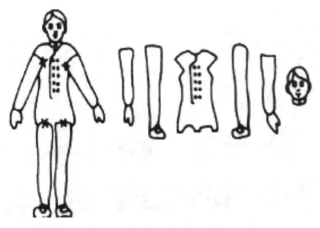

图 4-1-5 WAIS-RC 图形拼凑测验例图

年龄组平均成绩的距离(以标准差为单位)。每个年龄组 IQ 均值都为 100,标准差为 15。计算方法:$IQ=15(X-\overline{X})/SD+100$。其中 X 是被测者的成绩,$\overline{X}$ 是样本成绩的均数,SD 是样本成绩的标准差。离差智商克服了比率智商计算受年龄限制的缺点,能够表示个体在年龄组中所处的位置,现在已成为计算智商的通用方法。

3. 适用年龄范围广 韦氏智力量表适用的年龄范围可从幼儿直到老年,是一套较完整的智力量表。该量表在临床应用较多,是临床测验中的重要工具。

(四)瑞文标准推理测验

瑞文标准推理测验(Raven standard progressive matrices,SPM),简称瑞文测验,是由英国心理学家瑞文(J C Raven)于 1938 年编制的一套非文字智力测验,既可用于团体测验,也可用于个别测验。SPM 按难度递增的顺序分成 A、B、C、D、E 五组,每组题目的类型略有不同。A 组主要测知觉辨别、图形比较、图形想象能力等;B 组主要测类同比较、图形组合能力等;C 组主要测比较推理和图形组合能力;D 组主要测系列关系、图形组合、比拟能力等;E 组主要测互换、交错等抽象推理能力。每组包含 12 道题目,也按难度递增的顺序排列。每道题目由一幅缺少一小部分的大图片和作为选项的 6~8 张小图片组成。测验中被测者需根据大图片内图形间的某种关系从备选的小图片中选出 1 张适合填入大图片中缺少的部分,一般人完成瑞文测验大约需要半小时,最好在 45 分钟之内完成(图 4-1-6)。

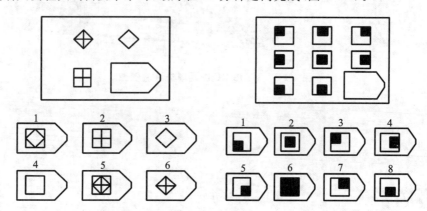

图 4-1-6 瑞文测验例图

瑞文测验在二十世纪五六十年代几经修订,目前发展成三种形式,除了标准型以外,还有为用于幼儿及智力低下者而设计的彩色型(图 4-1-7)和用于智力超常者的高级型。为了实际测试的需要,1989 年李丹等人将瑞文测验的标准型与彩色型联合使用,称为联合型瑞文测验,这样可使整个测验的适用范围扩大到 5~75 岁。

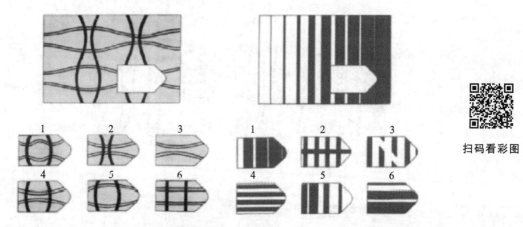

图 4-1-7 瑞文测验彩色型例图

瑞文测验的使用不受语言和文化背景的限制,不同职业、国家、文化背景的被测者都可以使用,甚至聋人及丧失某种语言功能的患者、具有心理障碍的患者也可以使用。被测者的适用年龄也比较广泛,5~75 岁的幼儿、儿童、成人、老年人皆可借此量表粗分智力等级。但由于瑞文测验强调推理方面的能力,并非完全的智力测验,因此目前仅用于智力方面的筛选,不能绝对化。

二、人格测验

人格测验是评定个体人格心理特征的一种技术。由于依据的人格理论不同,人格测验多达数百种,大体上可以分为两大类。一类是结构性的自陈量表,如 MMPI、EPQ、16PF 和 A 型行为量表等;另一类是非结构性的投射测验,如主题统觉测验、罗夏墨迹测验等。

(一)自陈量表

1. 明尼苏达多相人格问卷(MMPI) MMPI 是由美国明尼苏达大学哈撒韦(S R Hathaway)和麦金

利(J C McKinley)于20世纪40年代初期编制的,最初的目的是编制一套用于鉴别精神病患者的辅助调查表,后来发展为人格测验量表,主要用于判断个体在人格特性、情绪状态和临床症状上的异常,是世界上应用最广泛的人格测验量表之一。我国学者宋维真等人于1980年对MMPI进行了修订,并制定了中国常模。1989年,美国MMPI标准化委员会对MMPI进行了修改,出版了《MMPI-2施测与记分手册》。我国张建新、宋维真等人于20世纪90年代对MMPI-2进行了标准化工作,制定了中国常模,并于2003年编制了工作手册,实现了计算机操作。

MMPI-2有纸质测验和计算机化测验两种形式,共567个问题。如果是精神病临床诊断,可只做前370题。该测验适用于18~70岁(MMPI为16岁以上)、文化程度在小学毕业以上的被测者。包括未达项目数(Q)、掩饰量表(L)、伪装量表(F)、校正量表(K)、后F量表(Fb)、同向答题量表(TRIN)和逆向答题量表(VRIN)7个效度量表;疑病量表(Hs)、抑郁量表(D)、癔症量表(Hy)、精神病态性偏倚量表(Pd)、男性化或女性化量表(Mf)、偏执型人格量表(Pa)、精神衰弱量表(Pt)、精神分裂症人格量表(Sc)、躁狂症量表(Ma)和社会内向量表(Si)10个临床量表。

MMPI-2通常既可用于个别测验,也可用于团体测验,施测时间一般为60~90分钟,被测者根据问题逐条回答"是"或"否",然后按照工作手册进行人工计分或计算机计分,并换算成标准T分数。T分数的平均数为50分,标准差为10分。常模的划界分为60分,凡T分数高于60分者具有临床意义。

MMPI-2作为精神疾病临床诊断的辅助工具,在心身医学领域可用于多种心身疾病(如冠心病、癌症等)患者的人格特征研究。另外,在行为医学、心理咨询和心理治疗、司法鉴定、人员选拔、社会问题及跨文化心理研究等领域MMPI-2也有广泛应用。

2. 艾森克人格问卷(EPQ) EPQ是由英国伦敦大学艾森克夫妇于1975年根据其人格结构三个维度的理论编制的。我国龚耀先教授于1983年修订了EPQ中文版。EPQ分为成人问卷和儿童问卷,各包括精神质(P)、内外向(E)、神经质(N)和掩饰性(L)4个量表,均为88道题。EPQ成人问卷适用于调查16岁以上成人的个性类型,儿童问卷适用于调查7~15岁儿童的个性类型,不同文化程度的被测者均可以使用。EPQ因测验项目较少,易于测查,项目内容较适合我国的情况,是我国临床应用最为广泛的人格测验量表。

(1)E量表(内外向维度):共21题,测验内向和外向人格特征。高分反映人格外向,具有好交际、热情、冲动等特征;低分则反映人格内向,具有好静、稳重、不善言谈等特征。如:你是否健谈?

(2)N量表(神经质维度):共24题,测验情绪的稳定性。高分反映易焦虑、抑郁和较强烈的情绪反应倾向等特征;低分则反映情绪反应缓慢轻微,易恢复平静,性情温和,善于自我控制。如:你容易激动吗?

(3)P量表(精神质维度):共23题,测验一些与精神病理有关的人格特征。高分可能反映孤独、缺乏同情心、不关心他人、难以适应外部环境、好攻击、与别人不友好等特征;低分反映个性随和,表现为对人友善、合作。如:你是否在晚上小心翼翼地关好门窗?

(4)L量表(掩饰性维度):共20题,测验朴实、遵从社会习俗及道德规范等特征。在国外,高分表明有掩饰或自我隐蔽倾向,说明被测者较老练成熟;低分表明掩饰倾向低,说明被测者单纯、幼稚。但在我国该量表高分的意义仍未十分明了。如:你曾拿过别人的东西(哪怕一针一线)吗?

测试时,被测者按照问卷前的指导语,对照每个项目的陈述,根据自己的实际情况回答"是"或"否"。结果统计时,先根据被测者在各量表上获得的总分(粗分)按其年龄和性别常模换算出标准T分数,便可分析被测者的人格倾向和特征。其中各量表的T分数在43.3~56.7分之间为中间型,T分数在38.5~43.3分或56.7~61.5分之间为倾向型,T分数在38.5分以下或61.5分以上为典型型。将N维度和E维度组合,可进一步分出外向稳定(多血质)、外向不稳定(胆汁质)、内向稳定(黏液质)、内向不稳定(抑郁质)四种个性特征。

3. 卡特尔16种人格因素问卷(16PF) 16PF是美国心理学家卡特尔(R B Cattell)根据人格特质学说编制的。卡特尔是人格特质理论的创始人之一。早年他曾对Allport和Odbert的人格描述词表进行研究,从中精选出 4504 个特质词,又将意义相似的特质词合并成 171 种特质名称;然后运用因素分析的方法对特质名称进行研究,生成 31 个表面特征维度;再据此编制成人格评定量表进行实验,进一步因素分析后产生了 12 个因子,卡特尔将其命名为人格根源特质。在之后的研究中卡特尔又发现了 4 个独立因子,构成了 16 个人格根源特质,它们分别是:乐群性(A)、聪慧性(B)、稳定性(C)、恃强性(E)、兴奋性(F)、有恒性(G)、敢为性(H)、敏感性(I)、怀疑性(L)、幻想性(M)、世故性(N)、忧虑性(O)、实验性(Q1)、独立性(Q2)、自律性(Q3)、紧张性(Q4)。卡特尔认为这些根源特质是构成人格的内在基础因素,并根据人格特质学说编成了 16 种人格因素问卷。16PF 各因素的名称及意义见表 4-1-1。

16PF 现有五种版本。普通版本有 A、B、C、D 四型,其中 A 与 B 是全版本,各有 187 个题目;C 与 D 是缩减本,各有 106 个题目。这四个版本适用于 16 岁以上具有小学文化程度的成人;E 版本适用于文化程度较低或智力稍低的人群,有 128 个题目。以下介绍由戴忠恒和祝蓓里于 1988 年修订完成的 16PF 中文版,共有 187 个题目,都是关于个人兴趣和态度等的问题。16PF 适用范围很广,凡是有相当于初中以上文化程度的青壮年和老年人都适用。16PF 可团体施测,也可个别施测,对心理咨询、人才选拔、职业咨询有一定的参考价值。

测验中每一个题目都有 a、b、c 三个答案,根据被测者对每一题的回答,分别将 a、b、c 记为 0 分、1 分、2 分或 2 分、1 分、0 分。其中聪慧性(B)量表的题目有正确答案,每题答对得 1 分,答错得 0 分。未计分前,对于遗漏太多或有明显错误的答卷则需重测以求真实可信。对于得到的各个量表的原始分数需要通过查 16 种人格因素常模表将其换算成标准分(10 分),然后按各量表查得的标准分在剖析图上找到相应的点,将各点连接成曲线,即可得到被测者的人格剖析图。该测验的 16 种人格因素中,1~3 分为低分,8~10 分为高分。根据被测者各因素的高低分特征,即可了解被测者的人格特征(表 4-1-1)。

表 4-1-1 16PF 各因素的名称及意义

因素	名称	低分特征	高分特征
A	乐群性	缄默、孤独、冷淡	外向、热情、乐群
B	聪慧性	思维迟钝、学识浅薄、抽象思维能力弱	聪明、富有才识、善于抽象思维
C	稳定性	情绪激动、易烦恼	情绪稳定而成熟,能面对现实
E	恃强性	谦逊、顺从、通融、恭顺	好强、固执、独立、积极
F	兴奋性	严肃、审慎、冷静、寡言	轻松兴奋、随遇而安
G	有恒性	敷衍,缺乏奉公守法的精神	有恒负责、做事尽职
H	敢为性	畏怯退缩、缺乏自信心	冒险敢为、少有顾虑
I	敏感性	理智、注重现实	敏感、感情用事
L	怀疑性	信赖随和、易与人相处	怀疑、刚愎自用、固执己见
M	幻想性	现实、合乎成规、力求完善合理	幻想、狂妄、放任
N	世故性	坦白、直率、天真	精明强干、世故
O	忧虑性	安详、沉着,通常有自信心	忧虑抑郁、烦恼自扰
Q1	实验性	保守,尊重传统观念和行为标准	自由的,不拘泥于成规
Q2	独立性	依赖、随声附和	自立自强、当机立断
Q3	自律性	矛盾冲突、不顾大体	知己知彼、自律严谨
Q4	紧张性	心平气和、闲散宁静	紧张困扰、激动挣扎

4. A 型行为量表 1959 年美国学者弗里德曼(Friedman)和罗森曼(Rosenman)在临床实践中发现易罹患冠心病者的行为类型,即 A 型行为类型,并设计编制了 A 型行为量表(表 4-1-2)用来评估个体的行为模式,以了解被试冠心病的易罹患性。

(1)项目说明:该问卷共60题,分成三个部分。TH:共25题,反映时间匆忙感、时间紧迫感和做事快等特征。CH:共25题,反映争强好胜、戒心、敌意和缺乏耐心等特征。L:共10题,真实性检测题,专门用于检测被试答题的真实性。

(2)记分方法如下。

TH:第2、3、6、7、10、11、19、21、22、26、29、34、38、40、42、44、46、50、53、55、58题答"是"和第14、16、30、54题答"否"的每题记1分。

CH:第1、5、9、12、15、17、23、25、27、28、31、32、35、39、41、47、57、59、60题答"是"和第4、18、36、45、49、51题答"否"的每题记1分。

L:第8、20、24、43、56题答"是"和第13、33、37、48、52题答"否"的每题记1分。

(3)统计指标:每题与标准答案符合者记1分。统计时先计算L部分的10题得分,如得分≥7分表示真实性不大,需剔除该问卷;如L部分得分<7分则进一步调查其他两个量表的总分。将TH部分得分和CH部分得分相加,即得出行为总分,总分超过29分的为A型行为倾向,高于36分时视为具有A型行为特征;27~29分为中间型;19~26分视作中间偏B型,低于18分时视为B型行为特征。

(4)评定注意事项:A型行为的评估不能只靠问卷答案计算,必须结合临床观察和会谈,在会谈中观察被试的表情特征。

表4-1-2　A型行为量表

指导语:请回答下列问题。凡是符合你的情况请记为"是",凡是不符合你的情况请记为"否",每个问题必须回答。答案无所谓对与不对,好与不好。请尽快回答,不要在每道题目上思考太长时间。回答时不要考虑"应该怎样",只回答你平时"是怎样的"就行了。

1.我常常力图说服别人同意我的观点

2.即使没有什么要紧事,我走路也很快

3.我经常感到应该做的事情很多,有压力

4.即使决定了的事别人也容易使我改变主意

5.我常常因为一些事大发脾气或和人争吵

6.遇到买东西排长队时,我宁愿不买

7.有些工作我根本安排不了,只是临时挤时间去做

8.我上班或约会时,从来不迟到

9.当我正在做事时,谁要是打扰我,不管有意无意,我都非常恼火

10.我总看不惯那些慢条斯理、不紧不慢的人

11.有时我简直忙得透不过气来,因为该做的事太多了

12.即使跟别人合作,我也总想单独完成一些更重要的部分

13.有时我真想骂人

14.我做事喜欢慢慢来,而且总是思前想后

15.排队买东西时,要是有人插队,我就忍不住指责他或出来干涉

16.我觉得自己是一个无忧无虑、逍遥自在的人

17.有时连我自己都觉得,我所操心的事远远超过我应该操心的范围

18.无论做什么事,即使比别人差,我也无所谓

19.我总不能像有些人那样,做事不紧不慢

20.我从来没想过要按照自己的想法办事

21. 每天的事都使我的神经高度紧张

22. 在公园里赏花、观鱼等,我总是先看完,然后等着同来的人

23. 对别人的缺点和毛病,我常常不能宽容

24. 每个我所认识的人,我都喜欢

25. 听到别人发表不正确的见解时我总想立即纠正他

26. 无论做什么事,我都比别人快一些

27. 当别人对我无礼时,我会立即以牙还牙

28. 我觉得我有能力把一切事情办好

29. 聊天时,我也总是急于说出自己的想法,甚至打断别人的话

30. 人们认为我是一个相当安静、沉着的人

31. 我觉得世界上值得我信任的人实在不多

32. 对未来我有许多想法,并总想一下子都能实现

33. 有时我也会说人家的闲话

34. 尽管时间很宽裕,我吃饭也快

35. 听人讲话或报告时我常替讲话人着急,我想还不如我来讲呢

36. 即使有人冤枉了我,我也能够忍受

37. 我有时会把今天该做的事拖到明天去做

38. 人们认为我是一个干脆、利落、高效率的人

39. 对我或我的工作吹毛求疵很容易挫伤我的积极性

40. 我常常感到时间晚了,可一看表还早呢

41. 我觉得我是一个非常敏感的人

42. 我做事总是匆匆忙忙的,力图用最少的时间办尽量多的事情

43. 如果我有错误,我每次都愿意承认

44. 坐公共汽车时,我总觉得司机开车太慢

45. 无论做什么事,即使看着别人做不好我也不想拿来替他做

46. 我常常为工作没做完,一天又过去而忧虑

47. 很多事如果由我来负责,情况比现在好得多

48. 有时我会想到一些坏得说不出口的事

49. 即使受工作能力和水平很差的人领导,我也无所谓

50. 必须等待什么的时候,我总是心急如焚,像热锅上的蚂蚁

51. 当事情不顺利时我就想放弃,因为我觉得自己能力不够

52. 假如我可以不买票白看电影,而且不会被发现,我可能会这样做

53. 别人托我办的事,只要答应了,我从不拖延

54. 人们认为我做事很有耐心,干什么都不会着急

55. 约会或乘车、船,我从不迟到,如果对方耽误了,我会恼火

56. 我每天看电影,不然心里就不舒服

57. 许多事本来可以大家分担,可我喜欢一人去干

58. 我觉得别人对我的话理解太慢,甚至理解不了我的意思似的

续表

59.人家说我是个厉害的急性子的人
60.我常常比较容易看到别人的缺点而不容易看到别人的优点

(二)投射测验

投射测验(projective test)是人格测验的一大类型,是以心理动力学理论为基础。测验方法:提供较模糊的、结构不明确的刺激情境,让被测者在不受限制的情况下做出反应,使其将隐藏在潜意识中的欲望、动机投射出来,以此分析、推断被测者的人格特点。刺激情境的非组织性、测量目标的隐蔽性与结果解释的整体性是投射测验的特点。

投射测验可根据目的、刺激情境、反应方式、解释方法不同分类,其中林德塞根据被测者的反应方式的不同将其分为五种:①联想型,要求被测者针对呈现的一系列刺激进行联想,并说出联想的内容。通过分析被测者的联想内容了解其人格特征。如罗夏墨迹测验。②构造型,要求被测者根据自己所看到的图画编造一个含有过去、现在以及将来发展的完整故事。通过分析被测者所构建的故事内容来推测其人格特征。如主题统觉测验。③完成型,要求被测者对一些不完整的句子、故事或短文等材料进行自由补充,使之完整。通过分析补充的内容来推测被测者的人格倾向或特征。如语句完成测验。④选排型,要求被测者根据自己的判断准则,对呈现的项目进行分类、选择或排列。根据被测者的操作过程或操作结果分析其人格特征。如图形排列测验。⑤表露型,让被测者借助某种方式(如绘画、游戏、心理剧等)自由表露其心理状态。通过分析被测者在活动中的行为表现以探查其人格特征。如房树人绘画测验。现简单介绍三种投射测验。

1.罗夏墨迹测验 罗夏墨迹测验(Rorschach inkblot test)是瑞士精神科医生、精神病学家罗夏(Hermann Rorschach)经过长期的试验和比较后于1921年研制的一种投射测验,共由10张墨迹图片组成,每张图片上墨迹形状各异,内容毫无意义,其中有5张是墨迹深浅不一的黑白图片,2张为黑色加红色的图片,3张为彩色图片(图4-1-8)。

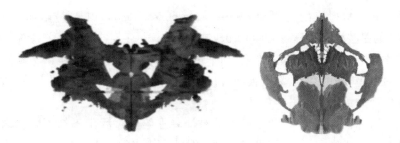

图4-1-8 罗夏墨迹测验例图

测验的实施分为三个阶段。第一阶段是自由联想,把10张图片依次呈现给被测者,请他说出从图片中看到了什么。第二阶段是询问,可以让被测者再看一遍图片,请他说明看到的东西是图的全部还是某一部分,以及使他得出该答案的因素是什么,如颜色、形状等。第三阶段为极限试探,要确定被测者能否从图片中看到某种具体的事物。测验的目的是使被测者表露自己的生活经验、情感、个性倾向等心声。

该测验在记分时主要考虑反应的部位、反应的决定因素和反应的内容,也要考虑反应的普遍性和反应时间。

罗夏墨迹测验可用于正常及病理人格的理论和临床研究,其抑郁指数、自杀指数、精神分裂症指数、应付缺陷指数及强迫方式指数对临床诊断和治疗有重要意义。虽然它的结果比较真实、对被测者心理活动的呈现比较深入,但其记分和解释的方法比较复杂,对主试的要求比较高。

2.主题统觉测验 主题统觉测验(thematic apperception test,TAT)是另一种与罗夏墨迹测验齐名的人格投射测验,由美国学者默瑞与摩根等于1935年编制而成。现在使用的TAT是经默瑞修订过的第三版,全套测验材料包括30张黑白图片和1张空白图片(图4-1-9)。图片上的画面有的是模糊、阴暗和抽象的,有的则有比较明显的结构。测验指导语:"我将让你看一些图片,请你根据每张图片的内容编一个故事,告诉我图片中的事情是如何发生的?现在正在发生什么?画中的人物在想什么?以后将会发生什么。故事越生动、越戏剧化越好。每张图片你可以用5分钟的时间来讲一个故事。"对材料中的空白卡,要求被测者想象上面有一幅图画,并描述此画面,再根据想象中的画编故事。主试向被测者一张张地呈现图片,并详细记录被测者的回答。

TAT除可作为一种临床诊断工具外,还常被用作心理治疗时的刺激联想材料,以利于心理治疗师与患者进行沟通。但是TAT也同样具有投射测验难以量化等问题。

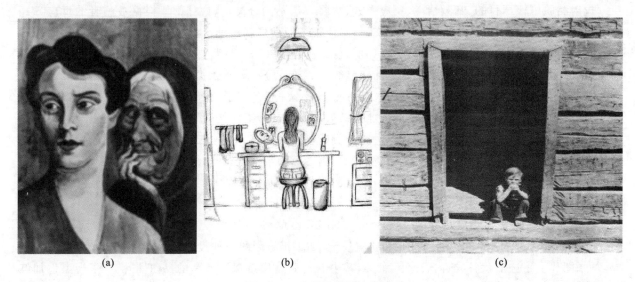

图4-1-9 主题统觉测验例图

3. 房树人绘画测验 房树人绘画测验(house-tree-person test,HTP)是国际上比较流行的投射测验。首次提出HTP的是美国心理学家巴克(Buck),他于1948年对HTP做了系统的论述。HTP作为心理学常用的人格测验,在评估被测者的性格、当下情感以及过往经历上显示出不错的信度与效度,在实际操作过程中具有简单易行、用时少、易被被测者接受等特点,近些年在临床评定心理健康和科学研究中被人们了解接受并广泛应用。

(1)理论基础:HTP的理论基础是投射理论。被测者在绘画过程中不知不觉将内心的消极情绪通过描绘转化成作品,一方面可以通过发泄减轻心中的压抑和焦虑,另一方面可以在评估者的疏导下通过改变画面正视自己的问题。鉴于这些特点,HTP适用于不愿交流或者对访谈法有抗拒心理的被测者,还适用于某些抑郁症患者、创伤后应激障碍患者等。HTP操作过程简单,指导语也简单易懂,不易把握的是绘画之后的询问过程。通过对被测者所画的房屋、树木、人物以及画面整体进行询问,了解被测者在绘画过程中的内心体验。这时就要求评估者有丰富的经验以及体验能力,从而做出正确理性的分析,为后续的心理干预工作做好准备。

知识拓展

(2)测验工具:A4白纸(直放),2B铅笔,橡皮擦,钟表,足够的记录纸。注意事项:工具的放置位置要固定且妥当。绘画阶段结束时,需将2B铅笔、橡皮擦等收回保持桌面干净。

(3)测验指导语:"请用2B铅笔在给你的这张白纸上,任意画一幅包括房屋、树木、人物在内的画。你想怎么画就怎么画,没有更多的要求,只要你认真地进行绘画就可以了。在绘画过程中你可以随意使用橡皮擦进行涂改,而且你想花多长时间完成这幅绘画都可以。"

(4)测验程序:包括绘画阶段和询问阶段。绘画阶段除了以上指导语外不再对被测者做任何的提示,也不应对绘画做出任何评价,同时强调绘画一定要严格遵守房屋—树木—人物的顺序。另外,在画的过程中如果被测者表示自己画得不好就告诉他:我们不是在考察你的绘画能力,我们不关心这个,我们关心的是你怎样来进行绘画。如果被测者表示要使用工具来完成绘画,就告诉他:这些绘画需要徒手完成。被测者绘画完后,让其在画上签名并写上日期。另外,在绘画阶段,评估者要记录下被测者绘画各部分的顺序、有无涂改及用时等。询问阶段:在整个绘画过程结束后,评估者还要对其绘画内容进行提问。通常被测者的回答能为之后的分析解释提供很多重要信息。

(5)测验结果的解释:HTP像大多数投射测验一样,在解释过程中对评估者的要求很高。通常评估者可以从绘画附属信息和绘画内容两方面来分析被测者的作品。所谓附属信息,其实是被测者无意识的一种自然流露。就像我们关注一个人的言语表达时,不仅要听他说什么,还要听他的语气,看他的表情和手势。语气、表情、手势就是言语行为中的附属信息。绘画中的附属信息则包括绘画的顺序、笔画的压力、线条的流畅性等。HTP的创始者之一巴克曾列出六项绘画分析的类别,其中四项都涉及附属信息,分别是细节绘画水平、各部分绘画内容间的比例关系、绘画的视觉角度和线条特征。在这种规定了绘画内容的测验中,对附属信息的分析显得更为重要,因为绘画内容的主题是确定的,其具有更加深刻的象征意义,但同时也在一定程度上限制了绘画内容多方面的表达,而对附属信息进行分析则可以获得关于个体内心世界的丰富信息。对于绘画内容的分析,虽然国外已经有了比较完善的分析手册。但由于文化的差异,西方的研究结果不能完全应用于中国的个案中。所以在分析的过程中要求评估者有丰富的经验以及体验能力,并结合各方面的信息,根据具体情况,做出客观理性的分析。

(6)HTP的应用:HTP在临床诊断和治疗方面具有很高的应用价值,特别是在创伤后心理和精神障碍的评估与诊断等方面具有积极意义。此外,绘画本身除了有其象征性以外,也是一种情感宣泄的方式。因此HTP本身也具有一定的治疗价值。有研究表明,每周安排2~3次绘画,不断地从形式和内容上对患者在绘画中表达出的异常部分进行指导和矫正,患者的病情和症状就会得到相应的改变。该测验作为一种临床手段具有广阔的前景。除此之外,HTP在学校心理健康教育工作和企业人员选拔、任用等方面也有广泛应用。

(7)HTP的评价:HTP与罗夏墨迹测验和主题统觉测验相比,有自己的优势。罗夏墨迹测验和主题统觉测验很大程度上依赖着被测者的语言表达,而HTP是非语言性的,可避免反映内容在言语化的过程中歪曲的情况,从而使评估者更加真实地捕捉到被测者难以言表的心理冲突,更准确地洞察被测者的人格特征。作为绘画心理测验的一种,自由绘画对绘画内容的分析需要大量的经验作为支持,对评估者的要求更高,而且难以对变量进行可操作的定义,信度和效度也难以保证。而HTP对于绘画内容、工具,甚至绘画顺序都有一定的规定,标准化程度更高。另外,HTP集合了画树、画人测验在主题上的优点,可更加丰富地呈现出被测者的内心世界。

三、神经心理测验

神经心理学是心理学的一个分支,是神经学和心理学相交叉的一门年轻的科学,近年来越来越多地引起心理学家和医学家的兴趣。神经心理学主要研究脑-行为的关系,也就是大脑功能与心理的关系。神经心理测验在临床上可为脑部病变的定位、定性及早期诊断提供有价值的客观资料。在康复医学中,对颅脑损伤、脑瘫、偏瘫及一切引起脑损伤的疾病,可用神经心理测验了解脑损害的情况及残存的功能,以便制订康复计划,也可作为追踪康复进展的科学依据。在老年科学及其他学科中,神经心理学也将发挥不可忽视的作用。

神经心理测验方法有很多,分为单个测验和成套测验。单个测验是测一种功能的方法,简单易行,可揭示大脑的损害情况,如连线测验、韦氏智力测验中的数字符号测验等都属于这一类。成套测验则是包括各种形式的能测多种功能的一组测验,如霍尔斯特德-瑞坦神经心理成套测验(H-R神经心理成套测验,HRNB)、卢里亚-内布拉斯加神经心理成套测验(LNNB)等。

四、临床评定量表

临床评定量表是临床心理评估和研究的常用工具。一般来讲,评定量表具有条目简单,内容比较全面、客观、数量化、可进行比较的特点,具有一定信度和效度,但也存在一定的误差。评定量表的应用范围非常广泛,涉及从心理学到精神病学乃至临床医学和社会学等多个领域。目前,评定量表主要包括反映心理健康状况的症状评定量表,与心理应激有关的生活事件量表、应对方式量表和社会支持量表等。下面主要介绍常用的几种症状评定量表。

(一) 90项症状自评量表

90项症状自评量表(symptom checklist 90,SCL-90)由 L R Derogatis 于 1975 年编制。吴文源修订的版本包含 90 个反映常见心理症状的项目,共 10 个症状因子。SCL-90 包含较广泛的精神症状学内容,从感觉、情绪、思维、意识、行为到生活习惯、人际关系、饮食、睡眠均有涉及,该量表因容量大、反映症状丰富,是目前临床应用最多的一种自评量表。如将该量表应用于康复领域,可以较准确地评估患者的自觉症状,以了解患者的心理健康状况及其严重程度,也可用于评定患者的心理康复效果。

1. 评定方法 该量表采用 1~5 级评分,要求被测者根据自己最近一周的情况进行判定。"1"没有:自觉无该项症状。"2"轻度:自觉有该项症状,但发生得并不频繁、严重。"3"中度:自觉有该项症状,且造成一定影响。"4"偏重:自觉有该项症状,且有相当程度的影响。"5"严重:自觉有该项症状,且十分频繁、非常严重。

2. 项目说明 该量表包括 10 个症状因子,每个因子反映被测者某方面症状的痛苦情况,通过因子分析了解被测者有无该心理症状及其严重程度。10 个症状因子的含义及其项目数如下。

(1) 躯体化:主要反映主观的身体不舒适感,包括心血管、消化、呼吸系统的主诉不适,以及头痛、背痛、肌肉酸痛等其他躯体症状,包括 12 项(1、4、12、27、40、42、48、49、52、53、56、58)。

(2) 强迫:主要反映强迫症状,即那些明知没有必要,但又无法摆脱的无意义的思想、冲动、行为等表现,还有一些比较一般的认知障碍的行为表现等,包括 10 项(3、9、10、28、38、45、46、51、55、65)。

(3) 人际关系敏感:反映人际交往障碍,如不自在感、自卑感,社交时焦虑不安,包括 9 项(6、21、34、36、37、41、61、69、73)。

(4) 抑郁:主要反映抑郁症状,以苦闷的情感为代表性症状,以生活兴趣减退、动力缺乏、活力丧失等为特征,反映失望、悲观以及与抑郁相关联的认知和躯体方面的感受。另外,还包括有关死亡的思想和自杀观念,包括 13 项(5、14、15、20、22、26、29、30、31、32、54、71、79)。

(5) 焦虑:主要反映在临床上明显与焦虑症状相关联的症状和体验,如烦躁、坐立不安、紧张的感受以及躯体症状等,包括 10 项(2、17、23、33、39、57、72、78、80、86)。

(6) 敌对:主要从思维、情感、行为三个方面来反映患者的敌对表现。其项目包括厌烦的感觉、摔物、争论直到不可控制的脾气爆发等各方面。包括 6 项(11、24、63、67、74、81)。

(7) 恐怖:主要反映传统的恐怖状态或广场恐怖,具体包括空旷场地、高空、人群、社交场合等,包括 7 项(13、25、47、50、70、75、82)。

(8) 偏执:反映投射性思维、猜疑、妄想、被动体验等偏执性思维特征,包括 6 项(8、18、43、68、76、83)。

(9) 精神病性:主要反映幻听、思维播散、被洞悉感等精神分裂症症状,包括 10 项(7、16、35、62、77、84、85、87、88、90)。

(10) 其他:反映饮食、睡眠情况,包括 7 项(19、44、59、60、64、66、89)。

3. 统计指标 该量表的统计指标如下。

(1) 总分:是 90 个项目所得分之和,可反映整体心理健康水平。

(2) 总症状指数:也称总均分,是将总分除以 90,表示从总体上看,被测者的自我感觉位于 1~5 级间的哪一个分值程度上。

(3) 阳性项目数:指评为 2~5 分的项目数,可反映症状广度,表示被测者在多少项目中呈现"有症状"。

(4) 阴性项目数：单项分等于1分的项目数，即90减去阳性项目数，表示被测者"无症状"的项目数。

(5) 因子分：SCL-90包括10个症状因子，每个因子反映被测者的某方面症状的痛苦情况，通过因子分可了解症状分布特点。因子分＝组成某一因子的各项目总分/组成某一因子的项目数。

4. 结果判断 按全国常模结果，总分超过160分(1~5级评分)，或阳性项目数超过43项，或任一因子分超过2分，可考虑筛查阳性。筛查阳性只能说明被测者可能有心理问题，但不说明其一定患有精神障碍，需进一步检查。一般规定任一因子分或总均分≥3分为阳性，表示被测者有中等程度以上的心理健康问题。

5. 注意事项 开始评定时，需由工作人员先向被测者说明总的评分方法和要求，待其完全明白后，再做出独立的、不受任何外界影响的自我评定。对于文化程度低的自评者或其他特殊情况者，可由工作人员逐条进行解释，但是需要以中性的不带任何暗示和偏向的方式，把问题的本意告诉他。

SCL-90见表4-1-3。

表4-1-3 90项症状自评量表(SCL-90)

指导语：以下表格中列出了有些人可能会有的病痛或问题，请仔细阅读每一条，然后根据最近一周内下述情况影响您或使您感到苦恼的程度，在方格中选择最合适的一格画"√"，请不要漏掉问题。

	没有 1	很轻 2	中等 3	偏重 4	严重 5
1. 头痛	□	□	□	□	□
2. 神经过敏，心中不踏实	□	□	□	□	□
3. 头脑中有不必要的想法或字句盘旋	□	□	□	□	□
4. 头晕或晕倒	□	□	□	□	□
5. 对异性的兴趣减退	□	□	□	□	□
6. 对旁人责备求全	□	□	□	□	□
7. 感到别人能控制您的思想	□	□	□	□	□
8. 责怪别人制造麻烦	□	□	□	□	□
9. 忘性大	□	□	□	□	□
10. 担心自己的衣饰不整齐及仪态不端正	□	□	□	□	□
11. 容易烦恼和激动	□	□	□	□	□
12. 胸痛	□	□	□	□	□
13. 害怕空旷的场所或街道	□	□	□	□	□
14. 感到自己的精力下降，活动减慢	□	□	□	□	□
15. 想结束自己的生命	□	□	□	□	□
16. 听到旁人听不到的声音	□	□	□	□	□
17. 发抖	□	□	□	□	□
18. 感到大多数人都不可信任	□	□	□	□	□
19. 胃口不好	□	□	□	□	□
20. 容易哭泣	□	□	□	□	□
21. 同异性相处时感到害羞、不自在	□	□	□	□	□
22. 感到受骗、中了圈套或有人想抓住自己	□	□	□	□	□
23. 无缘无故地突然感到害怕	□	□	□	□	□

续表

	没有	很轻	中等	偏重	严重
	1	2	3	4	5
24. 自己不能控制地大发脾气	☐	☐	☐	☐	☐
25. 怕单独出门	☐	☐	☐	☐	☐
26. 经常责怪自己	☐	☐	☐	☐	☐
27. 腰痛	☐	☐	☐	☐	☐
28. 感到难以完成任务	☐	☐	☐	☐	☐
29. 感到孤独	☐	☐	☐	☐	☐
30. 感到苦闷	☐	☐	☐	☐	☐
31. 过分担忧	☐	☐	☐	☐	☐
32. 对事物不感兴趣	☐	☐	☐	☐	☐
33. 感到害怕	☐	☐	☐	☐	☐
34. 您的感情容易受到伤害	☐	☐	☐	☐	☐
35. 别人能知道您的私下想法	☐	☐	☐	☐	☐
36. 感到别人不理解您,不同情您	☐	☐	☐	☐	☐
37. 感到人们对您不友好,不喜欢您	☐	☐	☐	☐	☐
38. 做事必须做得很慢以保证做得正确	☐	☐	☐	☐	☐
39. 心跳得很厉害	☐	☐	☐	☐	☐
40. 恶心或胃部不舒服	☐	☐	☐	☐	☐
41. 感到比不上他人	☐	☐	☐	☐	☐
42. 肌肉酸痛	☐	☐	☐	☐	☐
43. 感到有人在监视您、谈论您	☐	☐	☐	☐	☐
44. 难以入睡	☐	☐	☐	☐	☐
45. 做事必须反复检查	☐	☐	☐	☐	☐
46. 难以做出决定	☐	☐	☐	☐	☐
47. 怕乘电车、公共汽车、地铁或火车	☐	☐	☐	☐	☐
48. 呼吸有困难	☐	☐	☐	☐	☐
49. 一阵阵发冷或发热	☐	☐	☐	☐	☐
50. 因为感到害怕而避开某些东西、场合或活动	☐	☐	☐	☐	☐
51. 脑子变空了	☐	☐	☐	☐	☐
52. 身体发麻或刺痛	☐	☐	☐	☐	☐
53. 喉咙有哽噎感	☐	☐	☐	☐	☐
54. 感到没有前途	☐	☐	☐	☐	☐
55. 不能集中注意力	☐	☐	☐	☐	☐
56. 感到身体的某一部分软弱无力	☐	☐	☐	☐	☐
57. 感到紧张或容易紧张	☐	☐	☐	☐	☐
58. 感到手或脚发重	☐	☐	☐	☐	☐
59. 想到死亡的事	☐	☐	☐	☐	☐

续表

	没有	很轻	中等	偏重	严重
	1	2	3	4	5
60. 吃得太多	□	□	□	□	□
61. 当别人看着您或谈论您时感到不自在	□	□	□	□	□
62. 有一些不属于您自己的想法	□	□	□	□	□
63. 有想打人或伤害他人的冲动	□	□	□	□	□
64. 醒得太早	□	□	□	□	□
65. 必须反复洗手、点数目或触摸某些东西	□	□	□	□	□
66. 睡得不稳不深	□	□	□	□	□
67. 有想摔坏或破坏东西的冲动	□	□	□	□	□
68. 有一些别人没有的想法和念头	□	□	□	□	□
69. 感到对别人神经过敏	□	□	□	□	□
70. 在商店或电影院等人多的地方感到不自在	□	□	□	□	□
71. 感到做任何事情都很困难	□	□	□	□	□
72. 一阵阵恐惧或惊恐	□	□	□	□	□
73. 感到在公共场合吃东西很不舒服	□	□	□	□	□
74. 经常与人争论	□	□	□	□	□
75. 单独一个人时神经很紧张	□	□	□	□	□
76. 别人对您的成绩没有做出恰当的评价	□	□	□	□	□
77. 即使和别人在一起也感到孤单	□	□	□	□	□
78. 感到坐立不安、心神不宁	□	□	□	□	□
79. 感到自己没有什么价值	□	□	□	□	□
80. 感到熟悉的东西变得陌生或不像是真的	□	□	□	□	□
81. 大叫或摔东西	□	□	□	□	□
82. 害怕会在公共场合晕倒	□	□	□	□	□
83. 感到别人想占您的便宜	□	□	□	□	□
84. 为一些有关"性"的想法而很苦恼	□	□	□	□	□
85. 您认为应该因为自己的过错而受到惩罚	□	□	□	□	□
86. 感到要赶快把事情做完	□	□	□	□	□
87. 感到自己的身体有严重问题	□	□	□	□	□
88. 从未感到和其他人很亲近	□	□	□	□	□
89. 感到自己有罪	□	□	□	□	□
90. 感到自己的脑子有毛病	□	□	□	□	□

(二)抑郁自评量表

抑郁自评量表(self-rating depression scale,SDS)是美国 Zung 于 1965 年编制的,主要用于衡量成人抑郁程度及其在治疗中的变化情况,既适用于综合性医院发现抑郁患者,也可用于流行病学调查。其特点是使用简便,能直观地反映抑郁患者的主观感受及严重程度,但对严重迟缓症状的抑郁评定有困难。

SDS 包括 20 个项目,每个项目反映 1 个相关症状。

1. 评定方法 SDS 采用 4 级评分,主要评定症状出现的频度。让被测者根据自己现在或最近一周的实际情况独立地进行自我评定。"1"表示没有或很少时间有;"2"表示少部分时间有;"3"表示相当多时间有;"4"表示绝大部分或全部时间有。20 个项目中有 10 项为反向计分题,按 4~1 分进行评分,其余 10 项为正向计分,按 1~4 分进行评分。

2. 统计指标 将 20 个项目的得分相加得到粗分,用粗分乘以 1.25 直接取整数部分(不用四舍五入)得到标准分。

3. 结果判断 按照中国常模结果,SDS 标准分的分界值为 53 分,其中 53 分以下为无抑郁;53~62 分为轻度抑郁;63~72 分为中度抑郁;72 分以上为重度抑郁。值得注意的是,关于抑郁症状的分级,除参考量表分值外,还要根据临床症状特别是危害症状的程度来划分,量表分值仅能作为一项参考指标而非绝对标准。

SDS 见表 4-1-4。

表 4-1-4 抑郁自评量表(SDS)

指导语:请仔细阅读下面 20 个项目,根据您最近一周的实际情况,在右侧适当的方格里画"√"。

	没有或很少时间有 1	少部分时间有 2	相当多时间有 3	绝大多数或全部时间有 4
1. 我觉得闷闷不乐,情绪低沉	□	□	□	□
*2. 我觉得一天之中早晨最好	□	□	□	□
3. 我一阵阵哭出来或觉得想哭	□	□	□	□
4. 我晚上睡眠不好	□	□	□	□
*5. 我吃得跟平常一样多	□	□	□	□
*6. 我与异性密切接触时和以往一样感到愉快	□	□	□	□
7. 我发觉我的体重在下降	□	□	□	□
8. 我有便秘的苦恼	□	□	□	□
9. 我心跳比平时快	□	□	□	□
10. 我无缘无故地感到疲乏	□	□	□	□
*11. 我的头脑像平常一样清楚	□	□	□	□
*12. 我做事情像平常一样不感到困难	□	□	□	□
13. 我坐卧不安,难以保持平静	□	□	□	□
*14. 我对未来感到有希望	□	□	□	□
15. 我比平时更容易被激怒	□	□	□	□
*16. 我觉得决定什么事很容易	□	□	□	□
*17. 我感到自己是有用的和不可缺少的人	□	□	□	□
*18. 我的生活很有意义	□	□	□	□
19. 假如我死了别人会过得更好	□	□	□	□
*20. 我仍然喜爱自己平时喜爱的东西	□	□	□	□

注:*为反向计分题。

(三)焦虑自评量表

焦虑自评量表(self-rating anxiety scale,SAS)由 Zung 于 1971 年编制,由 20 个与焦虑症状有关的条

目组成,用于反映最近一周被测者有无焦虑症状及其严重程度,能较准确地反映焦虑患者的主观感受,适用于有焦虑症状的成人。SAS 从量表的构造、形式到具体的评定方法、统计指标等都与 SDS 十分相似,且与 SDS 具有一样广泛的适用性。在 SAS 的 20 个条目中,第 5、9、13、17、19 题 5 个题目为反向计分题。按照中国常模结果,SAS 标准差的分界值为 50 分,其中 50~59 分为轻度焦虑,60~69 分为中度焦虑,69 分以上为重度焦虑。值得注意的是,关于焦虑症状的临床分级,除参考量表分值外,主要还应根据临床症状特别是危害症状的程度来划分,量表总分值仅能作为一项参考指标而非绝对标准。

SAS 见表 4-1-5。

表 4-1-5 焦虑自评量表(SAS)

指导语:请仔细阅读下面 20 个条目,根据您最近一周的实际情况,在右侧适当的方格里画"√"。

	没有或很少时间有	少部分时间有	相当多时间有	绝大多数或全部时间有
	1	2	3	4
1. 我觉得比平常容易紧张或着急	□	□	□	□
2. 我无缘无故感到害怕	□	□	□	□
3. 我容易心烦意乱或觉得惊恐	□	□	□	□
4. 我觉得我可能将要发疯	□	□	□	□
*5. 我觉得一切都很好,也不会发生什么不幸	□	□	□	□
6. 我的手脚发抖打颤	□	□	□	□
7. 我因为头痛、颈痛和背痛而苦恼	□	□	□	□
8. 我感觉容易衰弱和疲乏	□	□	□	□
*9. 我觉得心平气和,并容易安静坐着	□	□	□	□
10. 我觉得心跳得很快	□	□	□	□
11. 我因为一阵阵头晕而苦恼	□	□	□	□
12. 我有晕倒发作,或觉得要晕倒似的	□	□	□	□
*13. 我吸气和呼气都感到容易	□	□	□	□
14. 我的手脚麻木和刺痛	□	□	□	□
15. 我因为胃痛和消化不良而苦恼	□	□	□	□
16. 我常常要小便	□	□	□	□
*17. 我的手脚常常是干燥温暖的	□	□	□	□
18. 我脸红发热	□	□	□	□
*19. 我容易入睡并且一夜睡得很好	□	□	□	□
20. 我做噩梦	□	□	□	□

注:*为反向计分题。

(四)患者健康问卷抑郁自评量表

患者健康问卷抑郁自评量表(PHQ-9)由美国哥伦比亚大学于 20 世纪 90 年代中期开发,以 DSM-Ⅳ 中对抑郁症状的描述为标准制定,是一种简单、高效的国际通用的抑郁自评工具。临床中可用于各类人群抑郁症状的筛查,相比其他量表更为精简、方便,被证明有很好的信效度,被基层医疗机构广泛用于有关精神障碍的筛查,PHQ-9>10 分的灵敏度为 88%。

1. 量表简介 PHQ-9包含9个条目,针对9种抑郁症状,每个条目有4个选项,采用0~3级评分。0级表示完全不会有这个症状,1级表示好几天会有这个症状,2级表示一半以上的天数有这个症状,3级表示每天都会有这个症状。PHQ-9具有良好的内部一致性,Cronbach's α系数介于0.8~0.9。

2. 结果判断 PHQ-9的总分最低为0分,最高为27分,评分越高表示抑郁症状严重程度越高,其中0~4分为无抑郁,5~9分为轻度抑郁,10~14分为中度抑郁,15~19分为中重度抑郁,20~27分为重度抑郁。

3. 一般治疗方案建议

(1)评估结果为轻度抑郁,患者定期复查PHQ-9,随访观察。

(2)评分结果为中度抑郁,为患者制订治疗计划及考虑心理治疗,随访观察,必要时药物治疗。

(3)评分结果为中重度抑郁,立即开始抗抑郁药治疗和(或)心理治疗。

(4)评分结果为重度抑郁,立即开始药物治疗,及时转诊精神专科,并与心理医生联合开展治疗。

4. PHQ-9的注意事项 PHQ-9作为目前应用最为广泛的抑郁症筛查自评量表,对于判断抑郁情绪是十分确切的,但这并不意味着就能诊断抑郁发作,也不能作为独立诊断的依据,不能替代医生的诊断,且医生不能仅仅根据患者自评做出精神障碍诊断。在做抑郁障碍的临床诊断之前,必须排除以下3种情况:器质性疾病引起的抑郁发作;丧亲事件引起的抑郁发作;患者伴有躁狂发作病史。

5. PHQ-9的临床应用

(1)PHQ-9对抑郁障碍和心境障碍的诊断与精神专科医生的诊断有高度的一致性。在抑郁障碍的筛查诊断中,PHQ-9被认为是非常好的具有有效性、可靠性和可行性的评估量表。PHQ-9在国外已成为基层医疗中筛查抑郁症的首选工具之一。

(2)PHQ-9已被翻译为多种语言版本,在不同人群中应用显示其具有良好的信效度。如陈然等的研究证实PHQ-9在国内综合医院住院患者中应用也具有良好的信效度,为综合医院快速筛查抑郁症患者提供了有效的工具。

(3)PHQ-9对抑郁程度的评估在治疗方案选择及治疗效果评估方面具有指导意义。

(4)PHQ-9的评估结果可为医生提供临床决策支持。

(5)在抗抑郁治疗策略研究中,建议在治疗的初始及中间阶段,分别使用PHQ-9对患者进行评估,根据减分率判断治疗效果并调整治疗方案,达到以循证为基础的抑郁症治疗效果。

6. PHQ-9的评价

(1)优势:PHQ-9量表简短、易于理解,小学以上文化程度的患者都能完成;量表的结果分值易于计算,对就诊时间没有明显影响;量表的信度及效度良好,门诊接受度、操作性和有效性均较好;在基于评估的抗抑郁治疗策略中,PHQ-9可作为辅助诊断依据,并可进行症状严重程度的评估,既可用于治疗初期的方案选择,也可用于治疗过程中的疗效评估。

(2)局限:PHQ-9为自评量表,会受到多种因素影响,如患者受教育程度及认知功能等,且不能作为独立的诊断依据;相对于考察条目较多的量表,PHQ-9所提供的症状信息量有限,在临床应用中仍有一定的局限性;对于抑郁障碍的具体分型,PHQ-9没有明确的特异性。

PHQ-9见表4-1-6。

表4-1-6 患者健康问卷抑郁自评量表(PHQ-9)

指导语:请回答下面9个问题,在符合您的选项的数字上面"√",将答案的相应评分进行总和,判断您是否存在抑郁状态。

序号	在过去的两周内,以下情况烦扰您有多频繁?	评分			
		完全不会	好几天	一半以上的天数	每天都会
1	做事时提不起劲或没有兴趣	0	1	2	3

续表

序号	在过去的两周内,以下情况烦扰您有多频繁?	评分			
		完全不会	好几天	一半以上的天数	每天都会
2	感到心情低落、沮丧或绝望	0	1	2	3
3	入睡困难,睡不安稳或睡眠过多	0	1	2	3
4	感觉疲倦或没有活力	0	1	2	3
5	食欲不振或吃太多	0	1	2	3
6	觉得自己很糟或觉得自己很失败,或让自己或家人失望	0	1	2	3
7	对事物专注有困难,例如阅读报纸或看电视时不能集中注意力	0	1	2	3
8	动作或说话速度缓慢到别人已经察觉,或正好相反,烦躁或坐立不安、动来动去的情况更胜于平常	0	1	2	3
9	有不如死掉或用某种方式伤害自己的念头	0	1	2	3

总分:_____

(五)广泛性焦虑量表

广泛性焦虑量表(generalized anxiety disorder,GAD-7)是一种简便有效的筛查广泛性焦虑障碍及评估其严重程度的工具,在国内外得到广泛应用,灵敏度达 86.8%,具有灵敏度高、简便、易操作的特点。

1. 量表简介 GAD-7 由 7 个条目组成,以 DSM-Ⅳ诊断标准中广泛性焦虑障碍的症状学标准为依据编制,采用 0~3 级评分。0 级表示完全不会,1 级表示好几天,2 级表示一半以上的天数,3 级表示几乎每天都会。

2. 结果判断 GAD-7 总分最低为 0 分,最高为 21 分。根据得分将患者的焦虑程度分为:轻度焦虑、中度焦虑及重度焦虑。具体评定标准:0~4 分为无焦虑症状,5~9 分为轻度焦虑,10~14 分为中度焦虑,15~21 分为重度焦虑。

3. 临床应用 GAD-7 和 PHQ-9 均具有灵敏度高、简便、易操作的特点,不需要训练有素的人员,大多数患者能够在没有任何帮助的情况下,5 分钟内完成这两种量表,在我国基层医疗和临床运用中被证实有可靠的筛查价值。临床中通常将两个量表联合使用。如吕兰竹等对综合医院住院患者焦虑抑郁状况的调查分析表明,综合医院住院患者的焦虑、抑郁发生率较高的科室包括肿瘤科、脑外科、消化内科、心内科、神经内科等,且患者的年龄越高,抑郁发生率越高,应及时发现、及时干预,以促进康复,提高患者的生活质量。

GAD-7 见表 4-1-7。

表 4-1-7 广泛性焦虑量表(GAD-7)

指导语:请回答下面 7 个问题,在符合您的选项的数字上面"√",将答案的相应评分进行总和。

在过去的两周内,有多少时候您受到以下问题困扰?	完全不会	好几天	一半以上的天数	几乎每天都会
1.感觉紧张、焦虑或急切	0	1	2	3
2.不能够停止或控制担忧	0	1	2	3
3.对各种各样的事情过分担忧	0	1	2	3
4.很难放松下来	0	1	2	3
5.由于不安而无法静坐	0	1	2	3

续表

在过去的两周内,有多少时候您受到以下问题困扰?	完全不会	好几天	一半以上的天数	几乎每天都会
6.变得容易烦恼或急躁	0	1	2	3
7.感到似乎将有可怕的事情发生而害怕	0	1	2	3
			总分:	

> 技能实训

知识拓展

实训一:SCL-90测验。

1.实训目标

(1)能够指导对方完成SCL-90测验。

(2)能够对测验结果进行统计分析和解释。

2.实训要求　学生两两一组,进行SCL-90测验的实训练习。

3.实训思路

(1)做好实训用物准备(网络版SCL-90测验软件或纸质SCL-90测验问卷,SCL-90测验指导手册)。

(2)选择安静无干扰的房间。

(3)实施SCL-90测验:康复治疗师介绍量表,指导患者完成该量表,并进行测验的计分和结果解释。

(4)再互换角色练习,结束后交流感受,指出对方在实训过程中可以完善的地方。

实训二:房树人绘画测验。

1.实训目标

(1)能够指导对方完成房树人绘画测验。

(2)能够对绘画作品进行描述和解释。

2.实训要求　学生两两一组,进行房树人绘画测验实训练习。

3.实训思路

(1)准备好测验工具。

(2)指导对方完成房树人绘画测验。

(3)引导对方交流表达。

(4)对测验结果进行描述和解释。

(李明芳)

任务二

掌握心理康复干预技术

技能一 掌握行为疗法

扫码看PPT

扫码看微课

案 例 导 入

张某，男，17岁，高二年级，学校体育特长生，擅长3000米、5000米跑步项目。他爱慕同班一位女生，多次要求其与自己谈恋爱，女生一直不愿意。一天晚上上完自习，张某又与该女生谈及此事，女生仍不愿意，张某一时冲动，从本班（位于三楼）教室的窗户跳出，坠于楼下，导致身体多处骨折，在医院骨科治疗一段时间后转入康复科治疗。住院期间其情绪控制能力很差，常常发脾气，不配合治疗，认为自己这个样子已经没什么前途了，一提起学校就很焦虑，也怕见到老师与同学们。

请问：作为康复治疗师，你如何帮助张同学？

行为治疗（behavior therapy），也称行为疗法。行为疗法的概念最早由美国的斯金纳和利得斯莱于20世纪50年代提出。行为疗法的核心思想是人的问题行为、症状是由错误的认知与学习所导致的，主张将心理治疗或心理咨询的着眼点放在来访者当前的问题行为上，以促使问题行为的改变、消失或新的行为的获得。基于此，行为疗法的代表人物沃尔普（Joseph Wolpe）将其定义为：使用通过实验而确立的有关学习的原理和方法，克服不适应的行为习惯的过程，是以减轻或改善患者的症状或不良行为为目标的一类心理治疗技术的总称。目前，它仍是通用的心理治疗手段。

行为疗法理论认为，人的所有行为都来自后天的学习，强化训练对人类行为的巩固和消退起关键性作用，强化训练可以通过正向强化，如夸奖或奖励，也可以采取负向强化，如批评或惩罚来进行。利用强化训练使来访者模仿或消除某一特定行为，建立新的行为方式，改变自我，摒弃不良行为。由此，行为疗法很注重心理治疗目标的明确化和具体化，主张对来访者的问题采取就事论事的处理方法，不追究其个人潜意识和本能欲望到底是什么。行为疗法主要包括放松疗法、系统脱敏疗法、暴露疗法、厌恶疗法、阳性强化法、生物反馈疗法等，这些疗法背后的逻辑均是强调通过多次强化训练让来访者习得良好行为，改变不良行为，重塑自我形象。

行为疗法可用于治疗恐惧症、强迫症、焦虑症、抽动症、口吃、遗尿症、神经性厌食、慢性便秘、烟酒及药物成瘾等。

一、放松疗法

放松疗法（relaxation therapy）又称松弛疗法、放松训练，它是按一定的练习程序，学习有意识地控制或调节自身的心理生理活动，以达到降低机体唤醒水平，调整那些因紧张刺激而出现紊乱的功能的一种方法。实践表明,心理、生理的放松,均有利于身心健康,起到治病的作用。近年来放松疗法发展了许多类型,如腹式呼吸放松、渐进性肌肉放松、想象放松、生物反馈辅助下的放松等,也有与生活接近的放松疗法,如音乐放松、瑜伽放松等。虽然不同放松疗法的原理及程序不一样,但有着共同的目的,就是降低交感神经系统的活动水平、骨骼肌的紧张性及缓解焦虑与紧张的主观状态。

1. 腹式呼吸放松 通过扩张和收缩腹部肌肉来吸气和吐气,同时保持胸部静止,用这种方式呼吸两到三分钟后,可扩张血管,使患者血液循环加强,心率降低,感到轻松。具体步骤:吸气时腹部隆起,肺下部充满气体后持续吸气至充满肺中部,胸部隆起,持续吸气至充满上肺部;缓缓吐气,从肺的上部至下部,最后腹部用力将剩余的空气吐出;吐气同时放松,慢慢延长吐气时间,吐气时间最好为吸气时间的两倍,可在吸气时数到3,呼气时慢慢数到6,两者之间要有短暂停顿(图4-2-1)。

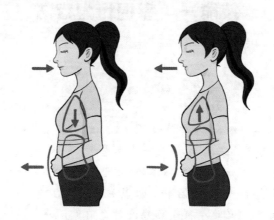

深呼吸放松

图 4-2-1 腹式呼吸放松

2. 渐进性肌肉放松 在实施渐进性肌肉放松时,首先应选择一处环境安静、光线柔和、气温适宜的地方,周围不要有干扰刺激,可以选择播放轻松、缓慢、柔和的音乐。康复治疗师可指导患者排完大小便后宽松衣带、鞋带和解开颈部的衣扣,让其坐在舒适的椅子上,头向后靠,双手放于椅子扶手上或自然下垂置于腿上,两腿随意岔开,相距约16厘米,也可让患者平躺在床上,整个身体保持舒适、自然的姿势。实施放松训练时,先从某一部分肌肉放松开始,完成之后,再训练另一部分肌肉放松,如此逐渐达到全身放松。在训练时,康复治疗师应配合轻音乐小声说出指导语,有可能的话,可将指导语录下来给患者,以便患者进行自我训练。录制的指导语速度与实际训练中的速度应完全一致,并配有恬静优雅的背景音乐。指导语声须温柔而坚定,使患者乐意去聆听去照做(图4-2-2)。

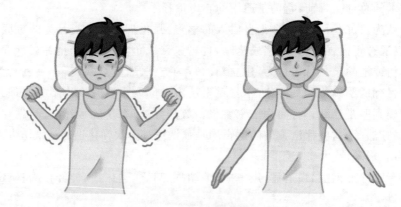

图 4-2-2 上肢的肌肉放松

下面是一例指导语示范:

"现在我们开始肌肉放松训练,因为全身肌肉放松能消除你的紧张和焦虑。首先,我们要知道什么是紧张、什么是放松。现在注意听我的口令。请握紧右手,要用劲。(停2秒)请注意手掌、前臂与上臂的感觉。(停3秒)请注意,不同部位的感觉是有区别的。手掌有触觉和压觉,胳膊有肌肉紧张的感觉,请特别注意这种肌肉紧张的感觉。(停1秒)好,请松开拳头,彻底松开,这就是放松。

再来一次,感受紧张和放松的区别。(停10秒)

现在练习头部的肌肉,请把眉毛往上抬,再把眉头皱起来。对!保持这样,记住,这就叫作愁眉苦脸,这是烦恼的表情。好,放松,眉头放松,眼睛轻闭,好了,烦恼没有了,呼吸也均匀了。注意呼吸时的感觉。(停2秒)吸满一口气,(停2秒)再慢慢呼出来,要慢,要均匀,注意放松的感觉,好像把沉重的包袱放下来了一样。(停2秒)好,现在咬紧你的牙,体验一下紧张的感觉。(停2秒)放松,再放松,完全放松后下巴是会下垂的。(停3秒)请将舌头用劲抵住上颌,体验舌头紧张的感觉。(停2秒)好,将舌头放松,再放松,放松后的舌头便有了膨大的感觉,仔细感受一下。(停3秒)现在训练颈部肌肉,不要靠在椅背上,笔直坐着,对,请注意背部和颈部的紧张感觉。(停2秒)现在放松背部肌肉,随意靠在椅背上。对!再放松颈部肌肉,让头部随重量下垂,前倾后仰都可以。对,就这个样子,这就叫放松。(停3秒)现在练习抬肩,先抬左边的,再抬右边的,对,体验肌肉紧张的感觉。(停2秒)现在放松,完全放松,让双臂自然下垂。(停3秒)现在收腹,使劲收,好像有人向你的肚子击来一拳。

(停2秒)现在放松,好像内脏在下坠。(停3秒)请把脚跟靠向椅子,对,努力下压,好,同时抬高脚趾。你会觉得小腿和大腿绷得很紧。(停2秒)好,现在放松,完全放松。好,现在休息一会儿。(停1分钟)现在继续练习,你刚才做得很好,跟着我的口令再练习一次。现在握紧双拳,再皱紧眉头,对,咬牙,抵舌,耸肩,挺胸,昂头,直背,收腹,坚持住!再双腿下压,脚趾上翘。好!这就是紧张,全身紧张。(停5秒)现在逐步放松,松拳,舒展眉头,放松牙关、舌头,双肩下垂,对,靠背,垂首,松腹,再放松双腿。很好,深深吸一口气,(停2秒)慢慢呼出。随着空气的呼出,你已彻底地放松。(停2秒)再来一次深吸慢呼……现在,你正在享受你肌肉完全放松的状态……"

知识拓展

简单而言,肌肉放松就是先拉紧某部分肌肉,再放松它。因此,在用力拉紧肌肉时,只要觉得用力(约八成力气)就可以了,不必一直增加力道。用力拉紧是为了感觉放松,所以放松时,要慢慢地松开肌肉,不是突然松开。放松时,请注意肌肉慢慢松开的感觉(图4-2-3)。

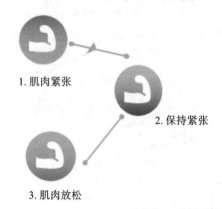

图4-2-3 渐进性肌肉放松的流程

3. 想象放松 想象放松是放松疗法的一种类型,它主要是通过想象一些宁静、令人心旷神怡的画面或场景以达到放松身心的目的。经常进行放松训练可以增强记忆、稳定情绪、提高学习效率,长期坚持训练还可以改善人的性格,消除不健康的行为,对焦虑症、强迫症、恐惧症等神经症有良好的治疗效果,甚至对一些心身疾病也有广泛的治疗作用,对于缓解紧张的心理压力更是效果显著。康复治疗师可以使用想象放松技术指导患者进行放松,以达到减轻焦虑的目的。在使用想象放松时,指导语极为重要,患者可据此进行想象,因此好的指导语可有效减轻患者焦虑、紧张等情绪(图4-2-4)。下面就展示两例想象放松指导语,康复治疗师可以学习,也可以在工作时,据此进行拓展。

"现在请你躺好,轻轻地闭上你的眼睛,随着这优美的音乐,让心情慢慢平复,让你的身体慢慢地全面地放松下来……放松……现在你已经完全放松了,你内心平静自然,心无杂念。此时此刻,想象你来到一片风景优美的草地上。这是一个初夏的午后,你迎着微风,缓缓地走在绿油油的草地上,草地上点缀的星星点点的小花随着轻风微微地点着头。你来到不远处的小湖边,湖心一片荷叶浮在清澈的水面上,含苞待放的荷花婀娜地立在其间,偶有几只蜻蜓点水飞过,湖面便荡起圈圈涟漪。此时,你看着眼前的美景,感觉你的身心豁然开朗,有一种非常舒适的感觉在你的身体里蔓延开来。你席地而坐,慢慢地躺在柔软的草地上,你闭上眼睛,享受着美妙的时刻。你深深地吸了一口气,略带花草香味、清新的空气一直渗入你的心里,渗入你身体的每一个细胞,你整个身心都慢慢地、慢慢地融入这美丽的大自然之中。暖暖的阳光温柔地照在你的身上,微风轻轻地拂过你的脸庞,此时你的一切烦恼、忧愁、恐惧、沮丧,在这阳光的照射和微风的吹拂下都一去不复返了,你感到自己的身心非常放松,非常安逸,非常舒适。湛蓝的天空中飘着几朵白云,轻盈得如棉絮般,你感觉你坐在了一朵白云上,随着它慢慢飘移,你感到绵软而踏实、自由自在、无拘无束,你的内心充满了宁静祥和,请你慢慢体验这种放松后愉悦的感觉……现在,将你的注意力慢慢地转移到你的躯体,你觉得浑身都充满了力量,心情特别愉快,你的头脑开始渐渐地清醒,思维越来越敏捷,反应也更加灵活,眼睛也非常有神,你特别想下来走走,散散步,听听音乐。准备好了吗?好,请你慢慢地睁开眼睛。"

"请找一个舒适的体位,放松你的身体,由我带领你进入一段美好的想象旅程。现在想象你来到了一个大草坪上,绿草如茵,草坪厚厚的,软软的,现在你躺在了草坪上,微风拂面,你闻到了泥土和青草的味道,你的周围开满了鲜花,红的,黄的,蓝的,紫的,你闻到了花的香味,花的周围有几只蜜蜂和蝴蝶在轻轻飞舞,你听到了蜜蜂的嗡嗡声。你的左侧是一湖春水,水平如镜,一点波浪都没有,只有几只鸭子和鹅在轻轻地游动,'白毛浮绿水,红掌拨清波'。你的右边是一片树林,树林非常茂密,林间有条小路,曲曲弯弯非常幽静,你听到了昆虫的鸣叫声。你的头上是一片蓝天,蓝蓝的天上白云飘飘,一大团白云,厚厚的,白白的,像棉花一样,你感觉你飘到白云上面,躺下来,你的身体变得很轻很轻,随着白云飘啊飘,飘向你想去的地方,那里有大海,有金色的沙滩,有美丽的白色小鸟,你好像听到了小鸟的喳喳声、海浪的拍打声,多么美好的画面啊,你随着白云下降,下降到海滩上,此时的你躺在沙滩上,感受着阳光的照晒,听到海浪拍打海岸的声音,看着小鸟在飞翔,你沉浸在这画面里,暖暖的,好好在这里感受一会吧……白云又飘到你身边,将你的身体抬起,飘回空中,飘啊飘,飘进你的房间,带你下沉,然后,将你放置在椅子上,你感到非常轻松,全身都在放松,好,我数到 5 时请睁开你的眼睛,1——2——3——4——5,睁开眼睛,好,活动一下身体,适应一下当前的环境,好,恭喜你完成了一段时间的冥想,获得了片刻的宁静。"

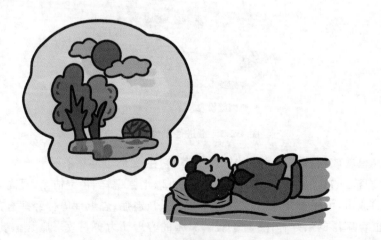

图 4-2-4　想象放松

4. 音乐放松　音乐的频率、节奏和有规律的声波振动,是一种物理能量,而适度的物理能量可使颅腔、胸腔或某一个组织产生共振,这种声波引起的共振现象,会直接影响人的脑电波、心率、呼吸节奏等。优美悦耳的音乐可以改善神经系统、心血管系统、内分泌系统和消化系统的功能,促使人体分泌一种有利于身体健康的活性物质,可以调节体内血管的流量和神经传导。此外,音乐声波的频率和声压会引起心理上的反应。优美悦耳的音乐能提高大脑皮质的兴奋性,可以改善人们的情绪,激发人们的情感,振奋人们的精神,有助于消除心理社会因素所造成的紧张、焦虑、忧郁、恐怖等不良心理状态,提高应激能力。因此,可以根据不同的患者选择适宜的音乐让其放松,以增进康复效果。忧郁的患者宜听"忧郁感"的音乐,不管是"悲痛"的"圆舞曲"还是其他有忧郁成分的乐曲,都是具有美感的。当患者的心灵接受了这些乐曲的"沐浴"之后,很自然会慢慢消去心中的忧郁;性情急躁的患者宜听节奏慢、让人思考的乐曲,可以调整心绪,克服急躁情绪,如一些古典交响乐曲中的慢板部分;悲观、消极的患者宜多听宏伟、粗犷和令人振奋的音乐,乐曲中充满坚定、无坚不摧的力量,可使患者树立起信心,振奋起精神,认真地思考自己的人生道路;记忆力衰退患者最好常听熟悉的音乐,熟悉的音乐常常与过去难忘的生活片段紧密缠绕在一起,患者哼起那些歌和音乐时会回忆起过去难忘的生活片段;原发性高血压患者最适宜听抒情音乐。康复治疗师可以选择相应的音乐为患者实施心理干预。

5. 瑜伽放松 瑜伽可通过开启身体的放松状态,来帮助人们缓解压力和焦虑。身体的放松状态是通过激活副交感神经系统而产生的,瑜伽练习中不可或缺的缓慢的呼吸是激活副交感神经系统的催化剂。当副交感神经系统被激活时,副交感神经会向心脏和神经发送信号——放松。在放松状态下,交感神经系统的兴奋性下降,身体的耗能减少,血氧饱和度增加,血红蛋白含量和携氧能力增加,消化能力提高。因此,瑜伽练习可以降低血压,减慢心率和呼吸频率,改善消化功能,缓解肌肉疼痛,减轻慢性疼痛,改善睡眠质量,提高情绪兴奋性。

瑜伽体式练习的基本动作:坐前屈(平静大脑、释放腿部紧张)、花环式(缓解背部疼痛,放松胸部与头部压力)、婴儿式(放松背部及臀部压力与疼痛感)、靠墙上伸腿式(放松头部与背部,有助于睡眠)、鱼式(缓解紧张与焦虑,尤其是压力大时)、摊尸式(缓解整个身体的紧张和精神压力)(图 4-2-5)。

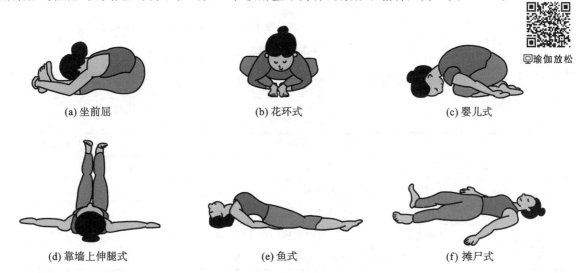

图 4-2-5 瑜伽体式练习的基本动作

在做瑜伽体式练习时,应先指导患者树立一个良好心态——坚持瑜伽练习会带来不菲的收获,不要轻易放弃。练习瑜伽时,在平整的地面上铺好垫子;环境要安静、空气流通性良好;抛却心中的杂念,一心一意地做瑜伽动作。另外,告知患者不同的人身体的柔韧性不同,做出来的姿势会有很大的区别,要知道自己身体的极限,尽自己最大的努力做到极限即可,练习时身体不应该感到有任何不适和压力,若感到有压力,就应该立即停止;在所有瑜伽体式练习中,都应该只通过鼻子进行呼吸,不要用嘴呼吸,且不要抑制呼吸;练习结束后,一定要做放松练习,要让大脑、身体的每个部位都全面放松。

二、系统脱敏疗法

系统脱敏疗法（systematic desensitization therapy），又称交互抑制法，是由沃尔普于1958年基于其在治疗动物实验性神经症方面获得的成功而创立的一种方法。实验是把一只猫关在笼中，每当食物出现引起猫的取食反应时，即对猫施以强烈电击。多次实验后，猫便产生了强烈的恐惧反应，拒绝进食。这样，当食物出现时，猫便产生了饥而欲食和怕电击而退的对立反应。然后，沃尔普用系统脱敏法对猫进行治疗。首先，他在原来实验的笼外给猫食物且不施以电击，猫虽然有恐惧电击的反应，但终因食物的引诱而前去取食，此后多次重复，逐步回到原来的实验情境，只要不重复电击，也能将猫引回到笼中就食。

这种方法主要是诱导患者缓慢地暴露出导致焦虑的情境，并通过心理的放松状态来对抗这种焦虑情绪，从而达到消除神经症患者焦虑习惯的目的。沃尔普曾说，人和动物的肌肉放松状态与焦虑情绪状态是一种对抗过程，一种状态的出现必然会对另一种状态起抑制作用，例如，在全身肌肉放松状态下，各种生理生化反应指标，如呼吸、心率、血压、肌电、皮电等生理反应指标都会表现出同焦虑状态完全相反的变化，这就是交互抑制作用。系统脱敏疗法即从能引起个体较低程度的焦虑反应的刺激开始，一旦某个刺激不会再引起患者焦虑反应时，便可向处于放松状态的患者呈现另一个比前一刺激略强一点的刺激。如果一个刺激所引起的焦虑反应在患者所能接受的范围之内且该刺激多次出现，患者就不会再对该刺激感到焦虑。这就是系统脱敏疗法的治疗原理。

系统脱敏疗法的步骤如下。

第一，康复治疗师与患者协商，向其介绍系统脱敏疗法，并征得其同意。

第二，建立焦虑等级。这一步包括两个内容：

①找出所有使患者感到焦虑的事件，让患者报告对每一事件的主观感受，这种主观感受可用主观感觉尺度来度量，一般这种尺度为0~100，可以分为数个等级（图4-2-6）。

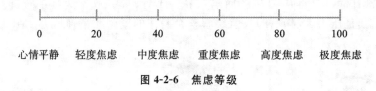

图 4-2-6 焦虑等级

②将患者报告的焦虑事件按等级由小到大进行排序。如案例导入中张同学的焦虑事件等级可如表4-2-1这样设置。

表 4-2-1 张同学的焦虑事件等级

序列	事件	等级分数设定
1	想到以后还要上学	20
2	想到自己在路上走路难看的样子	40
3	想到自己一瘸一拐走进学校	60
4	想到同学们围着自己看，露出异样的目光	80
5	想到运动会上所有自己曾经擅长的项目都不能参加	100

以上两项可由康复治疗师与患者一起完成，但如果该患者认知状态良好，独立意识较强，也可由其单独完成，但康复治疗师应认真检查焦虑事件等级排列情况。

第三，进行放松训练。（训练的具体操作见上文）一般需要6~10次练习，每次半小时，每天1~2次，以达到全身肌肉放松为合格。

第四，分级脱敏训练。系统脱敏要求患者在完全放松的状态下进行，因此，康复治疗师首先应让患者放松，从等级中最低的焦虑事件开始，由康复治疗师做口头描述，并要求患者在能清楚地想象此事时伸手示意，然后，让患者保持这一想象中的情景30秒左右，接着停止想象，让患者说明主观焦虑的程度和想法,随后继续放松,重复以上做法,每一次想象的时间比上一次略有延长,直到患者对某一等级的事件不再感到焦虑,即这一等级的脱敏过程结束。需要康复治疗师注意的是,想象训练应在安静的环境中进行,力求想象生动且贴近现实让患者完全进入当时的角色,不回避。若患者能坚持一小时左右则视为训练有效,如果患者无法忍耐,感觉非常紧张,则采用放松疗法缓解。一次想象训练不超过2个等级,如果在某一等级训练中患者仍出现较强的情绪反应,则应降级重新训练,直至其完全适应。

第五,实地适应练习。这是治疗的关键步骤。想象脱敏完成之后,可将患者带到实地进行适应练习,如案例导入中的张某,康复治疗师可将其带至学校进行脱敏。实地脱敏也是从最低级到最高级,逐级训练,以达到心理适应,一般均重复多次,直到患者焦虑情绪完全消除,方可进入下一等级,每次30~40分钟,可视患者身体情况每周做1~2次。

系统脱敏疗法非常适用于焦虑症和恐惧症的治疗,它是通过一系列步骤,按照刺激强度由弱到强,由小到大,逐渐训练患者的心理承受能力、忍耐力,增强其适应力,从而使患者最后对真实体验不产生"过敏"反应,保持身心正常。

使用系统脱敏疗法时要注意:引起患者焦虑的情境不止一种,针对不同情境要建立几个不同焦虑等级表,分别对每个情境实施训练;训练的次数依个体不同和情境不同而异;焦虑等级划分得细一些,使每个等级之间的跨度不要太大;有的患者不能用想象和放松的方法降低焦虑水平,如独立性强而想象力差的患者,可考虑改用其他方法(图 4-2-7)。

知识拓展

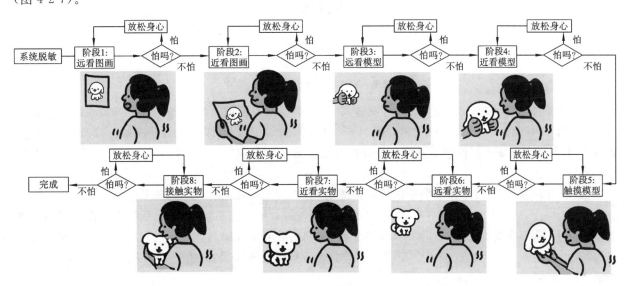

图 4-2-7 对于单纯性恐惧症患者采用系统脱敏疗法的大致流程

三、暴露疗法

暴露疗法(exposure therapy),又称满灌疗法、冲击疗法,与系统脱敏疗法正好相反,这种方法不需要经过任何放松训练,一开始就让患者进入最使其恐惧的情境中,一般有两种方式。一种是采用想象的方式,鼓励患者想象最使他恐惧的场面,或者康复治疗师在旁不厌其烦地讲述患者最害怕的情景细节,或者用录像、幻灯片放映最使患者恐惧的镜头,以加深患者的焦虑程度,同时不允许患者采取堵耳朵、闭眼睛、叫喊等逃避措施。在反复的恐惧刺激下,尽管患者因焦虑紧张而出现心跳加快、呼吸困难、面色发白、四肢冰冷等自主神经系统反应,但患者最担心的可怕灾难并没有发生,这样一来,他们的焦虑反应也就相应地消退了。另外一种方式是让患者直接进入他最感恐惧的情境中,而结果往往是在那种他认为最可怕的情境里,其所担心的事件并未发生,从而可获得治疗效果。如一名下肢受伤但已经康复的患者,不愿意离开医院,因为他一直担心天空中吹的风会冻坏他的下肢导致他瘫痪,即使在夏天,他也要穿毛裤或棉裤,他说只要他一脱下厚厚的裤子,他就冷得发抖,不能站立或行走。首先,让他待在室温28 ℃的房间里,由康复治疗师告诉患者,他的上下肢是一样的,都是没有问题的,在室温下不会瘫痪,同时,房间内准备了电刺激仪以预防他所担心的可能出现的情况。康复治疗师在取得患者同意后,脱掉患者的长裤,只留下短裤,结果患者下肢未见瘫痪或因冷而发抖的现象,从而获得治疗效果。

随着虚拟现实(VR)技术的发展,暴露疗法也将该技术融入其中,称为虚拟现实暴露疗法(virtual reality exposure therapy,VRET),即将虚拟现实的特定应激场景与暴露疗法相结合的心理治疗方法,是传统的行为疗法的一种转换形式,也是经典的现实情境暴露疗法的替代性治疗形式。它使用虚拟现实技术来模拟患者害怕的情境,帮助患者逐渐适应和克服恐惧。在VRET中,患者会戴上虚拟现实头盔或眼镜,进入一个令其高度恐惧的虚拟环境中,如高处、电梯、飞机等。康复治疗师会根据患者的恐惧等级和治疗计划,设计一系列的虚拟环境,要求患者在虚拟环境中暴露,并逐渐适应和克服恐惧(图4-2-8)。

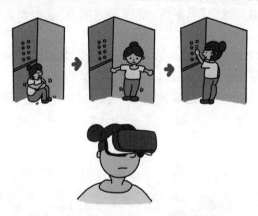

图4-2-8　VRET应用于电梯恐惧症中

与传统的暴露疗法相比,VRET具有一些优势,例如模拟的情境更真实,拥有高度的沉浸感,可以在治疗过程中更好地控制暴露的程度和时间,以及可以为患者提供更加安全和可控的治疗环境。此外,VRET还可用于解决一些传统暴露疗法难以模拟或暴露的恐惧和焦虑问题,例如患者对飞行、蛇和蜘蛛等的恐惧。

在VRET中,康复治疗师会根据患者害怕的情境,设计相应的虚拟现实场景,并指导患者逐渐暴露于这些情境中。例如,对于恐高症患者,康复治疗师可以设计一个虚拟现实场景,让患者在虚拟现实中逐渐爬上高山,从而帮助其逐渐适应高度(体感暴露)。创伤后应激障碍患者可能会在治疗过程中重温创伤记忆(联想暴露),社交恐惧症患者会在治疗过程中逐步暴露在越来越多的人面前或者特殊的场景下(社交暴露)。

例如,对于蜘蛛恐惧症患者,康复治疗师可以设计一个虚拟现实场景,让患者在森林中行走,并逐渐加入越来越多的蜘蛛,从而帮助患者逐渐适应和克服对蜘蛛的恐惧。在治疗过程中,康复治疗师可指导患者逐渐面对其恐惧,并帮助其掌握应对恐惧的技能和策略。

焦虑症患者通常会体验到更强烈的恐惧和担忧。过去的几年中,临床和相关研究领域已经有研究者开始使用虚拟现实技术设计特定的虚拟情景并将患者暴露其中从而引发其焦虑,达到治疗焦虑障碍的目的。

暴露疗法见效迅速,在临床使用广泛,适用于各型恐惧症及有特定情景的惊恐发作和强迫性动作。但使用该方法时必须要考虑患者的承受能力和坚持性,在做治疗前要向患者及其家属介绍这种治疗的方法及过程,得到患者及其家属同意后才可施行,同时须对患者做必要的检查,如心电图、脑电图等,对于有严重心血管疾病、中枢神经系统疾病、呼吸系统疾病、内分泌系统疾病的患者不宜使用,此外,老年人、儿童及身体虚弱者也不宜使用。

四、厌恶疗法

厌恶疗法(aversion therapy)，也称厌恶性条件法，是一种具体的行为治疗技术。主要是将欲戒除的目标行为与某种不愉快的或惩罚性的刺激结合起来，通过厌恶性条件作用，达到戒除或至少减少目标行为(或症状)的目的。

厌恶疗法常用于成瘾行为、强迫观念等的治疗。通过对患者进行条件训练，其可形成一种新的条件行为，以此消除患者的不良行为。在治疗时，厌恶性刺激应该达到足够强度。通过刺激能使患者产生痛苦或厌恶性反应，治疗应持续到不良行为消失为止。另外，要求患者有信心，主动配合治疗。当治疗有进步时要及时鼓励患者，必要时取得患者家属的配合，效果会更好。

厌恶疗法的形式多样，大致可分为四种：电击厌恶疗法、药物厌恶疗法、想象厌恶疗法和VR厌恶疗法。电击厌恶疗法是将患者的不良行为与电击联系在一起，一旦患者出现不良行为或者想象到该行为即对其施以电击。药物厌恶疗法是将患者的不良行为与引起身体强烈不适感的药物联系起来，使患者在出现不良行为或者想象不良行为时产生呕吐、恶心等不愉快的感觉。想象厌恶疗法是要求患者出现不良行为或者想象不良行为时自行想象其被惩罚的情形。VR厌恶治疗方法是给患者戴上VR眼镜，通过VR技术展现引起不愉快情绪的刺激元素，使其产生厌恶的心理或生理反应。如患者不想主动康复，可以先制作一组视频，视频中的患者配合康复治疗师进行康复，则其就能保留部分或者全部身体功能，也可以自主行动。而后再制作一组视频，视频中的患者不配合康复治疗，则其身体功能丧失，无法行动。这样，让患者戴上VR眼镜后，先给他看患者不配合康复的视频，尽量真实地还原康复失败的场景，同时由康复治疗师将一个压舌板放入其口中，使其出现恶心及呕吐等表现，形成一定的厌恶反射；而后，播放患者配合康复能自主行动的视频，引起患者愉悦的情绪，诱发其积极康复的状态。以上无论何种厌恶疗法，都是建立在将目标行为和不愉快的刺激结合起来，即条件反射基础之上的。

需要注意的是厌恶刺激应该具有足够的强度，必须安全无害，必须在严格控制下使用；患者的靶症状应选择单一而具体的。

五、阳性强化法

阳性强化法(positive reinforcement procedure)，也称正性强化法，强调行为的改变是依据行为后果而定的，其目的在于矫正不良行为，训练与建立某种良好行为。即运用正性强化原则，每当个体出现所期望的心理与目标行为，或者在一种符合要求的良好行为之后，即给予奖励，立刻强化，以增强此种行为出现的频率，故又称奖励强化法。此方法特别适用于儿童患者，也适用于老年患者。

在矫正中，康复治疗师要用好奖赏品(也称"强化物"，图4-2-9)，适用于老年患者的强化物主要有三类：活动性强化物，如过生日、郊游、家族聚会等活动；操作性强化物，如集体游戏等；社会性强化物，指老年患者喜欢接受的语言刺激或身体刺激(如赞美、拥抱等)。适用于儿童患者的强化物主要有五类：消费性强化物，如糖果、饮料等一次性消费物品；活动性强化物，如看电视、过生日等；操作性强化物，如涂颜色、做游戏等；拥有性强化物，指在一段时间内儿童拥有享受的东西(如穿自己喜欢的衣服，有属于自己的小红旗、玩具等"私有财产")；社会性强化物，指儿童喜欢接受的语言刺激或身体刺激(如赞扬、点头、微笑)。

阳性强化法的使用步骤大致如下：

第一步：确定目标行为。首先需要确定需要改变的行为，并将其具体化、可测量。

第二步：确定强化物。根据目标行为，选择一个合适的强化物，这个强化物可以是物质的，也可以是精神上的，以能够对患者产生足够的吸引力和激励作用为宜。

知识拓展

第三步：创建奖励系统。制订一个奖励计划，让患者在完成目标行为后能够获得强化物。奖励可以是即时的，也可以是累积的，根据患者的具体情况而定。

第四步：记录行为。记录患者的目标行为，以方便跟踪进展和调整奖励计划。

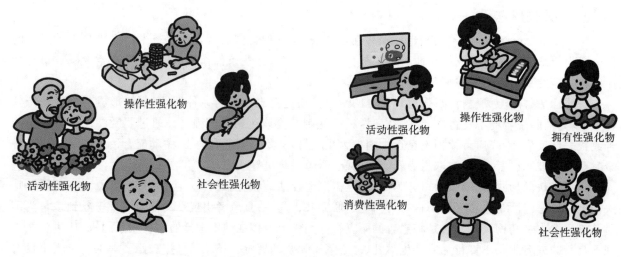

图 4-2-9　老年患者与儿童患者常用强化物

第五步:给予奖励。当患者完成目标行为后,及时给予奖励,以增强目标行为出现的频率。

第六步:调整计划。根据患者的进展情况,调整奖励计划,以保持激励效果。

需要注意的是,目标行为应该单一、具体、明确;强化物的给予应适时、适当且患者易接受;康复治疗师需要与患者建立良好的关系,帮助患者理解奖励计划,并及时给予反馈和建议。

六、生物反馈疗法

生物反馈疗法(biofeedback therapy),又称生物回授疗法或称自主神经学习法,是在行为疗法的基础上发展起来的一种新型心理治疗方法。生物反馈疗法是利用电子仪器,通过人体内生理或病理信息的自身反馈,使患者经过特殊训练后,进行有意识的控制和心理训练,从而消除病理过程、恢复身心健康的新型心理治疗方法(图 4-2-10)。生物反馈疗法的运用一般包括两方面的内容:一是让患者学习放松训练,以便缓解过度紧张,使身体达到一定程度的放松状态;二是当患者学会放松后,再通过生物反馈仪,使患者了解并掌握自己身体内生理功能改变的信息,进一步加强放松训练的学习,直到形成操作性条件反射,解除影响正常生理活动或病理过程的紧张状态,以恢复正常的生理功能。目前人们可以利用生物反馈仪,通过认识、塑造、强化、条件反射等过程,有意识地控制自身的心率、血压、皮肤温度、胃肠道蠕动、脑电波、肌肉活动、情绪紧张、汗腺分泌等。此法适用于患者因过度紧张而致的心身疾病,如顽固性失眠、焦虑症、恐惧症、抑郁症、抽动症(抽动秽语综合征)、紧张性头痛、血管性头痛、更年期综合征、高血压、偏头痛、冠心病、甲状腺功能亢进、面肌痉挛、哮喘、性功能障碍、胃肠神经官能症等。

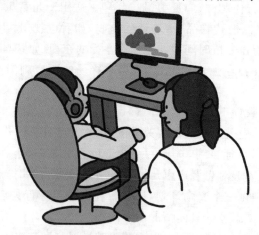

图 4-2-10　生物反馈疗法

生物反馈疗法作为一种心理生理的自我调节技术,现已得到广泛使用,但它要求患者主动学习矫治自己疾病的方法,康复治疗师只起到引导的作用。

→ **技能实训**

实训一:选择一位同学搭伴,与其合作进行想象放松训练。

1. 实训目标

(1)学会选择合适的放松音乐。

(2)学会使用合适的语音、语速、语调,为患者进行想象放松训练。

2. 实训要求　两两合作,一位同学扮演康复治疗师,另一位同学扮演患者,认真对待训练过程。

3. 实训思路

(1)选择好音乐与引导词,使二者相配。

(2)选择合适的场所。

(3)两位同学互相扮演康复治疗师与患者,指导对方进行想象放松训练。

实训二:5~6位同学为一组,探讨系统脱敏疗法的使用。

1. 实训目标

(1)学会建立焦虑等级。

(2)学会使用系统脱敏疗法缓解患者的焦虑、恐惧等情绪。

2. 实训要求　自由组合或由教师指定5~6位同学为一组,请一位同学担任组长,教师提供案例,组长带领同学们讨论如何建立合适的焦虑等级,并讨论如何使用系统脱敏疗法。

3. 实训思路

(1)教师提前准备好案例。

(2)学生建立好小组。

(3)学生讨论10分钟,并由组长将所讲内容记录下来。

(4)班级内分享小组讨论的结果,教师进行点评。

实训三:5~6位同学为一组,探讨阳性强化法的使用。

1. 实训目标

(1)学会选择合适的强化物。

(2)学会使用阳性强化法改善患者的心理状况。

2. 实训要求　自由组合或由教师指定5~6位同学为一组,请一位同学担任组长,教师提供案例,组长带领同学们讨论相应的案例中选择何种强化物,并讨论如何使用阳性强化法。

3. 实训思路

(1)教师提前准备好案例。

(2)学生建立好小组。

(3)学生讨论10分钟,并由组长将所讲内容记录下来。

(4)班级内分享小组讨论的结果,教师进行点评。

(苏　红)

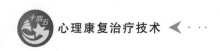

技能二　掌握认知疗法

扫码看PPT　扫码看微课

案例导入

李某,女,20岁,大学二年级学生,成绩好,中等身材,年貌相符。发病前身体状况良好,无慢性疾病或手术史。突然出现不说话、左侧肢体无力、口眼歪斜、眼球向右上方凝视等症状,经紧急治疗后症状有所缓解,现转入康复科进行康复治疗。在治疗过程中李某表示她最近半年过得一点也不开心,觉得自己和周围的同学无法交流;生活很压抑,想做的事不敢做,想说的话也不敢说,总是犹豫不决,感觉很自卑,心情不好,经常想哭;家庭经济条件较差,一个月的生活费只有500多元,不敢和同学们一起吃饭逛街,总觉得同学们肯定看不起自己。其自述道:"我很妒忌那些处处表现很好,又很有想法的人,心里希望他们出洋相,不希望他们一直好,我想过上很体面的生活,我觉得我很自私""刚才我回寝室,听见同学们说我脏,我是有好几天没洗澡了,可是她们的话说得太难听,让我心里很难受"。

请问:作为康复治疗师,你如何帮助李同学?

一、认知疗法概述

认知疗法(cognitive therapy)是根据认知过程影响情感和行为的理论假设,努力挖掘患者隐蔽的、歪曲的不良认知,通过训练和指导来纠正其不良认知,建立新的更理性和现实的认知方式,从而达到消除症状、改善情绪和行为、促进个体适应社会的目的。所谓不良认知是指扭曲的、不合理的、消极的信念或思想,往往导致情绪障碍和非适应行为。认知疗法的基本观点:认知过程是行为和情感的中介,不良的行为和情感与不良认知有关。康复治疗师的任务就是与患者共同找出这些不良认知,并提供"学习"或训练的方法去矫正它们,或者用"新"的认知方式来取代它们,使患者的认知更接近现实和实际。随着不良认知的矫正,患者的情绪或行为表现亦随之改变,社会适应能力增强。认知调整的总体目标是教会患者通过检验他们的歪曲认知,以便更为清晰地看待现实,通过改变患者的认知来帮助其解决问题和减轻症状。

二、认知疗法的理论基础

认知疗法的理论基础是贝克提出的情绪障碍认知理论,即人的情感与行为主要由其认知过程所决定。错误的认知会引起错误的判断、推论,导致病态的情感与行为。贝克认为心理问题不一定都是由神秘的、不可抗拒的力量所引起的,相反,它可以从平常

知识拓展

的事件中产生,如依据片面的或不正确的信息做出错误的推论,不能妥善地区分现实与理想之间的差别等。他提出,每个人的情感和行为在很大程度上是由其自身认识世界、处世的方式或方法决定的,也就是说,一个人的思想决定了他的内心体验和反应。认知理论的出发点即在于确认思想和信念是情绪状态和行为表现的原因。抑郁症患者往往由于做出逻辑上错误的判断而变得抑郁,因歪曲事情的含义而自我谴责,一件在通常情况下很小的事情(如饮料溅出)都会被他看成是生活已完全绝望的表现。因此抑郁症患者总是对自己做出不合逻辑的推论,用自我贬低和自我责备的思想去解释发生的所有事情。

三、认知疗法的常用治疗方法

(一)贝克认知疗法

1. 贝克认知疗法的理论基础　贝克认知疗法的理论基础是信息加工理论,认为人们的情感、行为是

由对事物的认知所影响和决定的。例如,如果人们认为环境中有危险,他们便会感到紧张并想逃避。人们的认知建立在自己以往的经验和假设基础之上。贝克指出,心理障碍的产生并不是激发事件或不良刺激的直接后果,而是通过认知加工,在歪曲或错误的思维影响下促成的。他还指出,错误的认知常以"自动化思维"的形式出现,即这些错误的认知常是不知不觉地、习惯地形成的,因而不易被当事人认识到。不同的心理障碍有不同内容的认知歪曲,如:抑郁症患者大多对自己、对现实和将来都持消极态度,抱有偏见,认为自己是失败者,认为事事都不如意,认为将来毫无希望;焦虑症患者则对现实中的威胁持有偏见,过分夸大事情的后果,面对问题,只强调不利因素,而忽视有利因素等。因此贝克认知疗法的治疗重点在于矫正患者歪曲的思维。

2. 贝克认知疗法的主要目标　协助当事人克服认知的盲点、模糊的知觉、自我欺骗、不正确的判断,及改变其认知中对现实的直接扭曲或不合逻辑的思考方式。康复治疗师通过接纳、温暖、同理的态度,避免采用权威的治疗方式,引导当事人以尝试错误的态度,逐步参与到问题解决的过程中。

3. 认知歪曲的形式

(1)非此即彼(all-or-nothing thinking):又称非黑即白、极端化,用两极分化法看待事物而不是将事物看作一个连续体。例如,没有全面成功就意味着失败。

(2)灾难化(catastrophizing):消极地预测未来而不是考虑其他的可能结局。例如,我会心神不安的,我会彻底没有的。

(3)使不合格或优势打折扣(disqualifying or discounting the positive):毫无理由地否认自己积极经历、事迹或素质。例如,那项计划我完成得不错,但我仍然觉得自己失败。

(4)情绪化推理(emotional reasoning):因为我感觉强烈(实际是相信)就认为某件事合乎现实,无视或轻视反面的证据。例如:尽管我工作出色,但我仍然觉得自己失败。

(5)贴标签(labeling):给自己或他人贴上固定的标签,不顾实际情况下结论。例如,我是个失败者,他一无是处。

(6)最大化/最小化(magnification/minimization):在评价自己、他人或一件事时不合理地夸大消极面和(或)缩小积极面。例如,得了个中等说明我多么不足,得了高分并不说明我聪明。

(7)精神过滤(mental filter):或称选择性注意,不看整体,仅将注意力集中于消极的细节上。例如,因为考试中得了一个低分(事实上也有好几个高分),这说明我学得糟透了。

(8)度人之心(mind reading):坚信自己懂得别人的心思,而不考虑其他可能性。例如,他认为我不懂这项计划中的重点。

(9)以偏概全(overgeneralization):又称过度概化,远远超出现有处境得出一个更大范围的消极结论。例如,因为我在开会时感觉不舒服,所以我不具备交友的本钱。

(10)个性化(personalization):相信别人都是因为自己才消极行动,而不考虑其他更可能性的解释。例如,修理工对我粗暴无礼是因为我做错了事。

(11)"应该"和"必须"陈述("should" and "must" statement):也称命令式陈述,有一个精确固定的观念认为自己和他人应该怎么做,高估了不这样做的严重后果。例如,要出错的话就太可怕了,我应该时时尽力。

(12)管状视力(tunnel vision):只看见事物的消极方面。例如,孩子的老师什么事也做不好,他教学工作迟钝且糟糕。

(二)合理情绪疗法

合理情绪疗法(rational emotive therapy,RET)是美国著名的心理学家Ellis于20世纪中期创立的,该疗法被广泛地应用于临床领域。合理情绪疗法认为个体的情绪问题是由不合理的观念、看法引起,只有从源头上改变不合理的观念,情绪问题才能得以解决。合理情绪疗法认为使人们难过和痛苦的根源,是个体对事件的不合理认识和评价,事件本身是客观的,但当人们赋予事件意义,并结合自身的评价标准

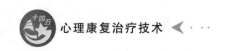

时,相应的情绪体验便产生了。例如,两名儿童一起走在路上,迎面碰到一个认识他们的人,但对方没与他们打招呼,径自走过去了。对此,其中一名儿童是这样想的:他可能正在想事情,没注意到我们;就算看到了我们而没理我们,也可能有什么特殊的原因。而另一名儿童可能会想:他是故意这样做的,就是不想理我。他怎么可以这样对我。这样他们的情绪及行为反应就会不同,前者可能觉得无所谓,继续做自己的事;而后者则可能觉得愤怒,无法平静下来做自己的事。

1. 合理情绪疗法的 ABC 理论 合理情绪疗法认为个体存在的不理性的认知导致了毁坏性、误导性的认识和态度的产生,如果得不到及时的疏导,就会引发一系列情绪问题,带给个体不同程度的困扰。此理论强调对个体的思维进行重建,加强与错误观念的辩论,积极树立理性观念,从而使情绪问题在最大限度上得以解决。Ellis 提出情绪产生的三要素:A(activating event),情绪诱发事件;B(belief),即观念、信念,具体指个体对情绪诱发事件(A)所持的观点、见解;C(consequence),由此引发的情感体验和行为反应。因此合理情绪疗法的核心理论又称 ABC 理论。在传统认知里,个体的情感体验和行为反应(C)是情绪诱发事件(A)的产物,有因必有果,认为情感体验来源于特定事件本身。而实际上情绪诱发事件(A)只是产生情感体验和行为反应(C)的一个载体,个体对特定事件的观点、见解、态度(B)才是产生情感体验的基础。在面对同一情绪诱发事件(A)时,由于个体所持有的评价体系不同,引发的情感体验和行为反应(C)会产生很大的区别。合理情绪疗法理论认为,人们可以通过改变自己的信念(B)来改变、控制产生的情感体验和行为反应(C),以此作为治疗实践的核心,所用的重要方法是与不合理的信念(B)进行辩论(D,disputing irrational belief),将不合理信念(B)转变为合理信念(E),通过矫正达到新的情绪及行为的治疗效果。这样,之前的 A—B—C 过程就可以进一步扩展为 A—B—C—D—E,具体如下。

ABC 理论(理论核心):A,情绪诱发事件;B,个体的信念系统;C,情感体验和行为反应。

ABCDE 理论(治疗理论):除 A、B、C 外,还有 D,与不合理的信念进行辩论,包括审视、界定、分辨、争辩;E,新的情绪及行为的治疗效果。

Ellis 认为人类生来就有理性和非理性两种思维方式。我国古代也存在类似观点,《周易·系辞上》提出"仁者见之谓之仁,知者见之谓之知",即便是面对一样的事物,个体之间由于经验和信念的不同也会产生不同的看法。理性和非理性思维有不同之处。理性思维建立在实际经验基础之上,持理性思维的人可正确地认识事物,不诅咒自己、他人和生活,抗挫能力强,具有健康的正面情绪。持非理性思维的人则会夸大事实,把事情往坏处想并且将其灾难化,要求事情向自己希望的方向发展,批评指责,抗挫能力弱,具有不健康的负面情绪。Ellis 认为情绪障碍是由非理性思维、绝对性思考和错误评价所形成的。一般的心理治疗技术多注重直接对情绪问题进行干预,而合理情绪疗法则强调与不合理信念进行辩论、重建合理认知,从而间接解决情绪问题。

常见的非理性思维:对自己、他人和周围事物的绝对性要求和信念。例如,一个人应该得到所有人的喜爱和赞许;一个人就应该在各方面都能力;犯了错误,就一切都完了;任何事情都要按自己的意愿发展,否则就太糟糕了;情绪是由外部事件决定的,自己无法控制;总是担心灾祸降临,逃避困难和责任比正视它们要容易得多;人要依靠他人,尤其要依靠强者;过去事件的影响是无法消除的;任何问题都应有一个圆满的答案;一个人应关注别人的问题并对别人的问题负责。

非理性思维(不合理信念)的特征如下。

(1)要求绝对化:个体从自己的意愿出发,对某一事物怀有其必定会发生或不会发生的信念,常与必须、绝对、肯定等联系在一起,如"我必须成功""他应该对我好"。

(2)过分概括化:以偏概全,对自己或他人的评价不合理,要么认为自己或他人一无是处、一无所知、是废物、无能者,要么认为自己或他人是完美的、没有缺陷的。

(3)情况恶劣化:将挫折与困难扩大化,认为一件不幸的事发生就是一场灾难,认为世界到了末日。

2. 合理情绪疗法的操作程序

(1)向求助者介绍人的思维方式中什么是合理信念,什么是不合理信念。

不合理信念有三个基本特征：过分概括化、情况恶劣化、要求绝对化。并借此向求助者说明某事件引起情绪的原因，告诉求助者有时候同一事件发生在不同的人身上会引起不同的情绪反应，这说明人的信念和情绪反应之间存在关联。

（2）确立不合理信念。向求助者解释在日常的生活和工作中，人们通常会形成固有的思考问题的模式，其中就有合理的和不合理的评判标准，要帮助求助者区分不合理信念。对不合理信念的修通是这一疗法的主要阶段。修通不是情绪宣泄。合理情绪疗法仅在有限范围内关联求助者的过往经验，并不深入探究这些过往经验对其当下状况的后续影响。

（3）帮助求助者对不合理信念进行辩论，改变其固有的认知信念，重塑新的认知方式，这是治疗中最重要的一步。

3. 合理情绪疗法实施过程

（1）初步诊断阶段——明确求助者的问题。

在这一阶段，康复治疗师首先要与求助者建立基本的信任关系，然后通过与求助者及其周围人的沟通，对求助者的问题进行初步分析和判断，先初步判断A、B、C，即引起不良反应的诱发事件、对诱发事件产生的不合理信念及不良的情绪和行为的具体表现。在这一过程中，康复治疗师要注意求助者次级症状存在的可能，即求助者的问题可能不是简单地表现为一个层级的A、B、C。有些求助者的问题可能很多，可能由一个问题引起其他几个问题。在初步分析了事件的A、B、C之后，康复治疗师还应向求助者解释合理情绪疗法及ABC理论，使求助者在理解的基础上分析自身的问题。之所以首先从介绍理论入手，是因为要帮助求助者树立最基本的认识，即态度决定问题，这样才能确保疗法的顺利实施。总结起来为：识别不合理信念，弄清不合理信念与情绪困扰的关系；确立对自己的不良情绪和行为负责的意识，促使求助者积极参与治疗过程；改变非理性思维，放弃不合理信念；学习合理信念。

（2）领悟阶段——理解问题。

这一阶段康复治疗师的任务就是要进一步深入寻找和确认求助者的不合理信念。在这一阶段，不仅要加深求助者对于合理情绪疗法的理解，还要从更深层次上帮助其发现问题的本质不是早期或者近期遭遇的诱发事件。这一阶段的工作具体而言可以分为以下两个方面。

一方面，对于康复治疗师来说，要进一步确定求助者的不合理信念。这一项工作并不容易，因为不合理信念往往不是独立存在的，它们常常和合理信念混杂在一起而不易被察觉。当负面事件发生，如买菜时与商家发生争执，或者原本引以为傲的歌喉没有得到大家的赞赏，这时出现的气愤、沮丧、郁闷都是正常的情绪反应。但有些情绪反应的背后并不单纯的是由负面事件引起的心理受挫感，还有另外一些信念在作祟，如"每个人都要喜欢我，理解我所做的一切，否则我真受不了"也可能混在其中，这就是不合理信念，它会导致不适应的负性情绪体验。因此康复治疗师要对求助者的合理信念与不合理信念加以区分。另外，在确定不合理信念时，应努力从更深层次寻找，不要被表面想法所迷惑。例如，有一对夫妻常常吵架，一般情况可能认为导致夫妻二人产生矛盾的主要问题是两人的意见不合，但仔细询问后却发现妻子存在着"他看问题不准确，很多事情就该听我的"的固执想法。因此，在确定求助者的不合理信念时，应当从不合理信念的基本特征入手，即要求绝对化、过分概括化、情况恶劣化，将这些特征与求助者的具体表现联系起来，才能更加接近问题的本质。

另一方面，这一阶段虽然不能要求求助者彻底放弃自身的不合理信念，但康复治疗师可以通过解释和开导，促使求助者尽量从客观的、理智的角度思考问题。帮助其达到三种不同层次的认知：第一种层次的认知在初步诊断阶段就有所接触，即意识到对同一事件的反应每个人不尽相同，这取决于每个人的性格和信念，简而言之就是诱发事件并不能直接决定一个人的情绪和行为反应；第二种层次的认知是不论是性格还是信念，都是导致反应后果的最根本原因，换言之，应意识到给自己和他人造成困扰的是自己的性格和信念；第三种层次的认知是认识到性格虽不易改变，信念却是可以改变的，要消除给自己或他人带来的困扰，就要从改变信念入手，弥补性格缺陷。康复治疗师应由浅入深、理论联系实际地帮助求助者分析自己的问题,同时要避免求助者在急于求成的心态下做出的假装领悟。

康复治疗师需要帮助求助者达到三种领悟:使他们认识到是信念引起其情绪及行为反应,而不是诱发事件本身;他们对自己的情绪和行为反应应负有责任;只有改变了不合理信念,才能减轻或消除他们目前存在的各种症状。

(3)修通阶段——修正问题。

这一阶段的工作是合理情绪疗法中最重要的部分。康复治疗师在前两个阶段工作的基础上运用各种技术,使求助者修正或放弃原有的不合理信念,并代之以合理的信念,从而使情绪和行为反应得以减轻或消除。在合理情绪疗法中,康复治疗师使用多种模式整合的疗法,并使用各种不同的认知、情绪与行为技术,根据求助者的不同情况和问题采取不同方法。下面介绍一些常用的方法和技术。

①与不合理信念辩论。

Ellis将古希腊思想家苏格拉底的"产婆术式辩证"加以运用和修改,形成了合理情绪疗法中最直接、最知名的方法——与不合理信念辩论。首先让求助者说出他的观点,然后依照他的观点进一步推理,最后引出观点中的谬误,从而使求助者认识到自己先前思想中不合理的地方,对自己的观点产生怀疑。这种技术主要以康复治疗师与求助者之间一问一答的方式进行,根据求助者的回答将内容引向更为偏激或明显不正确的方向。这对康复治疗师的问题分析能力和及时应变能力有一定要求,不仅要求康复治疗师对谈话内容的发展有着基本的把握,还要软硬兼施,既要勇于发现和质疑,还要让求助者能够接受。在辩论过程中,当不合理信念主要是针对外界人或事时,康复治疗师可以学会运用 Ellis 的"黄金规则"(golden rule)来应对求助者的不合理信念。所谓黄金规则,就是指"用你希望别人对待你的方式去对待别人",换句话说,就是你希望别人怎样对待你,你就怎样对待别人。

与"黄金规则"相对的还有"反黄金规则"(verse golden rule),即要求别人用我喜欢的方式来对待我。许多求助者的不合理信念符合"反黄金规则"的标准,他们可能有"他们必须喜欢我""孩子必须听话"等一些不合理的、苛刻的要求,而他们自己并没有"必须喜欢别人""我要尊重孩子"的想法。当这些不公平的要求难以被满足时,就会有强烈的失衡感,表现出气愤、埋怨等情绪。如果通过康复治疗师的开导让求助者放弃"反黄金规则"转而走向"黄金规则",那么他们自然就会发现自己原先的要求明显是不合理的。具体可参照以下范例。

有一次,苏格拉底与一位青年讨论道德问题。苏格拉底问这位青年:"人人都说要做有道德的人,你能不能告诉我什么是道德呢?"那位青年回答说:"做人要忠诚老实,不能欺骗人,这是大家都公认的道德行为。"苏格拉底接着问道:"你说道德就是不能欺骗人,那么在和敌人交战的时候,我方的将领为了战胜敌人,取得胜利,总是想尽一切办法欺骗和迷惑敌人,这种欺骗是不是不道德的呢?"那位青年回答道:"对敌人进行欺骗当然是符合道德的,但欺骗自己人就是不道德的了。"苏格拉底接着问道:"在我军和敌人作战时,我军被包围了,处境困难,士气低落。我军将领为了鼓舞士气,组织突围,就欺骗士兵说,我们的援军马上就到,大家努力突围出去。结果士气大振,突围成功。你能说将军欺骗自己的士兵是不道德的吗?"那位青年回答说:"那是在战争的情况下,战争情况是一种特殊的情况。我们在日常生活中不能欺骗人。"苏格拉底接着又问:"在日常生活中,我们常常会遇到这种情况,儿子生病了,父亲拿来药,儿子又不愿意吃。于是,父亲就欺骗儿子说,这不是药,是一种好吃的东西,你吃了病就好了。你说这种欺骗是不道德的吗?"那位青年只好说:"这种欺骗是符合道德的。"苏格拉底并不满足,又问道:"不欺骗人是道德的,骗人也可以说是道德的。那就是说,道德不能用骗不骗人来说明。那究竟能用什么来说明它呢?"青年想了想,说:"不知道道德就不能做到有道德,懂得道德才能做到有道德。"苏格拉底这才满意地笑起来。

道德在不同的语境中有着不同的含义,不存在任何一成不变的道德概念。这就是苏格拉底的"产婆术式辩证",它通过双方的辩论,一问一答,不断揭露对方的矛盾,迫使对方不得不承认错误,从而否定自己原来已经肯定的东西,以求得一般的概念。

②改变自我暗示内容。

Ellis认为,不仅思考会创造语言,语言也在一定程度上影响思考。当语言表达不明确时,可能对思考产生不良影响。康复治疗师应当对求助者语言中的极端的、消极的词汇予以特别关注,如"最""糟糕""必须"等。可以引导求助者用中性词或者比较级词汇,如"更""一般"之类的表达。那些缺乏自信的求助者,可以用"我可以""我能行"代替"我不行""我害怕",用"就是""非常好"代替"好像是""还可以"等。通过长时间的自我暗示,逐渐改变语言习惯,语言习惯的改变会影响思考和行为习惯,思考和行为习惯的改变又会对语言产生影响,形成"良性回路"。

③合理情绪想象技术。

合理情绪想象技术就是帮助求助者认识、质疑并重塑导致不良情绪的不合理信念,从而有效调控情绪并形成合理思维模式的方法,其具体步骤可以分为以下三步。

首先,使求助者想象进入一个产生过不适当的情绪反应或自觉最受不了的情境之中,让他体验在这种情境下的强烈情绪反应。

其次,帮助求助者改变这种不适当的情绪体验,并使他能体验到适度的情绪反应。这常常是通过改变求助者对自己情绪体验的不正确认知来实现的。

最后,停止想象。让求助者讲述他是怎样想的,自己的情绪有哪些变化,是如何变化的,改变了哪些观念,学到了哪些观念。对求助者情绪和观念的积极转变,康复治疗师应及时给予强化,以巩固他获得的新的情绪反应。

④家庭作业项目。

认知性的家庭作业(cognitive homework)也是合理情绪疗法常用的方法。它实际上是康复治疗师与求助者之间的辩论在一次治疗结束后的延伸,即让求助者自己与自己的不合理信念进行辩论,主要有以下两种形式:RET自助表(RET self-help form)和合理自我分析(rational self-analysis,RSA)报告。RET自助表是先让求助者写出事件A和结果C;然后在表中列出的十几种常见不合理信念中找出符合自己情况的B,或写出表中未列出的其他不合理信念;再要求求助者对B逐一进行分析,并找出可以代替那些B的合理信念,填在相应的栏目中;最后要求求助者填写出他所得到的新的情绪和行为。完成RET自助表实际上就是一个求助者自己进行A—B—C—D—E的过程。

RSA报告和RET自助表基本类似,也是要求求助者以报告的形式写出A、B、C、D、E各项,只不过它不像RET自助表那样有规范的步骤,但报告的重点要以D,即与不合理信念的辩论为主。下面举一个RSA报告的例子。

事件A:失恋,女友离开自己,爱上了别人。

结果C:抑郁和怨恨(女友)。

信念B:我那么爱她,她却不再爱我,做出这样的事,真是太不公平,太让我伤心了。

驳斥D:我有理由要求她必须爱我吗?难道仅仅是因为我曾爱过她?

我爱她那是我自愿的,她并没有强迫我这样做,那我有什么理由强迫她?难道这对她公平吗?

她做出这样的选择一定有她的原因,我有什么权力要求她必须按我的意愿做事?

如果我爱过谁,就要她一直爱我,那简直是不可能的事。这种绝对化的要求真是太不合理了。

新观念E:每个人都有选择爱的权力,她可以去选择别人,我也可以有新的选择。

要像希望别人如何对我那样去对待别人。而不是我对别人怎样,别人就必须对我怎样。

虽然互相爱慕、相守一生是件好事,但并非每个人都能做到这一点,这就要看各人的缘分了。

感情上始终如一是值得赞赏的,但人的感情也会变化,不能要求事情必须按自己希望的那样始终不变地发展下去。

⑤其他方法。

合理情绪疗法虽然是一种有高度的认知取向的治疗方法,但却也强调认知、情绪和行为三方面的整合。因此在合理情绪疗法中经常会见到一些情绪与行为的治疗方法和技术。

常用的方法有自我管理程序,这是根据操作条件反射的原理,要求求助者运用自我奖励和自我惩罚的方法来改变其不适应的行为方式。还有一种方法称为"停留于此"(stay-in-there),即鼓励求助者待在某个不希望的情境中,以对抗逃避行为和糟糕至极的想法。这些方法都可以家庭作业的方式进行,目的是让求助者有机会冒险做新的尝试,并根据行为学习理论来改善不良的行为习惯,从而彻底改变不合理信念。除上面的方法,合理情绪疗法中的行为技术还包括放松训练、系统脱敏等。

(4)巩固阶段——重建。

康复治疗师在这一阶段的主要任务是巩固前几个阶段的治疗所取得的效果,帮助求助者进一步摆脱原有的不合理信念及思维方式,使新的观念得以强化,从而使求助者在咨询结束之后仍能用学到的东西应对生活中遇到的问题,以更好地适应现实生活。这一阶段中,治疗的主要目的在于重建,即帮助求助者在认知方式、思维过程以及情绪和行为表现等方面重新建立起新的反应模式,减少他在以后生活中出现情绪困扰和不良行为的倾向。

> 技能实训

实训:选择一位同学搭伴,与其合作练习合理情绪疗法的过程。
1. 实训目标
(1)能够学会 ABC 理论步骤。
(2)学会使用 A、B、C、D、E 各项实施合理情绪疗法。
2. 实训要求　两两合作,一人扮演康复治疗师,一人扮演患者,两人须认真对待训练过程。
3. 实训思路
(1)选择好案例(可用脚本),使二者相配。
(2)选择合适的场所。
(3)两人互相扮演康复治疗师与患者,实施合理情绪疗法。

(李火把)

技能三　掌握支持疗法

支持疗法又称支持性心理疗法、一般性心理治疗法,是一种以"支持"为主的特殊性心理治疗方法,该疗法由 Thorne 首先于 1950 年提出。支持疗法是康复治疗师应用心理学的知识和方法,采取共情、尊重、积极关注、倾听、鼓励、解释、保证等方式,来帮助和指导患者分析、认识当前所面临的问题,使其发挥自己最大的潜能和自身的优势,正确面对各种困难或心理压力,以渡过心理危机并适应现实。支持疗法通常采用一些能够给患者提供心理支持、舒缓心理压力的技术。

一、支持疗法的常用技术

(一)共情

共情(empathy),也称同理心、移情、同感,即能感受患者的内心世界,设身处地地体会患者的处境和心情,心领神会、心理磨合、将心比心。共情的三层含义:通过患者的语言和行为,深入对方内心去体验他的情感、思维;借助知识和经验,把握患者的体验与其经历和人格间的联系,以更好地理解其现有心理问题的实质;运用心理治疗技巧,把自己的共情传达给患者,让患者知晓并有反应。

共情不是同情,同情意味着在金钱、物质上要优于被同情者,只涉及对对方的物质上的帮助或感情上的抚慰;共情也不是认同,认同是自我承认,是认为对方是合理的,而共情并不代表认同对方的信念、表现,共情是可以理解对方,但是不一定就认为对方是正确的。

如果康复治疗师能与患者共情,患者就会感到自己被接纳、被理解,从而产生一种愉快与满足感,这有助于建立良好的治疗关系,有利于进行生理与心理治疗;对于那些迫切需要获得理解、关怀或情感倾诉的患者,共情具有明显的助人与治疗效果。

1. 共情的层次 伊根(Egan)把"共情"分为初级和高级,初级共情是指康复治疗师回应患者提供的信息,是患者明确表达的感觉和想法;高级共情则是康复治疗师表达了患者叙述中隐含的或是他自己都不清楚的感觉和想法。因此,高级共情可帮助患者更好地了解自己未知或想逃避的部分。

共情的层次水平分为五层:第一层,毫无共情反应,即完全忽视患者的感受和行为;第二层,片面而不准确的共情反应,即理解患者的经验及行为,但完全忽略其感受;第三层,基本的共情反应,理解患者的经验、行为及感受,但忽视其感受程度;第四层,较高的共情反应,理解患者的经验、行为及感受,并把握其隐藏于内心的感受和意义;第五层,最准确的共情,即准确把握患者语言传达的表层含义,亦把握其隐藏的深层含义及其程度。第四、第五层次相当于高级共情。

康复治疗师发展共情能力,有三点非常重要:第一是内容,即对患者所陈述的事实、观点、情况等是否有准确了解。第二是患者的感受,即患者的情绪或情感体验,它们可通过语言如"我很难过""我好悲伤"来表达,但更多的是通过患者的表情、语调、姿态等非语言来表现。第三是康复治疗师对感受认识的程度,即是否全面、准确地把握了患者的感受。

以下是一个共情层次案例分析。

患者:我觉得很难过、很难过,因为我从来没有准备会出这种事,得了脑卒中这种病,走路走不了,还要人来照顾,自己就是个"拖油瓶"。原来的我是那么优秀,做事干净利落,没想到……孩子们虽然仔细照顾我,但我很烦自己,有时也烦他们不理解我……

共情五层次分析:

康复治疗师1:你为什么感到如此难过呢?

康复治疗师1的回答似乎根本没有留意患者所说的话,且他问患者为何这样难过,是个很不妥当的问题,反映了他不但没有留心倾听,而且完全忽略了患者所表达的重要感受,属第一层次的共情。

康复治疗师2:你一向做事干净利落,但想不到却得了这种病。

康复治疗师2的回答虽然在内容上和患者表面所说一致,但他只注意了患者表面的感受,在回答中只有内容上的复述,缺乏感情的回应。从他的反应中,可看出他的倾听不很准确,以致了解得不够全面,属第二层次的共情。

康复治疗师3:因为你得了脑卒中,所以你感到很烦、很难过。

康复治疗师3的回应与患者所表达的意义和感受比较一致,但未能对患者较深的感受做出反应,即没有对隐藏于语言背后的感受做出"共情"的反应,属第三层次的共性。

康复治疗师4:因为你生病了,所以你感到很难过,也觉得家人对自己的理解程度不够,心中很烦。

第四层次的共情的程度较高,在康复治疗师4的反应中,他所表达的感受已深于患者所表达的,即他把患者深藏于语言背后的感受也表达了出来,因此患者可由此来体验和表达起初未察觉和未能表达的感受,同时也因此掌握到这些感受背后的含义。

康复治疗师5:你一向做事做得很好,原来在生活中是位佼佼者,从没想到会得这种病,让你行动不便,因此你感到特别难过,也有点气愤与不甘心,并且,你有时感觉家人也不能很好地理解你。

康复治疗师5做到了最准确的共情,即第五层次的共情。他不但明白患者很失望、很难过这些表面的感受,甚至连很深入的情感,如气愤、不甘心和矛盾等,也做出了准确的反应。

共情的五个层次如表4-2-2所示。

表 4-2-2 共情的五个层次

共情层次	不同层次康复治疗师的回答	感受	程度	内容
一	你为什么感到如此难过呢?	×	×	×
二	你一向做事干净利落,但想不到却得了这种病。	×	×	√
三	因为你得了脑卒中,所以你感到很烦、很难过。	√	×	√
四	因为你生病了,所以你感到很难过,也觉得家人对自己的理解程度不够,心中很烦。	√	×	√
五	你一向做事做得很好,原来在生活中是位佼佼者,从没想到会得这种病,让你行动不便,因此你感到特别难过,也有点气愤与不甘心,并且,你有时觉得家人也不能很好地理解你。	√	√	√

2. 共情的使用原则   正确使用共情才能产生积极作用,应避免共情使用不当带来的消极影响。在实际使用时,需注意如下问题。

(1)康复治疗师要走出自己的参照框架,进入患者的参照框架,把自己放在患者的位置和处境上来感受对方的喜怒哀乐,感受越准确越深入,共情的层次就越高。有些初学者往往以自己的价值观为主,这样就无法感受患者的心情,也就无共情可言。因此,初学者应反复提醒自己别总在自己的参照框架内。

(2)如果康复治疗师不太肯定自己的理解是否正确、是否达到了共情时,可使用尝试性、探索性的语气来表达,请患者回答,以此来确定自己是否与其共情。比如,在某患者叙述了自己与辅导员的关系后,康复治疗师说:"从你的叙述来看,你似乎对你的辅导员很反感,但又不敢直接和他交流,对不对?"患者就会说:"不完全对。我对他的印象并不那么坏。"康复治疗师可接着说:"是吗?我可能听错了。那你能不能再举些例子,详细说一说。"在引导下,患者就会进一步说明自己对辅导员的感受,康复治疗师就能更好地把握患者的真实想法。

(3)共情的表达除了使用语言之外,还可使用目光交流、面部表情、身体姿势等非语言行为。有时,非语言行为的使用效果更好,因此,在咨询中除了重视语言的正确使用外,还应重视非语言沟通。

(4)共情的表达要适时适地,而且要因人而异,否则就会适得其反。不同的人对共情的要求不同,一般说来,情绪反应强烈、表达比较混乱、寻求理解愿望强烈的人对共情的要求较高。此外,共情的使用要适度,要与患者问题严重程度、感受程度成正比,共情过度会让患者觉得是小题大做、过于矫情,共情不足则会使患者觉得你心不在焉。

(5)共情时要注意角色把握。康复治疗师要做到进得去,出得来,出入自如,恰到好处,才能达到最高境界。有些康复治疗师做到了设身处地,与患者同喜同悲,完全忘记了自己的真正角色,但这样就失去了咨询的客观性。因此,康复治疗师应能在共情的同时,保持客观公正的立场,防止自己的情感完全受患者情绪左右。

(6)共情表达要考虑到文化背景及患者自身的特点。比如,西方人喜欢用拥抱、抚摸、亲吻等表达自己的共情,我国的康复治疗师在使用这些行为时就应多加注意患者是否能接受。

3. 影响共情的因素   在心理咨询过程中,康复治疗师的人格魅力有时比他的技术水平更有影响力。一些理论流派认为,康复治疗师的人格品质(如敏感、细致、耐心、谦和、宽容、豁达、善良和乐于助人)、自身素质是咨询中第一重要的因素。康复治疗师整个身心的参与,并且是积极地、健康地参与,是咨询卓有成效的保证。

康复治疗师的人生经验、社会阅历对于共情能力的培养大有好处。丰富的人生阅历有助于康复治疗师更深刻地理解他人、理解生活、理解人生。

康复治疗师知识的广博程度也影响共情能力。知识能弥补阅历的不足,因为知识是人类经验的总结,书本是社会的缩影。从这个意义上说,年轻的康复治疗师可通过广泛涉猎来弥补自身阅历上的欠缺。

康复治疗师的生活态度、人格特征与共情层次有关。认为生活充满光明,抱有乐观、积极的态度,为人开朗、豁达、善良、乐于助人,而且敏感、细致、耐心、谦和、宽容的康复治疗师容易达到较高的共情层次。

共情特质的获得,共情能力的提高是一种学习、实践的过程,康复治疗师可根据自己的不足做相应的调整。

4. 提高共情水平的方法

(1)表示内心的理解。康复治疗师不仅要能够准确地理解患者的问题,而且要表示愿意站在患者的角度去理解他的问题。理解不仅包括对患者个体的理解,还应包括对患者的世界观、生活环境、社会支持和文化背景等的理解。例如:康复治疗师应尽力去理解患者的生活背景,去澄清、探询患者的经历和各种情感。

(2)讨论患者认为重要的事情。通过询问和陈述,康复治疗师可向患者表达其很清楚对患者而言最重要的事情是什么。康复治疗师的反应要与患者的最基本问题建立联系。这一反应要简洁,直指患者的思想和情感,并关联到患者的问题与烦恼。

(3)运用语言表达出患者的情感。这个方法有时被称作可交换或基本共情。

(4)使用语言连接或补充患者表达不明确的信息。共情也包括理解患者内心深处的想法和观点,特别是当这些想法和观点没有被说出来或表达得不明确时。康复治疗师要通过理解患者所做的暗示或推断来连接或补充患者的信息。这种方法有时被称作附加共情或高级共情。其中,运用外推式逻辑推理,可帮助康复治疗师辨认出线索,形成想法,并综合相关的信息。

(二)尊重

尊重患者,其意义在于可以给患者一个安全、温暖、舒适的氛围,以便让其更好地表达自己。另外,康复治疗师尊重患者,可让患者体验到被尊重的感觉,从而获得一种自我价值感,特别是对那些因为缺乏尊重而产生心理问题的患者来说,尊重具有明显的助人效果,是心理康复成功的基础。尊重可以唤起患者的自尊心、自信心,以便康复治疗师更好地开发其潜能。

康复治疗师可通过以下方式表现对患者的尊重。

(1)完整地接纳患者。尊重意味着完完整整地接纳对方,包括他的价值观、人生观。有些康复治疗师在对患者进行心理康复时,看到患者表现出来的行为,或者是听到他们表达的一些言辞时,就会产生厌烦的情绪,厌恶患者。此时,康复治疗师应充分尊重患者的价值观,因为患者在得病后,他的价值观也许就发生了改变。

(2)对患者一视同仁。无论患者的学历高低、地位高低、有无实权、相貌美丑、经济贫富、性别为何、年龄大小等,康复治疗师都应一视同仁,不能厚此薄彼,重视某人或轻视某人。

(3)以礼待人,不说粗话、脏话,不动怒,不惩罚,不贬低。尊重意味着以礼貌待人,不仅仅是语言方面,非语言方面有时候更重要。口头上说我尊重你,而鄙视的目光就可以告诉对方,你并没有真正地接纳他。因此尊重应该是发自内心的、由衷地接纳一个有价值、有情感、有人权、有独立人格的患者。不可以出言不逊,应做到不发脾气、不嘲笑、不鄙视、不动怒、不贬低、不惩罚。

(4)信任患者。尊重意味着信任对方。康复治疗师与患者之间的关系不良时,患者对某些敏感性话题会有所顾忌,甚至有所掩饰和犹豫,此时,康复治疗师在对其进行心理康复时就更应该理解和尊重他们的安全感需求,解除他们的顾虑,相信他们可通过自身的努力,进行自我调节、自我发展,最终解决自身的心理问题。

(5)保护患者的隐私。心理康复的过程中,患者有时会向康复治疗师讲述自己内心的秘密,康复治疗师应该做到不随便外传,保护患者的隐私。

(三)积极关注

积极关注是康复治疗师对患者的一种态度,即康复治疗师以积极的态度来看待患者,注意强调他们的长处,强调他们积极与光明的一面,并且能利用其积极因素来使其发生变化。包含两个方面内容:一方面康复治疗师需对患者整体性接纳。整体性接纳,不是对患者身上合我们口味的地方进行接纳,不合我们口味的地方进行排斥,而是对患者整体的一种关切。另一方面康复治疗师需相信、理解患者所具备的潜能或资源可使他们有所改变。

积极关注的基础是,如果康复治疗师想帮助患者,使其有所改变,那么就必须相信其可以改变,不仅如此,还要相信患者身上总有长处、优点,都存在一种向上的动力。相信患者通过自己的努力以及外界的帮助,就能比现在更好。康复治疗师就是要当患者遇到困难或外界的不满、批评、歧视等,有自我批评、自我否定的强烈倾向时,发掘其积极方面,引导其从自我否定中走出来,悦纳自己,能正确地看待自己的不足和挫折,增强康复信心。

1. 使用积极关系的注意事项

(1)应避免盲目乐观与过分悲观,淡化患者自身的问题。有的康复治疗师误以为积极关注就是向患者做保证,告诉他们情况并没有他们想的那么糟。因此,有的康复治疗师容易这样表述:"你目前的病症没什么了不得的,一切都会好起来。""你所面临的困难是暂时的,这是黎明前的黑暗,你那么聪明与坚强,我相信你一定能战胜疾病,一切会过去的。"而有的康复治疗师则容易被患者描绘的令人沮丧的情况蒙住眼睛,自己也感到沮丧,他们会说:"你面临的情况看来确实很不好,这样下去你会越来越消沉的。"前者在患者那里是没有任何作用的空洞安慰,而后者则强化了患者的消极认知,于心理康复过程无益。

(2)应实事求是,有针对性,不说空泛话。应该具体实在,而不是单纯地爱护和空洞地安慰,要注意使用探讨、追问、启发、开放式问题和封闭式问题。例如:轻率地说"你是好样的,你的人生是大有希望的"就是不具体、不着边际的。也不能赞美一些关系不大的事情,如"你的衣服真好看",这样的赞美就是多余的。康复治疗师的反应应该向患者传达这样的信息:"我明白你的问题和困难,它们的确是令人烦恼的,但是还有许多积极的东西你疏忽了,譬如……它们证明你是有改善的希望的。"总之,积极的关注应该立足于患者的实际情况,不脱离、不淡化实际问题,对积极方面的强调也必须以患者身上实际存在的事物为依据,而不是凭空杜撰优点。

2. 使用积极关注的技巧

(1)针对患者在康复治疗中的表现给予鼓励、赞许,如"你能主动训练,就是你改变自己的第一步""你今天很配合治疗,我很高兴"。

(2)针对患者身上的某些长处,特别是那些患者自己都没发现或没重视的特点给予肯定。如"你说你现在说话很慢,但我却觉得你说话思路很清楚,表达得很好""你的病虽然造成你现在行动不便,但你还是坚持主动锻炼,这反映了你的顽强精神"。

(3)针对患者的进步给予表扬。如"你看你今天腿抬得比前几天高很多,这是你锻炼的结果,很好""很高兴你今天通过思考,找到了深层的原因""你能很好地完成我们布置的作业,对自己的问题有了新认识,这是令人鼓舞的""看到你一天一天进步,我很高兴"。

(4)针对患者的潜能给予激励。如"你以前遇到过那么困难的事情,你也想方设法地克服了,这说明你是有这个能力的""你的学习成绩一直都很好,说明你的智力不错,而且也非常有毅力,有这样的智力与毅力,相信你只要配合我的治疗方案,坚持训练,一定会达到更好的治疗效果"。

(四)倾听

康复治疗师在任何情况下都要善于倾听患者的诉说。这不仅是为了了解患者的需要,也是帮助患者更好地理解和表达自己的情感和想法,是促进自我认知和情感释放的过程,还是建立良好康复关系的需要。康复治疗师要专心倾听患者的诉说,倾听时,注意将目光盯在患者的中三角区,即两眉与下巴尖所形成的三角区,不要一直盯着患者的眼睛倾听对方讲述,身体微微前倾15°,手中不要有过多动作,如挖鼻、掰手指、弄头发等。应让患者感受到康复治疗师对其的尊重,从而树立起勇气和信心,让其尽情倾诉,也会使其感到轻松。倾听时,还需注意与患者共情,即对患者所述能及时给予反应,如回复道"哦,是这样吗?""我听到的是……""您想表达的是……",并且能从患者所述中找到其情绪需求,如患者问"我老伴呢？她在哪里？"这时,康复治疗师应能听出患者有不安全感(图4-2-11)。

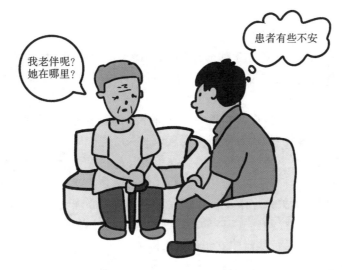

图 4-2-11　康复治疗师与患者共情

此外,倾听时,康复治疗师还需做到如下事项:不轻易打断患者讲话;尽量不与患者争论;避免倾听时出现虚假反应;保护患者的隐私;注意患者安全,避免出现安全事故。

(五)解释

疾病对人是一种威胁或危害,同时,它又是不直接以患者意志为转移的客观过程,患者往往有不安全感。不安全感本身就是对患者的一种新的危害。它可以破坏患者稳定而愉快的心情,造成焦虑、疑虑和恐惧,也为某些疾病大开方便之门。不良的心情往往会造成患者身体功能的紊乱,阻碍疾病的康复,还会使患者自我感觉恶化,使疼痛加剧。因此,康复治疗师在与患者建立起信任关系,对患者的问题、患者所具备的潜能和条件有了充分了解后,可向患者做出切合实际的真诚的解释和劝告。康复治疗师要用通俗易懂的语言,把解释和劝告多讲几次,以便患者能仔细领会。要注意的是,解释应该实事求是,不要夸大。另外,解释过多不仅没有必要,甚至还有害处。

(六)鼓励

大多数慢性病患者需要长期的鼓励,结合生活中的具体处境和实际问题给予鼓励最为有效,含糊笼统的鼓励作用不大。尽管患者的病情和处境千差万别,需要鼓励的情况不外两种:①在与自卑做斗争的过程中,加强患者的自尊和自信。②当患者犹豫不决时,敦促患者采取行动。康复治疗师可以用自己的经验或其他患者成功的实例对其进行鼓励。不要鼓励患者去做他实际上办不到的事,这样的鼓励只会起相反的作用,即挫伤患者积极性,降低患者的自信心。

(七)建议

康复治疗师在患者心目中建立起权威后,他提出的建议是强有力的。但康复治疗师不能为患者包办、替患者做出决定,而是要帮助患者分析问题,让他们了解问题的症结;康复治疗师提出意见和劝告,让患者自己找出解决问题的办法,并鼓励患者实施。康复治疗师提出建议要谨慎,要有限度,有余地,否则,如果患者按建议尝试失败了,不仅对自己失去信心,对康复治疗师也失去了信心。建议也可以是多方面的,比如对疾病、患者人际关系等方面的建议。

(八)保证

在患者十分焦虑时,给予保证是有益的。但在对患者尚不够了解时,过早地给予保证会让患者感到被欺骗,会使治疗前功尽弃。所以,康复治疗师在做出保证前,一定要有足够的根据和把握,使患者深信不疑,这种信任感是取得疗效的重要保证。如患者问

知识拓展

及疾病的预后,康复治疗师有把握的话,应尽量向好的方向回答,同时附上几条希望,指导其从这些方面去努力,才能实现其愿望。

二、支持疗法的应用效果

1. 帮助患者缓解心理痛苦　康复治疗师通过提供情感支持和倾听,可以减轻患者的心理痛苦,帮助他们释放情感、调整情绪并找到恰当的应对方式,以积极地面对当前的问题或困难。

2. 增强患者的自我意识　康复治疗师利用心理支持疗法鼓励患者深入探索自己的内心世界,加深对自己的认识,重新审视与他人的关系,从而提高自我意识的深度与广度。

3. 提高患者对抗疾病的信心　康复治疗师通过与患者一起制订可行的康复目标和康复计划,并帮助患者努力实现这些目标,使患者看到希望,提高其信心和应对困难的能力。

4. 帮助患者建立积极的人际关系　康复治疗师在对患者使用心理支持疗法时,也在教会其运用上述技术,因此,患者可通过与康复治疗师建立亲密关系,模仿康复治疗师的语言与行为,培养自己的人际交往技巧和拓展自己的人际支持网络,从而建立积极的人际关系。

三、支持疗法的注意事项

1. 提供的支持应适度　患者由于生病,非常需要他人的安慰、同情、鼓励、陪伴,因此需要康复治疗师提供一定的心理支持,包括同情体贴、鼓励安慰、解决问题等,以帮助患者及时渡过困境、应对心理挫折,但康复治疗师必须把握支持的"度",避免过犹不及,注意是"支持",不是"包办",康复治疗师可根据患者所面临的心理挫折的严重性、自身人格及自我成熟度、处理问题的方式、应对困难的经过等做出恰当支持。另外,支持不仅是口头的表达,还是态度与行为的表现,要让患者知晓事情并非其想得那么糟糕。同时,在鼓励患者时,康复治疗师要有事实依据,不信口开河,不要让患者对康复治疗师失去信任。最后,记住,康复治疗师如对患者过分关心、长期支持,可能会使患者丧失自行适应、康复及成长的机会;或者使患者对康复治疗师产生误会,进而产生非治疗性的关系。

2. 帮助患者利用"资源"　患者在面临生病这一困境时,往往会忘掉或不敢去利用可用的资源,如家属的关心、家庭的经济能力、周围的生活环境、社会可提供的支持政策等。此时,康复治疗师可帮助患者梳理可利用的内外资源,对这些资源进行分析研判,看看如何能最大限度运用好这些资源,以助其渡过难关。

3. 提供恰当的"方法"指导　与患者一起分析当前的困境、棘手的问题,然后一起找出应对的方法,并指导患者合理运用这些方法。如患者没勇气告知亲人自己得病的消息,担心拖累他们或担心他们嫌弃自己,这是逃避解决问题的方法,是不合理的。恰当的做法是以事实为基础告诉亲人自己当前的病情,希望获得他们支持,并表示有决心努力进行康复训练;对于嫌弃自己的亲人,可调整自己的认知,重新审视自己与亲人的关系,积极地看待这种情况。

> **技能实训**

实训:选择一位同学搭伴,与其合作练习倾听技术。

1. 实训目标

(1)学会在倾听时保持面部表情、身体姿势、语言等与倾听内容一致。

(2)学会倾听对方的真实意愿。

2. 实训要求　两两合作,一人扮演康复治疗师,一人扮演患者,两人须认真对待训练过程。

3. 实训思路

(1)两人分别思考自己想要表达的语言,最好是带有情绪地表达。

(2)扮演康复治疗师的同学注意自己的倾听姿势,对扮演患者的同学及时给予反馈。

(3)两人互相扮演康复治疗师与患者后,相互指出对方是否能理解自己的真实意愿,对方的姿势与语言是否让自己感到被理解、被接纳。

(苏 红)

技能四 掌握艺术疗法

扫码看PPT

扫码看微课

案例导入

李明,男,8岁。从小父母离异,后父亲去国外定居并再婚,并且又有了孩子,母亲在外地工作,很少回来。李明目前与外婆一起居住。据外婆描述,他特别容易情绪激动,碰到一点小事就特别愤怒,甚至愤怒到牙关紧咬、全身发抖,学习无法集中注意力,在学校期间,经常与同学打架,同学们都不太愿意与他做同桌。前段时间玩耍时,李明从游乐场所的滑梯上摔了下来,导致脚踝处骨折,目前正在医院康复科治疗。治疗过程中,康复治疗师发现,李明不太愿意与康复治疗师有过多的语言交流,显得很内向。

如果你是康复治疗师,你觉得可以如何帮助李明?

艺术疗法,又称艺术心理治疗,是以艺术活动为媒介的一种非语言性心理治疗方法,此法通过艺术让患者产生自由联想来帮助患者从内外环境中找到和谐关系、稳定和调节情感、消除负性情绪、治愈精神疾病,以获得人格成长和发展。艺术历来被认为是人们反映思想情感、社会现实生活、意志要求的一种表达方式,具有表达情感和治疗的双重作用,广泛用于各种疾病状态的身心调整及康复。艺术疗法的含义可以从狭义和广义两个方面来分析:狭义的艺术疗法是指利用视觉艺术,如绘画、雕塑等,来帮助患者进行身心调节的一种心理治疗方法;广义的艺术疗法是指利用各种艺术作品,包括绘画、舞蹈、诗歌、音乐和戏剧等,来帮助患者进行身心调节的一种心理治疗方法。本书采用的是广义的艺术疗法定义。

艺术疗法由"艺术"与"疗法"两部分组成。"艺术"是指通过一定的材料、技术、样式来创造和表现美的价值的人类活动及其成果。根据表现手段和方式的不同,艺术可以分为表演艺术(音乐、舞蹈、戏剧等)、视觉艺术(绘画、雕塑、建筑等)、语言艺术(文学等)、综合艺术(电影、电视、歌剧、音乐剧等)。根据时空性质,艺术可分为时间艺术、空间艺术和综合艺术等。而"疗法"是指治疗疾病或创伤以及为此而施行的各种手段。本书中所说的"疗法"是指"心理疗法",是采取一定的心理手段来减轻或去除心理障碍的一种尝试。

艺术疗法这个术语最初出现于20世纪40年代后期。很长时间以来,人们对艺术疗法的定义大致有两种倾向,同样是使用"艺术疗法"这个词,有的人强调"艺术"的一面,即"艺术即治疗",而有的人则强调"疗法",即"艺术为治疗"。"艺术即治疗"认为艺术的创作过程本身便具有治疗的作用。"艺术为治疗"则强调对艺术过程的诠释,认为艺术是治疗的工具,治疗才是目的,要想达到治疗的目的,还需要用来访者的艺术作品配合活动。前一种观点强调创作艺术的过程就可以治病,而后一种观点强调艺术治疗师、患者和艺术作品三者之间的治疗关系。当艺术主要用于娱乐和教育目的时,人们多强调艺术才能,但是艺术疗法是将艺术作为帮助人们表达情感和人生体验的一种手段。艺术治疗同时包含艺术活动的过程和产物,也包括一段治疗关系。医患之间应形成良好的氛围,使得每名患者都带着明确的目标参加艺术活动,并发掘、分享这些艺术活动可能对他们产生的意义,让患者对自身的遭遇和困难的本质有一个更好的理解，进一步给患者带来积极又持久的改变，例如改变自我认识、改善目前的人际关系、提升生活质量等。

随着艺术治疗作为职业出现，人们越来越认识到，不管是强调"艺术"性，还是强调"治疗"性，"艺术"和"治疗"都不应该是对立的，而应该是融合的。由于艺术治疗师原本的任务就是治疗，而艺术治疗的完成并不一定就意味着治疗的进展，艺术只是手段，因此，对艺术疗法的定义也越来越明确。英国艺术疗法协会（BAAT）认为，艺术疗法就是在受过专业训练的艺术治疗师的引导下，运用艺术材料实现自我表达及反思的活动。艺术治疗师对来访者的意象不做审美或诊断性的评价，而是在一个安全接纳的氛围中借助艺术材料促进来访者的状态改变。如果患者求医于一位艺术治疗师，患者无须具备艺术经验或者技能，艺术治疗师根本不会从美学角度评判患者的创作，也不会把患者的创作当作医学诊断的主要依据。其他国家级协会给出了类似的定义，只是有一些细微差别。美国艺术疗法协会（AATA）给出了以下定义：艺术疗法就是把艺术创作应用于治疗中，这种应用属于职业范畴，被应用于那些在生活中经历病痛、创伤、磨难的人，也被应用于那些寻求自我发展的人。通过艺术创作及反思艺术作品和艺术创作过程，人们可以提高对自我及他人的认识，可以减轻症状、缓解压力、抚平创伤、提高认知能力，享受艺术创作中真切的生活乐趣。加拿大艺术疗法协会（CATA）用类似的语言定义了艺术疗法：艺术疗法借助艺术创作的创意过程和患者对创作的反思，促进患者精神、身体和情感状态的改善。

艺术疗法涉及多个学科，包括艺术学、心理学、教育学、医学、美学、社会学等。艺术治疗师不仅要具备艺术能力和心理治疗能力，还必须经过专业的艺术疗法培训，要具备一定的临床医学基础，只有这样才能承担艺术治疗的重任。

艺术疗法在实际心理治疗中具有比较好的治疗效果，它已成为药物治疗和语言治疗的一个重要补充。艺术疗法被广泛用于治疗精神分裂症、边缘人格、强迫症、酒精中毒、抑郁症、神经症等患者。艺术疗法也可用于白血病、癌症等患者的辅助治疗。由于艺术疗法有助于缓解患者的疼痛、焦虑和愤怒，同时分散患者对痛苦的注意力，因此，艺术疗法可以增强患者的应对能力和免疫力。此外，艺术疗法亦适用于治疗发育迟缓、情绪障碍、孤独症（自闭症）、多动症以及有生理或心理创伤经历的儿童。由于每个儿童出现的问题以及情绪、兴趣、个性等不同，艺术治疗师必须根据每个儿童的特征，用包容、开放的态度，鼓励其自发地接触不同的艺术材料和活动，并从其创作过程中透视其内心世界，以达到治疗效果。

艺术疗法的思想早已有之，其起源甚至可以追溯到史前人类的岩洞壁画，祭祀、巫术等仪式和治疗方法为艺术疗法提供了一个遥远的文化背景，体现了原始人类与当时世界的关系和其对生命的探讨。在古埃及时代，相传伊姆霍特普用艺术活动来治疗精神疾病。1880年左右，意大利人龙勃罗梭在医院应用艺术活动来疏解患者的身心障碍。20世纪初，心理学大师弗洛伊德以意象，尤其是心像和梦中的映像，来做精神分析式的心理治疗。荣格也常常在心理治疗活动中，鼓励患者用绘画的形式，将自己的心像和梦记录下来。

我国很早以前就有通过音乐和诗歌等形式来排解个体消极情绪的记载。《黄帝内经》记载："余闻古之治病，惟其移精变气，可祝由而已。"说明在当时已经出现用语言、歌唱等方式为患者治病的现象。尧舜时期，人们已知歌舞游戏能增进人体健康，防御疾病发生。清代医学家吴尚先《理瀹骈文》云："七情之病者，看书解闷，听曲消愁，有胜于服药者矣。"这些均说明了艺术在养身保健和治疗疾病方面的作用。

艺术疗法真正开始发展是在20世纪20年代，主要是通过对患精神疾病的艺术家的研究，如对著名艺术家凡·高的研究而发展的。1922年波林祖恩发表了《疯者艺术》，1956年杰科比提出精神分裂症患者的绘画特点，均对精神疾病与艺术间的关系做了探讨。

开展艺术治疗最早的两个国家是英国和美国。艺术疗法奠基人，美国教育与心理学家南姆伯格在20世纪30年代明确提出了"艺术疗法"这一概念，强调艺术治疗师要鼓励来访者自由绘画，并开展自由联想式的阐释活动，进而表达情感和疏导内心压力。近代艺术疗法的成长则起于20世纪三四十年代的精神治疗运动。此运动主要受到弗洛伊德和荣格两位心理学家的影响，特别强调潜意识和象征化的作用。20世纪60年代的人本主义思潮，以及罗杰斯以来访者为中心的治疗方式，也对艺术疗法产生了重要影响,艺术疗法除了应用在心智残障患者的治疗和特殊儿童的教育之外,也成为一般人追求自我实现和自我成长的途径。1969年,美国成立艺术疗法协会,开始正式把艺术和治疗疾病结合在一起,艺术疗法取得了一定的社会地位。20世纪60—90年代,艺术疗法获得了长足的发展,在欧美等发达国家,艺术疗法逐渐发展成为一项专业化的治疗项目。除美国以外,其他欧美发达国家,如英国、加拿大、德国、荷兰等,也均有艺术治疗师的专业培训课程和证照制度。目前的艺术治疗除了以个别、团体、伴侣形式和以家庭为单位来进行外,还鼓励艺术治疗师在治疗中灵活运用不同的艺术治疗方法来开拓艺术治疗的新领域。

我国的艺术治疗始于20世纪80年代。学者们从音乐治疗、美术治疗和沙盘游戏等领域积极推动艺术治疗学科的发展。2016年7月,中国表达艺术治疗协会在武汉成立,标志着中国艺术治疗的新发展。随后中国各地举办了各类表达艺术治疗的培训班、工作坊等,大批中国学者深入学习艺术治疗理论,并与中国传统的中医文化相结合,推动了我国艺术治疗学科的发展。

艺术疗法的形式很多,常见的形式主要有音乐疗法、舞动疗法、绘画疗法、心理剧疗法等。

精神康复下的艺术治疗干预

一、音乐疗法

(一)音乐疗法的概念

音乐疗法是一种集音乐、心理学和医学知识于一体的治疗技术,它既是艺术,也是科学,是一种人际互动的过程,还是一种治疗过程。自20世纪40年代诞生以来,音乐疗法得到了很大的发展,适用人群也越来越广泛。

音乐疗法与其他多门学科有联系,治疗的理论学派也各不相同,如行为主义学派、精神分析学派、人本主义学派、格式塔学派、认知学派、学习或运动学派等,在治疗对象方面,音乐疗法被广泛应用于医院、学校、诊所、社区、养老院、托儿所、监狱等,还用于健康人群的精神减压、产妇分娩、疼痛控制、自我成长等。在不同的场所,针对不同的人群,音乐疗法的治疗目标和方法也不同。治疗的目标可能是教育、娱乐、康复、预防、心理治疗,治疗的方法可能是聆听、演奏、歌词创作、音乐投射、音乐联想等。正是由于音乐疗法应用广泛,理论模式及方法技术具有多样性,因此,很难对音乐疗法做出一个特别统一的界定。

在众多定义中,美国天普大学布鲁夏教授在他的《定义音乐治疗》(1989)一书中对音乐治疗的定义为更多学者所接受,即音乐治疗是一个系统的干预过程,在这个过程中,音乐治疗师运用各种形式的音乐体验,以及在治疗过程中发展起来的,作为治疗的动力的治疗关系来帮助治疗对象达到健康的目的。

该定义重点强调了三个方面。第一,音乐治疗是一个科学的系统干预过程,而不是简单、单一、随意和无计划的音乐活动。音乐治疗师在音乐治疗过程中,必须完成三个阶段的工作:评估、干预和评价。音乐治疗师系统地、有目的地干预是音乐治疗的前提。必须指出的是,只有具有音乐治疗师资格和能力的人员针对治疗对象实施系统干预,并且治疗对象的改变是由音乐治疗师的干预所引起的,才是音乐治疗。第二,音乐治疗主要依靠音乐的体验来引发治疗性改变。很多人可能认为音乐治疗只是听听音乐、唱唱歌,其实不然。音乐治疗的手段可以是与音乐有关的一切活动形式,如听、唱、演奏、音乐创作、跳舞等。这些与音乐有关的互动都可以直接或间接地作用于治疗对象,从而达到治疗目的。第三,音乐治疗必须包括音乐、治疗对象、音乐治疗师这三个因素,且这三个因素缺一不可。音乐是音乐治疗的媒介,是基本要素,没有音乐加入的心理治疗不能称为音乐治疗,没有音乐治疗师和治疗对象加入的心理治疗也不能称为音乐治疗,音乐治疗必须在音乐治疗师的引导下进行。缺乏音乐治疗师引导和互动的活动,例如那些简单地听音乐、唱歌,不能称为音乐治疗。

需要指出的是,音乐治疗中所使用的音乐,不仅仅包括我们传统认识中的音乐,还包括大自然中所有的声音,如河流的声音、动物的声音、风吹的声音等,在实施音乐疗法时,有时可以采用单纯的音乐,有时也可以采用与治疗对象生活、工作相关的声音,如车间机器的响声等。因此,只要是被治疗对象所喜爱或接受的声音,都可以成为音乐治疗中的音乐(图4-2-12)。

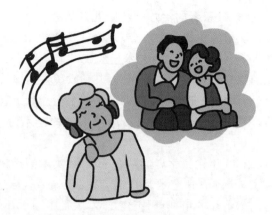

图 4-2-12　音乐疗法

（二）音乐疗法中音乐的角色

根据布鲁夏教授的理论，音乐在治疗中的角色可以分为两大类：治疗中的音乐和作为治疗的音乐。"治疗中的音乐"是指在治疗中使用的音乐，音乐对治疗性改变的发生起辅助作用，它对音乐治疗师与治疗对象的关系，以及其他治疗对象起到促进和加强的作用。例如用音乐活动作为辅助手段来帮助治疗对象康复。在"作为治疗的音乐"情况下，音乐体验作为音乐治疗干预中唯一的、基本的治疗手段，在这种情况下，音乐是真正的"治疗师"，音乐治疗师只是音乐的"助手"。例如通过音乐疗法改善治疗对象的听觉功能等。

（三）音乐治疗的方法

目前音乐治疗的方法很多，基本可以分为三类，分别是接受式音乐疗法、再创造式音乐疗法、即兴演奏式音乐疗法。

1. 接受式音乐疗法　接受式音乐疗法是在治疗师的指导下，通过聆听音乐来达到治疗的目的，强调聆听音乐所引起的各种生理心理体验。主要方法包括歌曲讨论、音乐回忆、音乐同步、音乐想象等。

（1）歌曲讨论：最常见的方法，多用于集体音乐治疗中。由治疗师或治疗对象选择歌曲，在聆听之后针对歌词的主题内容及旋律带给自己的感受进行深入的讨论。主要的操作方法如下：①每一位小组成员自主选择一首自己喜欢的歌曲与大家分享，这种选择与表达可以在一定程度上透露出选择人的想法与当下的情绪状态。②由治疗师选择歌曲，小组成员参与讨论。小组成员中部分有心理情绪障碍或人格障碍者往往对歌曲有不正确的理解，通过小组讨论，治疗师与其他成员可以对其不正常思维进行纠正。③治疗师确定主题或是讨论方向，小组成员依据主题选择歌曲参与讨论。治疗对象对某一种音乐风格、形式，或某一首歌曲或乐曲的喜爱和认同往往反映出其深层次的心理需要或人格特点，因此治疗师通过深入分析、体验和探讨治疗对象提供的歌曲或乐曲，可以了解和发现治疗对象的深层次的心理需要或问题，从而对其进行有针对性的治疗。

在讨论过程中，治疗师会鼓励治疗对象对音乐进行感受和思考，引导治疗对象去理解和发现，治疗师不会对治疗对象做出任何消极评价。在治疗的最后，治疗师会对每位治疗对象的表现做出客观的总结，以帮助治疗对象更全面、更客观地认识自我。

需要特别强调的是，治疗师和治疗对象之间良好的医患关系的建立非常重要。如果治疗师不能给治疗对象足够的安全感，治疗对象有可能会产生一定的阻抗，从而导致歌曲讨论难以深入甚至无法进行。

（2）音乐回忆：在现代社会中，音乐已经渗入人们社会生活的各个领域中，几乎每个人在其生活中的重要时期及发生的重要事件都会有特定的音乐回忆。在进行音乐回忆治疗时，治疗师要求治疗对象选择一个或数个在他们的生活历史中有着特别意义的歌曲或乐曲并在小组播放或演唱，目的在于引发由音乐所伴随的情感和回忆。在听这些音乐时,那些生活事件往往会随之出现在脑海中。治疗对象在音乐伴随下会出现强烈的情绪反应。音乐回忆既可用于集体音乐治疗,亦可用于个体音乐治疗。

当此方法运用于集体音乐治疗时,小组成员互相倾诉自己的往事,宣泄自己的情感,小组成员之间可以获得相互支持和安抚,并促进相互理解和情感沟通。

当此方法运用于个体音乐治疗时,治疗师通过音乐回忆来达到探索和了解治疗对象生活经历和情感事件的目的。治疗师可以要求治疗对象按照其成长阶段的顺序,分别选择与每个成长阶段相联系的音乐,由此形成一段"个人音乐历史",治疗师可以通过这段"个人音乐历史"在较短的时间内了解到治疗对象的较为完整的成长史和情感发展史。

(3)音乐同步:治疗师使用录制好的音乐或即兴演奏音乐来与治疗对象的生理、心理状态同步,当治疗对象对音乐产生共鸣后,治疗师逐渐改变音乐,把治疗对象的生理、心理和情绪状态向预期的方向引导,以达到治疗的目的。例如,治疗师给抑郁治疗对象播放或演奏与其情绪状态一致的、缓慢忧伤的音乐,当治疗对象的情绪与音乐发生共鸣后,逐渐改变音乐的情绪色彩。可以先使用缓慢忧伤的音乐,然后使用较为明朗抒情的音乐,再使用节奏较为明快、情绪较为积极的音乐,最后使用节奏快、情绪积极振奋的音乐。在音乐同步治疗中,使用的音乐一定是治疗师对治疗对象进行深入了解后,根据治疗对象的具体情况而选定的。

音乐对人的情绪影响非常大,只要能真正做到使音乐与治疗对象同步,绝大多数治疗对象的情绪会很快与音乐发生共鸣,并跟随着音乐的改变而改变自身的生理、心理状态。这里需要注意的是,使用的音乐必须是治疗对象所喜爱的,至少是能接受的。另外还要注意,不能主观地认为某一种音乐就一定会引起某一种情绪。要注意到治疗对象的特殊性及其对音乐反应的特异性,例如某女性因男朋友移情别恋而有很多负面情绪,某首原本是快乐基调的音乐,因为是她前男友特别喜欢的,因此原本欢快的音乐可能会带来悲伤、愤怒等情绪反应。在治疗开始前,治疗师应尽可能地深入了解治疗对象,尽可能多地掌握其因生活经历而产生的对音乐反应的特异性。

(4)音乐想象:治疗对象在治疗师的引导下进入放松状态,在特别选择的音乐背景下产生自发的自由想象,想象中要出现视觉图像,这些图像具有象征意义,常与治疗对象潜意识中的矛盾有关。因此,音乐想象往往通过自由联想的方法,将治疗对象压抑在潜意识中的幼年时期的痛苦体验挖掘出来。这种想象通常是生动的视觉联想,有时会伴随强烈的情绪反应。想象不是无意义的,它往往与治疗对象的深层的内心世界和潜意识中的矛盾有关。在个体治疗中,治疗师与治疗对象在音乐想象的过程中可以保持语言交流,随时了解治疗对象想象的内容和情绪状态,而在集体治疗中,治疗师不与治疗对象保持语言交流,当音乐结束后,治疗对象向治疗师报告想象的内容,此时治疗师与治疗对象一起探讨想象内容的意义,帮助治疗对象了解自我,体验自己的内心情感世界。在整个过程中,治疗师应鼓励治疗对象尽可能地想象,而不应对治疗对象的音乐想象做出任何对错评价。需要注意的是,实施音乐想象疗法的治疗师需要对治疗对象的经历、对音乐的喜好等有充分的了解,并在充分估计音乐可能对治疗对象联想所产生的影响的基础上来选择音乐。

2. 再创造式音乐疗法　再创造式音乐疗法强调让治疗对象亲身参与各种音乐活动,而不仅仅是聆听。该疗法主要通过帮助治疗对象学习音乐,让其将自己内心的情感通过音乐宣泄出来,从而达到治疗的目的。常见形式有两种,即演唱演奏音乐和音乐技能学习。通常来说,虽然演唱演奏音乐也可用于个体治疗,但是更多地用于集体治疗,而音乐技能学习通常以个体治疗的方式进行。

演唱演奏音乐不要求治疗对象受过音乐训练,或具有音乐技能。虽然在集体治疗小组中,有某种音乐技能的治疗对象会使集体的音乐表演大为增色,但这不是必需的。根据治疗目的和所依据的理论不同,演唱演奏音乐的治疗活动可以是非音乐性的,即活动的目的不在于音乐,演唱演奏出来的音乐是否好听无关紧要;也可以是音乐性的,即活动的目的在于音乐,要求治疗对象的演唱演奏好听,具有较高的艺术性。同样,根据治疗的目的不同,音乐技能学习的目的可以是非音乐性的,也可以是音乐性的。

无论是演唱演奏音乐还是音乐技能学习,当音乐活动的目的是非音乐性时,治疗的中心在于音乐活动的过程,即治疗对象在演唱演奏音乐和音乐技能学习过程中表现出的行为和人际反应。当音乐活动是以音乐为目的时,治疗的中心则集中在音乐行为的结果,即如何帮助治疗对象克服自身的生理和心理障碍,努力学习音乐技能,最终获得音乐上的成功,从而克服自卑心理,增强自信,改善人际关系。

对于演唱演奏音乐治疗来说,治疗对象在演唱演奏音乐中获得的成就感可以有效地提高治疗对象的自我评价,增强治疗对象的自信心。由于合唱需要每一位治疗对象相互理解和配合才能完成,采用合唱疗法的真正目的并不是让治疗对象学习歌唱技能,而是以合唱活动为媒介来帮助治疗对象认识自我,建立自信,协调人际关系。

学习音乐技能的过程是一个不断解决问题、克服问题和获得成功经验的过程。因此可以使治疗对象强化学习动机,提高承受挫折的能力,最终把自己在学习音乐技能过程中获得的成功经验泛化到日常生活中去。

3. 即兴演奏式音乐疗法 即兴演奏式音乐疗法在欧美国家非常普遍。在一些欧洲国家,音乐治疗就等于即兴演奏式音乐治疗。即兴演奏分为标题性即兴演奏和无标题性即兴演奏两种,标题性即兴演奏是指由治疗师或治疗对象先确定一个主题,然后治疗对象按照对主题的理解根据自己的思路进行演奏。而无标题性即兴演奏是指治疗对象在完全没有主题的情景下进行自由演奏。

即兴演奏采用的乐器多为简单的,无须学习训练即可演奏的节奏性和旋律性打击乐器,如各种不同的鼓、三角铁、木琴、铝板琴。治疗师多用钢琴或吉他参与演奏。

在集体即兴演奏中,先安排治疗对象围成一个圈,各种乐器置于圆圈中间,让治疗对象先试一试每种乐器,使他们了解和熟悉每种乐器的音色和演奏方法,然后让他们自由选择乐器。治疗对象对乐器的选择反映出他的人格特征、在人际关系中的角色和他准备在这次演奏活动中所占有的地位。演奏通常由一名志愿者开始,其他成员可以在任何时刻加入演奏,甚至根本不演奏。治疗师根据治疗目的可以参加或不参加演奏,但大部分情况下是参加的。各成员虽然是随心所欲地演奏,但音响效果却会迫使每个人自觉或不自觉地不断调整自己的节奏、速度、音量或旋律,以在整个音乐中找到和确立自己的位置和角色。这使每一名成员在社会和人际关系中的行为特征和人格特点生动地表露出来。例如,支配欲强的人通常用声音大的乐器,而自卑的人往往选择声音小的乐器,有反社会行为倾向的人总是不断地试图破坏和改变大家已经建立起来的音乐模式等。

在集体即兴演奏中,状态一般是和谐—杂乱—新的和谐,这与整个治疗小组的人际关系状态有关。通常情况下,在刚开始的几次合奏中,每一名成员都保持着社交礼貌,较为克制自己的冲动和个人表现欲,注意与他人的配合,因此音乐听起来较为和谐。在后来的演奏中,个人特点和个性以及人际关系矛盾就逐渐显露出来,音乐开始变得杂乱无章。而杂乱无章的音乐效果是每一名成员所不乐于见到的,于是大家不得不逐渐改变自己的行为特点,以适应他人,最终达到新的和谐。必须指出的是,每次合奏之后治疗师都应引导大家进行讨论,每个人都说出自己演奏的感受和对他人演奏的感觉,这样每个人在小组中的行为表现都得到即时、直接的反馈。这是一个学习适应社会生活和建立人际关系的很好的机会和环境,每个人都在这个环境中学习如何在社会中寻找和确立一个为他人所接受的地位和角色,学习如何改变自己不恰当的社会行为,学会与他人和谐相处。而治疗师在理解的基础上对治疗对象的情感进行分析指导,以达到治疗的目的。

在即兴演奏的个体治疗中,治疗的目的主要是帮助治疗对象用自发随意的演奏来抒发和宣泄自己的情感。在这个过程中,治疗师可以与治疗对象共同即兴演奏音乐。演奏可以是标题性的,也可以是无标题性的,演奏应以治疗对象为主,治疗师在演奏中应始终扮演辅助、引导、支持、启发的角色。通过两人之间一段时间的合作联系,治疗对象逐渐建立起对治疗师的信任,治疗师进一步为治疗对象提供一个安全的宣泄内心情感的环境。

知识拓展

二、舞动疗法

（一）舞动疗法的概念

舞动疗法是一种心理治疗方法，属于艺术疗法的分支。舞动疗法兴起于20世纪40年代，在欧美各国得到了长足的发展。关于舞动疗法的定义，目前并没有得到统一。美国舞动治疗协会对舞动疗法的定义：一种运用舞蹈或动作过程以促进个体情绪、身体、认知和社会性整合的心理疗法。德国舞动治疗协会对舞动疗法的定义：一种创造性的和以身体为导向的心理疗法。它是将动作与舞蹈用于心理治疗，个体可以创造性地投入一个过程，以促进其情感、认知、生理和社会性整合的方法。英国舞动治疗协会对舞动疗法的定义：一种引入舞蹈和运动的心理疗法，该疗法能使人创造性地投入治疗，促进个体情感、认知、生理和社会性整合的方法。欧洲舞动治疗协会对舞动疗法的定义：一种用于心理治疗中的动作，以促进个体在情感、认知、肢体、灵性和社交上整合的心理疗法。比较几种定义，我们可以发现几个共同点：舞动疗法是一种心理治疗方法；强调在心理治疗中使用动作、舞蹈；感知自己的身体并透过身体表达与释放情绪，强调情绪、认知、身体和社会性的整合。中国学者李微笑对舞动疗法的定义：舞动疗法是将身体、动作、舞蹈应用到心理治疗中，经由创造性过程和治疗关系来促进个体生理、心理、情感、认知和社交的整合的方法（图4-2-13）。

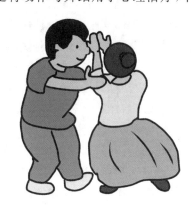

图4-2-13　舞动疗法

（二）舞动疗法的基本原理

舞动疗法的基本假设是身、心是一个整体，心理层面的体验也会在身体层面体验到，而身体层面的变化则会带来心理层面的变化，如认知和情感层面的变化。在舞动疗法的发展过程中，不同的舞动治疗师和学者发展出他们的理论假定。如希麦和怀特提出舞动疗法的三个基本假定，分别是动作反映人格，治疗师与治疗对象通过动作来建立关系能够支持和促成行为改变，动作层面的显著改变可以影响整体的功能。中国学者李微笑将舞动疗法的关键理论框架概括为以下几个方面：①身与心相关，身心不可分，身体是有记忆的，身体是改变的催化剂。②动作与情感有关，动作和动作体验也作用于认知、情感，每一种情绪都在身体的状态、姿势模式中表达出来，每一种表达性的态度都与身体的态度、姿势模式上的特征性变化相关。③动作与人格相关，动作、行为反映人格，所有的动作都是反思性的，反映了内在的心理动力，以及个体在社交上衍化出来的关联模式。④动作与治疗相关，舞蹈、动作是一种真实的交流方式，治疗师通过观察治疗对象身体肌肉的运动，去了解治疗对象的动作表达，再通过自己的身体动作、声音等来感知、表达和反馈治疗对象的言语表达，通过动作建立共情，表达对治疗对象的感受和理解。⑤动作和治疗过程有关，动作观察、分析是舞动疗法的核心，是进行评估和干预的基础。

（三）舞动治疗的方法

1. 切斯技法　切斯技法是由美国玛丽安·切斯开创的，切斯技法强调舞蹈即沟通，肌肉的运动与情绪的表达是一种最直接、最原始的表达方式，这种表达方式不会被语言防御所阻碍。切斯认为，舞蹈疗法与教授舞蹈无关，而是治疗师通过自己的专业技术引发治疗对象的创造力和自发性，促进治疗对象对内在自我与行为模式的觉察与转化。

切斯技法以舞蹈和动作作为表达、互动、沟通的主要模式，尽管切斯也进行个体治疗，但她的治疗方法在团体治疗中的效果更加突出，是目前舞动治疗师广泛使用的团体治疗技法之一。治疗过程主要包括三个阶段，分别是起始（热身）、中期（主题发展）、尾声（结束）。每一个阶段都有其自身的干预方式和目的。整个治疗活动进行的时间大约是1小时，也可能是90分钟，具体时间可以依据团体的不同情况而定。有时候进行整个过程，有时候会一直停留在热身阶段，必须等团体状况许可后，才能进入下一个阶段。

具体来说，在热身阶段，首先是团体最初的接触，主要有三种方法：镜像、澄清焦点和扩展动作、利用动作引发联结和对话。镜像主要是在初期建立关系时，治疗师观察治疗对象的动作特点，并做出与治疗对象相同的动作。通过镜像治疗师能够与治疗对象建立联结、发展信任关系，当治疗对象看到治疗师眼中的自己时，能够感到被理解和尊重。其次，治疗对象能够体验不同部分的自己，更清楚和深层次地觉察自己。通过镜像与治疗对象初步接触和建立关系后，治疗师可捕捉治疗对象突出的动作特点，并逐渐地、缓和地去扩展这些动作特点，以澄清治疗对象内心所欲表达的焦点或目标。治疗师可使用更大、更强、相反或补充的动作来完善这一动作陈述，让治疗对象学习到更多的动作方式，从而更好地觉察、澄清和表达自我。利用动作引发联结和对话是指运用语言和非语言的方式与治疗对象进行互动的过程，治疗师常常以游戏、联想、意象等方式来引导动作，目的是启发治疗对象的动作，从而引发联结。通过暖身活动，建立心的连接，通常称为最初的接触。这个过程的作用一方面在于让治疗对象动起来，增强身体的活力、速度和能量，激发治疗对象对身体行动的愉悦感；另一方面在于增加治疗对象与他人的互动，使其更好地觉察自我。治疗师会在团体暖身后使用围成圆圈的方式，协助治疗对象进入新的团体，圆圈结构可帮助建立团体之间的信任感，创造团体的节奏感、凝聚力。接下来，治疗师同时在两个层次上将团体向前推进：一个是通过启动和促进符合团体需要的活动来建立团体信任，另一个是通过将舞蹈动作扩展到整个身体而发展出全身动作。值得注意的是，最初的舞动可以从简单、可重复性强的动作开始，让每个人的身体逐渐被激活，并进入团体的节奏中。

在主题发展阶段的工作即在发现与感受层面工作，治疗师继续看见和回应团体的活动，会更加聚焦于身体和情绪之间的关系。通常，治疗师会以治疗对象的非语言表达为起点，使用动作、语言、意象、声音和多种多样的主题导向的活动，带领治疗对象更深入地探索他们在热身阶段注意到的主题、影响和冲突。有时，团体成员会呈现不同的主题，治疗师可以尝试从一个主题进入，如果发现团体对进入这个主题的动力不够，那么可以再更换主题。这一阶段治疗师一般会用动作回应对方，在动作中去除部分情绪。从而让团体更加团结，不断澄清团体的方向和意图。虽然动作是主要的干预方式，但是意象、词语和声音的使用也能够促进疗愈。

结束阶段切斯常常会使团体回到圆圈的形式，会经常带团体做一些简单、重复的动作来结束治疗过程，让大家感到联结、支持、团结和舒适。典型的团体动作可以是手拉手摇摆，或者一起俯冲向中心，接着在正中心共同举起双手。让团体成员逐渐平复他们的表达并将注意力再次集中到团体。团体的简单、重复的动作提升了所有成员的友谊和幸福感。

2. 真实动作 玛丽·怀特豪斯将舞蹈动作上的经验与荣格的相关理论相结合，发展出以关注潜意识（包括一切被压抑的经验和被遗忘的记忆、直觉）为主的深层次的动作治疗方法，该方法被称为真实动作。真实动作就是动作者独立地以身体动作表现自己，用最自然、舒服、自发、随意的想法和方式去舞动，个体与其潜意识对话，在安全的环境中探索自我。

真实动作有多种组织形式，包括1个"见证人"＋1个"动作者"（这是基本形式，如同母婴关系），1个"见证人"＋2个"动作者"，2个"见证人"＋1个"动作者"（家庭关系或母亲/父亲/孩子关系）以及1个"见证人"＋1个舞动小组。真实动作的探索需要闭上眼睛或戴上眼罩，只有当动作特别迅速而激烈时才睁开眼睛，以免伤到自己或他人。动作者本人是自己安全的首要负责人，见证人可以保护但不限制动作者的行动。见证人在动作者做动作时坐在一旁，全身心地关注、见证、陪伴和支持，密切关注和跟踪动作者的身体动作及顺序，也觉察自己的身体反应、情绪、想法及回忆。

理论上，真实动作要经历三个阶段：觉察身体和动作，想象内在冲动和允许动作的发生，与外部进行联结。在具体实施时，治疗师可以根据实际情况进行调整。在第一次进行真实动作治疗时，需要划定和解释见证人的角色，见证人不是去评价动作者的，同时，见证人也要从内心去观察自己的体验，从而给动作者带来安全感，这也是真实动作治疗的前提。

(1)热身(5分钟):在热身过程中,动作者们站在活动室中间,可以跟自己的见证人有些联结,逐渐熟悉自己的见证人,并认识到见证人是必需的。在练习开始时,治疗师会提出一些简单的动作要求,动作者可以接受、顺应,也可以不采纳,而是随意活动。整个过程不播放任何音乐,动作者可以睁开眼睛,也可以闭上眼睛。这一阶段让动作者充分感受到他是安全的、自由的、被允许的,并渐渐进入自己的内心。

(2)真实动作(5~40分钟):在真实动作探索过程中,时间长短根据练习者的状态和目的而定。初学者可以设置相对较短的时间,有经验者可以设置长一些的时间。真实动作的开始往往以某种打击乐器的声音作为提示,当声音响起,动作者就必须闭上眼睛,开始内在探索。为了让动作者更好地聆听自己的声音,降低外界干扰,也可以不使用音乐,或不给予任何指导,允许动作者以自己的方式进入内心,让其不断探索和回应自己内在的声音,所有的声音都可以被看见并被允许表达出来。在此过程中,治疗对象运用肢体自发表达,治疗师作为见证人只观察但不予干预,该疗法的作用就是协助治疗对象进入自己的深层意识,探索自己意识不到的部分。

(3)静默时间:这是一个动作者和见证人共享的时间,也是一个沉淀和过渡的时间。当再次听到某种打击乐器的声音时,则代表练习结束。动作者可以逐步睁开眼睛,见证人可以在动作者睁开眼睛后,停止全身心地关注动作者。所有人在静默的过程中,感受自己内在真实的感觉。静默期间,可以用绘画、书写等方式梳理、表达自己在真实动作治疗过程中的体验,也可以喝水、上洗手间,还可以到户外去,但一定不能说话或谈话。

(4)分享时间:每次真实动作治疗练习后都有一个形式自由的分享环节。治疗师不提问、不采访、不反馈,支持每个人自由而充分地表达自己。首先由动作者站在见证人的位置,针对自己整个练习的感受进行分享。在动作者分享的过程中,其他人不打断、不提问、不做评判。动作者分享结束后,见证人也可以分享自己的感受,但全程无关对动作者的评判。

需要指出的是,在临床实践中,见证人一般是治疗师。真实动作疗法只适用于社会功能健全的人群,而不适用于不稳定、与现实解离的人群,如人格障碍、精神病患者等。

3. 心理/动作/言语治疗 心理/动作/言语治疗方法的创立者是布兰奇·埃文,埃文在舞蹈治疗中尊重治疗对象并信任治疗对象有改变自身的能力,并根植于舞蹈中不断提炼思想和方法去帮助治疗对象促进心理成长和心理疗愈。

(1)心身统一:在埃文的舞动疗法中,身心的互动被看作双指向的,也就是说,动作表达了心理内在的运作,又影响着生理、情绪和心理状态。每一个行为都可以看作心理躯体的和心理生理的。治疗的基本目标是实现心身的统一或整合。通过舞蹈,心身领域可以得到充分的探索和表达,可以克服身体的羞耻感,宣泄情感,刺激领悟,提升治疗效果。

(2)动起来:埃文的舞动疗法强调行动、健康和生命的改变,从第一次治疗开始,就将治疗对象带到治疗情境中进行工作。基本指导语是"做吧"。动起来,解放了治疗对象的身体,为动作和表达发展出新的可能。

(3)创造性舞蹈:埃文的舞动疗法使治疗对象以一种全新的、身心解放的方式让身体动起来,体验心灵与身体的对话,激发他们被抑制的想象力、幻想、意象,表达他们的情感。创造性舞蹈以多元的主题来促使治疗对象使用多种舞蹈元素去探索身体的状态。即兴创编是一种形式和内容统一的自发性的创作。用舞蹈的方式来表达自己的主题,呈现出的即兴舞蹈是自我的整合。

(4)功能性技法:这是一种非风格化的舞蹈技巧,是埃文独创的一种动作教育方法,主要是通过舞蹈活动激发治疗对象身体内部的力量,使其表达情感,并结合功能障碍训练中,以改善治疗对象的功能障碍。如慢性抑郁症患者,强化他的肌肉结构有助于支持他的背部上方,激活他的手臂,校准肩胛骨与脊柱,扩胸,这样,他以不同的方式体验身体,能够以改变了的心理生理状态面对世界。该舞动疗法聚焦于身体技术上,特点是再复健和再教育,包括系统连续的练习、动作序列,以建立和提升治疗对象的能动性、灵活性、韧性、鲜活的肌肉运动知觉,以及个人结构相关的力量。

(5)家庭作业:治疗结束时,埃文会鼓励治疗对象做家庭作业,在家自己练习。

三、绘画疗法

(一)绘画疗法的概念

绘画疗法是表达性艺术治疗的一种。绘画疗法的缘起甚至可以追溯至史前人类的岩洞壁画。18世纪末19世纪初,很多医生认为精神分裂症患者的艺术作品容易暴露他们的病情。20世纪30年代,美国精神科医生玛格瑞特·纽博格提出,绘画属于非语言符号,它可以让心理疾病患者在艺术创作中得到自由表达和情感宣泄。1956年,Jakab对精神分裂症来访者的绘画特点进行了分析。弗洛伊德、荣格等精神分析心理学家也曾用绘画方式记录梦境并对其进行分析。到了20世纪40年代,人们逐渐认识到,绘画能够透露出作画者的情绪和人格特征。1969年,美国成立了美国艺术治疗协会,艺术和治疗真正地结合在一起,应用于更广泛的心理咨询与心理治疗当中。

绘画疗法的定义目前尚未统一,一般认为,绘画疗法是指来访者通过绘画,将潜意识内压抑的情绪、情结和冲突呈现出来,并且在绘画中获得纾解、觉察、宣泄,进而取得治疗效果。当前,绘画疗法已经成为心理测量、心理咨询和心理治疗的重要技术之一。

(二)绘画疗法的原理

绘画疗法主要是指在精神分析治疗的基础上不断整合各流派的理念和技术,如人本主义、存在主义等,逐渐形成具有独特风格的综合性治疗手段。

1. 投射与升华原理 来访者的心理问题可以通过绘画投射出来,通过绘画让潜意识的内容进入意识,表达压抑的情绪、心理冲突,从而帮助来访者了解自己的问题。

2. 行为塑造与矫正原理 绘画疗法将行为矫正技术运用于心理治疗中,以矫正不良习惯。强调对创作过程的指导,对行为进行塑造、修正与矫正,对积极行为予以表扬等强化,挑战不合理信念,充分发挥示范和模仿作用,注重效果的评估。

3. 绘画即疗愈原理 每个个体都具有天然的自我成长的动力,治疗师要尊重来访者的价值和尊严,接纳来访者的思想。一方面,通过绘画疗法让来访者通过绘画认识自我,接纳自我,整合自我。另一方面,绘画的过程可以唤醒来访者创造性的潜能,而创造性和治疗性往往是同步的。

(三)绘画疗法的技术

绘画疗法的具体技术很多,大体来说,可以分为三类,这里主要列举有代表性的一些技术。

1. 自发性绘画 绘画疗法的最基本形式是自发性绘画。自发性绘画是让来访者自发想象、任意涂鸦作画,以最大的自由度表现内心世界,抒发被压抑的伤痛情感、创伤经验等。治疗师可观察到来访者隐藏的情绪,推断出其迫切想要解决的问题。指导语可以是"请把脑海里出现的事物(形象、场景)画出来,怎么画都可以"。考虑到有些来访者不善于绘画,研究者们提出了多种操作方法,如涂鸦法、九宫格统合绘画法、合作性绘画等。

艺术疗法-绘画
疗法情景模拟

(1)涂鸦法:在不进行任何思考的情况下,任意画出线条,再根据线条偶然形成的某种意象绘制出图画的一种方法,这种方法十分简单,其原本是儿童游戏的一种。这种方法对绘画技巧的要求很低,即使不会画画的人也能轻松开展。具体操作流程:第一,根据实际情况准备一张空白纸,一般为A4纸等,以及合适的笔,可以是水彩笔、蜡笔、铅笔、圆珠笔等。第二,让来访者自己在空白纸上开始涂鸦。在具体操作的时候,可以让来访者先做点放松活动再开始画。在具体绘画的过程中,要求来访者不让笔在纸上停止,要即兴画出流畅的连续的线条。第三,涂鸦之后,与来访者进行自由交谈,引导来访者谈谈从涂鸦作品中能看出什么,让来访者从涂鸦作品展开自由联想,从而探索其内在潜意识。如果来访者什么都看不出来,可以让来访者尝试转动画纸,从其他角度看。第四,给看出来的对象涂上颜色,完成作品。

(2)九宫格统合绘画法:这种绘画疗法由日本森谷教授创立。操作步骤:首先,治疗师当着来访者的面,在A4纸上用水彩笔画出边框,再把画面分割为3×3的格子。指导语是"从右下角按逆时针顺序画到中心,或者从中心开始按顺时针方向画到右下角,这两种顺序都可以,请依顺序一格一格地将脑海中浮现的事物自由地画出来。如果不能用画表达,用文字、图形、符号也可以"。在治疗初期,来访者可能由于阻抗等原因不能画满九个格子,也没有关系。画完九个格子后,可以涂色,也可以不涂色。在画好后,针对来访者的画,进行挖掘,让来访者写出通过画、图形、符号联想到的内容。最后,在统合阶段,让来访者概述从这幅作品整体能想到什么,概括作品的题目。

需要强调的是,这种治疗方法可以自由涂鸦,也可以给出主题。如果给出主题那就属于规定性绘画。

(3)合作性绘画:由英国儿科医生唐纳德·温尼科特首先提出,最早这是一种由心理医生和儿童一起创作出涂鸦式图画的游戏。这种技术主要是通过让来访者对未完成的画进行添补,以此来激发来访者进行内心以及情感的交流。温尼科特更关注治疗师与来访者之间的游戏,从而创立了交替涂鸦法。具体步骤:第一,治疗师与来访者各自在画纸上进行涂鸦;第二,治疗师和来访者交换画纸;第三,治疗师和来访者分别想象对方画出的线条可以看作是什么东西,再把它加工成画;第四,上色。由于交替涂鸦是治疗师和来访者共同创作,因此不仅反映出来访者的潜意识,也反映出治疗师的潜意识。

2. 规定性绘画 规定性绘画是治疗师给出一定的主题,让来访者有限制性地绘画,包括家庭画、房树人绘画(图 4-2-14、图 4-2-15)、自画像、树木人格图等。治疗师从画中了解来访者的智力、人格特征、心理防御机制、家庭成员关系、日常互动等。这里以家庭画为例,介绍几种常见的方法。

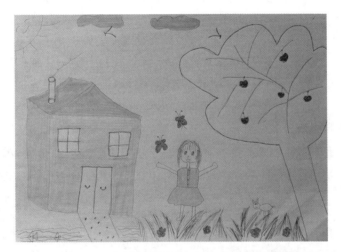

图 4-2-14　一个情绪稳定的 18 岁女生画的房树人

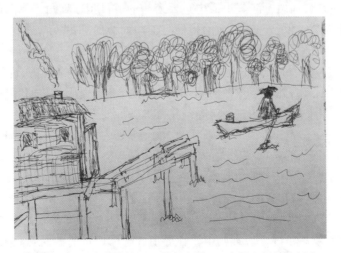

图 4-2-15　一个因失恋而心情抑郁的 19 岁男生画的房树人

(1)圆形家庭图法：这种方法要求来访者用圆形来表示家庭。常见的指导语："请在画纸上随意画圆圈，这些圆圈可以是你自身，也可以是你的家人或者别的事物。试着用圆圈来自由表现你和你的家人以及其他人和事之间的关系。"如果给圆圈涂色，还能体现出家庭成员的性格。

(2)动态家庭描画法：该方法由伯恩斯和考夫曼创立。常见指导语："请画出包括你自己在内的家庭成员正在做某件事情的样子。不能用那种简单线条来表现，要尽量画出人物的全貌。"这种方法更能反映家庭成员之间的动态关系。

(3)圆框家庭画法：这是伯恩斯开创的一种绘画治疗方法。原理是借助象征系统来实现与内心的父母的接触，从而达到洞察与治疗的目的。具体做法是首先准备一张中央画有一个直径约为20厘米圆的A4纸大小的画纸。指导语："请在圆圈中央画上你的妈妈（或爸爸），在圆圈四周画出能和妈妈（或爸爸）联想到一起的事物。圆圈中央的人物不能是几根简单的线条式的漫画人物，要尽量画出人物的全貌。"

知识拓展

四、心理剧疗法

（一）心理剧疗法的概念

心理剧疗法是由美国心理治疗专家Moreno创立和发展起来的一种以戏剧形式开展的团体心理治疗方法。心理剧疗法用表演的方法，将生活带进剧场，并让团体成员来扮演戏剧中的角色，参与者通过他们（过去、现在和将来）的生活场景来体验，或是重新体验他们的感受、人际关系或者梦境。在演出的过程中，参与者运用他们的自发性、创造性，找到问题的解决方案，从而走出心理困境。中国学者邓旭阳等（2009）提出，心理剧是一种治疗方式，是随着人们进入他们的内在现实，让他们描述这种内在，并以他们看到的情形去运作。透过戏剧行动，做心理剧的人将长期埋藏的情绪带到表面，以释放情绪压力。通过分享、支持和接纳，创造一个能掌控的环境，然后让心灵的自然疗愈的力量与情绪上的自我继续运作。

（二）心理剧疗法的组成元素

心理剧疗法一般以团体的形式开展。由于心理剧疗法采用了戏剧的形式，因此团体领导者（或治疗师）被称为"导演"，并沿用剧场的一些习惯及用语。团体在"心理剧场"中开展表演，剧场中有阶梯，理想上还有可调整明暗或可关闭的彩色灯光，团体成员有时候是观众，有时候是演员阵容中的一分子。座位通常只是一些坐垫，随意、非固定地排列着。没有正式的道具，只是挑选了一些硬椅子、箱子、毯子及其他任何手边找得到的东西。

导演以各种暖身的方式选出愿意呈现自己内心生活事件的一位团体成员担任主角。主角从其他团体成员中，以心电感应的方式选出扮演其生命中重要人物的成员担任辅角。剩余的与主角一起体验其生命故事的团队成员担任观众的角色。在导演的指导与辅角的协助下，主角在舞台上呈现其生命故事。因此，心理剧疗法的基本组成要素有舞台、主角、导演、辅角和观众。

1. 舞台 1936年，Moreno在纽约的比肯建立了自己的心理剧治疗剧场，这是一个三层同心圆的舞台。Moreno认为三层同心圆的舞台是一种象征，象征着个人准备变成主角的程度：在暖身充分后准备要行动时，主角会站到第一层上，而后再上一层，等到完全准备好要开始工作时，就会走上最高的舞台，而舞台上方的阳台可以用来摆放理想的或看起来比真实人物更大的人物。实际上大部分心理剧没有像Moreno所设计的那样的舞台，而是以一个人的房间、团体辅导室、空的会议室或教室为舞台，只是舞台最好避免过于空旷、狭窄或嘈杂。舞台可以是某一个指定的区域，有空间分界线，还可以使用灯光，也可以将舞台设置在观众中间，由主角在房间里选择场景发生的地点，然后观众进行相应调整。

2. 主角 在心理剧治疗中，主角是从事最主要演出的人，是心理剧治疗中最重要的元素，其他元素随着主角的指示或要求而跟着主角进入心理剧中。在导演和全体成员的共同努力下，主角回顾生活中的场景，在场景中扮演自己，或者根据剧情需要表演其他的人。这些场景可能真实出现在主角的过去或者现在，也有可能源于想象；剧情是可能发生的、应该发生的或者将要发生的事情。主角的产生有三种方式：

导演选择、团体选择、个人意愿。

3. 导演 导演是在剧中使用心理剧方法来引导主角探究问题的人。他协助演出的过程，是团队的领导者，也是主角的心理治疗师。导演是受过训练、引导主角演出的人，必须具备深厚的心理学及心理剧导演知识。导演的主要作用是提升主角的自发性，引导和架构心理剧，协助心理剧的演出者及观看剧的整个团体增加对心理剧以及剧中各个角色的认识和体会。

4. 辅角 广义上说，所有团体成员除了主角外都是辅角，包括由主角选出的所有角色及在旁观看的成员。狭义上说，辅角是除主角以外参加演出的团体成员。

辅角可以是重要他人的角色，如父母、丈夫、妻子、老板等；也可以是某个内在的自己，比如说，害怕的自己、小时候的自己或一个人内在的声音，协助主角更清楚地将内在的情感表达出来；也可以是想象的角色，用来拯救、照顾主角，如上帝、法官、理想的父母等；还可以是与主角有关的一些课题，如树、门、窗户、床，甚至小狗等。通常的做法是为了满足主角在剧中的需要而由主角来选择谁可以扮演辅角。主角挑选辅角的原因很复杂，团体成员可能因为很明显的原因而被挑选出来，比如年龄、性别或身材跟这个角色刚好相当，或者主角"感觉"某个人扮演某个角色会很棒，不是因为该人的年龄或性别，而是该人过去的历史及自身的某些特质，让主角有这种感觉，Moreno认为这种感觉是"心电感应"——一个双方共同有的经验。正如他所说的，心电感应"使团体成员互动的机会增加，相互选择的可能性胜过随机的可能性"。总之，在心理剧中，辅角协助主角进入此时此刻的互动中，帮助主角更投入地参与演出，更快速、更完全地将主角的内心冲突、情绪等带出来。

5. 观众 在心理剧中，那些不在舞台上担任主角、导演或辅角的人，被称为观众。一般而言，观众仅观看演出，在心理剧完成后与主角分享他们的感想，与主角对话。观众的责任就是与主角同在，同主角一起经历主角的生命故事，分享阶段观众不可以对主角进行分析、评判，只能分享生活中发生在他们身上的、与这场心理剧类似的事件，以及相关的体验。

（三）心理剧疗法的流程

心理剧疗法包括三个阶段：暖身、演出、分享。

1. 暖身阶段 暖身是每一个心理剧的第一阶段，其作用是催化创造性潜能。暖身阶段主要是为后续的演出做准备活动。主要包括指导者的准备、建立团队的信任感和凝聚力、确定团队的主题、选出主角以及帮助主角尽快投入演出等。因此暖身的主要功能如下：导演本身的暖化；建立团体的凝聚力；发展一个团体主题；选出一个主角；将主角带上舞台准备演出。

在暖身阶段，导演通过各种方式与团体互动，缩小彼此之间的距离感，可以给团体成员足够的时间彼此互动。导演的责任是协助团体成员找到他们（而不是导演）想探索的主题。常用的暖身活动如下：提问，如选择同一个月过生日的伙伴；讨论，讨论他们希望在心理剧中探究的问题，促进团体间的互动；引导式想象，导演要求团体成员想象各种主题，如山川河流，日月星辰，自己理想的小屋等，并仔细分享。此外，还可以通过短剧、舞蹈、音乐等方式进行暖身。

一旦主角被选出来，导演协同主角进入设计好的舞台区域，而其他成员在稍远的能看得见舞台的地方，围成半圆形或者圆圈，剧就在圆圈的中央上演。而后，对主角进行暖身，带领主角沿舞台走一圈，让主角的目光与团体成员对视，与主角一起讨论他的问题性质等，建立工作契约，慢慢鼓励主角往舞台上移动，如走在舞台上，大声说出自己的想法。由此进入下一个阶段。

2. 演出阶段 演出是心理剧的第二部分，暖身过后，导演和被选出来的主角进一步专注于某个问题，导演利用团队成员作为辅角来扮演剧中的主要人物。其他成员，除非担任角色，否则不允许进入舞台。

在演出阶段，通常会运用相关技巧来协助主角经历这个过程，常用的有设景技术、替身技术、角色互换、空椅子技术、镜观技术、雕塑技术、具体化、处理阻抗等。

（1）设景技术：这是一种情景再现的手段。根据剧情的发展和主角的需要或描述，由主角自己布置具体的演出场景。此技术中，导演会要求主角将场景中的细节形象化、具体化，详细地描述场景的细节,包括颜色、温度、天气等,主角亲身投入布置道具,如移动椅子到合适的位置,披上一件衣服作为围巾等。在某些心理剧疗法中,会运用拟人化的手法,由辅角来扮演自然界的山水景观,也都由主角来布置。

(2)替身技术:一个辅角站在主角的身后与主角同台表演,或替主角说话,这个辅角即替身。替身可以模仿主角的内心思想和感受,甚至表达出主角潜意识的内容,帮助主角觉察内心活动,引导其内在感受的体验和表达。

(3)角色互换:主角与舞台上的其他人互换角色,角色互换可以把主角的同理心或投射的情感表演出来。通过角色互换,主演可以重新整合、重新消化和超越束缚他们的情境。角色互换有单向互换和双向互换。单向互换是指主角扮演重要他人的角色,辅角暂时扮演主角的角色,然后双方交换角色。例如主角想处理妈妈过于严厉的问题,可以先由主角扮演妈妈,让团队成员观察妈妈是个什么样的人。双向互换是指在辅角的帮助下互换角色的方法。如夫妻双方的婚姻治疗,可以采用双向互换。

(4)空椅子技术:本质上是一种角色扮演,让主角去扮演所有的角色。空椅子技术有三种形式。第一种形式是倾诉宣泄,这种形式只需要一把椅子,将这把椅子放在主角面前,当作现实中的某个人,主角把自己内心想对这个人说却没有机会或者来不及说的话表达出来,从而宣泄情绪。这种技术在暖身阶段也可以使用,通过每位参与者与空椅子对话,选择一位具有强烈心理困扰问题又具有普遍性的人来作主角。第二种形式是自我对话,此时需要两把椅子。当主角的自我存在冲突时,放两把椅子在主角面前,先让其坐在一把椅子上,扮演自己的一部分,然后坐到另一把椅子上,扮演自己的另一部分,通过这样的对话,达到内心的整合。第三种形式是他人对话式,同样需要两把椅子,坐在一把椅子上扮演某个他人,坐到另一把椅子上扮演自己,实现两个人间的对话。这种方法可以帮助主角换位思考,学会去理解别人。

(5)镜观技术:让辅角模仿主角的手势、姿势、语言等,反映主角的状态。在辅角模仿的过程中,主角观察由他人反映出来的自己的行为,更加自然、客观地评价自己,形成更加准确的自我形象。

(6)雕塑技术:当辅角在舞台上出现时,其所代表的不同角色就像被雕塑的形体,主角和他人间的距离,他们的姿势、手势等,都生动地代表了主角对关系的理解。如责备他人的姿态、畏惧的姿态、冷漠的姿态等。当雕塑技术被应用到家庭时,称为家庭雕塑。

(7)具体化:协助主角将其抽象感受或想法转化成较具体的呈现和表达,是心理剧治疗常用技术。主角将剧情中的某个场景定格下来成为静态的,或是将个人的情感、心理具体地呈现出来。主角可能先有一个一般议题,如与女性角色的关系,然后把它转变成现实中的某个特定场景,如与母亲、与女朋友等互动的场景。另一个是把描述的隐喻化为真实,如"感觉背上卸下了沉重的担子",导演可以让一个辅角伏在主角背上或是让主角背上沉重的物品再移走来强化其感受。

(8)处理阻抗:阻抗可以理解为主角抵制痛苦的治疗过程的各种力量,包括安于现状、惧怕改变等。处理阻抗需要在足够温暖、包容的氛围中,自然而流畅、循序渐进地进行,对于突然出现的阻抗行为,不能操之过急,也不能过于紧张,可以尝试让主角自我觉察和顿悟,并主动采取有建设性的语言和行动来消除其自我防御。另外,心理剧演出前,必须强调保密性,并且不要强迫主角在心理剧中自我暴露得太快。

3. 分享阶段 分享的时间也就是团体结束的时间。这个阶段是让团体成员分享他们曾经经历过的,同主角在剧中所呈现的类似的经验与感受,同时也是让主角休息、恢复、沉淀的阶段。在这个阶段,主角常常是很脆弱的,因此,导演会要求团体成员分享时不分析主角的剧情、不提供建议给主角、不批评主角在剧中的作为与决定、不问主角问题,而只能分享自己内心被心理剧所触动的经验与感受,可以是言语及非言语的形式。分享可以使主角觉得自己与团体其他成员有联结,从而获得支持的力量,因而具有治疗的效果。

五、园艺疗法

(一)园艺疗法的概念

园艺疗法是以园艺为媒介的疗法。目前,对园艺疗法的定义尚未统一,不同的国家,不同专业背景的人对园艺疗法提出了不同的定义。英国园艺疗法协会的定义:园艺疗法是以园艺为手段,改善身心的状态,其特征在于几乎能够适用于所有的障碍者,能够应对人们所面临的所有问题。美国园艺疗法协会的定义:园艺疗法是对于有必要在其身体以及精神方面进行改善的人们,利用植物栽培和园艺操作活动,从社会、教育、心理以及身体诸方面进行调整更新的一种有效的方法。有学者将园艺疗法定义为利用植物进行相关的园艺活动,使园艺治疗对象在身体上、心理上或精神上获得改善效果的一种辅助治疗方法。

本书中采用中国学者李树华的定义:园艺疗法是指通过植物、植物的生长环境以及与植物相关的各种活动,维持和恢复人们身体与精神机能,提高生活质量的有效方法。

1699年《英国庭园》最早描述园艺疗法的效果,英美等国较早开始系统研究园艺疗法的意义与运用,先后利用园艺疗法促进低能者的智力改善、矫正贫困导致的心理变态、治疗战后复员军人的创伤后应激障碍(PTSD)等。1953年,哈佛大学繁殖专家制订了一套园艺疗法方案在退伍军人医院推广应用。1973年,美国成立了园艺疗法协会;1977年,芝加哥植物园设立园艺疗法处,并为低能者、老年人、精神病患者、问题青少年、退役军人等群体开设了一年期的园艺疗法课程。作为渐趋成熟的专业疗法和技术,园艺疗法在全世界得到广泛运用和推广。迄今为止,美国有360多所植物园与树木园提供园艺疗法服务,英国早在1978年就成立了园艺疗法协会,致力于相应的教学研究、实务应用以及宣传推广,而日本于1996年就有60%以上的残障疗养场所提供了园艺疗法服务,并于1997年第一次举办了世界性园艺疗法大会。近年来,园艺疗法在我国发展迅速。2013年召开了以"园艺疗法与康复景观"为主题的园艺疗法论坛,中国香港首位园艺治疗师冯婉仪于2005年在香港地区成立了香港园艺治疗中心,为园艺疗法的普及做出了很大贡献。

(二)园艺疗法的适用对象

园艺疗法主要利用人的视觉、嗅觉、味觉、听觉、触觉而感知事物及其他物质的特征或者性质,因此可以说,五官刺激是园艺疗法的基础。事实上,园艺疗法不仅能刺激人体感官,对人的认知、社交、情绪等的影响也是全方位的,园艺疗法一方面促进治疗对象享受大自然的优美环境,修养身心,提高免疫力,增强体质,另一方面促进治疗对象转移注意力,放松心情,培养良好习惯,树立自信,转变不良认知,消除烦恼,提高社交能力,增强责任感,从而促进疾病向好的方向转变。

园艺疗法强调预防就是最好的治疗,相信人类本身就有一定的自愈能力,并追求身体、心理的全面健康。园艺疗法适用范围广,不仅适用于患者,也适用于健康人群和亚健康人群。治疗对象具体包括未成年人、老年人、残疾人、智力障碍者、精神病患者、亚健康人群、患有其他身心障碍以及心理疾病的人群、健康人群等。需要特别指出的是,对于具有身体或心理障碍的人群,园艺疗法应作为辅助治疗方法。对于亚健康人群、老年人、儿童等,园艺疗法可以起到恢复自信心、增强自我价值感、缓解压力、调节情绪等作用,但是如果是心理问题严重的人群,可能还需要配合其他的心理干预措施。

(三)园艺疗法的形式

园艺植物种类繁多,通常要选择容易培育的植物,选择符合当地气候及季节的植物,选择方便使用且生长快、变化显著的植物,选择人们熟悉的植物,对于视觉障碍人士,选择有香味的植物或花朵较大、颜色鲜艳的植物,应该避免选择可能引起过敏的植物。通常情况下,园艺疗法的活动形式可分为室内活动、室外活动及野外观光。

1. 室内活动 室内活动包括室内栽培、手工艺品制作、花卉摆设、干花制作、压花等,可以避免受到天气的影响。手工艺品制作可以为治疗对象提供发挥创意的机会,使治疗对象获得满足感和成就感。以压花为例,压花是指将植物材料包括根、茎、叶、花、果等经过脱水、保色、压制和干燥处理而成平面花材,经过治疗对象的巧妙构思,制作成精美的装饰画、卡片等制品。具体操作:当治疗师对活动内容进行讲解和示范后,治疗对象依据自己的想象在底板上进行规划和设计,治疗师进行辅导。

2. 室外活动 室外环境较适合栽培植物。适宜在室外进行的园艺活动有播种、育苗、移植、松土、除草、修剪、施肥、浇水、收获、花坛制作、采摘蔬果(图 4-2-16)、生产温室园艺植物、学习使用各种容器制作盆景或盆栽植物等。培育植物不仅能增加身体的活动量,而且治疗对象可以通过五官感受植物的生长,感受收获的喜悦,增强自信。室外园艺活动易受到天气变化的影响,在活动前需要关注天气预报。

3. 野外观光 参加花展、郊游均可达到放松心情、陶冶情操的目的,重新建立与外界的接触。在进行野外参观、野炊时,应在保护环境的前提下进行观察,如观察季节变化、野鸟或其他野生生物的叫声、森林的生态等。

在具体实践中,对于年长者而言,可以进行一些室内活动,如花卉摆设、微景观制作等;对于青壮年,可适当进行一些体力劳动;对于体力充沛的人群,则可以进行室外活动。

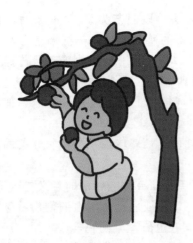

图 4-2-16 园艺疗法——室外采摘

需要注意的是,由于园艺疗法疗愈的是人,因此在整个活动中应突出人的感受,应使人感到舒适、安全,在一种心情放松、享受园艺、环境舒适的条件下进行相关的活动。活动应以满足人体对温度、光照、湿度等环境的要求为主,而不以植物生长所需要的环境条件为主。

(四)园艺疗法的实施

1. 选择指导团队 开展园艺疗法需要具有专业技术和知识的人指导,最好由经过专业机构认证的园艺治疗师作为指导者。园艺疗法必须在园艺治疗师的指导下进行活动,并在治疗结束后由园艺治疗师做出评价。同时培养和选择专业人员或者志愿者。

2. 设计针对性的园艺活动 在设计针对性的园艺活动时,与团队进行商讨,要充分考虑治疗对象的年龄、疾病症状等信息,规划活动主题并考虑活动气候、季节、时间、地点,考量治疗对象的心理机能对阳光、温度等条件的适应度,测算活动费用,掌握时间长度、活动强度,确定活动工作人员人数,选择合适的场地,进行园艺活动程序设计。一般来说,选择远离噪声的场地,如果是室外,尽可能多地选择有阳光照射的场地。

3. 制作病历 为了更好地了解、追踪治疗对象特别是患者的病情,在指导以治疗疾病为目的的园艺疗法程序时,要正确把握各治疗对象的身体、精神状况,明确治疗目的,根据患者的精神障碍程度及身心状况等来设计园艺活动的质量与内容。可以根据如下病历进行填写。

姓名:	年龄:	性别:
病症诊断:		
身体活动情况评估:		
精神状况评估:		
场所适应性:室内( ) 室外 ( ) 其他( )		
活动时间适应性:长期( ) 中期( ) 短期( )		
治疗目标:		
治疗设计:		
病历制作者:		指导团队:

4. 活动前的准备 根据所选择的活动内容,准备活动所需的器具和材料。如土壤管理工具、园艺修

剪工具、灌溉工具、草坪管理工具、育苗材料、插花用具、压花用具、微景观制作材料等,具体根据所选择的活动而定。

另外,园艺治疗师应利用活动前的一段时间与治疗对象进行一对一互动,以增加熟悉感和信任感,降低陌生感,一般助理和志愿者也要与治疗对象自然互动。

5. 活动实施　活动实施期间,治疗对象的动机和兴趣可能会发生波动,满怀信心地继续下去并不是一件容易的事情。因此,应该在实施活动期间间断性地安排一些促进、鼓励等感动性场面。要增加趣味性的要素,可以从庭院对日常生活的影响、享受收获的成果,以及对自然环境进行观察方面着手。另外,还要使活动程序易于被理解,园艺治疗师要做活动课程说明及示范,可以将庭院、风景、菜地、室内植物、盆栽植物等的照片制作成宣传画来进行展示介绍,用能够给人空气清新、土壤肥沃等感觉的照片,激起治疗对象想在这种环境中生活的乐趣,或通过具有季节变化的照片,让治疗对象欣赏自然之美;也可以用文字和画有物件、动作的卡片对活动课程进行简洁的说明,使之成为与言语障碍者进行交流的工具。

6. 记录　园艺疗法的记录主要包括各种园艺疗法评价表、园艺疗法计划表、园艺疗法实施过程报告、业务日志、每次的活动记录,每个治疗对象的记录、会议记录。园艺疗法一般在康复过程中进行,法律上要求保存这些记录。即使法律上没有要求,在判断园艺疗法的效果时,最好进行上述记录,即使简略些也无妨。另外,园艺疗法还要求治疗对象进行园艺活动评价和自我评价,提出活动建议等,必要时园艺治疗师可以对活动内容进行调整。

▶ 技能实训

实训一:九宫格统合绘画——"我的一天"。

1. 实训目标

(1)学会九宫格统合绘画法。

(2)学会使用九宫格统合绘画疗法。

2. 实训要求　独立完成。

3. 实训思路

(1)准备纸、水彩笔。

(2)根据指导语进行绘画。

(3)概述从这幅作品整体能想到的内容,概括作品的题目。

(4)书写一篇关于感受的小短文。

实训二:压花设计及制作之书签设计与制作。

1. 实训目标

(1)学会压花作品的设计与制作。

(2)学会通过欣赏花艺作品来体验生命的灿烂。

2. 实训要求

(1)选择合适的场所,并准备材料与工具。

(2)学习书签设计与制作的方法。

(3)进行书签的设计与制作。

(杨冬梅)

技能五　掌握游戏疗法

案例导入

小A，男，5岁，幼儿园中班在读。小A说话很晚，语言发展一直比同年龄的儿童慢，与大人的语言交流以单词为主，句子的表达很少。因无法清楚地表达自己的需求，父母无法理解小A的意图，小A时常情绪暴躁，并且伴随抑郁、焦虑、固执、退缩、违拗以及行为异常现象，在幼儿园也很孤僻，不参加集体活动，较少与同伴一起玩耍。

作为康复治疗师，你会怎么帮助小A？

游戏疗法（play therapy）以游戏为手段或媒介来进行心理治疗。游戏疗法起源于精神分析学派弗洛伊德和克莱因。弗洛伊德被称为游戏疗法第一人，最初的游戏疗法是通过游戏情境来了解儿童身上的问题。后来克莱因结合精神分析学派的理论提出用游戏代替语言成为精神分析的材料。

儿童无法像成人一样用语言流畅地表达自己的想法和感受，游戏便成了儿童表达想法和感受的最好媒介，游戏可以直接、准确地表达儿童的想法和情感。在游戏的世界里，儿童可以控制世界，消除误解和重新感知生活。因此，游戏被广泛应用于儿童心理问题的治疗中。美国游戏治疗协会对游戏疗法的界定是，将理论模式系统地运用于建立一种人际关系的过程，训练有素的治疗师运用游戏的治疗性力量去协助治疗对象预防或解决心理、社会困境以及使其得到最大的成长和发展。游戏疗法的适用人群可以从儿童扩展到其他人群，如成人。

总体来说，游戏疗法适用于3～13岁的学龄前儿童和学龄儿童（图4-2-17）。需要进行游戏治疗的儿童主要包括两大类：一类是因外在环境或条件发生变化而产生心理问题或行为问题的儿童，如环境适应不良的儿童、异常焦虑或恐惧的儿童、具有攻击行为的儿童；另一类是有发展障碍的特殊儿童，如智力发育迟缓儿童、身体残障儿童、学习困难儿童等。

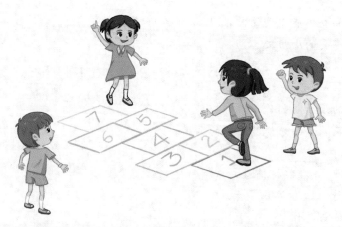

图4-2-17　小朋友们一起玩跳格子游戏，有益身心健康

无论选择何种治疗模式对儿童进行游戏治疗，都需要具备一定的物质条件和心理环境来构建一个治疗空间。游戏室的设置、玩具和游戏材料的选择都是游戏疗法顺利开展的重要前提。

布置一间理想的游戏室：首先，儿童年龄比较小，容易走神，地点应该尽量安静，避免噪声干扰，远离街道和办公室;其次,理想的面积为14～18平方米,地板最好选择瓷砖或者好清理的材质,关于墙面布置,内壁与装饰色彩应力求柔和,不宜太刺激;最后,游戏室最好配备一个洗手间,还有水槽和自来水,因为水也是一个重要的"玩具"。

选择形式多样的游戏材料:玩具的安全性是需要首先考虑的,所以最好选择塑料或泡沫做成的玩具。玩具应当尽可能是通用的,可以让儿童自由表达。根据兰德雷思的分类,玩具可分成以下三大类:一是反映真实生活的玩具,比如洋娃娃、收银机、医药箱等;二是可用于表演并释放攻击性的玩具,比如士兵、枪、剑等;三是可以发挥创造性并宣泄情绪的玩具,比如黏土、沙、积木等艺术类用品。同时应注意,应当将玩具放在游戏室里牢固的架子上,并按照类别进行摆放,比如猫咪、狗狗玩偶应当与恐龙、毒蛇分开放置,以免情感脆弱的儿童想要拿猫咪玩偶时被旁边可怕的毒蛇、恐龙吓到。

游戏室对于儿童来说,应当是一个让儿童感到可以自由、安全地表达自己情绪的地方,游戏室的布置应尽量突出轻松、愉快、安全、自由的气氛。在游戏室中,如果儿童的各种情绪可以得到充分表达,那么在现实生活中就不会再用负面情绪表达不满或自己的需求了。

基于不同的理论和技术,游戏治疗存在很多具体的流派,比如结构主义游戏治疗、格式塔游戏治疗、以儿童为中心游戏治疗等,但总体来说,游戏治疗的基本模式可分为指导性游戏治疗和非指导性游戏治疗。

指导性游戏治疗认为陷于某些困难中的儿童没有自我发现、挖掘的能力,强调儿童更需要的是游戏治疗师而不是游戏伙伴。游戏治疗师要肩负起指导和解释的责任,治疗前对患儿心理问题进行诊断,针对其心理问题和障碍,预先设计不同的游戏方案。这需要游戏治疗师在治疗前深入了解儿童的具体情况,这样才能设计出最恰当的结构式游戏,例如让儿童玩电动火车观察儿童的手指协调能力及创造能力,让儿童玩弹子游戏机观察儿童的注意力和操纵能力。游戏设计的思路如下:根据治疗对象的特点,选择合适的切入点,设计具有针对性的系列游戏。结构化游戏治疗、阿德勒游戏治疗、认知行为游戏治疗、完形游戏治疗等都属于此类。

罗杰斯的人本主义游戏理论以"人性本善"的人性观为基石,该理论认为每个人都有积极向前的内驱力,只要让个体在一个无条件的正向尊重环境中,他们就能真正表达自我。人本主义游戏治疗非常重视为儿童创设温馨而友好的治疗环境。在人本主义游戏治疗思想的指引下,罗杰斯发展了非指导性游戏治疗,这种模式更加重视为儿童创设温馨而友好的治疗环境,相信个体有能力争取自我成长和指导自身的行为,主张由儿童主导治疗过程而无须事先选择治疗方案来帮助儿童,建立良好的治疗关系并确保交流的关键要素(真诚、接纳、无条件地积极关注)就能够产生治疗作用。在这个模式中,治疗师的角色更像是一位朋友,与儿童建立温馨而友好的关系,引导儿童自由地表达自己的情感,以儿童为中心游戏疗法、亲子游戏疗法、沙盘游戏疗法具有典型的非指导性,其中以儿童为中心游戏疗法迄今为止仍是较适合特殊儿童的游戏治疗方法之一。

知识拓展

指导性游戏治疗和非指导性游戏治疗最基本的区别在于游戏治疗师角色的不同。

一、结构化游戏治疗

结构化游戏治疗(structured play therapy)也称放松游戏治疗(release play therapy),由莱维在20世纪30年代开创,是在精神分析游戏治疗基础上发展起来的,同时受到结构主义哲学思潮的影响。结构化游戏治疗是治疗师根据患儿的具体情况设计游戏活动,让患儿在有结构的游戏中发泄能量和情绪,进而解决心理问题。治疗师的角色主要是场景改变者。主要程序是由治疗师事先设计游戏主题,在游戏过程中要求患儿根据指令做出反应并给予强化,让其明白何时该做什么及如何做。患儿无法完成时根据需要给予帮助,如提供视觉提示,并在后续干预中逐渐减少提示。如搭积木,让患儿自由选择自己想搭的模型,在游戏过程中治疗师让患儿将大块方形的积木放在最下面,圆形、三角形等放上面,在患儿不理解时直接给予示范,当患儿理解、可以操作后减少示范和提示。

二、阿德勒游戏治疗

阿德勒学派相信人们从根本上说是积极的和自我实现的。儿童除了需要合适的成长条件外,还需要其他人员的帮助,包括提供信息、直接指导、替代视角以及教导技巧等。阿德勒游戏治疗关注于探索儿童的生活方式,帮助儿童洞察他们的生活方式,帮助儿童产生可替代的、适当的行为,进行相应的技巧(如人际交往、沟通等技巧)训练。根据儿童的不同需求以及咨询的不同阶段,综合使用指导性和非指导性的技术。阿德勒游戏治疗主要包括四个阶段:

第一阶段,治疗师会使用指导性的技术来建立与儿童的关系,有时候也会使用非指导性的技术。

第二阶段,治疗师通过观察并结合提问和指导性的活动来探索儿童的生活方式。

第三阶段,治疗师运用干预技术,以及通过隐喻和后设沟通等方式来帮助儿童获得对自身的洞察。

第四阶段,治疗师提供结构化的活动和布置家庭作业,训练儿童掌握新的技能,以达到重新定向和再教育的目的。

阿德勒认为没有指导性的练习是不能完成对儿童的训练的,而实施训练是第四阶段中最重要的干预手段,所以该疗法更偏重结构化、指导性的练习。

三、认知行为游戏治疗

认知行为游戏治疗(cognitive-behavioral play therapy)是基于认知行为理论的治疗,由奈尔提出。其基本理论认为认知是行为和情感的基础,想法(认知)导致了感受和行为。所以该疗法的治疗目标是通过改变儿童的认知和行为来减轻症状和改善功能,可以通过游戏来帮助儿童修正不合理的信念,提供机会让儿童练习更具适应性的应对问题的策略。治疗师在游戏治疗中使用各种结构化的策略,包括角色扮演、示范、系统脱敏、放松等,通过这些活动积极地教导儿童新的认知、感觉和行为方式,并通过练习让儿童习得更具适应性的策略。

四、完形游戏治疗

完形游戏治疗又称格式塔游戏治疗(Gestalt play therapy),根植于格式塔理论,由Perls创立。完形游戏治疗的基本目标是协助儿童借助治疗性的各种体验来获得自我觉察能力,从环境支持转为自我支持,充分利用自我资源成为一个具有完整个性的人。该游戏疗法以"现在,存在于此的自己"为出发点,强调在游戏治疗中儿童应该专注于此时此刻,应当专心致志地面对目前所处的实际环境,不困扰于过去或未来的焦虑和担心,强调"未完成事项"的影响。"未完成事项"是指个体尚未表达出来的情感,如愤怒、痛苦、焦虑、抑郁等。这些未能充分表达的情况一直在潜意识中徘徊,但会不知不觉被带入现实生活,持续影响个体与他人之间的接触,只有勇于面对这些情感,才能做出必要的改变;治疗师重视儿童的体验,主要通过触觉、视觉、听觉、味觉和嗅觉等身体感觉让儿童体验此时此刻发生的事;强调游戏治疗中儿童要敢于并善于接受自己、接受别人的言行,坦然接受负面事件。

在游戏治疗中,治疗师可以运用以下技术。

(1)完形游戏治疗强调治疗师应以非批判性、尊重的态度对待儿童,建立平等、互相尊重的"你-我"对话关系,关系建立本身会产生治疗性效果。

(2)在游戏治疗中,治疗师鼓励儿童说话时使用第一人称"我"来代替"你",比如把"我上学迟到是因为你没叫我起床"改成"我上学迟到是因为我自己没听见闹钟";鼓励儿童将疑问句改成陈述句表达自己,比如"我应该对他生气吗?"改成"我对他很生气"。通过这样的练习可以帮助儿童对自己的感情、思想和行为负责,且能更真实、直接地表达自己的感受和想法。

(3)在游戏治疗中,治疗师鼓励儿童说话时用现在时而不是将来时,比如用"我现在不能"替代"我将来不会",并用"我负责……"练习填空,帮助儿童面对此时此刻应负的责任,让儿童认识到自己的好坏都需要自己负一定的责任。

(4)在游戏治疗中,治疗师在提问时只问"什么"和"如何",而不问"为什么"。

在治疗过程中,还可以应用"空椅技术""幻想游戏""创意艺术"等具体技术。通过完形游戏治疗,儿童可以提高体验现实的觉察力,以行动式的治疗解决现实生活中的冲突。

五、以儿童为中心游戏治疗

兰德雷思遵循非指导性游戏治疗的核心理念,发展了以儿童为中心游戏治疗。以儿童为中心的游戏治疗中,特别强调治疗师对儿童的回应。儿童需要他人的接纳和认可,治疗师很重要的一项职责是向儿童传递以下信息:"我在这里""我听到了你的话""我了解你的情况""我关心你"。技术方法的掌握很重要,但更重要的是与儿童发展安全、稳定、良好的治疗关系。阿克斯莱茵提出儿童进行游戏治疗应坚持八个原则:①治疗师必须和儿童建立友善的关系;②治疗师必须接受儿童真实的一面;③治疗师在和儿童相处时要具有宽容的态度,让儿童能够自由自在地表达自己的感受;④治疗师要能敏锐地辨识出儿童表现出来的感受,并以能够让儿童领悟的方式把这些感受回馈给儿童;⑤治疗师必须尊重儿童,承认儿童拥有能够把握机会解决自身问题的能力;⑥治疗师不要企图用某种方法来指导儿童的行动或谈话,而应该跟随儿童;⑦治疗师要知道治疗是一个循序渐进的过程,对治疗进度不能太着急;⑧治疗师应该做出一些必要的限制,这些限制的目的是让儿童知道他在咨询中应该担负的责任。

知识拓展

以儿童为中心游戏治疗一般包括以下几个阶段。

(一)收集信息阶段

游戏治疗师科特曼指出:父母是了解儿童成长史和交流模式的宝贵资源,在游戏治疗过程中,他们能够为儿童的改变提供很大支持。当儿童正式开始游戏治疗前,治疗师需要先和儿童的父母仔细交流以了解儿童的情况,包括儿童存在的问题、成长经历及与人的交流模式,如果是学龄儿童,还需要了解儿童在学校的表现。需要注意的是,父母会给治疗师带来丰富、充足的关于儿童的背景资料,但治疗师不应太过依赖这些资料,在见到儿童之前就预先形成过多的假设,这可能会影响治疗师与儿童关系的建立。

(二)初次治疗阶段

当治疗师第一次在游戏室外与儿童见面打招呼时,治疗就已经开始了。儿童并不会主动要求做治疗,一般是在康复过程中医生建议或家长发现儿童存在心理或行为异常而开始治疗。可以想象,家长带着年幼的儿童去见一个陌生的成人,而这个成人将带他去另一个陌生的地方,儿童的内心是不安和害怕的。治疗师与儿童的初次接触应将重点放在通过语言特别是身体语言表达对儿童的接纳和尊重。家长带着儿童来见治疗师时,治疗师与儿童父母进行简单问候后,应马上蹲下身(保持与儿童同样的高度),面带微笑地看着儿童,并向他做自我介绍。这时绝不是与儿童父母热烈讨论儿童状况的时候,治疗中儿童才是绝对主角,让儿童感受到他的重要性、被看到对接下来的治疗颇有益处。

让儿童父母在接待室等候,然后告诉儿童该去游戏室了。如果儿童哭闹执意不肯去,可以让父母陪同进入游戏室,时机恰当时再离开。进入游戏室后,治疗师向儿童介绍游戏室和游戏程序,可以这样开场:"这是我们的游戏室,现在是我们的游戏时间,你可以用你喜欢的多种方法玩这些玩具。"接下来,治疗师坐在一把小椅子上,给儿童留出空间,让儿童决定他们想要和治疗师保持的距离。在儿童玩游戏的过程中,治疗师应保持身体的开放姿势,身体向前倾,始终保持微笑和放松状态,表现出对儿童感兴趣、接纳和关注的样子。需要额外提到的是,当儿童从一边转移到另一边时,治疗师需要转动整个身体而不是只把头侧过去,这样更能表现出治疗师对儿童的关注。以儿童为中心游戏治疗更侧重于让儿童主导整个游戏过程,通过语言或态度向儿童传递关爱与接纳才是治疗能否成功的关键。如果看到儿童表现得不够活跃或没有进入游戏状态,治疗师也别急于使用技巧与儿童建立友好关系或邀请儿童和自己一起玩。在介入之前先明确,这样的举动是为了满足儿童的需要还是治疗师自身的需要。如果儿童主动提出邀请,则不需要限制自己的参与。秉承着非指导性的原则,在与儿童的互动中,治疗师的回应应谨慎,最好使用简短、口语化的回应,内容应是开放式的,目的是确保游戏顺畅进行。

(三)情绪表达阶段

儿童接受治疗可能源于一些问题行为,但行为背后往往存在不被接受、无法处理的情绪。儿童的情绪宣泄在现实生活中大多是被父母禁止的或是不被接纳的。在游戏治疗中,治疗师工作的本质是为儿童提供一个安全的、可以任意哭泣的地方,并在他们哭泣时陪伴他们,让他们感到是有人能够理解和接纳自己的感受的。比如儿童恐惧、愤怒的情绪在治疗中可能通过摔打动物玩偶,并说"我恨你"来表达,治疗师一定不要打断儿童的情绪宣泄,给予他们认可、肯定和鼓励即可。在整个治疗过程中,治疗师在回应儿童时应注意以下几方面。

1. 赋予权力 让儿童在游戏中感到自己是可以控制游戏过程的,自己是可以做出自己的选择,这样才能让儿童体会承担责任的滋味。治疗师在游戏中回应儿童时需要认可儿童的选择及他们在游戏中完成任务的能力。看到儿童陷入纠结时,治疗师一定要忍住扮演"拯救者"的角色,替儿童解决问题并不会产生治疗效果。比如儿童可能会问"我应该先玩哪个玩具呢?",治疗师可以回应道"在这里你可以自己决定先玩哪个玩具"。当儿童犹豫不决,小心翼翼时,治疗师可以反馈道"你好像有点疑惑不知道可以做什么。但这是属于你的时间,在这里你可以自己做决定"。坚定地通过语言和非语言形式表达责任需要儿童承担、让儿童自己主导游戏的态度。

2. 回应儿童游戏的内容及感受 行为和感受是彼此相关的,治疗师需要回应在游戏中可观察到的活动,还有所引发的情绪。比如治疗师看到儿童拿起一个玩具开始玩,可以对这个游戏内容回应道"看来你打算玩这个玩具"。关于情绪方面的反馈,需要注意的一点是,治疗师显露的情绪状态要与儿童的情绪相吻合。比如当反馈"你好像已经确定了怎么去玩,这让你很开心"时,也要充满兴奋并面带微笑。如果治疗师的情绪表露得不明显,儿童会误以为他的情感表露是不合适的,但如果治疗师情绪表露得太过夸张,又会让儿童以为应该像治疗师那样表达情绪才是正确的。

3. 不发表评价,及时给予鼓励 比如儿童用黏土捏了几个玩偶,完成后问治疗师"你喜欢我的作品吗?"治疗师应该如何回应呢? 可能会脱口而出"我喜欢,你做得真棒"。这样的回答看似皆大欢喜,但已经将治疗师放在了一个评价者的位置。儿童可能会因为渴望不断得到治疗师的夸奖而倾向于做治疗师喜欢他做的事情,这样就限制了儿童的自由创作,治疗师变成了隐形的主导者。治疗师不应该表扬儿童,而应该及时给予鼓励。表扬和鼓励看似都属于积极强化,但两者有本质区别。表扬聚焦于结果,带有评价的成分;鼓励则更看重付出的努力,重视的是过程。只要付出了努力,哪怕最后失败了,儿童也更愿意去尝试并付出努力,鼓励会激励儿童一直向前。所以针对同一个问题,治疗师基于鼓励的立场,可以回应"我看到你用了不同颜色的黏土,用红色做了底座,还用金色做了装饰,那是……",你的停顿会被儿童接话补齐,"那是蝴蝶结,我做了一个蝴蝶结装饰"。这样的回应表达了对于儿童作品的尊重。

(四)结束阶段

随着儿童情绪在游戏室中得到充分表达,其内在体验就逐渐向现实、积极的情绪情感方向转化。这也就意味着结束阶段即将到来。这时需要提前向儿童传达治疗即将结束的信息,让儿童有一个心理准备。

五、亲子游戏疗法

对于儿童治疗来说,父母的参与是必不可少的。目前在游戏治疗中,一个很显著的趋势是训练父母使用游戏治疗的技巧与儿童进行游戏,即亲子游戏疗法(filial play therapy)。该疗法是以儿童为中心游戏治疗与家庭治疗的结合体,对由于不健全的家庭关系或不适当的育儿方式造成心理障碍或行为异常的儿童的治疗更为有效(图4-2-18)。在亲子游戏疗法中,游戏治疗师不仅以儿童为治疗对象,还需要训练及督导儿童父母。该疗法主张训练儿童父母成为治疗师的代理者,一方面,让儿童父母和儿童一起进行游戏治疗,并在实施游戏治疗过程中对儿童父母进行督导;另一方面,儿童父母还需要在家继续对儿童进行游戏治疗,并定期到治疗师那里汇报情况,接受相应的指导。

亲子游戏疗法实施的程序如下。

(1)治疗师向家长解释、介绍游戏治疗的基本理念和方法以及游戏治疗的基本过程、目的等。

(2)治疗师将游戏方法示范给家长看,家长应更多地扮演接纳者的角色。示范是为了强化家长参与的意识,因为该疗法最重要的就是让家长能持续参与游戏治疗的全过程。

(3)家长通过与儿童一起接受游戏治疗并接受治疗师的督导来掌握游戏治疗的基本技巧。

(4)家长在家中尝试对儿童实施游戏治疗。治疗师针对家长在实施游戏治疗过程中出现的问题及时予以反馈。

(5)治疗师评估家长已完全掌握游戏治疗的理论与技巧后,鼓励家长将技巧推广应用到实际生活中去。

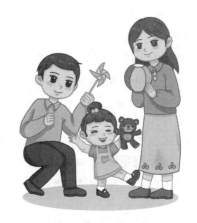

图 4-2-18　亲子游戏,儿童与父母一起成长

亲子游戏疗法能否顺利进行与治疗师的督导和指导息息相关。治疗师需要提醒家长以非指导性的方式进行,学会完全接纳自己的孩子,学会倾听与反馈的技巧,与儿童建立良好的关系。斯威尼提出治疗师应建议家长在游戏期间坚决执行以下规定:

八个不要:不要批评孩子的任何行为;不要表扬孩子;不要向孩子提出引导性问题;不要中断游戏时间;不要向孩子提供信息或教导他们;不要对孩子说教;不要在游戏过程中安排新的活动;不要一动不动或一言不发。

八个应当:应当设定阶段;应当让孩子做游戏时的主角;应当跟踪孩子的行为;应当对孩子的情绪做出回应;应当设定界限;应当尊重孩子的能力和努力;应当以跟随者的身份参与游戏;应当在语言上主动。

六、沙盘游戏疗法

沙盘游戏疗法(sandplay therapy)是在威尔斯的"地板游戏"和洛温菲尔德的"世界技术"基础上,由卡尔夫吸收荣格分析心理学以及东方文化的精髓而创立的一种心理治疗方法,是一种用积极想象进行治疗的创造形式。沙盘游戏不仅适用于儿童治疗,当面对治疗没有进展、康复者无法用语言表达自身感受或想法、情绪、情感被阻塞等情景时,也

沙盘游戏实施过程

同样适用于成人或老年人。在建立了良好的治疗关系后,治疗师陪伴来访者,通过非语言手段,来访者从沙具架上自由挑选沙具,在装有细沙的沙箱内构建自己的内在世界,通过沙盘制作进行自我表达和自我疗愈。

沙盘和沙具是沙盘游戏疗法的重要组成。一般会选用木质的沙盘,大小通常为 50 厘米×75 厘米×8 厘米,将底面和内框的四边都漆成蓝色,寓意天空和海洋的颜色,同时也是地球本身的蔚蓝色,里面只装半满的沙子,最好使用海沙。如果有条件,可备干沙盘和湿沙盘,干沙流动性大,柔和;湿沙易于塑形、聚积。与游戏室的其他玩具选择一样,沙具应该包含各种类型的物品,最好将沙具按类别分类摆放在开放式架子上,以便于来访者挑选。

秉承着非指导性的原则,治疗师应保持客观中立的态度,尽量减少语言交流,避免对来访者或其作品进行评判,始终为来访者营造一个接纳、信赖、温暖和安全的环境,使来访者一直处于自主自立的主体地位。总体来说,沙盘游戏疗法包含开始阶段、制作阶段、自我审视阶段、对话分享阶段以及拆除阶段。

(一)开始阶段

有些来访者一进入游戏室就会被沙具和沙盘所吸引,询问这些"小玩具"是用来做什么的,治疗师可自然地开始介绍沙盘游戏。比如,可以邀请来访者触摸沙子,治疗师可以示范性地移动沙子,露出沙盘底部,让来访者看看沙盘底部的颜色,同时介绍沙盘游戏中沙和水的使用方法,介绍沙具的类别和摆放位置,让来访者用沙具在沙盘中创造一个自己想要的世界。

对于没有对沙盘游戏产生自发性兴趣的来访者,治疗师可给予一定引导,比如"这里有一个沙盘,里面有沙子,你可以用手去触摸一下沙子,体会沙子带给你的感受,你也可以用沙子堆成各种你喜欢的形

状。这里还有很多沙具,你可以拿到沙盘里玩,想怎么放就怎么放。当然,你也可以一个沙具都不拿,只用沙子堆成你想要的形状"。引导语没有固定的形式,需要治疗师根据来访者的不同类型和情境进行表达,但为便于新学者学习,下面列出一些引导语供参考。

(1)你若是愿意,可以先去感觉一下那些小玩具,选择自己喜欢的,在沙盘上摆出你想要表达的任何内容。

(2)请你用这些沙具在沙盘里创造一个你想要的世界。

(3)来制作一个沙盘吧。

(4)请你用手触摸沙子,体会沙子带给你的感觉,你想用手把沙子堆成什么形状就堆成什么形状。

(5)请你把手放在沙子上,感受它,随着这种感觉来形成某种意象,然后在沙盘上去表达这种感觉、意象。

需要注意的是,沙盘游戏是无意识水平上的游戏,治疗师只能"引导"而非"迫使",治疗师可以用自己的方式引导来访者对沙盘产生兴趣,引导来访者进入游戏,但不能让来访者产生一定要做的压力感。

(二)制作阶段

在制作阶段,治疗师要尽量保持安静,像一个见证者一样默默地观察和守护,避免干扰来访者内在的表现,不要对来访者或其作品进行肯定或否定的评价。在沙盘游戏过程中,治疗师需要用专业的态度和素养,全神贯注地守护沙盘,接纳、守护来访者内心深处的呈现,保持共情理解的态度,通过目光、身体语言等方式细致关注来访者的一举一动,与来访者一起感受和体验沙盘中的意义。虽尽量保持不说话,但当来访者特别是儿童主动要求语言交流时,包括提问或需要帮助时,治疗师需要根据基本的心理治疗技术给予回应。

(三)自我审视阶段

当来访者制作完沙盘作品(图 4-2-19)后,治疗师不要急着听来访者对作品的解释,而是要给他一点时间,让他安静地体验自己的内心世界。鼓励来访者绕着沙盘走一走,从不同的角度观看自己的沙盘世界,一般需要 3~5 分钟。在此过程中,治疗师要关注来访者视线的移动、在哪些部分注视良久,观察他们的表情和动作变化。来访者审视自己的作品后,可能会希望调整自己的作品,治疗师可以说"如果现在可以给你一个机会去改变目前的世界,可以移动或添加任何沙具,你想怎么做?"来访者调整结束后,邀请他们重新进行体验,并对来访者做出的改变进行相应的记录。

(四)对话分享阶段

可以请来访者为他的沙盘作品取一个主题名,并讲述关于他摆的沙盘的故事。治疗师可以问一些简单、开放的问题引导来访者深入思考,如"这个人是谁?他在干什么?他可能在说什么?这里有你自己吗?哪个代表你?如果你在,你在干什么呢?里面还有没有你认识的人?接下来会发生什么呢?"治疗师陪同来访者一起对沙盘世界进行探索,在适当的地方给予共情。

关于沙盘的解析,来访者自己给出的解析才真正有帮助。治疗师在此过程中应当扮演"积极陪伴者"的角色,通过倾听来访者的具体解释,在必要的情况下给出建议性、隐喻性或提问性的诠释,治疗师能够更深刻、更具体地理解来访者的内心世界。如来访者想要治疗师评价沙盘或问沙具摆放的具体含义,治疗师可以说"你对它的感觉如何?""它让你想到什么了吗?"

(五)拆除阶段

还有一个重要的环节就是作品的拆除环节。对来访者来说,沙盘作品是他们内心深处的表白,每一个玩具模型,都可能被来访者灌注了深刻的意义和价值,所以不要当着来访者的面拆除沙盘作品。在沙盘游戏疗法中,对于来访者制作的沙盘进行拍照或摄像是很有帮助的,它可以对治疗过程提供视觉和时间记录,还可以用于治疗过程中或结束后与来访者开展讨论。等来访者离开以后,沙盘拆除的工作一般由治疗师自己来做,要求把所有用过的沙具放回原处,一定注意不要把任何物件遗留在沙盘里,然后抚平

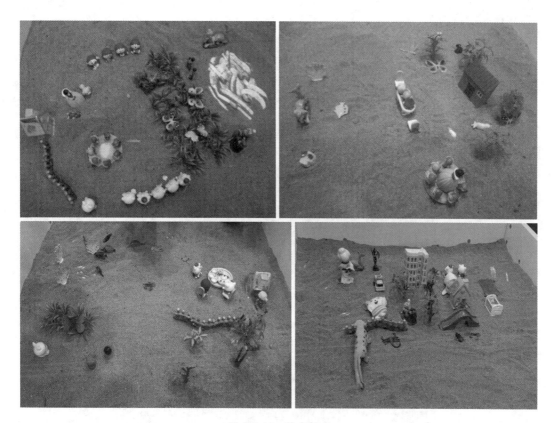

图 4-2-19 沙盘作品

沙盘中的沙子。

虽然我们更加强调来访者对于自己作品的解释,但对治疗师来说,读懂沙盘作品的主题,发现其反映的"问题",寻找积极能量点和潜在的解决问题的线索能让我们更好地了解来访者内在心路历程的变化。

米切尔曾归纳了沙盘中创伤和治愈的两大类主题。创伤主题的表现形式包括混乱、空洞、分裂、限制、忽视、隐藏、倾斜、受伤等 14 种。

(1)混乱的表现:分散与分裂,没有形状和规则,任意和随意性较大。比如来访者把众多不同模型胡乱放入沙盘中,没有任何界限也忽视了外在现实;或者细心挑选了许多模型,但模型的放置却没有任何联系。

(2)空洞的表现:来访者使用极少的沙具,或者只使用了没有生命感觉的沙具,给人一种沉默抑郁、对任何事物都失去兴趣的感觉。如图 4-2-20 中只是将沙堆成一个小沙包,只有一个人偶在上面。

(3)分裂的表现:摆放在沙盘中的各个沙具间几乎不存在任何联系,显得分散,如图 4-2-21 所示。

(4)限制的表现:本来代表自由形象的沙具在沙盘中显得陷入了困境。如沙盘中的人物被栅栏围起来了。

(5)忽视的表现:有不同的表现形式,一般是沙盘中的人物显得孤独和孤立,失去了帮助和支持。

(6)隐藏的表现:沙具被隐藏在另一个物件的背后或直接被沙子掩埋起来了。

(7)倾斜的表现:应该是直立或站立的沙具被有意地摆放成倾斜或即将坠落的姿势。

(8)受伤的表现:沙盘中呈现出已经受伤或正在受到伤害的形象,如图 4-2-22 所示。

(9)威胁的表现:沙盘中呈现惊险、可怕的场景,沙盘中的角色展现出面临威胁时的无助和无力感。比如一家人被士兵包围。

(10)受阻的表现:沙盘中有一部分已经呈现出成长和发展的可能,但受到了明显的阻碍,甚至出现了潜在的危险或威胁。如一艘已经靠近海域的船只遇到了树林的阻隔。

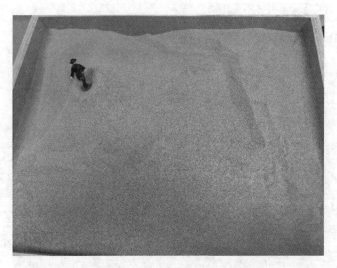

图 4-2-20　沙盘展示图——空洞

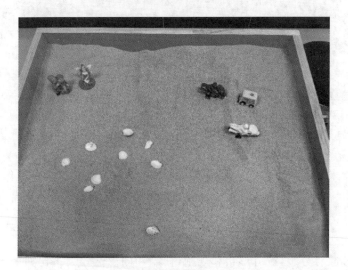

图 4-2-21　沙盘展示图——分裂

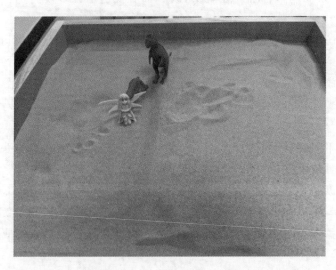

图 4-2-22　沙盘展示图——受伤

(11)倒置的表现:有意将沙具头脚或上下颠倒放置或是在搭建、摆放某种造型时使用了倒置的物件。
(12)残缺的表现:在沙盘中使用了残缺的沙具或者从场景搭建来看有欠缺,如有鱼但是没有水。
(13)陷入的表现:将沙具深深插入沙子中呈现出陷入、无法脱身的感觉。
(14)攻击的表现:往往属于受伤的主题,可表现为打斗或打仗的场面,或呈现出明显的破坏行为。

创伤主题更多出现在沙盘游戏治疗的初始阶段,随着治疗的进展,创伤主题会逐渐减少,更多呈现出治愈的主题。治愈的主题包括连接、旅行、赋能、深入、诞生等。

(1)连接的表现:各沙具之间有连接或对立物件之间有连接,如象征天使和魔鬼的对立形象之间出现桥梁。
(2)旅行的表现:沙盘中摆放的沙具表现出明显的运动迹象或线索,如沿着道路或沿着一个方向前进。
(3)赋能的表现:沙盘中呈现出活力、生机和运动等,如有绿树和花朵、汽车开始启动、轮船开始航行等。
(4)深入的表现:对更深维度的探索和发现,如发现了掩藏的宝藏、清理河道等。
(5)诞生的表现:这是明显的治愈和转化的主题,如婴儿的出生、鸟儿的孵化、花朵开放等。
(6)培育(包含孕育)的表现:为新生命、成长提供滋养或帮助,如母亲哺育孩子、护士照顾患者等。
(7)变化的表现:有很多不同的呈现形式,如创造性地使用沙子和沙具,如用沙子做出桥梁或城堡等造型。
(8)灵性的表现:沙盘中出现带有宗教和精神性质的象征。
(9)趋中的表现:在沙盘的中心区域,出现了整合的倾向,呈现出协调、平衡之感,如曼陀罗的圆形轨迹等。
(10)整合的表现:沙盘中出现有组织的结构,如用不同沙具搭建整体性的建筑,呈现出故事性、情境性等。

除了创伤和治愈两大类主题外,申荷永基于中国传统文化还提出了"转化"主题作为创伤和治愈之间的联系。他借鉴了中国哲学思想中对立双方的共存和包容,提出了蝴蝶、青蛙、蝉和蛇四种主要的转化象征,用来比喻心理的转化。

无论采用何种类型的治疗模式,在儿童治疗的过程中,"设定界限"都是重要的一环。没有界限的世界不是一个安全的世界,没有界限的关系也不是真正意义上的关系,儿童无法在这样的环境下被治愈。治疗师需要让儿童在可被接纳的行为范围内自由表达自己的想法和展现自己的行为,儿童情绪的表达都是可被接受的,但是表达的方式却

知识拓展

需要受到一定的约束。比如偶尔不小心损坏玩具是可被接受的,但随意破坏或捣毁物品是不被允许的。斯威尼提出了5条被普遍认可的基本界限准则。

(1)应当明确规定儿童待在游戏室里的时间,通常是每次45分钟。
(2)除非确是意外所为,否则不得故意毁坏玩具。
(3)儿童不可以伤害自己,也不可以伤害其他儿童。
(4)儿童不可以伤害治疗师。
(5)玩具不得带出游戏室。

向儿童表达界限准则时,需要选择合适的时机,表达完整且具有可执行性的准则。首先关于时机,如果在治疗前就设下界限,则会阻碍儿童在游戏时的自由表达和发挥。科特曼认为"选择设定界限的最佳时机的关键在于具备观察和分析儿童非言语线索并预测出其行为的能力。大多数时候,当儿童试图做他可能不会被接受的事时,他会事先通过非言语行为将其暗示出来"。其次,制订可执行的准则。如儿童想用玩偶拍打治疗师,若治疗师告诉儿童的设定是"不可以用力拍打治疗师",怎么界定"用力"呢?儿童可能最开始轻拍,后面就可能会用硬的玩具、板子等拍打治疗师了。适合的方式是告诉儿童无论如何都不

可以用玩具碰治疗师。

七、其他常用游戏治疗技术

（一）玩具类游戏技术

游戏室里最常见的玩具有球类、毛绒玩具、玩偶、积木、泡泡棒等，此类玩具特别适合学龄前儿童。

(1) 球类游戏一般需要两个人或更多的参与者协同完成，一般在治疗初期，治疗师可以选择与儿童进行球类游戏来建立轻松愉悦的氛围，与儿童建立友好亲密的关系，同时有助于儿童情感的表达，推荐选择一些彩色的、有弹性的球，以避免造成儿童受伤或疼痛。

(2) 触摸柔软的毛绒玩具可以作为过渡客体，帮助害羞、压抑的儿童在社交场合缓解焦虑，安抚面临情绪压力的儿童，如住院儿童。

(3) 玩偶包括家庭玩偶（女人、男人、婴儿、爸爸、妈妈等相应的不同角色）、动物玩偶、与打仗有关的玩偶（士兵、军队、战车等），女孩大多喜欢用玩偶玩"过家家"游戏，男孩则大多喜欢玩"打仗"游戏。玩偶可以让儿童在轻松的氛围中将自己的感受投射到游戏形象中，借助这些玩偶表达自己在现实生活中的冲突。

(4) 积木一直是幼儿教室中最实用、最通用的玩具。治疗师可以使用积木游戏促进儿童多项能力的发展，比如专注力、认知能力、社交能力、情绪管理和宣泄能力、解决问题和忍受挫折的能力。搭建积木的过程还可以促进儿童自我控制，这对患有注意障碍（ADD）和注意缺陷多动障碍（ADHD）的儿童特别有用。研究还发现，互动小组的游戏形式能有效提高儿童和青少年的社交技能，特别是患有孤独症（自闭症）的儿童和青少年。

(5) 年幼的儿童喜欢吹泡泡，这项活动可以用来让儿童学习如何深呼吸让自己放松。可以先让儿童迅速吹出很多小泡泡，然后让儿童深呼吸并慢慢吹气，吹出更少但更大的泡泡。治疗师可以为儿童示范这个过程，吹大泡泡所需的呼吸与放松所需的呼吸是相同的。

（二）角色扮演技术

角色扮演是一个人表现得像另一个人或物所进行的一系列活动。角色扮演技术可以帮助儿童获得练习的机会，以便儿童在现实生活中以更适应的方式生活，通过扮演一定的角色，获得力量感和控制感，或者表达内心的感受。这里主要介绍服装道具游戏、木偶游戏和空椅游戏。

1. 服装道具游戏 此游戏涉及使用衣服、帽子和其他装饰来扮演一个角色或某类角色。通过装扮成另一个人，儿童可以自由、自发地分享情感、冲动、需要和幻想。儿童特别喜欢穿着特定的服装来扮演警察、消防员、超级英雄、公主、老师等角色。服装道具游戏可以帮助沉默的儿童在治疗中变得更具表现力，可以帮助儿童克服焦虑和恐惧。比如，对于经历医疗事件（住院、手术等）而表现出恐惧或焦虑的儿童，通过扮演医生或护士的角色，对治疗师、毛绒玩具等进行检查，儿童可以获得对经验的掌控感。

2. 木偶游戏 对儿童个体开展木偶游戏，需要为儿童准备15~20个柔软的布袋木偶，应包括野生动物和家养动物，任务和象征性角色（如魔鬼、仙女、龙等）。木偶游戏可以让儿童投射出不能或不愿用语言表达的想法、感受，木偶为儿童提供了安全的心理距离来表达内心的困扰。儿童还可以安全地用木偶表达对父母的敌意，而不会有被批评的风险。首先，治疗师向儿童展示布袋木偶。其次，让儿童选择木偶，并介绍所选木偶的名字、年龄和性别，然后让儿童用木偶讲述一个虚构的故事。最后，治疗师需要采访木偶角色和儿童获取有关角色的更多信息及行为的目的。儿童倾向于选择对他们有重要意义的木偶。需要注意的是，非常不安或患精神病的儿童通常抵触木偶游戏，因为这会威胁到他们试图保持的对现实的控制。

3. 空椅游戏 此为格式塔治疗技术，通常以当下的表演，去解决过去的、未完成的、关于人际关系的事件。治疗师让儿童坐在一把椅子上，并在其对面放置一把空椅子，让儿童想象空椅子上坐着某个人，并要求儿童与想象中的这个人交谈，鼓励儿童向想象中的人说出他在现实中想说的所有话。

(三)创意艺术技术

艺术题材也常用在游戏治疗活动中,比如黏土、彩笔、纸张等。绘画、黏土游戏等是表达个性、创造性、独特性的一种方式,也最容易被儿童所接受和采纳。艺术游戏为治疗师和儿童提供了一种有趣、无危险的方式来建立关系,儿童能够将自己可能都意识不到的潜在的冲突通过艺术作品显露出来。

1. 黏土游戏 黏土游戏是指处理、操作和雕刻黏土的过程。黏土、沙、泥和水是地球的基本元素,游戏过程中涉及的是最基本的人类体验——触觉,很多儿童喜欢玩黏土。黏土游戏技术适合各年龄段的儿童,被广泛应用于促进儿童意识和无意识的自我表达,也有助于儿童克服紧张、焦虑等消极情绪。

黏土游戏的方式也有很多。在非指导性方法中,儿童可以使用黏土(或橡皮泥)制作他所希望制作的任何东西,有时甚至只是挤压和塑形也可以产生令人愉悦的感官体验。治疗师也可以具体指导儿童如何使用黏土。

(1)要求儿童用黏土捏出自己的样子,通过这样的观察自我形象的活动,治疗师可深入了解儿童的自我概念。

(2)要求儿童用黏土制作一个立体的物体来表达使人苦恼的感觉、思想或行为,如制作一个让儿童感到害怕的事物。或者要求儿童制作代表他自己或旁人的形象,通过这样的隐喻游戏让儿童能够表达厌恶和攻击情绪。

(3)教导儿童如何制作一个黏土物件,如恐龙、陶罐等。在具体学习的过程中可以增强儿童的自信心,也可以减少焦虑等消极情绪。

(4)黏土游戏能帮助儿童表达愤怒情绪。可以让儿童先制作一个人或怪兽,要求儿童击打或砸碎黏土团,在打碎黏土团前让儿童想想令他生气的事情,最后治疗师与儿童讨论打碎黏土团和击打他人的区别,这是释放愤怒的安全方式。

2. 绘画 绘画通常被称为儿童的通用语言,儿童可以通过绘画(图4-2-23)自然、自发地表达自己。绘画的游戏形式也有很多种,包括自由绘画、曼陀罗绘画、拼贴画、音乐绘画等。

(1)自由绘画中,儿童可以完全决定绘画的主题。治疗师不发表评论或用其他方式打扰儿童。绘画完成后,治疗师可以提出开放式问题,鼓励儿童解释图画或要求儿童编造一个关于画作的故事。

(2)荣格首次将曼陀罗绘画用于治疗,他发现曼陀罗绘画不仅具有镇静作用,还是自我追求融合、整体性和个性化的象征。对儿童着色曼陀罗的要求不应该太复杂,包含儿童可以着色的简单形状(如心形和花朵形)即可,曼陀罗模板可在网络上免费获得。也可以只给儿童一张画有大圆圈的白纸,让儿童按照自己的意愿绘画和着色。

(3)拼贴画是将材料或物件排列组合,并粘贴在平面上以创建某个主题的行为。此游戏的实施方法比较简单,选定了平面材料的材质(卡片纸、纸板等)和拼贴的物料(杂志图片、贴纸、照片、丝带、树叶、花瓣、贝壳等)后,治疗师推荐一个特定主题或请儿童直接创作他们自己的主题均可,制作过程中治疗师可以提供帮助,并在制作完后询问儿童选择了哪些材料以及他们的相关感受。

(4)音乐绘画是指听音乐时要求儿童画出他们的感受和想法。绘画技术特别适合用于害羞、焦虑、有言语障碍的儿童。

3. 音乐 儿童很小的时候就喜欢用自己的嘴巴和各种物件来发出声响。研究表明,音乐能够帮助人们了解情感、促进学习和增强注意力。材料准备方面,除了准备便携音乐播放端口、合适音乐外,还需要准备各种简单的音乐制作工具,如沙锤、铃铛、鼓、沙球、手摇铃等。音乐与游戏融合的形式有多种,如歌唱、哼唱、乐器演奏、使用背景音乐和表演等。治疗师还可以使用歌曲歌词来引导学龄前儿童用充满趣味性的方式活动身体,儿童必须跟随特定韵律活动,这可以提升儿童大脑的执行功能;治疗师还可以播放音乐,让儿童非常快速或非常缓慢地舞动,即将音乐和舞动相结合。

(四)意象与幻想技术

意象和幻想能够绕过防御心理,可以让个体更深入地探索自己的内心世界。引导式意象、幻想、隐喻

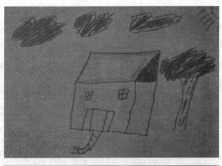

这是一位10岁男孩的画作,画中粗粗的线条胡乱地画在一起,显示出其具有较多的负性情绪,通过绘画将其宣泄出来;另外,与其他同龄儿童的画作相比,此画作较简单,提示其智力水平需要提升。

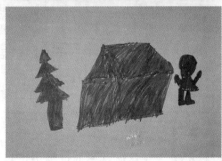

这是一位10岁男孩的画作,画作表明其有较多的负性情绪,值得关注。另外,该图中人物表情无法看清,提示需要关注其自我认同感。

图 4-2-23　小学生画的房树人

思维等可以提供一种伪装的、安全的方式来表达内心情感。这里主要介绍引导式放松意象和玫瑰花丛幻想游戏。

1. 引导式放松意象　引导式放松意象被广泛应用于儿童心理治疗,属于认知行为游戏治疗技术。在游戏中,治疗师可以引导儿童想象一个轻松场景或帮助儿童创造属于他自己的放松意象。用柔和的声音让儿童保持舒适的坐姿,深呼吸几次,闭上双眼,让儿童在脑海中构建一个场景,在那里儿童能够感觉到非常平静、放松和安全。然后要求儿童描述这个安全之地,描述时应包括尽可能多的感官细节(比如颜色、声音、味道、皮肤感觉等)。这样的描述会使儿童感觉更真实。在想出安全之地后,请儿童自由画出这个特别的地方。最后建议儿童在感觉紧张或心烦时可以闭上眼睛构想出这个安全、舒适的地方。引导式放松意象适用于6岁以上的儿童,对广泛性焦虑、恐惧症、强迫症、PTSD、抑郁症、ADD、ADHD等均有明显疗效。但需要注意的是,在与治疗师的信任关系没有充分建立之前,不应使用引导式放松意象,因为此时使用引导式放松意象可能对孤僻或极度精神错乱的来访者有害。

2. 玫瑰花丛幻想游戏　玫瑰花丛幻想游戏是一种投射绘画训练,由格式塔学派儿童治疗师 Violet Oaklander 改编,用于儿童和青少年游戏治疗,使儿童和青少年能够将情感、需求和体验投射到玫瑰花丛中,以无威胁性的方式帮助儿童和青少年表达封存的情感、思想和需求。具体步骤如下:提示儿童闭上眼睛,想象自己是一丛玫瑰花;要求儿童描述玫瑰花丛的物理和地理特征,如大小、形状,是否有根、刺或花朵,花的颜色,所在位置,玫瑰花丛旁边是什么,谁在照顾它;要求儿童画出玫瑰花丛以及儿童想在画中呈现的任何其他东西;请儿童告诉治疗师玫瑰花丛画作的故事;询问儿童玫瑰花丛的特点和故事是否与他的生活有关。

玫瑰花丛幻想游戏技术适用于那些对痛苦经历存在情感表达障碍的儿童,有焦虑和抑郁的儿童,以及早期失去亲人或经历过创伤的个体,适用于任何能够理解指令和画出玫瑰花丛的儿童和青少年。但有研究发现,年幼的儿童由于尚未具备抽象思维的能力,往往难以将图画中的各个方面与现实生活的情况相联系。

(五)技能游戏技术

技能游戏根据规则来进行游戏内容,具有竞争合作属性。这里主要介绍合作游戏、自控游戏和策略游戏。

1. 合作游戏 合作游戏需要参与者作为团队成员一起应对特定的挑战,为了实现共同的目标,成员间分享想法和策略,团队做出决定并解决问题。合作游戏能促使团队成员彼此关爱和欣赏,让儿童学习社交技巧、团队协作和谈判等。对社交孤立或社交排斥的儿童尤其有益,可以解决儿童的攻击性、焦虑、低自尊等问题。各种合作博弈游戏均可,如一起搭建黏土造型、团体绘画等。

2. 自控游戏 有冲动控制、愤怒控制问题和患有ADHD的学龄前儿童及学龄期儿童都能从自控游戏中得到帮助,学会自我控制的技巧。儿童可以通过有趣的游戏方式有意识地、反复地抑制冲动反应和身体运动。自控游戏包括"木头人游戏""红绿灯游戏"(说绿灯时儿童向前走或跑,说红灯时儿童需要静止不动)、"说反话游戏"(要求儿童做与指令相反的动作,如指令为举起双臂,儿童需要放下双臂)等。

3. 策略游戏 策略游戏基于特定的规则和准则来论输赢,在游戏中,来访者需要具备规划以及解决问题的能力,更适合学龄期儿童。策略游戏有助于培养儿童的逻辑思维能力,使儿童保持专注、控制冲动、遵守规则、忍受挫折及应对失望,也有助于儿童自信心和自尊的培养。策略游戏包括围棋、象棋、跳棋、UNO纸牌游戏以及迷宫游戏等。研究表示,策略游戏对有攻击性、患有ADHD、有冲动控制障碍、有社交障碍和低自尊儿童尤其有效。

> **技能实训**

实训一:选择一位同学搭伴,与其合作模拟练习沙盘游戏疗法。

1. 实训目标

(1)熟悉沙盘游戏疗法的流程。

(2)在沙盘游戏过程中,练习治疗师关注、共情、理解的语言和非语言表达。

2. 实训要求　两两合作,一人扮演治疗师,一人扮演患者,两人须认真对待训练过程。

3. 实训思路

(1)先练习不同情境下适用的指导语、开场白。

(2)两人互相扮演治疗师与患者,从患者进入沙盘游戏治疗室开始,模拟开始阶段、制作阶段、自我审视阶段、对话分享阶段以及拆除阶段的过程。

实训二:选择一位同学搭伴,与其合作模拟练习以儿童为中心游戏治疗的初次治疗阶段和情绪表达阶段。

1. 实训目标

(1)学会在初次治疗阶段与儿童建立良好关系的方法。

(2)学会在情绪表达阶段,以合适的方式回应儿童的感受。

2. 实训要求　两两合作,一人扮演治疗师,一人扮演儿童,两人须认真对待训练过程。

3. 实训思路

(1)在初次治疗阶段,互相扮演治疗师和儿童,重点模拟治疗师与儿童初次见面时的语言和非语言状态,扮演儿童的同学反馈作为儿童的感受,治疗师进行模拟改进。

(2)在情绪表达阶段,互相扮演治疗师和儿童,分别练习内容反馈和情绪反馈,扮演儿童的同学反馈作为儿童的感受,治疗师进行模拟改进。

(李羽洁)

技能六　掌握正念疗法

案例导入

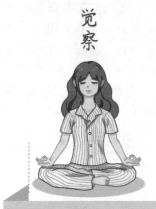

小花（化名），12岁，独生女，在G市某小学上五年级，家庭经济状况一般。2个月前，小花右侧上下肢突然出现麻木和活动受限的情况，来医院寻求康复治疗师的帮助。小花的父母关系紧张，极少有良性沟通，一开口便是争吵、相互辱骂甚至打架，曾多次提及要离婚。小花在争吵的环境中长大，经常怀疑是自己不够好才导致父母吵架和闹离婚。此次出现肢体麻木后，小花觉得自己的形象不如其他女同学，加之一些了解其家庭情况的男同学经常取笑她，她觉得活着没有意义，在医院康复治疗期间，在和康复治疗师的闲聊中多次提到想要结束自己的生命。

你作为康复治疗师，如何帮助小花？

一、正念疗法概述

正念疗法就是通过各种正念训练方法（如静坐、冥想、身体扫描等）进入一种高度觉知的、平衡的、放松的状态，以缓解压力、消除极端情绪，从而治疗疾病。正念疗法并不是一种心理疗法的特称，而是一系列心理疗法的合称，这一系列心理疗法都具有一个共同的特征，那就是以正念思想为理论基础，以正念训练为方法基础。正念疗法是一类非常特别的治疗技术，在当代心理咨询和心理治疗领域中的应用十分广泛。

在心理学中有两个与正念相反的意识状态有助于对正念的深入理解，即反刍思维（ruminative thinking）和自动化想法（automatic thinking）。反刍思维是指个体的意识反复集中在过去某个时刻或将来的某个想法或事件中，难以控制，使个体沉浸在负性事件的思维模式中，带来灾难化的想法。自动化想法是个体在很多情况下存在注意力散乱，大脑处于不清醒的意识状态，对自身行为没有觉察和注意，很容易进入自动化思维模式和惯性行为模式当中。正念训练（mindfulness training）就是针对反刍思维和自动化想法两种意识状态所产生的问题所进行的训练。个体在经过长期、系统的训练之后，更容易将自己的注意力集中在此时此刻身心经历的各种体验上，个体通过连贯、稳定并且不加评判的观察，可以让意识变得更加敏锐和专注，从而使意识和行为变得更加有自主感和掌控感。正念训练在焦虑障碍、药物滥用、成瘾行为、进食障碍等相关问题的治疗中都得到了运用并取得了一定的效果。目前较成熟的正念疗法包括正念减压疗法、正念认知疗法、辩证行为疗法、接纳与承诺疗法，这几种疗法都是以正念训练（冥想练习）为基本方法与技术。

二、正念疗法分类

（一）正念减压疗法

正念减压疗法（mindfulness based stress reduction，MBSR）是由卡巴金创立的用来缓解压力的一套严格、标准的团体训练课程。1979年，卡巴金（Jon Kabat-Zinn）为麻州大学医学院开设了减压诊所，并设计了正念减压疗法，协助患者以正念禅修处理压力、疼痛和疾病。卡巴金认为：正念就是有意识地觉察、活在当下、不做判断。正念是通过有目的地将注意力集中于当下，不加评判地觉知一个又一个瞬间所呈现的体验而涌现出的一种觉知力。正念是一种特殊的生存状态。在这种状态中，个体保持高度的觉知状态，将注意力集中在当下身心经历的每一个瞬间的体验，但是在这种高度觉知的同时，个体必须保持对当下的觉知不做任何价值判断和理性分析，仅仅是单纯地注意到它们。因此，正念是一种让个体只是单纯存在的状态。要达到这种状态就必须经过不断的正念训练。正念减压疗法的核心步骤是正念冥想（mindfulness meditation）练习，正念冥想练习是一种集中训练压力管理的方法，鼓励个体将自己的注意力聚焦在全身体验，摒弃一切杂念，专注于自身的体验，通过训练帮助个体放松身体，从而获得内心的平静，重新获得生活内部资源的平衡。

正念减压疗法是一个持续8周的团体训练课程（约20人参加），学员要每周到医院参与一次2.5~3小时的课程，学习以及实际练习培养正念的方法，并在课程中讨论如何将正念融入日常生活的压力应对与自身疾病之中。另外，8周课程中还包括一天密集的正念训练，通常在第6周进行，要求学员全天禁语，保持正念。正念减压疗法课程主要教授以下3种正念训练技巧：①躯体扫描：端坐或者平躺，引导注意力按照一定顺序观察躯体不同部位的感受。当任何思想或情绪出现时，练习者只是觉察它，然后将注意力引回到躯体扫描上来。在观察疼痛时，偶尔使用带有观想的技巧（观想疼痛随着呼吸离开身体）。②坐禅：观察随着呼吸而产生的腹部起伏，或者鼻端与呼吸接触的感受。当疼痛出现时，鼓励练习者观察身体的疼痛。③正念瑜伽：正念减压疗法将正念觉察与哈达瑜伽相结合，教导学员在练习瑜伽的同时，觉察当下的身心现象。除此之外，正念减压疗法还将食禅和行禅纳入课程中，并鼓励学员在日常生活中培养正念。

（二）正念认知疗法

正念认知疗法（mindfulness based cognitive therapy，MBCT）是由泰斯德等人将认知疗法与正念减压疗法融合而发展起来的主要用于解决长期抑郁症复发问题的一种心理疗法。越来越多的研究者主张将抑郁视作慢性的、毕生的、易复发的心理困扰。泰斯德通过研究发现，生活压力、烦躁不安的情绪、神经官能障碍的思维模式与抑郁症的复发率有很高的相关性。因此，他提出消除抑郁复发的方法，首先要使人们认识到消极思维的出现预示着抑郁可能复发；然后，通过某种方式使人们从可导致抑郁复发的消极思维中解脱出来。泰斯德和他的同事发展了正念认知疗法来实现上面的目标。正念训练使参与者"面对"而不是"逃避"潜在的困难，要求参与者培养一种开放的、接受的态度来应对当前出现的想法与情绪。这种正念训练促使参与者产生一种"能意识到的"觉醒模式，而不是一种习惯化、自动化了的浑然模式。因此，正念训练可以帮助参与者在早期就觉察到能导致抑郁复发的消极思维，从而消除抑郁复发。

正念认知疗法所针对的患者一般是已患过抑郁症并复发过一次或以上的人，在初始访谈阶段，治疗师会给患者介绍正念认知疗法，然后一起讨论正念认知疗法的治疗方案。正念认知疗法与正念减压疗法相似，疗程8周，每周一次，每次2小时。治疗形式是团体形式。所不同的是，正念认知疗法中除了"静坐冥想""躯体扫描""正念瑜伽""行禅"以及"日常生活中的正念"外，每次课程还要加入一些涉及认知重塑或认知模式修复这样的讨论任务。课程结束后2个月，进行随访。

（三）辩证行为疗法

辩证行为疗法（dialectical behavior therapy，DBT）是莱恩汉创立的用来治疗边缘型人格障碍（BPD）的治疗方法，其核心思想是"接受"。之所以将基于禅宗思想的正念作为辩证行为疗法的一个重要部分，是因为莱恩汉发现了传统认知行为疗法在治疗BPD上的缺陷。莱恩汉认识到传统认知行为疗法的最大缺陷在于非常强调"改变"，而这在慢性人格障碍求助者身上几乎是无效且不可能的。所以，他尝试改变传统认知行为疗法，通过强调"确认"以及"接受"而不是"改变"来治疗慢性人格障碍求助者。莱恩汉认为，慢性人格障碍求助者的主要特征是不能忍受生活压力，不会自我接受。因此，治疗的核心便在于使他们能够忍受生活压力，以及学会自我接受，让求助者通过学习辩证行为思想来提高对消极情感的耐受力，降低消极情感对个体的冲击力，鼓励求助者认识到每一种行为都可以按照逻辑推论出来，最终消除极端行为，使内心达到一种平衡状态。

(四)接纳与承诺疗法

接纳与承诺疗法(acceptance and commitment therapy,ACT)是认知行为疗法发展过程中"第三次浪潮"里较具代表性的心理治疗方法之一。接纳与承诺疗法最早是由美国心理学教授海斯及其同事在经过研究和实践的基础上总结创立的,它以关系框架理论作为理论基础,通过正念干预以及承诺和行为改变策略来增强心理灵活性。它的主要目的是增强人们的正念技巧,培养人们的适应性,让人们能够接纳并且适应痛苦的存在,从而减轻痛苦对人们正常生活的影响。接纳与承诺疗法主要有六个核心干预过程,分别是接纳、认知解离、关注当下、以己为景、明确价值和承诺行动。此外,根据干预形式的不同,接纳与承诺疗法的干预过程还可以被划分为无形干预和有形干预两种。无形干预是指被治疗者通过自己看书、学习关于接纳与承诺疗法的内容来治疗,而有形干预则是在专业的心理治疗师的指导下开展的学习和练习。现如今,接纳与承诺疗法主要用于治疗焦虑、抑郁、精神分裂、创伤后应激障碍(PTSD)、双向情感障碍等症状。

三、正念疗法的主要方法

正念疗法的具体方法可以从三个方面加以描述:注意当下、不做评判、觉知。

知识拓展

(一)注意当下

注意当下就其字面意义来说,就是要将注意力完全集中于当下;然而就其理论实质来说,则是要使注意力不集中于过去或者未来。卡巴金说过,一旦了解当下,便可以舍下过去、未来,在当下的、此时此刻的状态中觉醒。泰斯德研究发现,生活压力、烦躁不安的情绪、神经官能障碍的思维模式与抑郁的复发有很高的相关性。正念认知疗法就是通过注意当下来提高个体的觉知力,及时地觉察到由于经验而形成的消极的行为模式与思维模式,并及时加以处理,消除或缓解这些消极模式对当下的影响。因此,一方面可以说,注意当下就是注意过去,就是时刻对于过去保持一种警醒;另一方面,注意当下就是放下过去,就是时刻防止过去的消极模式在当下重新出现。

如何注意当下?最简单的方法是出入息训练。出入息训练既不费时也不费力,只不过是将注意力转移到自己的呼吸上来:感受每一次呼气,每一次吸气,并知道自己在呼气与吸气,体会气流进入与离开身体的感觉,如是而已。实际上,出入息就是让人们的注意力有个聚焦的目标,并且在觉知自己的出入息时,能够提醒自己已然置身于此时此地,从而完全清醒地面对当下发生的一切,也就是注意当下。

在心理治疗领域中,无论是精神分析疗法,还是行为疗法,在分析心理疾病的致病原因时,都非常强调过往经验的作用。精神分析疗法认为心理疾病的成因在于过去的,尤其是童年的一些经历与遭遇,固着为一种情结存在于潜意识中,并以一种自己无法意识到的方式影响着当前的行为与思想,心理疾病的治疗就是要在当下挖掘并发现这些埋藏的经历与遭遇;行为疗法认为心理疾病实质上就是一系列异常行为方式的集合,而这些异常的行为方式是在过往的经验中一次次地通过条件反射的方式逐渐形成的,而心理疾病的治疗就是要在现在重新训练正常的条件反射与行为方式来替代那些异常的条件反射与行为方式。因此,无论是精神分析疗法,还是行为疗法,都主张心理疾病的根源不仅仅在于过往的经验,更重要的在于对过往经验的执着,心理疾病的治疗并不在于消除或改变过去的经历或遭遇,而是在于在当下的心灵世界中消除对过往经历或遭遇的执着。注意当下,就是这样一种消除对过往经历或遭遇的执着的方式与方法。人们只要将注意力集中于当下,不再执着于过往的经历或遭遇,不再执着于将来的幻想,便能使自己的心灵处于一种平和、平衡的状态,而达到治疗心理疾病的目的。

(二)不做评判

不做评判有广义、狭义两种意思。狭义的不做评判是指在正念训练中,不要评价自己的正念体验,不要与其他经验相比较,或与设定的期望和标准相比较。例如,在进行正念禅定训练时,人们常常在头脑中浮现这样一些想法:"这好无聊啊""这样有用吗""我怎么不能静下心来""这种感觉真好"等。不做评判就是放下这些想法,暂停评判,让每一刻都如实存在,不去评价它是好是坏。因此,不做评判的第一层意思主要是针对自己的正念训练的,即不对自己的正念体验做任何评判。广义的不做评判是指针对个体所从事的一切活动。因为正念训练不仅可以在规定的时间与地点进行,而且可以在任何时间、任何地点进行,所以广义的不做评判应该在任何时间、任何地点都予以遵守。也就是说,当自己在进行某一项活动的时候,对头脑中所浮现的所有想法、观念均不做评价,不加批判。人们通常透过有色眼镜来看事物,如果对自己有利,便喜欢它;如果对自己不利,便厌恶它。因此,放弃对事物进行好恶评价,实质上就是间接地摘下有色眼镜,使自己对当前一切的觉察清晰透明,不受过往经验的影响。总之,不做评判就是指在将注意力集中于当下时,对头脑中所浮现的任何想法与观念均不做评价与批判,而使其保持本来面目。

注意当下与不做评判所要达到的目的,并不是消除、排除、忘记过往的经验,而是要割断过往经验与当下之间的某种联系。因为对当前的观念与想法进行评判,实质上就是用过往的经验与评价标准来对比当前的观念与想法,不做评判就是要割断这种过去与现在的联系,使过去只是存在于过去,当下只是存在于当下。为何要如此呢? 正如前文所提及,无论是精神分析疗法,还是行为疗法,都主张心理疾病的产生根源在于过往的经历、遭遇、行为模式、思维模式固着于当前,从而使个体的当前行为、思想依然被束缚于过往的不正常行为模式与思维模式而得不到解脱,进而出现行为异常与心理疾病,不做评判就是要打破这种束缚。

(三)觉知

觉知实际上是正念的目的。前文所提到的正念训练的两大核心思想——注意当下、不做评判的目的就是使个体时刻保持一种高度的觉知力。高度的觉知力就是指个体每时每刻都知道自己当前存在以及如何存在。正念疗法认为,只要保持高度的觉知力,个体便能打破那种自动化、习惯化的行为模式和思维模式的束缚,个体能够时刻感到一种好奇心、新鲜感,时时刻刻都是全新的,而不是一直沉浸在过去的情绪、经验之中。

正念疗法所谓的觉知与禅宗所讲的觉悟既有相同之处,也有不同之处。相同点就是这两者都是一种意识状态,确切地说,都是一种积极的、和谐的意识状态。不同之处在于,正念疗法所谓的觉知,只是一种意识状态,是一种让自己的注意力时刻集中于当下的意识状态,或者是一种全神贯注、专心致志的意识状态;而禅宗所讲的觉悟,却不仅仅是一种意识状态,更是一种精神境界,觉悟不是仅将注意力集中于当下便能达到的,还需要个体对世界、对自己有一种通透的理解,换句话说,能够看清世界的本质。因此,觉知更多的是一种注意训练,是一种行为现象,核心在于对训练方法的掌握;觉悟更多的是一种精神修养,是一种认知现象,核心在于对生活的充满智慧的理解。

四、正念疗法的基本特点

(一)治疗目标——主张幸福健康观

正念疗法的第一个突出的特点在于它的治疗目标与传统心理治疗不同。传统心理治疗的治疗目标在于治愈疾病,这包括改变不合理的认知、改变不适应的行为、改变消极的情绪状态、改变消极的生活方式等。但是,这一切都只不过是努力将一个不正常的人,变成一个正常的人。而正念疗法的目标不仅如此,其不仅要将那些不正常的人变成正常的人,还要将那些正常的人变成幸福的人。事实上,自从近年来积极心理学逐渐兴起,人们越来越关注幸福感的问题。当然也可以反过来说,随着人们越来越关注幸福感的问题,因此产生了积极心理学。积极心理学的产生与飞速发展,也表明人们越来越不满足于只是成为一个正常的人,而想要成为一个幸福的人。正因为如此,与传统心理治疗相比,正念疗法表现出了一系列的特点。它主张心理咨询与治疗的目标不应该仅仅是减轻或者消除疾病的症状,更重要的应该是帮助人们达到一种身心和谐的全面健康的状态;心理治疗不仅应该是一种治疗疾病的方法,还应该是一种培养健康的方法。而这种思想,符合现代人的心理需求,那就是不仅要成为一个没有疾病的、健康的人,还要成为一个幸福的人。很显然,穆鲁克和哈特泽尔的观点是有道理的,那就是这种全面健康思想,或者幸福健康观越来越成为心理治疗领域的新趋势。

(二)治疗方法——主张自我疗愈观

正念疗法的第二个特点在于它的治疗方法采取了一种完全的自我疗愈观。所谓自我疗愈,就是指患者主要依赖于自己的力量,而不依赖于治疗师的力量来治疗自己的疾病。自我疗愈有两个特点:其一,患者不再依赖于咨询师与治疗师;其二,患者可以在日常生活中随时进行治疗。在传统的心理治疗中,医患关系或者咨访关系是很重要的。之所以很重要,是因为每一次治疗都是咨询师或治疗师与患者共同进行,或采用谈话的方法,或采用行为训练的方法等。并且,在治疗过程中占据主导地位的一般是咨询师或治疗师,即使十分主张以患者(来访者)为中心的人本主义疗法也依然不能改变咨询师与治疗师的主导地位。而正因为十分依赖于咨询师与治疗师,因此患者在日常生活中无法单独完成实质性的治疗,最多只能完成一些家庭作业、复习训练。而正念疗法主张彻底的自我疗愈中,患者只需要最开始从咨询师与治疗师处习得简单的训练方法与要点,之后便可以一直在家中完成治疗。按照自己的时间要求,按照自己的治疗情况,随时可以进行正念训练。穆鲁克和哈特泽尔认为这种"自我指导"的思想也将成为心理治疗领域的一个新趋势。按照他们的观点,现代的人们更愿意自己主导自己的一切,即使是面对疾病(无论是生理上的还是心理上的),他们也更愿意尽自己的努力解决所有的问题。事实上,人本主义心理学已经证明了每个人都具有自我指导、自我疗愈、自我实现的潜能。在心理咨询与治疗的过程中,完全可以给患者更为开放的空间,更为广阔的自由,更为坚实的信任。正念疗法的这种主张自我指导与自我疗愈的特点,也是当代心理治疗学发展的一个新趋势。

技能实训

实训:选择一位同学搭伴,与其合作练习正念疗法。
1. 实训目标　学会选择合适的正念疗法,帮助患者缓解痛苦。
2. 实训要求　两两合作,一人扮演康复治疗师,一人扮演患者,两人须认真对待训练过程。
3. 实训思路
(1)选择好脚本与引导词,使二者相配。
(2)选择合适的场所。
(3)两人互相扮演康复治疗师与患者,指导对方练习正念疗法。

(李火把)

模块考核

一、单选题(请从以下每一道题下面 A、B、C、D 四个备选项中选择一个最佳答案)
1. 罗夏墨迹测验作为一种心理测验,其所用的方法是(　　)。
　A. 问卷法　　　　B. 观察法　　　　C. 投射法　　　　D. 会谈法
2. 反映一个测验工具的正确性的指标是(　　)。
　A. 效度　　　　　B. 信度　　　　　C. 样本　　　　　D. 常模
3. "比奈-西蒙量表"属于一种(　　)。
　A. 智力测验　　　B. 人格测验　　　C. 神经心理测验　D. 评定量表
4. SCL-90 评定的时间范围是(　　)。
　A. 半个月　　　　B. 1 个月　　　　C. 10 天　　　　　D. 1 周
5. (　　)是一种具体的行为治疗技术。其内容为将欲戒除的目标行为(或症状)与某种不愉快的或惩罚性的刺激结合起来,通过厌恶性条件作用,而达到戒除或至少是减少目标行为的目的。
　A. 厌恶疗法　　　B. 暴露疗法　　　C. 阳性强化法　　D. 放松疗法

6.系统脱敏疗法中最重要的步骤是( )。
A.康复治疗师向患者介绍系统脱敏疗法 B.建立焦虑等级
C.进行放松训练 D.分级脱敏

7.( )是利用现代生理科学仪器,通过人体内生理或病理信息的自身反馈,使患者经过特殊训练后,进行有意识的"意念"控制和心理训练,从而消除病理过程、恢复身心健康的新型心理治疗方法。
A.厌恶疗法 B.生物反馈疗法 C.阳性强化法 D.放松疗法

8.下列哪项不是心理支持疗法的基本技术?( )
A.鼓励 B.解释 C.保证 D.脱敏

9.在治疗患有冠心病的恐惧症患者时应忌用( )。
A.系统脱敏疗法 B.支持疗法 C.冲击疗法 D.认知疗法

10.( )是指动作者独立地以身体动作表现自己,用最自然、舒服、自发、随意的想法和方式去舞动,个体与其潜意识对话,在安全的环境中去探索自我。
A.真实动作 B.切斯技术 C.暖身 D.空椅子技术

11.( )是指患者在康复治疗师的引导下进入放松状态,在特别选择的音乐背景下产生自发的自由想象,想象中要出现视觉图像,这些图像具有象征意义,常与患者潜意识中的矛盾有关。
A.自由联想 B.音乐联想 C.音乐同步 D.音乐回忆

12.( )是指在不进行任何思考的情况下,任意画出线条,再根据线条偶然形成的某种意象绘制出图画的一种方法。
A.九宫格统合绘画 B.圆形家庭图 C.涂鸦法 D.合作性绘画

13.指导性游戏治疗和非指导性游戏治疗的主要区别在于( )。
A.过程不同 B.康复治疗师角色不同 C.流派不同 D.技术不同

14.( )强调儿童应更专注于此时此刻此地。
A.阿德勒游戏治疗 B.以儿童为中心游戏治疗
C.完形游戏治疗 D.精神分析游戏治疗

二、多选题(请从以下每一道题下面 A、B、C、D 四个备选项中选择至少两个答案)

1.下列方法中属于心理评估常用方法的有( )。
A.实验法 B.心理测验法 C.访谈法 D.问卷法

2.关于SAS的描述正确的有( )。
A.有20个项目 B.使用简便 C.全为正项计分项目 D.分四级评分

3.适用于儿童的强化物主要有( )。
A.消费性强化物 B.活动性强化物 C.操作性强化物 D.拥有性强化物

4.生物反馈疗法可用于( )。
A.紧张性头痛、血管性头痛
B.更年期综合征、高血压
C.偏头痛、冠心病、心脏神经官能症
D.面肌痉挛、哮喘、性功能障碍、胃肠神经官能症

5.以下哪些属于行为治疗?( )
A.系统脱敏 B.阳性强化 C.催眠治疗 D.冲击疗法

6.下列属于心理剧疗法的技术有( )。
A.空椅子技术 B.设景技术 C.雕塑技术 D.镜观技术

7.接受式音乐疗法包括( )。
A.歌曲讨论 B.音乐回忆 C.音乐同步 D.音乐想象

8. 下列属于园艺疗法的治疗对象的是( )。
A. 未成年人　　　B. 残疾人　　　C. 亚健康人群　　　D. 患有心理疾病的人群

9. 以儿童为中心游戏治疗中,康复治疗师应遵守的原则包括( )。
A. 让儿童能够自由自在地表达自己的感受
B. 尊重儿童,儿童是绝对的主角
C. 对治疗进度不能太着急
D. 鼓励儿童想怎么做就怎么做,不需要任何限制

10. 沙盘游戏治疗适合的对象包括( )。
A. 儿童
B. 无法用语言表达情感的成人
C. 情感被阻的老年人
D. 愿意接受沙盘游戏治疗的患者

三、名词解释

1. 行为观察法
2. 访谈法
3. 心理测验法
4. 阳性强化法
5. 厌恶疗法
6. 瑜伽放松训练
7. 心理支持疗法
8. ABC 理论
9. 艺术疗法
10. 园艺疗法
11. 角色互换
12. 沙盘治疗技术
13. 正念疗法

四、练习

1. 请同学们两两合作,进行角色扮演,相互进行访谈法的练习,要求通过访谈获取"患者"的心理社会资料。

2. 请同学们完成 SCL-90、SDS、SAS、PHQ-9 和 GAD-7 临床评定量表的自测,通过对量表的操作,熟悉和掌握具体实施步骤及结果分析的方法,为将来在实际工作中的运用奠定基础。

五、案例分析

1. 李某某,男,因脑卒中后左下肢运动功能障碍进行康复治疗。Berg 平衡量表评分为 48 分,提示平衡能力好,能独立行走。理论上患者具备行走条件,并排除了以下可能导致不能独自行走的原因:①共济失调;②认知障碍;③本体感觉障碍;④严重心脏及肝肾疾病;⑤疼痛。可是李某某仍无法完成步行训练,经反复多次鼓励后也只是勉强尝试独自站立,便因心慌、呼吸加快随即出汗、浑身发软、害怕跌倒而放弃训练。

分析该患者情况,试着建立焦虑等级,并运用系统脱敏疗法舒缓其心理焦虑。

2. 王某,女,22 岁,大学一年级学生,成绩好,中等身材,年貌相符,衣着得体,无特意修饰,右侧面瘫来院就诊,由母亲陪诊。

个案简介:最近 6 个月,王某情绪不好,对什么都没有兴趣,虽然已考上研究生,但高兴不起来,对学习的兴趣也下降。整日精神不好,也不想与别人往来。睡眠差,入睡困难,经常梦到一些可怕的事,如被追杀。母亲在机关单位工作,对子女很关心。父亲为市级干部,担任较重要的职务。半年前,父亲出车祸意外去世,从此以后,王某与母亲一起生活。父亲去世后,原来的亲友也减少与她们家的往来,朋友也渐

渐疏远她们。王某感觉生活失去了支撑,感到别人用冷漠的眼光看待她们,有幸灾乐祸的感觉,感到世界变得冷漠无情。4个月前,王某男友也开始冷淡她。男友的家庭条件原不如她,父亲去世后,男友对她的态度也发生变化,虽没有提出分手,但经常不接电话。王某不敢向母亲倾诉,因为母亲在父亲去世后也很悲伤,怕加重母亲的痛苦。现王某心情压抑,对前途有些失望,对于与男友的关系也感到心凉,想过自杀但不敢行动,不知如何走出痛苦。

请你应用合理情绪疗法对王某进行心理康复治疗,并书写1次心理会谈的主要内容。

3. 李某,女,单亲家庭,幼年的时候父母离婚,后一直与母亲一起生活。母亲对李某特别严厉,对李某学习上的期望很高,这让李某感受到很大的压力。特别是李某高考完,考上了一所高职院校以后,母亲每次打电话都是只问李某的学习情况,而对其生活、人际关系等各方面一概不提,这让李某觉得压力特别大,甚至影响了睡眠。

针对该女生,你认为可以用哪种艺术疗法进行治疗?谈谈该疗法的具体操作。

4. 魏某,女,56岁,大专文化,退休教师,性格开朗,2014年11月初诊,患失眠症5年余。魏某自50岁退休以来,间断性睡眠不好,睡眠较浅,容易惊醒,多梦,认为只要自己心情好,睡眠就好,心情差,睡眠就差。曾两次因"失眠"住心身医学科治疗,每次住院用药的效果都很好,但出院后停药就又出现失眠问题。服用西药艾司唑仑、帕罗西汀、曲唑酮等治疗,睡眠时好时坏。目前已2周未服用药物,认为尽管失眠,但尚能忍受。否认持续的情绪低落、紧张害怕,自己烦恼的主要原因是夫妻吵架,想离婚又离不了;与母亲关系不好,但还得独自照顾母亲(弟妹全在外地);已成年的儿子对自己脾气不好,很少来看自己,也不会主动打电话过来。否认重大的躯体疾病史及家族精神病史。已于2年前停经。精神检查:打扮入时,意识清晰,定向完整,仪表整洁,交谈合作,表情自然,不断述说自己的不幸(主要内容与自己母亲和现在的丈夫有关),要求医生耐心地听,情感反应协调,未引出听幻觉和被害妄想等精神病性症状,自知力充分。

90项症状自评量表(SCL-90)检查显示:人际关系敏感、偏执、敌对3个因子为中度,躯体化、强迫、焦虑3个因子为轻度。心理健康测查表(PHI)检查提示:癔症性人格、社会失效者、存在家庭问题。

魏某自述在家排行老大,下有一弟一妹。自幼年能记事开始,魏某就觉得母亲对自己不好,母亲个性较强,有时会"羞辱"她,必须看母亲的脸色行事,放学回家还要干家务,帮助父母照顾弟弟和妹妹。父亲长期在外,与母亲关系不好,很少回家,回家时两人经常吵架,但父亲对魏某不错,会带她出去玩,给她买东西,只要向父亲提出要求,基本上都能得到满足。在她18岁时母亲因怀疑父亲有外遇而离异,父亲独自回老家,2年后重组家庭,尽管觉得父母离异的主要原因在母亲,但她心底还是恨父亲,觉得他不负责任,此后也很少与父亲联系。

魏某22岁时结婚,育有一子,夫妻关系开始时曾不错。但母亲对女婿不满意,不断怂恿魏某与丈夫离婚,并扬言"如果不离婚,就断绝母女关系",母亲还会在女婿面前说魏某的坏话。在这种情况下,魏某夫妻间不时产生摩擦,并在魏某30岁时开始分居。魏某36岁时离婚,与母亲和儿子同住,其间相过几次亲,由于各种原因没成功。

魏某45岁时经人介绍与一退休医生相识,该医生比她大13岁,育有一女,性格内向,"小毛病"较多,如不干家务,不会照顾人,但收入不错,而且魏某母亲比较满意。在魏某46岁时两人结婚。婚后不到3年,夫妻也开始产生摩擦,魏某觉得丈夫的懒惰还可以忍受,但他患有肛瘘和前列腺问题,还不注意个人卫生,导致自己患上妇科病;更让人难以忍受的是,魏某性格外向,喜欢跳舞,但丈夫不喜欢她外出,只要她单独出去,回家后必定要发生争吵;有时丈夫还会对着窗外骂她,什么难听的话都说得出,这时母亲又在其中"作梗",跟魏某丈夫说魏某的坏话。就这样,魏某不出家门自己心里憋得难受,出去后回家就是大吵大闹,想离婚但又下不了决心,退休后除照顾母亲外,无所事事。

请你选择合适的正念疗法对魏某进行心理康复治疗。

模块五　实施特殊人群心理康复

模块描述

躯体疾病尤其是重大躯体疾病、躯体残疾与心理行为三者之间存在相互作用、相互影响的交叉因果关系。本模块主要介绍临床重大疾病患者、残疾人的心理障碍的发生机制、表现形式及心理康复措施。另外,康复治疗师应了解老年康复患者、儿童康复患者有着不同于其他成年康复患者的心理特征,进而对他们采取有针对性的心理康复措施,帮助他们减轻或消除身心及社会功能障碍,使其尽最大可能重返社会。

学习目标

▲ 知识目标

1. 掌握常见临床重大疾病患者的心理康复措施,老年康复患者、儿童康复患者、残疾康复患者的心理康复方法。

2. 熟悉常见临床重大疾病患者的心理障碍的临床表现,理解老年康复患者、儿童康复患者、残疾康复患者的典型心理特征。

3. 了解常见临床重大疾病患者的心理障碍产生机制。

▲ 能力目标

1. 能针对不同的系统疾病患者的心理障碍选择适宜的心理康复方法。

2. 能针对不同的康复对象(老年人、儿童、残疾人)选择适宜的心理康复方法。

3. 能按合适的步骤对患者实施心理干预。

▲ 素质目标

1. 以患者为中心,接纳各种患者的不良情绪和异常行为。

2. 帮助患者解决心理问题和异常行为,提高患者的社会适应能力和生活质量,实现自我价值。

3. 与医护人员、社工等形成康复团队,团结协作,共同促进患者康复和重返社会。

任务一

掌握临床重大疾病患者的心理康复方法

技能一 掌握神经系统疾病患者的心理康复方法

扫码看PPT　扫码看微课

案例导入

王某某,女,53岁,农民,3个月前,因突发"脑出血",在神经外科住院一段时间后转入康复中心,经过系统康复治疗后,言语功能基本恢复正常,但仍遗留右侧肢体活动不利,尤以手部为著,步态不稳。最近1个月,经常胡思乱想,担心自己的健康状况,害怕自己的病治不好,拖累家人;心情不好,想哭,心烦,易发脾气;被动懒散,对什么都提不起兴趣;逐渐出现失眠,整夜无法入睡,伴有头晕、全身无力、不想吃饭等。王某某平素性格外向、开朗,育有一子,丈夫身体健康,精神疾病家族史阴性。

你作为康复治疗师,如何帮助王某某进行心理康复?

一、脑卒中患者的心理康复

脑卒中(stroke)又称中风或脑血管意外(cerebro vascular accident,CVA),是一组突然起病,以局灶性神经功能缺失为共同特征的急性脑血管疾病。根据2019年全球疾病负担研究的调查结果,脑卒中在全球死亡原因中排名第二位,在残疾原因中排名第三位。脑卒中是目前公认的心身疾病之一,其高致残率、高死亡率、高复发率等,严重影响患者的生活质量和心身健康。

(一)心理障碍的原因

心理障碍的发生可能与遗传因素、年龄、性别、脑卒中类型与病灶部位、功能障碍程度及家庭和社会支持等有关。

脑卒中患者心理障碍发生的原因是多方面的,疾病的发展和预后也是各种因素交叉作用的结果。其主要原因有以下几个方面。

(1)遗传因素:面临巨大压力时,基因变异的个体具有高度敏感性,更易产生精神疾病。

(2)神经生物学因素:主要有神经递质、下丘脑-垂体-肾上腺轴的异常、细胞改变、神经网络、解剖学改变、脑部活动、睡眠及昼夜节律等。

(3)人口学因素:近年研究证实,脑卒中后抑郁的发生与人口学因素有一定的联系。女性脑卒中患者更容易抑郁。

(4)脑卒中类型与病灶部位:如缺血病灶前部边界与左额极的距离与抑郁的严重程度密切相关;大脑中动脉供血区受损后,发生抑郁症的概率增大。

(5)家庭和社会支持:脑卒中本身及之后发生的各种躯体、精神、环境等的障碍会导致患者产生不良情绪。家庭和睦和社会的支持力度大可增强患者治疗的信心。

（二）心理障碍的表现

脑卒中患者心理障碍多为情绪障碍或心境障碍。

1. 抑郁 脑卒中后抑郁（post-stroke depression，PSD）是较为常见的情绪障碍，是以情绪低落、兴趣缺失等抑郁症状和相对应躯体症状为主要表现的综合征。流行病学调查显示，PSD 的发病率在国外为 25%～79%，国内为 23%～76%，5 年内综合发生率为 31%。PSD 在脑卒中恢复期（病程超过 6 个月）发病率最高。

PSD 的临床表现可分为核心症状和非核心症状。①核心症状：a. 感到不开心、闷闷不乐，甚至痛苦；b. 兴趣及愉快感减退或丧失；c. 易疲劳或精力减退，感觉不到生活的意义，严重者甚至有自杀的倾向。②非核心症状：a. 睡眠障碍、体重减轻、食欲异常、不明原因疼痛等异常生理症状；b. 焦虑、紧张不安、运动性激越等心理症状；c. 其他症状，如自责自罪、注意力下降、无价值感等。

2. 焦虑 脑卒中患者的焦虑多为广泛性焦虑症（GAD），表现为恐惧紧张、坐卧不安、心神不宁、注意力不集中、睡眠困难等。广泛性焦虑症与严重抑郁共存时，会延迟抑郁症状的恢复，也会减缓患者社会功能和日常生活活动能力的改善。研究发现，左半球损伤与焦虑有关。也有研究表明，女性或年轻患者更容易出现焦虑。焦虑的临床表现与原发性焦虑障碍相似，其总体程度较轻，且躯体化症状相对明显。精神方面以精神性焦虑为主，表现为焦虑和烦恼，常有恐慌、心烦意乱、忧心忡忡、过分警觉、运动性不安等。躯体方面主要以自主神经过度兴奋为特征，表现为心悸气促、头昏头晕、多汗、面部发红、恶心、腹痛、尿频等。

3. 情感淡漠 主要表现为脑卒中后对外界刺激缺乏相应的情感反应，对周围的事情漠不关心，其核心特征为动机的缺乏或丧失，其症状与抑郁多有重叠。脑卒中后情感淡漠发病率约为 34.6%，脑卒中患者中年龄较大者更容易发生情感淡漠。情感淡漠患者目标指向认知活动减少及情绪减退。要注意不能将失语症患者视为情感淡漠，情感淡漠和抑郁往往共存，并且情感淡漠也是抑郁的风险因素之一，同时要注意情感淡漠与抑郁的区别，特别是在有神经性疾病的情况下（表 5-1-1）。

表 5-1-1 脑卒中后抑郁与脑卒中后情感淡漠的区别

比较点	脑卒中后抑郁	脑卒中后情感淡漠
活动	对活动失去兴趣；其他人鼓励/促进参与仍无改善	参加活动的主动性降低；其他人鼓励/促进参与时仍能享受活动
心情	患者自述心情为悲伤、低落、郁闷	患者否认心情悲伤或低落
反应	经常哭泣	一般无情绪反应
态度	患者因症状而苦恼	与患者自身相比，家人更担心患者症状

4. 其他心理障碍 脑卒中患者可能出现狂躁、幻觉、妄想、情绪不稳、疲劳、人格改变等其他精神症状。

（三）心理障碍的康复措施

除了药物治疗外，脑卒中患者还需要进行操作性强、周期短、指导性强、可自我练习等的心理干预措施，主要包括认知行为疗法、良好治疗关系构建、支持性心理治疗、家庭治疗、音乐疗法、药物治疗等。

1. 认知行为疗法 认知行为疗法（CBT）根据治疗的深度分为支持性、再教育、重新构建三个层次。支持性关系是治疗初始最基本的要件，没有经历过支持性关系的治疗者，治疗往往会遭遇困难。在工作同盟的基础上协助指导患者学习和实践，其治疗转机也是一种重新构建。

2. 良好治疗关系构建 首先，接待患者要热情。在入院时，应热情接待患者，积极与患者及其家属沟通，了解他们的诉求，并与患者及其家属共同制订康复计划。在康复训练开始后，要对患者的预后进行客观、准确的预判,并向患者及其家属做出解释和说明。其次,要理解患者。在康复治疗过程中,患者可能会因疾病或心理障碍等对康复治疗不配合,从而表现出愤怒情绪,甚至会产生攻击性行为。此时康复治疗师应理解患者的情绪反应,并给予帮助、鼓励,帮助患者克服不良情绪。最后,倾听患者要耐心。患者长期被疾病折磨,会有苦恼和抱怨,需要倾诉和疏导。康复治疗师应耐心倾听,可采取启发引导的方式,使自己成为患者的倾诉对象,并进行正确的疏导。

3. 支持性心理治疗 主要内容有倾听、解释、指导、鼓励、保证和居家环境改造等。①倾听:耐心倾听有助于患者树立战胜疾病的勇气和信心。②解释:详细、全面地解释,打消患者的紧张和担忧情绪,帮助患者了解自身问题,避免过高期待,以便患者能积极配合治疗,争取最好的治疗效果。③指导:提供正确的专业知识,改正患者对疾病的错误认识和错误观念,指导患者掌握处理问题的适宜方法和必需的能力。④鼓励:面对各种困难时,让患者相信康复治疗师会全力支持他们,帮助他们一起解决困难,同时鼓励要与有效的治疗相结合。⑤保证:根据自己的社会角色和影响力,以充分的事实为依据,以典型个案为参照,向患者展示治疗效果,增强患者战胜疾病的信心。⑥居家环境改造:为了让患者更好地适应社会、回归家庭,结合患者功能障碍的特点,对患者居家环境进行合理的改造,提高患者日常生活能力。

4. 家庭治疗 脑卒中对于家庭而言是一个应激生活事件,而家庭关系的稳定与否是影响患者预后的重要因素之一。因此,对患者家属进行心理干预,帮助患者家属和患者形成一种良性互动和支持,有助于提高患者康复治疗效果。

5. 音乐疗法 研究发现,主动音乐疗法可在短期内明显改善脑卒中患者的上肢功能,还可改善失语症患者的语言流畅度、构音障碍患者的语言清晰度,言语治疗师通过乐器演奏的节律性旋律,帮助患者打拍子,进行口型提示,辅以言语治疗技术,在音乐节奏中提高言语障碍患者的语言能力。

6. 药物治疗 药物治疗的原则是缓解症状、提高生活质量、预防复发。治疗抑郁症的药物主要有选择性5-羟色胺再摄取抑制剂(SSRI)、5-羟色胺去甲肾上腺素再摄取抑制剂(SNRI)、去甲肾上腺素和特异性5-羟色胺能抗抑郁药(NaSSA)、三环类抗抑郁药等。焦虑患者可联用NaSSA(如米氮平)和抗焦虑药(如枸橼酸坦度螺酮)。睡眠障碍患者可加用镇静催眠药。

7. 非侵入性神经调节技术 如经颅磁刺激(transcranial magnetic stimulation,TMS)、经颅直流电刺激(transcranial direct current stimulation,tDCS)背外侧前额叶皮质(dorsolateral prefrontal cortex,DLPFC)等。

8. 出院前指导 一方面,适宜的出院前指导可使患者及其家属明白在日常生活中最大限度地发挥和利用残存功能的重要性,明确患者在家庭和职场中应承担的责任。另一方面,为了防止肢体功能的废用,应当向患者及其家属介绍与康复相关的措施。

二、脊髓损伤患者的心理康复

脊髓损伤(spinal cord injury,SCI)是由外界直接或间接因素导致,在损伤的相应节段出现各种运动、感觉和括约肌功能障碍,肌张力异常及病理反射等相应改变。发生脊髓损伤致瘫痪的患者以青壮年居多,造成脊髓损伤的原因多为车祸、高空坠落、外力冲击等。

(一)心理障碍的原因

1. 终身残疾的影响 脊髓损伤尤其是完全性损伤常导致严重且延续终身的残疾,多数患者在伤后短时间内无法承受终身残疾的现实,会否认自己的身体状况,拒绝康复治疗。随着时间的推移,患者逐渐认识自身的残疾后,又会出现愤怒、抑郁等情绪,严重者甚至产生自杀行为。另外,为缓解终身残疾所致的不安、睡眠障碍、疼痛等,患者长期使用镇静药和镇痛药,极易导致药物依赖。

2. 并发症及后遗症的影响 脊髓损伤多为突发事件,当事人多为青壮年,心理常无法接受,因此会出现情绪障碍、创伤后应激障碍(PTSD)。脊髓损伤患者行动能力降低,常出现脊髓休克、膀胱功能障碍、压疮、泌尿系统感染等并发症和后遗症,从而加重或诱发更严重的心理障碍。

3. 家庭因素的影响 父母、配偶、子女等的不同态度,对脊髓损伤患者的康复有不同的影响。家人的不良情绪、言语及行为均会对患者的心理产生消极影响,甚至使患者产生严重的心理障碍。

4. 社会因素的影响 不良的社会因素均可直接或间接影响脊髓损伤患者的心理状态,使其产生消极情绪,从而不利于疾病有效康复。

(二)心理障碍的表现

1. 情绪障碍

(1)抑郁:抑郁是脊髓损伤患者最常见的情绪障碍,即使是恢复期,患者抑郁的发病率也达11.4%。约半数脊髓损伤患者在损伤1年内会出现不同程度的抑郁症状;损伤7年内,2/3会伴有抑郁。脊髓损伤的并发症或继发症也可能引发抑郁,如压疮、泌尿系统感染等。重度抑郁会限制患者的功能康复、降低功能独立性、延长住院时间。

(2)焦虑:关于脊髓损伤患者的焦虑问题的研究较少,其焦虑多源于损伤发生时的创伤情境。脊髓损伤1年以后的患者的焦虑水平高于一般人群。脊髓损伤患者会出现不同程度的社交焦虑甚至社交恐惧。脊髓损伤患者的社交恐惧与年龄有关,而与损伤类型或发病时间无关。

2. 创伤后应激障碍 脊髓损伤本质上也是由创伤引起,患者很可能患上创伤后应激障碍。目前美国脊髓损伤后患创伤后应激障碍的诊断率为14.3%～16.7%,终身诊断率为33.6%～34.9%。

3. 适应问题

(1)社会再适应:脊髓损伤患者回归社会及家庭后,生活质量随着时间的推移越来越高。多数患者能够逐渐接受创伤现实,并且适应新的生活方式。患者采取的应对策略是对脊髓损伤后果的反应,这一过程在决定体验到的心理痛苦的程度方面是重要的。越来越多的证据表明,应对策略与心理痛苦水平之间具有高度相关性:抑郁和焦虑常常是"逃避"策略的结果,而积极的情绪状态常常与接受、积极应对和问题解决策略相关。曾有脊髓损伤后适应模型强调损伤前因素的重要性,如情感史、以往的脆弱性、患者对残疾的信念和应对残疾的能力。

(2)脊髓损伤心理适应阶段:震惊阶段、否定阶段、抑郁反应阶段、对抗独立阶段、适应阶段。

4. 认知障碍 脊髓损伤并发认知障碍的原因包括脑外伤既往史、学习功能障碍、长期酒精或物质滥用史。约有50%的脊髓损伤患者存在意识障碍或创伤后昏迷,需要确定是否有伴发的脑外伤。如果存在认知障碍,则脑部可能存在弥散性病灶。关于脊髓损伤急性期的康复,伴发脑外伤的脊髓损伤的康复效果要比单纯脊髓损伤差。如果患者的认知功能良好,则制订康复计划的目标就是改善到最大限度。

5. 疼痛 发生率为48%～94%。慢性疼痛与低水平的生活质量相关。尽管很难确定脊髓损伤后慢性疼痛的原因,但是心理社会因素是肯定的相关因素。发病原因中,枪击可能是脊髓损伤后慢性疼痛最大的原因,较低的社会经济水平也是可能的相关因素之一。

6. 酒精和物质滥用 酗酒在脊髓损伤康复期患者中发生率为21%。脊髓损伤并发症常导致酒精及物质滥用。对于脊髓损伤前酗酒的患者,急性期和住院康复期很可能像一个"戒毒"的过程。

7. 性功能障碍 由于脊髓损伤患者男性多于女性,因此男性性功能障碍被研究得较多。脊髓损伤会导致性生理或性行为障碍。与其他康复项目一样,评估和治疗这一重要生活功能的目标是做出最佳的改变来适应性功能方面生理和心理的变化。男性性功能障碍主要包括心因性勃起功能障碍、生育力受损。女性性功能障碍主要包括子宫和阴道的收缩障碍、阴道润滑障碍、暂时性激素分泌失调和月经周期紊乱等。

(三)心理障碍的康复措施

1. 主要心理问题的康复

(1)抑郁:尽管有大量文献报道抑郁与脊髓损伤的相关性,但关于脊髓损伤后抑郁心理干预的临床随机研究并不多。脊髓损伤后抑郁的治疗方法主要有药物治疗和认知行为疗法。药物治疗有三环类抗抑郁药、选择性5-羟色胺再摄取抑制剂等。认知行为疗法主要为积极调整应对策略,包括接受已经发生损伤的现实、创造高水平的社会支持、培养积极再评价的行为能力、有计划地解决问题。

(2) 疼痛：疼痛常导致抑郁、物质滥用问题。治疗方法主要有应用抗癫痫药（如加巴喷丁或普瑞巴林）、物理治疗、牵张训练、外科手术、针灸等。

(3) 性功能障碍：男性患者主要治疗方法有心理治疗、口服药物、海绵体注射、透皮用药及经尿道用药、安装负压吸引勃起装置、骶神经前根电刺激、阴茎假体植入术。关于女性患者性功能障碍康复治疗的研究报道较少，可采用"一般化"技术、系统脱敏技术、家庭治疗等，使女性患者增强信心和兴趣，并做好配偶工作。

(4) 对于社交焦虑的患者：可以借助认知行为学技术改善患者的不适和预防患者发生社交焦虑。

2. 心理教育 主要有结构性心理教育团体干预和间接干预。结构性心理教育团体干预的主要内容：①每次讨论后都会提供教学方式的信息；②在同伴合作模式的背景下，用一个脊髓损伤患者提供的体验来讨论；③常邀请家庭成员一同参加，治疗常由康复小组成员领导；④心理治疗师的角色是组织小组日程、组织讨论、提供一次或多次小组治疗的信息。间接干预包括指导行为管理技术、对有问题的情感反应或情境提供保护。

3. 应对和认知行为干预 认知行为疗法（CBT）是管理情感障碍的常用心理干预方法。

(1) 脊髓损伤干预目标：脊髓损伤患者更多的问题是对未来的不确定感和恐惧感，认为自己的应对能力差而导致适应障碍。如果患者有信心，那么他更有可能采用问题焦点解决法来处理应对和适应的问题。

(2) 团体治疗模式：认知行为疗法团体治疗可以降低住院费、提高自我适应力、缓解焦虑和抑郁、改变对损伤后果的负性评价、提升社会认可度。治疗内容包括指导小组讨论、问题解决技巧训练、评价训练。一般治疗模式为7次，每次70～75分钟，每周2次，每组6～9个人。

4. 案例咨询 案例咨询就是让脊髓损伤患者与有类似经历患者进行交流，通过行为模式和情感支持获得帮助，增强患者对于疾病康复的信心。治疗小组可以以脊髓损伤后独立生活能力等为话题展开讨论，分享问题，减少孤独感，提高治疗效果。

5. 职业和教育问题 对于脊髓损伤青少年，康复治疗师可以与教师协商如何让青少年重返校园环境。帮助脊髓损伤患者再就业方法有职业咨询、总结早期工作经验、职业规划、在校期间兼职、职业兴趣测试。同时可以借助就业支持系统和在职辅助技术。

三、周围神经损伤患者的心理康复

周围神经损伤是指周围神经丛、神经干或其分支受到如牵拉、切割、挤压等各种力学因素作用而发生的损伤。周围神经为包括运动神经、感觉神经和自主神经的混合神经，损伤后典型表现为运动障碍、感觉障碍和自主神经功能障碍等。

（一）心理障碍的原因

1. 功能障碍的影响 周围神经损伤后，患者常出现运动障碍、感觉障碍、自主神经功能障碍等，对患者的日常生活活动、工作和学习产生严重的影响，同时也影响患者的心理状况。

2. 预后的顾虑 随着医学技术的进步，周围神经损伤的治疗效果明显提高，但因为神经再生速度过于缓慢，且受受损部位、年龄、健康状况等因素的影响，部分患者康复过程漫长，神经功能难以恢复，预后极差。很多患者在漫长的治疗中，因担心治疗效果和远期预后，而逐渐丧失康复治疗的信心，影响心理状况，从而发生心理障碍。

（二）心理障碍的表现

1. 急躁 患者多认为术后应该恢复很快，但是常常因手术修复后功能尚未恢复而产生急躁情绪。此外，周围神经损伤后出现运动障碍、感觉障碍等各种功能障碍，严重影响患者生活质量，增加患者经济负担，因此患者既担心病损对生活和工作的影响，又希望尽快康复，恢复到以前的生活状态，这些都会使患者产生急躁情绪。

2. 焦虑 经过一段时间康复治疗后,患者的功能障碍恢复缓慢或康复效果甚微,故患者感觉完全康复的希望渺小,从而失去康复的信心,并担忧以后的生活状况,内心极度焦虑、恐慌。

3. 抑郁 运动障碍导致患者吃饭、穿衣、如厕等生活能力低下,感觉障碍常使患者皮肤干燥、弹性下降,并且容易烫伤等,这些均会使患者产生悲观、抑郁的情绪。表现为情绪低落、悲观失望,失去治疗的信心。

4. 躁狂 经过一段时间康复治疗后,患者认为功能障碍完全改善无望,并会遗留障碍导致终身残疾,很难回到以前的生活,患者感觉心理不平衡,表现出躁狂、愤怒、容易冲动或责怪、怨恨他人,有的也会出现性格改变的现象,变得固执、易怒等。

(三)心理障碍的康复措施

1. 认知疗法 周围神经损伤后,患者对其存在的运动障碍、感觉障碍及自主神经功能障碍等知识缺乏认识,对康复治疗的机制和效果认识不足,因而容易出现心理障碍。为了消除患者不必要的恐慌情绪,康复治疗师应向患者详细介绍周围神经损伤的病因病理、临床表现、康复治疗措施、预后,同时康复治疗师应与患者一起商定康复治疗方案,从而提高患者治疗的依从性,增强其治疗的信心。

2. 支持性心理治疗 认真听取患者的倾诉,并与患者诚恳交谈,对患者耐心解释、悉心开导,使患者认识到积极心态在康复治疗中的重要作用。鼓励患者树立康复的信心,帮助患者减轻急躁、抑郁、焦虑等不利情绪,调动患者的主观能动性,提高治疗的依从性。

3. 行为干预 帮助患者树立主动治疗、坚持治疗的意识,指导患者进行自我心理调整,克服因疼痛而不愿进行康复训练的心理,同时提供有助于患者神经恢复的合理膳食。

4. 心理暗示 在患者信任的基础上,康复治疗师运用自身专业知识,通过相似案例让患者了解治疗过程和机制,并让患者坚信只要坚持治疗是可以逐步恢复或完全康复的。也可邀请治疗比较成功的患者进行示范,现身说法,让患者亲眼看到康复治疗效果,从而消除其不良心态,接受康复治疗并主动参与治疗过程。

5. 作业治疗 根据功能障碍的部位和损伤的程度、肌力及耐力检测的结果,进行相应的作业治疗,如上肢周围神经损伤患者可进行木工、编织、打字等活动,下肢周围神经损伤患者可进行脚踏自行车、踩缝纫机等,也可进行文艺和娱乐活动,以改善心理状态。

6. 音乐疗法 音乐疗法不仅可使患者放松心情,宣泄情绪,还有利于创伤后神经功能的修复。

7. 其他疗法 有绘画、书法、水疗等。

四、帕金森病患者的心理康复

帕金森病(Parkinson disease,PD)又称震颤麻痹(tremor paralysis),是中老年人最常见的黑质和黑质纹状体通路上的神经系统变性疾病,主要表现为动作缓慢,静止性震颤,肌强直和姿势步态异常等,严重影响患者的日常生活活动。同时,帕金森病患者常合并认知功能损害、情绪障碍和人格改变,这些合并症直接影响患者的功能康复和生活质量。

(一)心理障碍的原因

1. 神经内分泌改变 研究发现,多巴胺能和胆碱能等神经递质能使神经退变从而导致帕金森病患者发生认知障碍。

2. 功能障碍 帕金森病患者常伴随运动障碍、认知障碍和继发性功能障碍等功能障碍,对患者日常生活活动能力造成严重的影响,从而使患者产生严重的心理问题。

3. 家庭因素 帕金森病患者病程长、难以治愈,给患者家庭带来沉重的经济负担和生活压力,致使患者家属出现不良情绪,这些负面情绪可能影响患者的心理状态。

4. 药物作用 帕金森病患者长期服用药物,部分药物可导致精神障碍,如苯海索易使患者出现兴奋、易怒、错乱、偏执型妄想、幻觉等,症状随着药物的停用而消失;长期服用抗胆碱药物可增加帕金森病患者痴呆的发生风险。

(二) 心理障碍的表现

1. 认知功能损害 帕金森病患者的认知功能损害发生率随患者年龄增长呈现逐年增高的趋势。疾病早期可出现额叶执行功能损害、记忆障碍,一般为轻度。疾病晚期患者会出现记忆力减退、思维迟钝、情感淡漠、视空间知觉障碍、语言表达不流畅、注意力和执行功能障碍等广泛的认知功能损害。

2. 情绪障碍 帕金森病患者的情绪障碍以抑郁、焦虑较为多见。

(1) 抑郁:主要表现为持久性情绪低落、注意力不集中、睡眠障碍、悲观冷漠、自杀倾向、焦虑敏感等,但自责、自罪等较少出现。帕金森病患者运动障碍会导致抑郁加重,而抑郁加重又会促进患者的运动障碍。

(2) 焦虑:主要表现为广泛性焦虑、惊恐障碍、社交恐惧等。广泛性焦虑表现为过度担心、恐惧死亡、在公共场合感觉尴尬等;惊恐障碍表现为惊恐发作、心前区不适、呼吸困难、濒死感、手足搐搦等。焦虑症状与姿势平衡障碍密切相关,焦虑在以震颤为主的帕金森病患者中较为少见。

3. 人格改变 个别帕金森病患者随着病情进展会出现易激惹、以自我为中心、好争论等人格改变。

4. 精神病性症状 部分帕金森病患者可出现幻觉、错觉、妄想等精神病性症状,但没有精神分裂症表现得系统、持久,并且容易被抗精神病药或镇静药控制。

(三) 心理障碍的康复措施

1. 构建良好的治疗关系 首先,康复治疗师应以平等、理性、坦诚的态度取得患者及其家属的信任,帮助患者正确认识自我,逐步建立有效的互动关系,让患者保持较高的依从性。其次,对患者积极关注、认真倾听、理解共情,并巧妙地引导患者自我思想的表达。适时提供支持保证,对患者合理行为、积极信念给予鼓励强化。最后,当患者逐渐放松,能较好接受康复治疗师发出的信息时,再对治疗过程、治疗目的、治疗效果进行适当介绍和解释,使患者形成客观、清晰、全面的认识。

2. 认知疗法 认知疗法通过改变或修正错误认知,改善心理行为,从而达到减轻焦虑、抑郁症状的目的。在治疗过程中,可要求患者及其家属共同参与,强调长期治疗的必要性和重要意义,帮助患者及其家属认识到情绪在康复治疗中的重要意义,进而减轻症状、延缓疾病的进程。

3. 行为治疗 行为治疗通过康复指导,纠正患者的不良行为,构建有利于疾病康复的健康行为。如规律作息、合理饮食、主动运动、跌倒防范等;鼓励患者多参加社交活动、加强人际交流,分散对疾病的关注;培养看书、绘画、养殖花草等兴趣爱好,充实生活。

4. 社会支持 建立良好的社会支持系统,鼓励患者多与家属、朋友交流,让患者感受医院、家庭、社会的心理支持,增加治疗疾病的信心,在康复治疗全过程中鼓励家属积极参与。

5. 药物治疗 帕金森病患者在长期服用药物的过程中,要做好心理康复,以达到良好的治疗效果。首先,要让患者及其家属了解药物名称、作用、不良反应及注意事项,掌握服用方法,遵循长期、规律服药。在服药过程中,要注意关注患者的情绪变化,了解原因并及时予以解决,同时密切观察疗效及不良反应,防止意外事件发生。其次,要关心患者的躯体状况,及时处理如心悸、便秘、睡眠障碍等身体不适。

知识拓展1　知识拓展2

(胥 婧)

技能二 掌握运动系统疾病患者的心理康复方法

案例导入

张某,男,45岁,建筑工人,半年前因工伤导致左下肢高位截肢。术后在康复医院进行了一段时间的康复治疗,并学会了使用假肢。出院回家后,张某烦躁不安,警觉性增高,对周围环境过度敏感,记忆力和注意力下降;频繁回想工作时的受伤场景,经常做噩梦。他觉得自己成了一个"残废",再也无法像以前一样工作,失去了作为"顶梁柱"的价值,也成了家里的负担。张某开始回避与建筑工地相关的事物,回避人群接触,对于工作也失去了兴趣,整天呆坐在家中,甚至不想站起来使用假肢行走,生活依赖性增强。张某的妻子也在照顾孩子和处理家务上感到力不从心。

作为康复治疗师,你应该为张某采取哪些心理康复措施?

一、截肢后的心理康复

截肢是将已失去生存能力、危害健康或丧失生理功能的肢体截除,是一种严重的破坏性手术。截肢后抑郁发病率为21%~35%,即使没有临床典型的抑郁或者焦虑症状的患者,在最初阶段也有失落和受伤感。因此,对截肢患者进行科学、有效的心理康复,有助于其重建心理健康,提高康复效果,使其回归家庭、重返社会。

(一)心理障碍的原因

1. 截肢部位的影响 截肢的部位和范围不同,对患者生活和工作的影响程度不同,对患者心理的影响也不一样,如食指截断比小指截断对患者心理的影响要严重得多。

2. 个体情况的影响 对于相同的截肢部位,受患者年龄、性别、职业等个体差异的影响,产生的心理障碍的严重程度不同。如女性比男性更关注截肢部位对外观的影响,热爱运动的青少年与卧床的老年人因截肢带来的心理影响不同,若截肢影响患者从事原来的职业,则会加重患者的心理障碍。

3. 截肢原因的影响 截肢原因不同,如意外事故、疾病、自杀或自残等,患者心理反应不同。一般突发意外事故引起的截肢患者多以愤怒情绪及攻击性行为为主。由疾病原因导致的截肢患者多以悲伤和抑郁情绪为主。由自杀或自残导致截肢患者发生再次自杀或自残行为的概率比较高。

(二)心理障碍的表现

1. 急性期心理应激反应 因突发意外导致截肢者,在事件发生后几分钟至数小时,会出现恐惧不安、反复出现灾难性的体验或逃避回忆受伤的情景、缺乏信心、孤独绝望、社交恐惧、呼吸困难或窒息、肌肉紧张等急性期心理应激反应,这种反应可持续1~2周。

2. 加重幻肢痛 幻肢痛(phantom limb pain,PLP)是患者感到被切断的肢体仍存在,且在该处发生疼痛的情况,发生率为60%~90%。疼痛的特性是多重的,以间断痛性痉挛或烧灼痛多见,症状可持续数月或数年后逐渐减轻,但也有患者终身存在。患者对肢体缺失的认知冲突可能会加重疼痛感知。焦虑、抑郁通过下行疼痛调控系统加剧疼痛。

3. 焦虑和抑郁 患者常因担心不被社会接纳、基本生活无保障、康复治疗效果无法保证等而出现焦虑和抑郁情绪。焦虑情绪主要表现为焦虑不安、脾气暴躁,甚至失眠。抑郁情绪主要表现为持久的情绪低落,业余爱好、娱乐等兴趣减退,对生活失去信心,忧心忡忡,自卑感增加,懒散乏力,精神不振,反应缓慢,严重者甚至出现自杀念头和行为等。

(三)心理障碍的康复措施

截肢患者的心理康复可参照脊髓损伤、脑卒中患者的心理康复,包括针对疼痛的药物治疗、物理治疗等,针对情绪障碍的认知行为疗法,改善社会功能的心理教育等,此外还可应用以下心理康复措施。

1. 急性期心理应激反应 康复治疗师在良好治疗关系的基础上运用稳定化情绪技术,帮助患者应对突发事件和截肢后心理创伤的应激反应。如支持性心理治疗、情绪疏导、放松训练等方法。

2. 幻肢痛 对幻肢痛的治疗可概括为六大类:预防性用药、药物治疗、物理治疗、镜盒治疗、心理康复治疗和外科干预。幻肢痛的治疗药物主要有阿米替林、加巴喷丁、曲马多和吗啡等。心理康复治疗常采用行为疗法,行为疗法中放松疗法有助于缓解和消除截肢患者的幻肢痛。在进行放松训练前,先对截肢患者幻肢疼痛的部分、程度、频率等进行客观评估和分析。具体方法有渐进放松法和想象放松法。可先采取全身放松,再对具体疼痛的部分进行有针对性的放松和想象治疗。

3. 焦虑、抑郁情绪 遭受突发事件的惊吓和截肢打击后,患者表现出来的焦虑和抑郁的情绪较为严重,持续时间长,甚至可出现自杀念头和行为。因此,抗焦虑抑郁药物治疗和心理治疗应同时进行。在急性期采用稳定化情绪技术,也可采用认知行为疗法,帮助患者积极、理性地对事件和截肢后出现的问题进行评价,如自我形象改变、残疾后生活困扰等,帮助患者建立应对心理问题的积极认知思维模式;当患者的认知思维模式发生转变后,与患者商讨改变的行为目标与计划,并督促落实。当患者的认知和行为都发生改变后,患者的心理压力减轻,焦虑和抑郁情绪可得到有效缓解。

二、骨折后的心理康复

骨折是指骨的完整性和连续性中断,在日常生活中较为常见。骨折常由外伤导致,事发突然,损伤严重,恢复过程长,容易导致患者出现一系列心理变化。部分患者需长期卧床,日常生活能力受限,工作受到严重影响甚至失去工作,再加上治疗和休养的经济负担,患者心理压力加重,产生消极的情绪,严重影响治疗效果及预后。

(一)心理障碍的原因

1. 心理应激 患者常因事发突然,心理上一时不能接受,而表现出愤怒、急躁和否认,进而消极沮丧、丧失信心、感到自己成为累赘而内疚自责。

2. 骨折部位和程度 骨折患者的心理受影响程度与受损部位和严重程度密切相关。如脊柱骨折与无名指骨折给患者带来的心理影响程度肯定不一样。

3. 骨折的治疗方案 骨折患者常会因为担心治疗效果、手术安全情况、术后恢复情况、手术医生医疗水平等而表现出紧张、焦虑情绪,对家属及医护人员不信任。

4. 骨折的预后和病程 骨折恢复时间长、预后不确定性因素多等原因,会增加患者的心理负担,从而使患者出现心理障碍。

(二)心理障碍的表现

1. 急性应激障碍 骨折多由创伤导致,常伴发创伤后急性应激障碍。多在伤后数小时或数天后发生,症状可持续1个月以上。主要表现为反复出现创伤性体验(病理性重现)及有创伤性内容的噩梦,不由自主地回想事故经历(如被撞场面),睡眠混乱,情感麻木或易激惹。患者自控能力下降,易产生愤怒、恐惧的情绪,部分患者甚至出现自伤或他伤的暴力攻击行为。

2. 紧张和恐惧 骨折发生突然,且多数由车祸、刮碰等意外所致,患者往往没有心理准备。骨折发生后,患者难以进入患者角色,再加上医院陌生的环境和生疏的人群,患者常出现紧张、恐惧的情绪。

3. 焦虑和忧郁 骨折患者常担心是否需要手术、手术安全性、术后后遗症、骨折对工作和生活的影响等,种种担心使患者产生焦虑、忧郁的情绪。多表现为焦虑不安、心神不宁,甚至自责悔恨、沮丧失望等。

4.病态性依赖 主要表现为患者对家属和医务人员的过分依赖,情感脆弱,甚至带有幼稚色彩。愿意听从指导、接受帮助,但当失去周围人支持时,患者会表现得忧郁、自怜、疑虑重重,主观性差。

(三)心理障碍的康复措施

1.支持性心理治疗 对骨折患者应以和蔼的态度和亲切的语言进行安慰、鼓励,消除其陌生感和紧张情绪。耐心倾听患者的倾诉,及时解答患者的疑惑,化解患者的负性情绪,使其变得乐观、主动,促进、保持患者的心理平衡。

2.认知疗法 用通俗易懂的语言,生动有趣的画册、书籍等资料,给患者详细讲解骨折治疗导致的心理问题的原因,消除患者的疑虑。

3.社会支持 医务人员要做好调动患者家属、亲朋好友等配合支持的工作,为患者建立良好的人际关系网络,为患者提供情感、信息或物质等有效社会支持。有利的社会支持有助于患者情感的维持,减轻伤害性事件的刺激,防止不良心理问题的发生,增强患者治疗的主动性,提高治疗效果。

4.骨折后期的心理康复 因骨折后长期制动易出现关节强直,尽早进行科学的功能锻炼显得尤为重要,但是很多患者因担心活动锻炼会影响骨折的预后,反而不愿意进行功能锻炼。因此,要认真倾听患者的疑虑,耐心讲解并强调功能锻炼的重要性,消除患者的顾虑,必要时对心理负担重的患者进行心理疏导,使患者以良好的心态积极、科学地进行功能锻炼。

知识拓展

(胥 婧)

技能三 掌握心血管系统疾病患者的心理康复方法

 扫码看PPT 扫码看微课

案 例 导 入

张先生,55岁,是一名长期在高压工作环境下奋斗的企业高管。去年,在一次例行的年度体检中,他被诊断为冠心病,这一消息如同晴天霹雳,给他的生活和工作带来了巨大的冲击。经过初期的药物治疗和手术干预,张先生的身体状况逐渐稳定,但随之而来的是对疾病复发的恐惧、对工作能力的担忧以及对未来生活不确定性的焦虑。这些心理问题开始影响到他的睡眠质量、家庭关系和日常生活质量,使得原本就受损的心脏承受了额外的压力。

你作为康复治疗师,应该为张先生采取哪些心理康复措施?

一、高血压患者的心理康复

高血压(hypertension)是以体循环动脉收缩压和(或)舒张压的持续增高为主要表现的临床综合征,可分为原发性与继发性两大类。绝大多数患者高血压的病因不明,称为原发性高血压。高血压是多种心、脑、肾疾病的重要病因和危险因素,长期高血压会影响重要脏器(如心、脑、肾)的结构和功能,最终导致这些脏器功能衰竭。原发性高血压是一种心身疾病,心理因素是其重要的致病因素,同时原发性高血压本身及可能引起的严重并发症也会增加患者的心理压力从而导致心理问题。

(一)高血压的心理社会因素

原发性高血压的病因目前尚未阐明,但大量研究表明,该病是由多种因素综合作用的结果,除遗传因素、饮食因素外,心理社会因素也是其重要的致病因素。

1. 情绪因素　情绪对血压的影响特别明显,长期的忧虑、恐惧、愤怒常导致血压持续升高。如果愤怒情绪被压抑,造成心理冲突,则对原发性高血压的发生有很大影响。

2. 环境因素　文化不同和受到的压力不同,高血压的发病率也不尽相同。血压较低的人群一般生活比较稳定。当语言、文化、经济、风俗习惯、人际关系甚至气候、居住环境、工作环境等发生变化时,紧张、不安全感、再适应困难都会促进高血压的发生。不同的工作环境和工作性质造成不同程度的心理紧张,那些持续性的心理社会紧张刺激,在原发性高血压的发生上有一定的意义。

3. 个性因素　研究认为,高血压患者性格倾向与患高血压之间具有相辅相成的作用,即一定性格缺陷容易成为易患素质而导致高血压,患高血压后通过心身相关原理容易导致某种性格倾向。原发性高血压患者的个性类型多为内倾情绪不稳定型。他们的个性常常具有较明显的精神质倾向,性格较为内向、行为孤独、内心焦虑、忧心忡忡、对外界刺激有强烈的情绪反应、自我控制力差、难以适应外界环境变化等。有这些个性特征的人在一定的社会因素和不良生活方式作用下久而久之就可能发生高血压。

4. 生活事件　生活事件是一种重要的心理社会因素,也是一种重要的应激源。许多研究表明,高血压的发生与社会应激过高有关。长期慢性应激可损害血管内皮功能而导致高血压。较多的负性生活事件会增加高血压的危险性。在应激源作用下,血压升高反应越强烈的人在中年发生高血压的风险越高。

(二) 高血压患者心理障碍的表现

1. 脑衰弱综合征　高血压初期,有部分患者出现脑衰弱综合征,表现为头部不适,情绪易激惹,心跳加快,心前区不适。出现入睡困难,睡眠不安,做噩梦及易惊醒。患者易疲乏,注意力不集中,记忆力差,工作能力受影响,工作不能持久。

2. 焦虑、恐惧、抑郁状态　患者过分关注自己的病情,或对病症发作感到恐惧、忧虑甚至产生死亡焦虑和疑病观念。在高血压中期伴随着血管痉挛,血压升高,可出现明显的发作性的焦虑和抑郁,亦可伴有兴奋、烦躁和不安。

3. 药物依赖心理　部分患者因认定某种药物有明显疗效而坚持长期服用,对这种药物产生依赖性,而拒绝服用其他类药物。

4. 不遵医嘱行为　有些患者服用药物后若症状减轻,则认定药物有效,服用一段时间后认为已经好了,就自行停药,不遵医嘱服药了。一旦出现身体不适症状,又开始重新全面检查身体,要求换药,对治疗失去信心。

5. 偏执　部分患者对高血压知识缺乏深入了解,但固执己见,希望医护人员按其所认同的报纸、杂志或网上推介的方法或生搬硬套书本上的治疗方法进行治疗,对现行治疗方案持不信任态度。

6. 其他　高血压患者常存在两种不良心理状态:一种是角色缺如,表现为满不在乎,不注重饮食,不严格用药等;另一种是角色强化,表现为过于小心,谈病色变、焦虑等。这两种心理状态均不利于患者建立健康行为。

(三) 心理障碍的康复措施

1. 支持性心理治疗　对确诊为原发性高血压的患者,应详细了解患者的生活习惯及生活经历,向患者解释高血压发生的原因,使其对所患疾病有正确的认识。对患者进行康复教育,帮助患者了解药物治疗知识、并发症的预防及治疗等,减轻或消除患者恐惧、焦虑等负性情绪,充分调动患者的主观能动性,促进患者进行积极的自我管理,自觉执行康复治疗方案,增强其战胜疾病的信心。

2. 松弛疗法　松弛疗法是目前治疗高血压比较常用的一种行为治疗方法。松弛疗法通过排除杂念、全身放松、深慢呼吸等使神经、肌肉放松。松弛疗法需要反复长期训练,记住全身主动放松时的体验,逐渐做到很容易再现这种心身状态,从而达到降低血压的目的。松弛疗法用于临界性高血压和不稳定性高血压效果最好,可替代药物治疗;也可配合药物治疗,以减少药物使用量和不良反应;对于有高血压倾向者,松弛疗法可作为一种预防手段。

3. 生物反馈疗法 近年来,生物反馈疗法应用于高血压的研究越来越多,较早使用这种方法治疗高血压的人是米勒。目前,我国用于治疗高血压的生物反馈疗法多为肌电生物反馈。这种训练的直接目的不是使血压下降,而是使全身放松,从而达到间接降低血压的目的。

4. 音乐疗法 此疗法目前在国内比较少见。音乐对降低血压、缓解心理压力都有很好的疗效。高血压患者经常听轻松、优美、和谐的乐曲,能起到有益的调整作用,有助于消除负性情绪,宁心养神,放松身心,是有效的辅助康复措施之一。音乐疗法可以单独应用,也可以配合医疗体操、气功锻炼等康复手段合并应用。

5. 行为矫正疗法 行为矫正疗法治疗高血压,应首选那些因行为习惯和生活方式不健康而致病的患者,如高盐饮食、少动和高热量饮食、肥胖、酗酒等。

6. 运动疗法 研究证实,对轻度高血压患者可选用运动疗法,其中耐力训练和有氧训练均有较好的降压作用,如快走、慢跑、骑自行车、游泳等。

7. 其他 可根据患者的特点选择合适的健身方法,如自律训练法、练气功、打太极拳等,使患者心身舒畅、肌肉放松,从而保持稳定持久的降压作用。应注意饮食结构的调整,保持适当的体重,减少热量的摄入,增加运动量。要保持乐观的情绪状态,提高应激能力。避免过度的喜怒哀乐,提高自身的心理承受能力,以免血压或其他循环功能过度波动。总之,遵照执行"均衡膳食,适当运动,心胸开阔,戒烟限酒,生活规律,平稳降压"这二十四字口诀,对稳定情绪,保持血压平稳具有重要意义。

二、冠心病患者的心理康复

冠心病即冠状动脉粥样硬化性心脏病(coronary atherosclerotic heart disease,CHD),是指冠状动脉粥样硬化使血管腔狭窄或阻塞和(或)因冠状动脉功能性改变(痉挛)导致心肌缺血、缺氧或坏死而引起的心脏病。研究表明,吸烟、活动过少、心理社会压力过大、不良情绪以及A型行为同样是冠心病的重要危险因素。

(一)冠心病的心理社会因素

冠心病的病因除了生物学因素(如遗传倾向、年龄、性别、体重、饮食结构不合理、高脂血症、高血压、糖尿病等)外,心理社会因素也起着至关重要的作用,包括心理应激、行为类型、情绪因素和行为危险因素等。

1. 心理应激 研究表明,心理应激在冠心病的发生中起着重要的作用,情绪激动促发冠状动脉痉挛时,可引起严重心绞痛、急性心肌梗死、恶性心律失常,甚至猝死。人际关系紧张、职业的变化、恋爱受挫、婚姻不幸福、亲人的死亡等均可导致冠心病的发生。

2. 行为类型 弗雷德曼(Friedman)等把人的行为和情绪特征分为A、B两型。A型行为特征为好胜心强、雄心勃勃、具有竞争性、努力工作而又急躁易怒,具有时间紧迫感和敌意倾向等。B型行为类型与之相反,不争强好胜、做事从容不迫等。1979年国际心脏病与血液病学会认为A型行为是引起冠心病的主要危险因素之一。A型行为者常伴有交感神经兴奋性增高,儿茶酚胺释放过多,易引起高血压和心率增快、心律失常及冠状动脉痉挛等后果。另外,A型行为的敌意和抑制性愤怒也不利于冠心病患者的康复。

3. 情绪因素 情绪是心理因素的表现,情绪影响冠心病的发生、发展及预后,不良的情绪如愤怒、焦虑、抑郁、紧张、惊恐、憎恨等会诱发冠心病心绞痛、心肌缺血、心肌梗死,甚至猝死。

4. 行为危险因素 行为危险因素如吸烟、缺乏运动、过食、肥胖,以及社会压力的适应不良与冠心病的发生密切相关。这些因素往往是在特定社会环境和心理环境条件下行为学习的结果,同时,这些行为危险因素又进一步通过机体的生理病理作用而促进冠心病的发生。

(二)冠心病患者心理障碍的表现

1. 情绪障碍 紧张、焦虑多见于初次发病患者。患者因住院后环境陌生,饮食起居、休息睡眠等常规生活受到扰乱,对疾病充满不安和恐惧,易烦躁不安,产生焦虑情绪,某些患者因心律失常频繁发作,会心事重重,心神不宁,睡眠减少,情绪低落,使原有病情加重。由于冠心病病情反复发作,药物治疗效果差,对医疗费用的顾虑及对未来康复的担忧等多方面因素使患者产生抑郁症状,表现为忧郁、情绪低落、愁眉不展。

2.心理防御反应 频繁的躯体症状(如心绞痛、心悸、胸闷等)使患者心理失去平衡。错综复杂的治疗、陌生的医院环境和新的人际关系,致使患者心理活动紊乱。患者在疾病的不同时期会产生不同的心理反应,通常发病第1~2天,表现为焦虑、疑病、否认;第3~5天由于心绞痛效应、特殊治疗和不习惯病房生活,出现失眠、承认患病、自尊心受损,进而产生抑郁等心理。

3.行为改变 冠心病的发生也会使患者出现行为改变,主要表现为易激动、易愤怒、不耐烦。

4.否认 否认的心理多表现在比较年轻的初发病患者身上,有的患者不承认自己有病或病情加重,很长时间不能面对现实。对可能发生的严重后果缺乏思想准备,也不愿意去冷静地思考、分析自己目前的病情和状况,常常表现出一种"我怎么会得病呢?怎么是我呢?"的状态。有些患者不相信也不承认自己会患冠心病,因而拒绝就诊,延误诊断和治疗。

5.敏感多疑 有些患者对冠心病十分惧怕,坚信自己有病且很严重;有的患者听到别人谈论病情,也与自己对照,想象成自己的症状,有时还放大自己的症状,稍有不适就认为自己的病情加重。

(三)心理障碍的康复措施

1.健康教育 在冠心病的不同临床阶段,针对患者的不同临床症状和心理反应,开展有针对性的健康教育指导,帮助患者认识疾病、减轻焦虑,以利于疾病的康复。

2.心理支持和心理咨询 在冠心病临床治疗和康复过程中,要给予患者更多的支持,让患者倾诉内心的体验和感受,同时做好患者家属的心理支持工作。在不同临床阶段,针对患者不同程度的心理倾向,做好应对指导。提倡对冠心病患者及其家属开展心理咨询,特别是集体咨询,以取得良好效果。

3.行为治疗 A型行为与冠心病关系密切,故常采用行为治疗对患者A型行为进行矫正。通常采用松弛训练、改变期望、时间管理指导与康复训练相结合的综合治疗方法。松弛训练可采用想象放松法、深呼吸放松法等;康复训练多采用分阶段康复训练方法,根据患者的不同临床阶段制订不同的康复训练计划,帮助患者逐渐克服恐惧心理。

4.小组治疗 组织冠心病患者组成支持小组,定期开展活动,为他们提供身心放松的环境,让他们畅谈自己的家庭、性格、情绪、生活习惯及童年的一些体验等,共同讨论这些因素与疾病的关系;同时,康复治疗师有针对性地进行科学解释及指导。

5.改变生活和应对方式 建立健康的生活习惯和行为方式,合理调整膳食结构,控制脂肪及蛋白质的摄入,采取低盐、低糖饮食,多食水果、蔬菜,戒烟限酒,适量运动。养成良好的生活习惯和行为方式,可帮助患者采取积极的应对方式,以利于提高患者的行为能力。

6.药物治疗 针对冠心病患者的抑郁、焦虑症状可合理应用抗焦虑及抗抑郁药物干预治疗,可以使冠心病患者抑郁、焦虑症状以及胸痛、心力衰竭、心律失常等心血管征象均明显好转,心血管事件的再发生率降低。

知识拓展

(胥 婧)

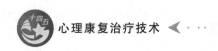

技能四　掌握精神疾病患者的精神康复方法

扫码看 PPT　扫码看微课

案 例 导 入

　　林某,女,26岁,广告公司设计师,因失眠于门诊行康复治疗。近一年来,她对自己的体重和身材变得异常敏感。她经常觉得自己胖得不堪入目,实际上她的体重在正常范围内。为了追求"完美"的身材,林某开始限制饮食,每天只吃很少的食物,甚至吃过之后故意呕吐。她的体重在短时间内急剧下降。最近两个月林某开始出现失眠,她经常在床上翻来覆去,想着第二天的工作和各种压力。当她终于入睡后,常常会做噩梦,半夜醒来后再也无法入睡。她白天经常感到疲劳和缺乏精力,她的工作表现也开始下滑。在公司,她经常因为疲劳和集中不了注意力而犯错误,导致与同事的关系日渐紧张。在家,她避免与家人共进晚餐,害怕他们看到自己的饮食习惯。她的家人对她的饮食和睡眠问题表示担忧,但每当提及,她都显得非常焦虑、生气和郁闷。最近一段时间,林某开始对自己的未来感到迷茫,对生活失去信心和希望,不与人交流,对什么都不感兴趣,时常独自伤心流泪,轻生厌世。她觉得自己控制不住自己的行为,每天都活在对体重和食物的恐惧中。同时,长时间的失眠让她感到身心俱疲,她经常想:"我是不是得了什么病?为什么我就是这样?活着真没意义。"林某被精神卫生机构诊断为抑郁状态,厌食症。

　　作为康复治疗师,你应该为林某采取哪些心理康复措施?

一、精神疾病患者的精神康复

　　精神疾病是指在各种生物学、心理学及社会环境因素影响下,大脑功能失调,导致认知、情感、意志和行为等精神活动出现不同程度障碍的疾病。

　　精神康复是指运用生物学、心理学、社会学等综合协同干预手段,尽力纠正或减少精神疾病所带来的家庭和社会问题,预防复发,减少精神残疾发生,恢复和提高患者独立生活、适应社会的能力,并最大限度恢复其学习与劳动能力,使患者能生活自理、回归社会。精神康复旨在帮助精神疾病患者减轻或消除精神疾病所致的残疾,对于巩固长期疗效,减轻疾病造成的危害,提高患者的生活质量,减轻社会负担具有重要意义。精神康复的三项基本原则:功能训练、全面康复、重返社会。功能训练是康复的方法和手段,全面康复是康复的准则和方针,重返社会是康复的目标和方向。

(一)心理障碍的原因

　　1. 生物因素　现今对心理疾病最热门的解释是生物学上的解释:一个有精神疾病的人可能有不同的脑部结构或功能,或者有不同的神经化学反应,不论是由基因引起的还是由环境伤害(如胎儿酒精综合征)引起的。

　　2. 心理因素　心理学家认为,矛盾、危机、紧张和创伤可能会导致精神疾病,特别是在一个容易受伤的人身上。例如,一个目睹父母出现意外死亡的小孩可能会发展出沮丧、恐惧、紧张等情绪,甚至出现创伤后应激障碍。

　　3. 社会因素　社会学家认为,重大事件和情境可能会导致精神疾病。例如,在社会运动、战争、自然灾害等导致的疾病时,该地区的人们有较高的概率患精神疾病。贫穷、缺乏资源和援助的地区的人们比富裕与稳定的地区的人们有更高概率患精神疾病。

(二)心理障碍的表现

1. 性格突变 原本活泼开朗、热情好客的人,突然变得对人冷淡,与人疏远、孤僻不合群,生活懒散,不守纪律,对任何事情都没有了往日的激情。

2. 情感紊乱 情感变得冷漠,对亲人漠不关心,对周围事情不感兴趣,脾气开始变得暴躁,经常会为一些小事而乱发脾气,会莫名其妙地大笑或大哭。

3. 行为诡异 行为举止开始变得诡异起来,喜欢发呆、独来独往,常人很难与其交流。

4. 敏感多疑 对任何事都敏感起来,把周围的一切都附加在自己身上,认为别人都在议论自己,不吃不喝,认为有人想要加害自己,有时甚至会出现幻视等幻觉。

5. 睡眠障碍 逐渐或突然出现入睡困难、睡眠维持困难或早醒、彻夜难眠多梦等。

6. 精神障碍 可能表现为思维联想速度过快或过慢,思维不连贯、中断以及发生妄想等症状。妄想是一种病态的信念,患者对其深信不疑,即使与事实相悖也无法纠正。也可能表现为过分注意部分事物、无法集中注意力、不断转移注意力等。同时,患者还可能出现记忆增强、减退、遗忘、虚构以及理解、判断能力下降等。严重的精神疾病患者往往缺乏自知力,无法认识到自己的病情,需要家属和专业人士的关注和帮助。

7. 心理障碍 ①感觉障碍:感觉过敏、减退、倒错等。②知觉障碍:出现错觉、幻觉和感知综合征。③思考障碍:思维奔逸、迟缓、贫乏、松弛、病理性赘述,思维不连贯、中断、云集,象征性思维等。④注意障碍:主动注意障碍和被动注意障碍。⑤记忆障碍:记忆增强、减退、遗忘、错构、虚构,潜隐记忆和似曾相识症。⑥情感障碍:常见的情感障碍有情绪高涨、低落、焦虑、激动、迟钝、淡漠、倒错、矛盾等。⑦意志行为障碍:意志增强、减退、缺乏、倒错、矛盾以及动作刻板与行为怪异等。

(三)精神康复原则

(1)充分尊重患者,与他们建立平等、和睦、协作的关系,给予患者感情上的支持,取得他们的信任与配合。

(2)在充分了解患者的病情,注意其病态心理的同时,要发掘患者的积极因素,并尽可能地采取措施对积极因素加以增强和扩展。鼓励患者诉说自己的各种误解和担心,并给予有说服力的解释和有力的保证,使患者逐渐理解自己的疾病性质,树立战胜疾病的信心。

(3)了解患者与其家人、朋友相处中存在的问题,对他们失去平衡的状态进行客观的分析,并给予正确的指导,设法使之恢复正常。

(4)注意引导患者积极介入心理康复的全过程,而不是让他们被动地接受服务。

(5)康复的目标不应止于症状的消除和社会功能的恢复,而是要促进患者的生活方式、人生态度、价值观念等全面复原。

(四)精神康复措施

1. 支持性心理治疗 支持性心理治疗是心理治疗的基本技术,是运用心理治疗的基本原理帮助患者克服情感障碍或心理挫折的治疗方法,具有支持和加强患者防御功能的特点,能使患者增加安全感,减少焦虑和不安。支持性心理治疗的方法有解释、安慰、鼓励和保证,其中以解释最为重要。

2. 认知疗法 恢复期的精神疾病患者普遍存在认知问题,如对疾病缺乏完整认识导致不良认知;有来自心理社会因素所致的其他不良认知;或者存在性格缺陷和人生观、不良价值所致的不良认知。这会影响精神疾病患者从健康角度把握自己、照顾自己、预防复发的能力,因此,有不良认知的恢复期患者可采用认知疗法进行心理治疗,改善患者的不良认知和提高其认知水平。

3. 行为治疗 行为治疗是根据学习心理学和实验心理学的理论和原理对个体进行反复训练,以达到矫正适应不良行为的一种心理治疗方法。通过行为治疗,可训练患者的各项技能,如正确决策和解决问题,处理好人际关系,正确应对应激和不良情绪等。行为治疗主要方法有行为塑造法、生物反馈疗法、森田疗法。

4. 认知行为疗法 认知行为疗法是一组通过改变思维或信念和行为的方法来改变不良认知，消除不良情绪和行为的短程心理治疗方法。它最早多用于治疗抑郁症或焦虑症，现在更多地用于解决一些具体的精神病性症状及由此继发的影响，如羞耻感和丧失感等，即通过一种技术积极地减少由精神疾病的一些核心症状而引起的痛苦和残疾。

5. 个人治疗和集体治疗 个人心理治疗有利于建立良好的医患关系，使康复治疗师详细了解病情，有针对性地给予咨询，找出解决问题的具体措施。集体治疗有小组治疗和心理学习班等形式，患者与患者之间可以互相借鉴成功经验，取长补短，有利于提高战胜疾病的信心，提高治疗效果。

6. 家庭治疗 家庭治疗要求患者家属积极参与，正确认识疾病，正确对待患者，及早发现复发前兆，及时求治。可以在患者集中的地方建立由多个家庭组成的网络，通过网络相互支持，减少病耻感，鼓励恢复期患者返回社会，为患者家属提供更多学习交流的机会。家庭成员的态度对精神疾病患者有直接影响，如果是以爱护、关心的态度，支持、启发的方式，积极处理患者日常生活中出现的问题，正确引导患者，培养患者参加社会活动的能力，则患者的预后好，复发率低。反之则可能会使病情加重，复发率高，预后较差。

（五）精神疾病的三级预防

1. 一级预防 一级预防即病因预防，通过消除或减少病因或致病因素来防止或减少精神疾病的发生，属于最积极、最主动的预防措施。

2. 二级预防 二级预防重点是早发现、早诊断、早治疗，并争取疾病缓解后有良好的预后，防止复发。许多精神疾病患者由于具有慢性或亚急性起病、症状隐匿、临床表现缺乏明确特征等特点，往往失去及时干预的机会。因此，二级预防是精神障碍防治工作中极为重要的环节。

3. 三级预防 三级预防要点是做好精神残疾者的康复训练，最大限度地促进患者社会功能恢复，减少功能残疾，延缓疾病的进展，提高患者的生活质量。

二、进食障碍患者的精神康复

进食障碍（eating disorder，ED）是以进食行为异常为显著特征的一组综合征。这组疾病主要包括神经性厌食症、神经性贪食症和神经性呕吐，属于精神障碍。

（一）进食障碍的原因

1. 个体因素 包括生物因素和个性因素两个方面。生物因素是指进食障碍患者存在一定的遗传倾向和部分功能异常。个性因素是指进食障碍患者中常见典型的人格特点，如追求自我控制、追求完美和独特、爱幻想等。

2. 家庭因素 在进食障碍的发生、发展、维持及康复中，家庭因素起着至关重要的作用。常见的家庭因素如下。①情感纠缠：家庭成员的情感紧紧纠缠在一起，无法分清彼此。②过度保护：父母对孩子过度保护。③情感冲突：父母冲突，孩子卷入其中，背负过重负担。④关系僵硬：家庭模式僵硬，无法适应孩子的发展，永远用对待婴儿的方式对待长大的孩子。

3. 社会文化因素 一些女性认为身材苗条代表着自信、自我约束和成功。因此，一些追求完美、幻想极致的女性容易产生进食障碍。

（二）进食障碍的临床类型

1. 神经性厌食症 神经性厌食症患者对自身的认知有歪曲，其"怕胖"与正常人群中的"怕胖"有明显的不同，患者给自己规定的体重上限远远低于正常体重的最低限。有的患者已经严重消瘦，但仍认为自己很胖，需要减肥。即使经过医生诊断，也不能阻止患者采取过度运动、人工呕吐、泄泻等方法来有意地使体重过低。女性患者常出现停经或月经紊乱，男性患者则表现为性欲减退或勃起功能障碍，青春期前的患者可能会出现性生理和性心理发育迟缓。严重时会伴有营养不良、水肿、低血压、心动过缓等，导致水、电解质紊乱和酸碱平衡失调,可发展为恶病质,甚至导致死亡。患者很少主动就诊,大多数是在家属说服或强制下进行诊治。患者也很少主诉体重减轻,而是描述与饥饿有关的躯体或生理上的痛苦,如怕冷、肌肉无力或精力缺乏等。患者通常否认核心问题,此时需要从患者家属或其他途径获取信息,才能做出正确评估。

2. 神经性贪食症 主要特征是反复出现的暴食以及暴食后不恰当的抵消行为,如诱吐、滥用利尿剂或泻药、节食或过度运动等。神经性贪食症患者的外表常并无特殊之处,体重通常在正常范围内。主要特征在于患者持续存在难以控制的对食物的渴求和进食的冲动,表现为难以克制的发作性暴食,在短时间内吃进大量食物。常呈周期性发作,发作时进食量远远超过正常进食量。暴食可以暂时缓解患者的紧张心理,但是紧接着其会出现后悔和憎恨。患者至少用自我诱吐,滥用泻药,间断禁食,使用食欲抑制剂、甲状腺素类制剂或利尿剂等方式之一来抵消食物的"发胖"作用。神经性贪食症患者常有神经性厌食症既往史,二者间隔数月至数年不等,部分患者表现为典型的厌食和贪食交替发作。发作性暴食至少每周2次,持续3个月。

3. 神经性呕吐 主要特征是反复不由自主或故意诱导呕吐发作,神经性呕吐多与心理社会因素有关。呕吐常突然发生,任何年龄阶段都有可能发生。一般情况下患者食欲不受影响,体重变化不明显。在患者情绪混乱、精神高度紧张等情况下可引起呕吐发作,部分患者的呕吐可象征性表达其内心的矛盾冲突,并作为暂时缓解内心冲突的一种方法。一般呕吐常发生在进食后,不伴恶心等症状,呕吐物多为摄入的食物,呕吐在一段时间内反复发作。

(三)进食障碍的康复措施

进食障碍的心理治疗措施主要有认知行为疗法、心理教育、自助技术和家庭治疗等。

1. 认知行为疗法 认知过程是个体情感和行为的中介,适应不良的情感行为与适应不良的认知有关。进食障碍患者常有明显的歪曲认知。因此,认知行为疗法分为评估阶段、向患者介绍认知行为疗法阶段、对患者进行认知重构阶段、预防复发阶段、随访阶段等。康复治疗师评估患者的严重程度和生理状况之后,可引入认知模型和行为技术。首先向患者阐明认知模型的基本因素,其次引入行为技术,然后进行认知重构,最后讨论复发的预防措施,治疗结束后要进行随访。

2. 心理教育 心理教育通过教导的方法使患者的进食模式和对体像的关注正常化。心理教育的主要内容:①传授处理应激的方法,提高对自己身体的满意度。②建立自我的正性感觉:建立自尊,界定自我映像等。③解释社会刻板印象,学会接受和尊重不同的标准。④积极自我评估:寻找个性,学会重视独特性。⑤涉及重要他人:学习提高自我映像的方法,学会寻找重要他人的积极反馈。⑥训练社交技能:分析他人对自我映像的影响,进行角色扮演以提高社交技能。⑦训练沟通技能:做游戏建立自信。

3. 自助技术 自助技术将认知行为疗法与进食障碍一般知识编成通俗易懂的健康手册,轻度进食障碍患者可根据手册内容进行自我治疗。对于单纯的自助方法,患者可以直接使用手册进行自我治疗;对于指导性自助方法,则需要专业康复治疗师进行支持和指导。自助技术比个体认知行为疗法花费少,更易推广,为不愿意去医疗机构接受治疗的患者提供了治疗途径,也可作为其他心理治疗方法和药物治疗的有益补充,但是,自助技术一般需要持续8周,患者的治疗动机很难持续性维持。

4. 家庭治疗 治疗目标不仅是改变患者本身,还要改变其家庭功能系统。短期目标是使患者在几周内症状减轻,恢复进食、增加体重;长期目标是使用家庭治疗技术改变患者的家庭功能系统。康复治疗师在治疗团队中担任领导者的角色,积极的方面应给予肯定和支持。在家庭治疗的全过程中,康复治疗师需具有较高的应变处置能力,应对治疗过程中的各种冲突。

三、睡眠障碍患者的精神康复

人生有1/3的时间在睡眠中度过,睡眠是人的基本生理需求之一,睡眠与健康的问题一直受到社会的关注。正常的睡眠包含两个重要的状态:非快速眼动期和快速眼动期(做梦)。睡眠障碍患者会出现焦虑、烦躁、注意力不集中等症状,而这些情绪症状又会加重睡眠障碍,造成恶性循环。

（一）睡眠障碍的原因

1. 环境因素　常见的有睡眠环境的突然改变。

2. 个体因素　不良的生活习惯，如睡前饮茶、饮咖啡、吸烟、玩手机及电子产品等。

3. 躯体因素　任何躯体的不适均可导致失眠，如各种疼痛、瘙痒、咳嗽、尿频、吐泻、心慌、胸闷等。

4. 精神因素　精神紧张、焦虑、恐惧、抑郁、兴奋等。

5. 情绪因素　情绪失控可引起心境上的改变，这种改变容易在情绪不稳时表现出来，可由某些突发事件引起，如特别令人高兴、悲伤、生气的事情等都可导致失眠。

6. 其他　嗜酒者的戒断反应等。

（二）睡眠障碍的临床表现

1. 失眠症　失眠症是指睡眠质和量持续相当长时间的下降的状态。失眠症的临床表现有入睡困难、睡眠不深、易惊醒、多梦、早醒、醒后再次入睡困难、醒后感觉疲劳乏力等。患者对失眠症感到恐惧或焦虑不安，失眠症可导致患者生活及社会功能下降。

2. 嗜睡症　嗜睡症是指白天或夜间睡眠过多，并非由睡眠不足或存在发作性睡病等其他神经精神疾病所致，常与心理因素密切相关。患者出现睡眠过多或睡眠发作持续 1 个月以上，需要排除由发作性睡病及其附加症状所致的睡眠过度综合征。

（三）睡眠障碍的康复措施

心理行为治疗的本质是改变患者的信念系统，发挥自我效能，进而改善失眠症状。心理行为治疗作为睡眠障碍的主要康复措施，对于成人原发性失眠和继发性失眠有良好的康复效果，主要有健康教育、放松疗法、刺激控制疗法、睡眠限制疗法和认知疗法。这些治疗方法可以单独运用，也可以组合运用。

1. 健康教育　大多数患者存在不良睡眠习惯，而破坏正常的睡眠模式，形成对睡眠的错误概念，从而导致失眠。健康教育可帮助患者认识不良睡眠习惯在失眠的发生、发展中的重要作用，分析不良睡眠习惯的形成原因，从而建立良好的睡眠习惯。一般健康教育需要与其他心理行为治疗方法同时进行，健康教育一般不推荐单独应用。

2. 放松疗法　应激、紧张和焦虑是诱发失眠的常见因素。放松疗法可以缓解上述因素带来的不良影响，是治疗失眠最常用的非药物疗法，其可降低患者卧床时的警觉性、减少夜间觉醒。主要包括渐进性肌肉放松、指导性想象和腹式呼吸训练。放松疗法可单独作为治疗失眠的干预措施。

3. 刺激控制疗法　刺激控制疗法是一套改善睡眠环境与睡眠倾向（睡意）之间相互作用的行为干预措施，可恢复卧床作为诱导睡眠信号的功能，使患者易于入睡，重建睡眠-觉醒生物节律。刺激控制疗法可作为单独的干预措施。具体内容包括：①在有睡意时才上床；②卧床 20 分钟不能入睡时应起床，待有睡意时再上床；③不要在床上做与睡眠无关的活动，如看手机、进食、看电视、听收音机等；④不管前一晚睡眠时间多长，应保持规律的起床时间；⑤尽量避免日间小睡。

4. 睡眠限制疗法　睡眠限制疗法通过缩短卧床清醒时间，增加入睡的驱动力，以提高睡眠效率。主要内容：①减少卧床时间，尽量使卧床时间和实际睡眠时间相符。在 1 周的睡眠效率超过 85% 时，可增加 15~20 分钟的卧床时间；当睡眠效率低于 80% 时，则减少 15~20 分钟的卧床时间；当睡眠效率在 80%~85% 时，则保持卧床时间不变。②避免日间小睡，保持规律的起床时间。

知识拓展

5. 认知疗法　失眠患者常对失眠本身感到恐惧，过分关注失眠的不良后果，常常在睡眠时感到紧张、焦虑，担心睡不好，这些负性情绪会使失眠进一步恶化，失眠恶化又反过来影响患者的情绪，两者形成恶性循环。认知疗法的目的是改变患者对失眠的认知偏差、对于睡眠问题的非理性信念和态度。认知疗法的主要内容：①保持合理的睡眠期望；②不要把所有的问题都归咎于失眠；③保持自然入睡，避免过度主观的入睡意图;④不要过分关注睡眠;⑤不要因为一晚没有睡好,就产生挫败感;⑥培养对失眠影响的耐受性。

(胥 婧)

技能五 掌握烧伤患者的心理康复方法

扫码看PPT 扫码看微课

案例导入

张先生,34岁,厨师。3个月前,在工作时由于一次操作失误,导致油锅翻倒,张先生的面部及右臂受到了严重的烧伤。经过紧急治疗,虽然张先生的生命得以挽救,进行了功能康复,肢体活动已恢复,但烧伤部位留下了明显的瘢痕。烧伤之后,张先生变得不再自信、乐观。他经常觉得自己的外貌变得难以入目,害怕他人的异样目光。当他在公共场合看到他人盯着他的瘢痕看时,他会感到极大的羞耻和自卑。由于这种情绪,他开始回避社交活动,甚至不愿意出门。在家中,张先生对自己的家庭成员也变得容易发火,对一些小事都感到不满。他的妻子和孩子都尽量避免触碰到他的伤疤,生怕不小心伤害到他。这使得家庭氛围变得压抑,家庭关系也日益紧张。因为烧伤,张先生无法继续从事厨师工作,这使家庭失去了主要的经济来源。他感到压力巨大,对未来充满了不安。他开始质疑自己的价值,觉得自己是家庭的累赘,对生活失去了信心和希望。夜晚,张先生常常梦见自己被火焰吞噬,从而导致睡眠不佳。醒来时,他常常满身是汗,心跳加速,整个人陷入恐慌。

作为康复治疗师,你应该为张先生采取哪些心理康复措施?

烧伤是指由高温、化学物质或电等引起的组织损伤。严重的烧伤不仅会危及生命,还可导致心理问题。

一、烧伤患者的心理问题

烧伤事故常有发生,患者机体遭遇创伤后,心理也会发生急剧变化,产生一种恐惧感和危机感。此时心理行为也会发生不同程度的变化,这种伴随的心理行为障碍会加剧躯体创伤的病态,甚至导致机体抵抗力下降而致各种疾病,从时间顺序上来讲,患者可能产生的心理反应如下。

(一)抢救阶段

由于突发的意外事故,患者在毫无预感和准备的前提下遭受打击,会产生巨大的恐惧感,表现为全身发抖、痛苦呻吟、哭闹喊叫、不知所措。此时患者的心理承受力极差,判断力和自我控制力下降,把生还的希望全部寄托在医务人员身上,期望得到及时抢救和治疗。

(二)治疗阶段

因患者的烧伤程度、面积不等,治疗所需的时间也不尽相同。进入感染期后,患者对治疗失去信心,易产生绝望心理,情绪不稳定,常无故发脾气,责骂医务人员,甚至拒绝治疗。

(三)手术阶段

在治疗后期,烧伤严重的患者需要进行植皮手术。患者对术中将要产生的疼痛、不适、出血等感到紧张、恐惧,特别是面部烧伤者,因担心毁容,易产生无助感和孤独感,表现为表情淡漠、麻木。

（四）临床恢复阶段

烧伤事故给患者身体造成不可弥补的损失,如肢体残疾、容貌毁损、丧失生活能力等,患者在悲痛、忧伤、抑郁、失望的情绪中难以解脱,造成严重的心理创伤,有时还会出现轻生的念头和行为。

（五）出院前心理依赖阶段

部分患者由于是在工作中受伤,所有医疗费用均由工作单位承担,故安于现状,想长时间留在医院,不愿出院休养,并对自己的能力表示怀疑,自信心减弱,表现出患者角色行为强化。

（六）重新适应阶段

由于伤情重,治疗时间长的患者可能出现自我形象紊乱、怀疑自己的能力、自信心减弱等强化患者角色的现象,因此,康复治疗师应密切关注患者重新适应社会角色的问题,因为,当患者面对一些社会问题时他们很可能会进入患者角色,以应付和消极的态度来解决这些社会问题。

二、烧伤患者的心理康复

（一）心理康复的原则

患者烧伤后,突感容貌缺陷,形体改变,有些甚至失去生活自理能力,出现自卑、苦闷、悲观、易怒等情绪,严重者甚至会产生轻生、自杀等念头。心理康复的原则:首先,应密切关注患者的情绪变化,对患者进行疾病知识宣教;其次,康复治疗师应讲解康复的目的和方法,并让患者了解自己的康复情况;最后,康复治疗师应及时给予心理疏导,使患者正确认识疾病,使其在良好的情绪中积极主动参与治疗和锻炼。

（二）心理康复措施

烧伤患者若未能实施及时的心理康复,则会产生难以愈合的心理创伤。因此,对这类患者应及时给予心理康复,包括心理疏导、心理支持及必要的非语言沟通和心理抚慰,使患者尽快消除烧伤事故造成的心理阴影,早日康复。

1. 抢救阶段　在抢救阶段,医务人员在患者面前表现出的勇敢、敏捷、镇定、果断等能稳定患者的情绪。因大部分患者呼吸道多有不同程度的灼伤,不能用语言交流,只能用眼神、动作、表情、姿势等非语言方式进行交流。医务人员要有高度的同情心和人道主义精神,以认真负责态度、精湛的技术、敏锐的观察力、敏捷的动作,充分保证抢救顺利进行,树立良好的第一印象。医务人员在该阶段展示出的良好的非语言行为,对抢救过程的顺利进行及获得较好的抢救和治疗效果有着极大的影响。

2. 治疗阶段　在治疗阶段,医务人员应明确自己的角色,保持沉默,让患者将内心的情绪宣泄出来,当其安静后,再以亲切、和蔼、耐心的态度进行安慰并给予鼓励,拉近与患者之间的距离,增进双方感情。

3. 手术阶段　有的烧伤患者需做植皮手术,甚至需多次植皮。术前心理康复是康复的一个重要组成部分,医务人员应用通俗易懂的语言,耐心、细心地给患者介绍手术,说明手术对治疗和恢复的必要性以及重要性。热心地解答患者的疑问,帮助患者保持稳定的情绪,减轻其不必要的精神压力,及时解决不利于手术的各种心理反应,用关切的询问、耐心的解释、熟练轻柔的操作来增强患者对手术的心理承受力,使其在最佳的心理状态下主动接受手术治疗,以提高手术效果。

4. 临床恢复阶段　在临床恢复阶段,康复治疗师应了解患者的情绪。一方面了解患者的思想动态,在采取心理疏导时,注意语言和方法的技巧,应设身处地地思考;另一方面,要创造良好的休养环境,使患者的生理和心理保持平稳、舒适,增强其信心,缓解不良的心理反应。

5. 出院前心理依赖阶段　康复治疗师应注意收集患者信息,与其交流与沟通,针对患者出现的心理问题,制订切实可行的心理康复计划。提醒患者认识和接受现实,不要回避问题,而应针对问题寻找合理的解决方式。康复治疗师应用积极、坦诚的态度,帮助患者摆脱依赖心理,鼓励其重新走向社会、走入工作环境;同时,社会各界也要给予患者关怀,帮助他们重新生活和工作,以有效解除患者的依赖心理。

6. 重新适应阶段　康复治疗师要帮助患者了解自己的健康状况,帮助患者对自身状况进行评估,协助患者适应新的社会角色和生活环境,尽快走出因烧伤事故造成的心理阴影。对致残患者要做好康复期的心理咨询,提倡主动锻炼,使其保持最佳心理状态,积极面对现实和困难,逐渐恢复正常工作和生活。

总之,在救治烧伤患者时,心理康复具有非常重要的作用。它能稳定患者情绪、改善不良心理状态,促进护患交流,有利于医疗工作的顺利开展、患者信心的恢复和后期康复效果的达成。在烧伤患者心理康复治疗的整个过程中,康复治疗师的自身涵养、职业素养和沟通技巧非常重要,应在康复治疗中发挥绝对的优势。

技能实训

知识拓展

实训:选择一位同学搭档,与其合作练习临床重大疾病人群的心理康复。

1. 实训目标

(1)掌握临床重大疾病患者的心理障碍的表现。

(2)学会临床重大疾病患者的心理康复措施。

2. 实训要求　两两合作,一人扮演康复治疗师,一人扮演患者,两人须认真对待训练过程。

3. 实训思路

(1)选择好临床重大疾病中某一种疾病,进行两两合作。

(2)选择合适的场所及心理康复措施。

(3)两人互相扮演康复治疗师与患者,学习和熟悉心理康复措施。

(胥　婧)

任务二

掌握老年康复患者的心理康复方法

技能一　清楚老年康复患者典型心理特征

扫码看 PPT　扫码看微课

案例导入

患者，女，69 岁，高中文化，已婚，育有一子一女，曾患有脑卒中 4 年，有高血压糖尿病史 6 年，行动不便，日常由老伴照顾。半个月前，患者感觉身体疲乏无力、胸闷气短、头晕头痛，担心疾病恶化，因子女在外工作不能经常回家照护，害怕子女不管自己，因此总对家人发脾气，无缘无故心烦，情绪极其不稳定。

该患者存在的主要心理问题是什么？如何对该患者开展相应的心理健康指导？

随着年龄的增长，老年人全身各个系统功能都在逐渐衰退，家庭生活、职业生活和社会生活变动较大，心理活动容易受到各种因素的影响，其中部分老年人由于身心功能没有得到及时有效的调适，容易产生身体和心理障碍，尤其会在认知、情绪、自理、行为、人际关系等方面产生不同程度的心理问题。因此，在临床心理康复工作中，康复治疗师应在了解老年患者心理特征的基础上，结合老年患者及照顾者的具体情况，有针对性地选择和正确实施心理康复，以促进老年患者身心健康，提高老年患者的生活质量，实现积极老龄化和健康老龄化的目标。

熟悉老年人心理特点及心理康复特点

一、好强固执

自尊心较强的老年人常以自我为中心，不愿意承认自己衰老或有病，患病后不愿到医院就诊，常常假装无事，隐瞒病情，对外展示健康的神态，避免家人担心。患病后更加固执己见，难以听取他人意见，坚信自己的感觉，否认医生的诊疗，甚至不承认患病的事实，拒绝治疗等。有这种心态的患者常会延误疾病的治疗时机，不利于身心健康。

二、焦虑急躁

老年患者在面对自身疾病，尤其是疾病可能常年缠身甚至会使自己面临死亡时，缺乏对长期康复的耐心和信心，急于求成，常因治疗效果不理想而焦虑不安、心情浮躁、情绪不稳定，甚至产生敌对情绪。在治疗过程中不配合医务人员的治疗和护理，这样的心理状况不仅会影响疾病的治疗效果，还会使自己的身体变得更虚弱，进而导致病情恶化。

三、猜疑孤独

由于各种原因，老年患者常存在对自己的疾病存在认识不到位的情况，有时还总向坏的方面猜测，加之人体器官及机体功能的退化或老化，老年患者常表现出精力不足、反应迟钝、健忘等感知觉功能降低，对事物多有猜疑,尤其是久病不愈或病情危重的患者,常怀疑自己患了不治之症,产生悲观、失望,甚至绝望的心理,担心家人远离自己、怀疑有人要害自己、猜疑亲人放弃自己等,孤独寂寞感也随之加重。这种心理状态不仅不利于患者的诊疗,反而会给他们带来极大的恐慌和精神痛苦,甚至会诱发精神障碍。

四、精神抑郁

患病后的老年人面对病程长、康复慢、恢复难,甚至终身伴随的疾病,常出现自卑、自怜、颓废、忧郁、沮丧等消极情绪,长期的多愁善感最终导致精神抑郁,其主要特征表现如下:①悲伤、冷漠的心境;②消极的自我概念、自我责备、自我谴责等;③回避他人的看望、寄托、期望等;④对疾病恢复、康复失去信心,常有绝望所带来的消极情绪;⑤饮食不佳、睡眠不好、性欲丧失等;⑥对原来感兴趣的事或活动在行为上减少,虽有激动形式,但总认为力不从心,因此经常呈现出嗜睡症、睡行症的样子。这种心理状态不仅贻误疾病的诊治,长期下去还会加速病情的恶化,甚至使自身人格发生改变。

五、自卑恐慌

老年人的生活能力会随着心、脑及其他器官的衰退而逐渐减弱,由于长期患病,疾病本身给老年人带来了躯体上的各种不适感,如疼痛、头晕、心悸、活动受限等,使其生活自理能力下降以及社交困难等,患病老年人逐渐对生活失去信心,同时,长期的医疗开支又给家人带来了沉重的经济负担,使患病老年人的衰老感和无用感进一步增强,进而产生了严重的自卑心理。由于老年人病程长、病种多、病性杂、病情反复等特点,因此其诊疗效果常不明显,对疾病的过度担心又易引发焦虑、不安、恐慌等情绪,甚至丧失生活的信心,希望自己能尽快离开这个世界,以早日得到解脱。

六、抱怨排斥

老年患者患病后,由于身体恢复缓慢,康复周期长,治愈可能性渺茫,再加上家庭生活琐事繁多、子女照顾不到位等使老年患者常感到不顺心,牢骚满腹,总是抱怨医疗设备及病房环境差,护工照顾不够悉心等,怨恨自己命运不济,对所有的人和事不满意,采取排斥态度。这种心理状态直接影响到疾病的治疗,对老年患者的身心健康不利。

七、被动依赖

一方面,老年患者患病后,家人和医务人员会对其心理和身体进行重点照护,长此以往患者会变得被动、顺从、依赖,只要有人在场,即使自己能做的事也不想动手去做,想让别人帮忙;另一方面,一些患有感觉、运动障碍的患者,由于康复锻炼的过程比较长、比较痛苦,需要很大的毅力,他们不愿积极主动地配合治疗。有时一些仪器设备或药物因治疗效果较好让患者产生了依赖感,认为仪器设备和药物作用广泛,疗效神奇,尤其是公费医疗患者,甚至会要求所有的治疗项目都要做。这种被动接受照护和治疗的心态往往会打乱治疗计划,影响治疗效果,进而延长病程,不利于老年患者的康复。

八、自恋虚荣

有些老年患者曾身居要职,离开工作岗位后心理脆弱,易产生虚荣心理,常常提起以前的身份地位,甚至过分夸大自己的成就和才能,喜欢别人恭维顺从自己,甚至表现出自满、傲慢的态度或行为,不愿设身处地地认识或认同他人的感情和需求,而患病后的一些治疗和护理需要严格遵从医务人员的医嘱,难以满足其虚荣感,因此会表现得难以听取医务人员的意见,不愿意配合治疗,常延误疾病的诊治,给身心健康带来不利影响。

九、适应能力低下

随着年龄的增长,老年患者全身各系统都会发生退行性变化,如视力、听力、记忆力、注意力、反应力、平衡力、耐力、肌力等下降,日常生活能力和社会活动能力严重受限,尤其是入院后进入一个新的环境和身体状态时,对环境的适应能力和各种致病因素的抵抗力均会减弱,易导致病情恶化。

(何婷婷)

技能二　掌握老年康复患者心理康复方法

一、建立良好的治疗关系

老年人在患病后因为对疾病的相关知识知之甚少，对未来充满了恐惧，进而出现不配合治疗的情况，从而影响康复。因此康复治疗师要与老年患者建立良好的医患关系，认真倾听老年患者的倾诉，用心解释老年患者的疑惑，告知老年患者科学、正确的治疗方法，鼓励老年患者树立战胜疾病的信心，给予老年患者精神上的支持和适时的同情、关心、安慰，这样有利于康复治疗师赢得老年患者的合作与信任。

二、情绪宣泄法

老年人在面对自身机体功能的日益衰退、疾病的困扰及生活中的其他应激性事件时，会产生焦虑、恐慌、忧郁、沮丧等负性情绪。这些负性情绪不利于老年人身心健康，甚至还会促进其病情的恶化。因此，康复治疗师应鼓励老年患者选择合理的途径，把自己内心的负性情绪宣泄出来，使其保持开朗乐观的情绪状态，比如与专业心理咨询师或者主治医师、护士、家人等倾诉自己的负性情绪；通过适量的运动宣泄情绪；通过听音乐、绘画、舞蹈等艺术形式宣泄情绪；通过回忆青春重要节点宣泄情绪等。对老年患者宣泄出的问题能解决的需及时解决，不能解决的要耐心解释。

三、行为疗法

老年患者的一些常见病和多发病与老年人的长期不良生活习惯、生活方式和行为有关，如吸烟、酗酒、滥用药物、生活不规律、缺乏适当的运动等。开展康复治疗时，应针对老年患者的不良行为方式采取针对性的行为训练，培养其良好的生活习惯，合理安排饮食起居，适当进行体育锻炼，主动排解自己的不良情绪，勇敢面对现实，热爱生活，以乐观的态度度过每一天。行为疗法包括系统脱敏疗法、厌恶疗法、冲击疗法、阳性强化疗法、发泄疗法、逆转意图疗法、模仿疗法和生物反馈疗法等，其中逆转意图疗法可使老年患者在有意识进行的某种行为活动中，改变自己对该行为的态度，这使得原来伴随该行为而出现不适应的情绪状态与该行为脱离，从而达到治疗的目的。通过使老年患者的认知和现实的矛盾现象化，促进老年患者认识到自己当前的认知和行为是不合适的，进而缓解老年患者因过度在意某件事物而产生的焦虑情绪。

行为疗法-阳性强化疗法

四、人际关系疗法

1. 家庭支持疗法　家庭是老年人活动的主要场所，在与家人朝夕相处的过程中，和睦的家庭氛围、融洽的家庭关系可以消除老年人异常的情绪。当老年人出现健康问题时，家庭成员应重视其情感和行为，以诚恳、关心、理解、尊重及相爱的态度去对待老年人，引导其关注现实情况，猜疑彼此和恐惧未来都是不可取的，要积极配合康复治疗师，从而提升康复效果（图5-2-1）。

2. 社会支持疗法　部分老年人患病后变得孤独、自卑，不愿意与人沟通，甚至出现精神抑郁，严重影响老年患者正常生活和身体康复，因此，老年患者除了需要家人的关心和照护外，更需要走出家门，广交朋友，加强人际交流。尤其是退休后或者不再参与劳动后，社会家庭地位和角色发生巨变的老年人更需要社会支持。条件成熟的地区可开通老年学校、广场舞班、书画班、棋艺班等场所供老年人交友，交流思想，促膝谈心，排忧解难，在营造和谐、融洽、快乐的氛围时也要使老年人重新适应家庭和社会所赋予其的新角色，建立健全社区支持系统，激发老年人活跃的社会关系积极性。健全社会保障系统，特别是老年患者衣食住行和医疗康复保障，有利于实现全面康复目标。

五、药物疗法

除了上述心理康复措施外，药物治疗也有助于缓解老年患者由基础疾病引发的相应临床症状，预防并发症。同时，对于合并情感障碍、神经症和精神症状的老年患者，可适当使用镇静剂、抗抑郁、抗焦虑药

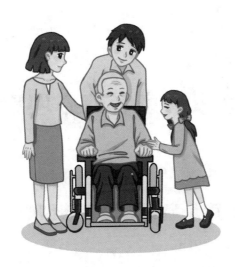

图 5-2-1　家庭支持对老年人康复影响很大

物及抗精神病药物,以使老年患者情绪稳定、认知改善和精神症状得到控制。

> 技能实训

实训:根据课前案例为患者设计一套心理康复方法。
1. 实训目标
(1)学会选择合适的心理康复方法。
(2)学会使用合适的心理康复方法为患者进行心理康复。
2. 实训要求　两两合作,一人扮演康复治疗师,一人扮演患者,两人须认真对待训练过程。
3. 实训思路
(1)选择好心理康复方法与引导词,使二者相配。
(2)选择合适的场所。
(3)两人互相扮演康复治疗师与患者,指导对方心理放松。

(何婷婷)

任务三

掌握儿童康复患者的心理康复方法

技能一 清楚儿童康复患者典型心理特征

扫码看PPT 扫码看微课

案例导入

患儿,男,4岁,因车祸导致右上肢截肢,住院期间患儿对一些诊疗、护理、康复等表现出拒绝的态度,情绪非常不稳定,尤其是父母不在身边时会经常发脾气,稍不满足他的要求就大哭大闹,甚至自伤。平时喜欢一个人玩游戏,不主动与人交流。

针对这名患儿出现的情绪问题,你该如何处理?

儿童患病不仅影响儿童自身的身心发展,也给其父母带来极大的痛苦,给家庭和社会带来极大的负担,患儿家属的心理压力和经济压力又会影响患儿的情绪与康复效果。因此,应根据患儿的典型心理特征和疾病状况,正确评估患儿存在的心理问题或心理障碍,有针对性地选择心理康复方法对患儿进行科学、系统的心理干预,以促进患儿早日康复。

1. 分离性焦虑 分离性焦虑是儿童与依恋对象尤其是母亲分离时出现的与年龄不符的、过度的、损害行为能力的焦虑。分离性焦虑是学龄前儿童常见的情绪障碍之一。分离性焦虑多发生在6岁以前,患儿因过分担心亲人离开后,自己发生危险或过分担心自己无法独立生活表现出过度哭叫、吵闹或淡漠、退缩,亦可出现躯体症状,如恶心、头痛等。患儿持久而不恰当地害怕独处,当预料将与依恋对象分离时,立刻会表现出过度的反复发作的苦恼,如哭叫、发脾气、淡漠或社会退缩,部分患儿甚至会表现出一些躯体症状,如恶心、呕吐、头痛、胃疼、浑身不适等。此类儿童的焦虑在严重程度上超过正常儿童的离别情绪反应,社会功能也会受到明显的影响。住院患儿由于活动、欲望等受限,依恋对象突然不在身边造成心灵创伤,常常出现哭闹不止、睡眠不安、拒食等现象。医务人员的白色工作服及医院的陌生环境,可进一步加重患儿的焦虑情绪。

2. 皮肤饥饿 皮肤饥饿是指儿童得到的父母和周围人的抚摸、拥抱、爱抚等不能满足自身需要而出现的一种缺乏状态。皮肤接触是儿童精神需要的一部分。尤其是住院后的患儿,由于住院离开了熟悉的环境,情感得不到满足就会产生皮肤饥饿,常出现哭闹、食欲不佳、睡眠不安等现象。

3. 恐惧情绪 由于患儿住院期间父母不能随时陪在身边,面对医院的陌生环境,还有各种检查和治疗带来的痛苦,患儿很容易产生恐惧心理。还有一些年龄比较大的儿童,会对自己病情的严重程度、医疗支出引起的家庭负担等产生恐惧,进一步表现为孤僻、胆怯、抑郁、悲伤等。

知识拓展

4. 孤独感 患儿住院后,离开熟悉的亲人和家庭环境,接触陌生的医护人员和医院环境,患儿要父母陪伴的需求不能及时得到满足而产生孤独心理。对亲人依赖心理较强的儿童孤独感尤其明显,他们希望时刻有亲人在身边照顾和陪伴自己。尤其是一些残疾儿童,其因生理缺陷怕被人嘲笑或区别对待,常喜欢独处。

5. 行为异常 严重的疾病和情绪异常等常会引起患儿心理上的应激反应,进而产生异常行为,尤其是年龄较大的患儿,常表现为发怒、吵闹、哭泣、拒绝父母离开或拒绝执行医护人员的要求等。比如脑瘫患儿的行为异常主要表现为固执、反抗、多动、强迫行为、攻击行为,甚至自伤行为。2~3岁患儿的异常行为多表现为社交退缩和破坏性,4~6岁患儿多有违纪行为。行为异常不仅影响患儿的日常生活,给患儿自己和周围的人带来伤害,更给患儿的康复治疗带来一定的困难。

6. 社交障碍 疾病常造成患儿生活有诸多不便,限制了其社交活动,甚至导致其无法与人正常交流,家人因患儿病情而对其过度袒护、溺爱或忽略、放弃,都会使患儿的心理变得脆弱和敏感,不能承受任何挫折及委屈,不愿听从家人和医生的安排,耽误治疗时机,甚至抗拒治疗,影响康复治疗效果,使病情迁延、加重,进一步加重患儿心理负担,形成恶性循环,最终将造成不可逆的严重后果。

(何婷婷)

技能二　掌握儿童康复患者心理康复方法

一、游戏疗法

(一)游戏疗法的概念

游戏疗法是指通过游戏来协助儿童表达他们的感受和困难,让儿童通过游戏"玩"出自己的问题,进而达到治疗目的。游戏疗法适用于3~13岁儿童的心理治疗。儿童与成人不同,他们的认知能力相对欠缺,不能完全通过言语沟通来表达自己的心声,倾诉自己的问题。再加上入院治疗后陌生环境的刺激以及各种侵入性操作的痛苦体验,患儿均伴有不同程度的焦虑、抑郁情绪,对治疗产生强烈的抗拒心理,治疗依从性低下,这些均不利于其疾病康复。因此必须使用儿童易于接受的沟通方式与之交流,游戏就是其中的一种。在游戏的过程中,患儿可以更自如地表现自己,康复治疗师也能更有效地了解患儿的心理问题,通过儿童熟悉且没有威胁性的游戏来帮助他们释放情绪、接纳自我、发挥潜能,提升治疗效果。研究发现,通过适宜的环境设置和特定医疗游戏包的应用,患儿负性情绪得到改善,治疗依从性提高,加速了患儿的康复进程。

(二)游戏疗法的功能

游戏疗法具有以下四个功能。第一,生物性功能。通过反复地练习和尝试不同游戏,能够让儿童在游戏中练习如何控制身体,促进其感知力的发展。第二,个体内功能。在游戏的过程中儿童能不断地探索自己和环境的关系,将自己在虚拟的游戏情境中体验到的冲突和真实感受投射到游戏的互动中,通过游戏,儿童可以更真实地体验到自我的存在,体验到自己的能力所在。第三,人际功能。通过游戏,儿童可以与同龄人或者其他成人进行沟通和交流,体验人与人之间的情感交流,提高规则感,培养团队意识,增强团队协作精神,并且在这个过程中儿童可掌握人际交往的基本技能,学会理解自己之外的其他人的行为和想法,提升社交技巧。第四,社会文化功能。通过游戏,儿童可以了解其所在社会的文化和习俗,以及他们将要在社会中承担的角色和责任,有利于综合素养和人格的发展。

游戏常作为康复治疗师评估儿童的一种方式,从中可以观察和体会到儿童真实的想法、感受和行为。在儿童玩游戏的过程中,康复治疗师可以对儿童的表情、行为、语言等进行评估,以了解儿童的内心世界,帮助儿童释放情绪、解决冲突。

二、艺术疗法

美国艺术疗法协会（AATA）提出，艺术疗法是在专业关系中，面对疾病、创伤和生活挑战而寻求自我成长的人对艺术所进行的治疗性运用。通过艺术品的创造及对艺术品和整个创作过程的反思，人们可以提高对自我的觉察力，克服症状、压力与创伤体验，提高认知能力，享受制造艺术品给生活带来的快乐体验。艺术疗法以艺术形式为媒介，主要探索的是个体的内心体验，创作治疗的过程、方式、内容和联想的每一部分都反映出儿童的人格特质和潜意识的内容。

（一）艺术疗法的功能

艺术疗法在儿童心理治疗方面具有以下四个功能。第一，为儿童提供释放情绪的渠道。儿童在自然的艺术和玩耍中宣泄负性心理能量，用创造性的方式接近真实的自我，如通过各类敲击乐器如鼓等，配合身体机能的运动，可使音乐成为情绪发泄的工具。第二，提高身体运动协调能力。艺术展现的形式，如绘画涂鸦、黏土雕刻、舞蹈运动、乐器演奏等都能锻炼儿童手指的灵活性，提高手眼的协调能力，促进大小肌肉的控制、视觉和触觉的整合等。第三，完善自我概念。儿童的个性表达易于启发丰富的想象及灵感，促进治疗中创造性及领悟力的产生。第四，提高儿童交流能力。在和团队成员或其他人员分享音乐、绘画或舞蹈的过程中，可以有效地促进儿童与人沟通交流能力的发展。

（二）艺术疗法的类型

1. 音乐疗法 音乐疗法是康复治疗师利用音乐体验的各种形式，如听、唱、乐器演奏、音乐创作等以及在治疗过程中发展起来的治疗关系，帮助患者恢复健康的干预过程。实现音乐的人际/社会作用、生理/物理作用、心情/情绪作用以及审美的作用即音乐疗法的目的。音乐疗法大致可以分为三类：接受式、再创造式和即兴演奏式。接受式音乐疗法是通过聆听音乐来达到治疗的目的，比如舒缓的音乐能缓解或消除患儿治疗中的单调不适等负性情绪。再创造式音乐疗法要求患者不仅仅是被动的聆听者，还要成为主动的参与者。患者通过对乐器的演奏、歌曲的吟唱等方式，得到行为的改善。即兴演奏式音乐疗法是指通过选择简单的打击乐器，包括能演奏旋律的乐器，由康复治疗师引导患者随心所欲地演奏，以对一些心理疾病进行治疗的一种方法。在每次演奏之后，康复治疗师需要与患者进行讨论，让患者说出自己演奏的感受（在团体中同时说出对他人演奏的感受），帮助患者澄清自己所表现出的情感，以及改善患者的不良行为。采取音乐疗法时应根据患儿的病情、个人兴趣、对音乐的理解，参照患儿的症状，选择不同音调与旋律的音乐，并配合音乐设定相应的场景，制订有针对性的音乐治疗计划，使患儿心情舒畅、精神愉快，改善情绪低落、焦虑等情感障碍。

2. 绘画疗法 绘画疗法是指通过美术媒介、意象、艺术创造过程以及患儿对绘画作品的反应来呈现个体的发展、人格、能力、关注点、兴趣、冲突及潜意识内压抑的感情和冲动。在绘画的过程中，绘画者可释放负性能量、解压、宣泄或调整情绪、修复心灵上的创伤、填补内心世界的空白，获得满足感、成就感、自信心，从而达到评估、诊断与治疗的效果。目前常用的标准化绘画评价工具如下：两人测验（D-A-P），要求儿童画一个人，画出的这个人就代表儿童自己，而画纸则代表了环境，通过人像的结构、形态、儿童的联想和陈述来做评估；房树人测验（HTP），要求儿童在纸上画一间房子、一棵树、一个完整的人和这个人要做的一件事，通过所画的形象进行定量和定性分析，得到儿童人格特点及人际关系方面的信息；动态家庭画（K-F-D），要求儿童画出家中的每一个成员，包括自己，并画出每个人正在做的某件事情。从空间划分、线条等做分析，了解儿童如何看待每个人在家庭中的位置，以及在家庭互动中的情况。同时，绘画的过程也是一个情绪宣泄的过程，它让儿童用纸笔将内心的世界向外表达，这是一种无伤害性、无冲突的、安全的表达方式。它也为康复治疗师了解儿童提供了机会，为治疗和评估提供有用的线索。通过倾听儿童的创作过程和欣赏儿童最后的画作，康复治疗师可以解读儿童的潜意识，帮助儿童修复受伤的感受。不仅如此，绘画还可以促进儿童各方面能力的提高。

3. 舞动疗法 舞动疗法又称舞蹈治疗、动作治疗,是以动作的过程作为媒介的心理治疗,即运用舞蹈活动过程或即兴动作促进个体情绪、情感、身体、心灵、认知和人际等层面的整合,既可以治疗身心方面的障碍,又可以增强个人意识,改善人们的心智。舞动疗法的基本理念是身体可反映心理状态,透过对身体的察觉以及探索,可激发潜意识中被压抑的心理状态,达到宣泄或顿悟的治疗效果。通过让被治疗者在肢体和感官的运动中,建立起内在心灵和外部世界的和谐,进而让个体与社会建立起相互沟通的桥梁,并主张以自尊、自立、自强及自信融入复杂的社会与生存环境。舞动疗法与舞蹈艺术、体育运动是不一样的。舞动疗法希望被治疗者让身体回到自然的原貌,用最自然、原发性的动作来表现自己,不用在意任何所谓的动作技巧。同时,在群体动作训练或模仿训练时,可以帮助患儿建立人与人之间的关系,建立自信、自主能力,增强与外界沟通的能力,与他人和社会建立积极有效的关系,从而提高个人自信心和交际能力。在治疗时,康复治疗师要鼓励儿童勇敢地面对自己的情感,用身体能量的流动来舒缓自己的压力,改变应对的方式。

知识拓展

(三)行为疗法

行为疗法又称条件反射疗法,是以学习理论或条件反射理论、技术等为指导,按一定的治疗程序,来矫正和消除患者建立的异常条件反射行为,或通过对个体进行反复的训练,建立新的条件反射行为,以改变、矫正不良行为的一类心理治疗方法。行为是通过学习获得的,正常行为和异常行为都可以通过学习、训练后天培养获得,因此可以通过矫正技术让儿童消退和改正不良行为,习得正常行为。行为疗法主要包括系统脱敏疗法、厌恶疗法、冲击疗法、阳性强化疗法、发泄疗法、逆转意图疗法、阴性强化疗法、模仿疗法、生物反馈疗法等。在进行行为治疗的过程中,应以阳性强化为主,有利于促进患儿各项能力的发展。当出现正常行为时给予一定奖励,以求保持并改进;如果有不恰当的行为出现,就加以漠视或剥夺一些权利,以示惩戒。在实施行为治疗前应先确定患儿的哪些行为为"靶行为",并将具体的操作方法告知患儿,取得患儿的配合。通过使用阳性强化法强化好的"靶行为",使用厌恶疗法消除不好的"靶行为"。结合代币制活动奖赏及暂时隔离等方法,家庭、学校和医疗机构共同参与,可取得较好的效果和较持久的疗效。

> 技能实训

实训:选择一位同学搭档,与其合作练习游戏疗法。
1. 实训目标
(1)学会选择合适的游戏。
(2)学会使用合适的游戏为患儿进行治疗。
2. 实训要求　两两合作,一人扮演康复治疗师,一人扮演患儿,两人须认真对待训练过程。
3. 实训思路
(1)选择好游戏与引导词,使二者相配。
(2)选择合适的场所。
(3)两人互相扮演康复治疗师与患儿,指导对方想象放松。

(何婷婷)

任务四

掌握残疾患者的心理康复技巧

技能一 清楚残疾康复患者典型心理特征

扫码看PPT 扫码看微课

案例导入

患者,男,40岁,建筑工人,家有一儿一女,身体健康。3个月前因不慎从楼上坠落,造成右下肢粉碎性骨折。遂行右下肢截肢术,术后患者情绪低落,言语减少,并且拒绝见到妻子、孩子和同事。借酒消愁,用酒精麻痹自己,酒量越来越大。整天独自待在房间中,不与人接触。在诊疗与康复过程中,对医务工作者大发雷霆、迟到、沉默、曲解他人意思,拒绝治疗与康复。

该患者存在的主要心理问题是什么?该患者为何不愿与人接触,拒绝接受治疗与康复?面对以上情况,你会如何解决?

一、残疾后的心理过程

发生伤残后,患者的心理反应是十分复杂的。一般可分为七期,即心理休克期、否认期、愤怒期、抑郁期、自卑和自责期、退化期及适应期。这七个心理反应期因人而异,有的可以重合,有的可以提前,有的可以推后,有的可以始终停留在否认期。

脑卒中患者的心理康复

1. 心理休克期 患者遭遇车祸、瘫痪等突如其来的严重打击时,感到震惊,毫无心理准备,来不及应对,会被眼前的现实击垮,产生惊愕、震惊等情绪反应,导致短暂的意识丧失。

2. 否认期 当患者得知自己残疾后,其心理反应是"不,不会是我,这不是真的!"患者极力否认现实,拒绝接受残疾的事实,缺乏康复的愿望和动力,在康复训练中易出现阻抗。

3. 愤怒期 当否认无法继续下去,患者确认残疾后,便会转入愤怒状态,表现为焦虑、烦躁,产生"为什么是我,这不公平"的心理,患者变得难以接近或者不合作,对自己或他人产生无端的怨恨情绪以弥补内心的不平。

4. 抑郁期 患者开始接受残疾,不得不承认事实,心想"好吧,那就是我"。躯体病残者往往表现出明显的抑郁,如悲伤、情绪低落、哭泣等情绪反应。通常抑郁的程度取决于病残者的人格和伤残对个体的特殊意义。

5. 自卑和自责期 由于生活不能自理,需要他人照顾,加之经济负担增加,患者会认为自己是家庭与社会的负担而感到自卑和自责,对生活失去热情。

6. 退化期 心理危机冲击过后,有的患者可在心理行为上出现退化反应,这也是正常的适应性防御反应。成人表现为以自我为中心、要求多、不配合治疗、嗜睡;儿童则表现为类似婴儿的行为,不合作、遗尿等。

7. 适应期 适应期是心理反应的最后阶段,大部分残疾患者经过一系列的心理变化和抗争后,悲伤情绪慢慢平复,自尊心、自信心增强,最终可以接受残疾的现实,在认知、情感和行为上逐渐适应。开始重新评价自我,发挥自己的潜能,寻找并抓住康复的机会,积极主动地配合治疗。

二、残疾患者的心理特征

1. 自卑 自卑为残疾患者普遍存在的心理特征。残疾患者在生理上或心理上的缺陷使其在学习、生活和就业方面会遇到诸多困难,如果从亲属及其他社会关系中得不到足够的支持和帮助,甚至遭到厌弃或受到歧视,患者就会产生自卑心理。与健全人相比,他们在婚恋、家庭等问题上遇到的挫折和障碍会加重其自卑情绪的体验。

2. 孤独 残疾患者在生理上或心理上有某种缺陷(如聋人有言语障碍,肢体残疾人和盲人有行动障碍),活动的场所太少,交流的对象有限,久而久之就会产生孤独感,随着年龄的增长,孤独的体验会日益增强。

3. 敏感、多疑 残疾的状态容易使患者过多地关注自己,因而对别人的态度和评论格外敏感(图 5-4-1),尤其在意和计较他人对自己带有贬义的、不恰当的称呼。如称他们为"残疾人",他们就会十分反感。如果有人做出有损于其自尊心的事情,则往往难以忍受,会当即流露出愤怒情绪或采取自卫的手段加以报复。

4. 抱怨 当残疾患者面对自己不愿接受的现实时,就会产生强烈的抱怨心理,怨天尤人,把自己遭受挫折的原因完全归咎于他人,常常抱怨命运,抱怨父母,抱怨领导,抱怨社会,认为自己是世界上多余的人。

5. 依赖 在长期患病的过程中,残疾患者逐渐习惯于他人的关心和照料,或习惯于因病可以解除某些责任与约束,原来的社会角色被患者角色所取代,患者角色成为康复的巨大障碍。

6. 情绪反应强且不稳定 这种特点在许多残疾患者身上表现得相当突出,他们对外界的情绪反应强烈,容易与他人发生冲突。如聋人情绪反应强烈,而且愤怒多表现于外,易出现爆发性情绪;盲人情绪反应多隐藏于内心,虽然情感体验很激烈,但情绪表现却不明显,爆发性情绪较少。

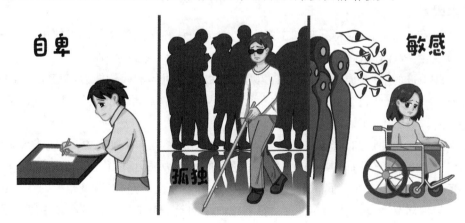

图 5-4-1 残疾患者的部分典型心理特征

三、影响残疾患者心理的因素

(一) 生物因素

1. 残疾患者的年龄 处于不同年龄阶段的个体,由于生理功能、心理成熟度及成长任务等不尽相同,残疾后的心理状况也有所区别。

(1) 儿童期:儿童残疾发生时间较早,加之受社会及教育的影响,其个性、认知、情感及智能方面的发展会受到不同程度的阻碍。例如,为免遭同伴的嘲笑和侮辱,残疾儿童不愿与他人交往,甚至不愿参加游戏和集体活动,变得孤独、自卑,继而遭到同伴的排斥,受到排斥后又会加重自卑感,从而形成恶性循环。

(2)青年及中年期:这是人生中最重要的一个时期,此阶段将经历成家立业等人生中的重大事件,是人生中最有特色、发展最为迅速、问题也最为复杂的阶段。青年及中年人是家庭和社会的中坚力量,担任多种社会角色,社会负担、心理压力都较大。因此青年及中年期一旦发生残疾,患者的恋爱、婚姻、家庭及职业生涯等都将受到较大的影响,由此会引发更多样、复杂的心理问题。

(3)老年期:老年患者因其生理功能明显衰退、退休引起社会职能和地位的变化,以及生活不便、家庭变故、经济困难等各种生活事件的影响,其残疾后也会产生相应的心理问题。

2. 残疾的类型与程度 心理状况受所患疾病的类型、躯体残疾的程度影响很大。若是由于突然发生、出乎意料的急性事件致残,患者往往缺乏思想准备,常常表现为否认现实;若为慢性病导致的残疾及长期的残疾状态,则相对容易适应。此外,残疾对躯体功能、工作能力及社会功能影响的程度不同,患者的心理反应也会不同。尤其需要重视心理状况复杂、反应强烈、病损预后不良的患者。

3. 康复治疗过程 漫长的康复治疗过程是影响患者心理状况的重要因素之一,患者常常出现以下心理障碍。

(1)外向投射:一些患者面对自己不愿接受的现实时,将遭受挫折的原因完全归咎于他人,认为是他人给自己造成了困难和障碍,以此来减轻自己内心的焦虑和不安。

(2)内向投射:与外向投射相反,多见于心理内倾者。这类患者对自身过分指责,将原本指向外界的因素或情感归咎于自己,常自我压抑,感到自己给家庭及他人带来了负担,对疾病的康复失去信心,因而消极厌世。

(3)患者角色强化:在长期患病过程中,患者逐渐习惯于他人的关心和照料,或习惯于因病可以解除某些责任或约束,患者原来的社会身份被患者角色所取代,由此获得的同情、关照则更强化了患者心理上对疾病的习惯化,使患者角色成为康复的巨大阻碍。

(二)心理因素

1. 认知 个体因认知不同,对待残疾的态度也会不同,而认知又受到文化修养的影响。一般而言,文化修养高的人,对残疾较能理解,能正确对待;文化修养低的人,则容易责怪他人。

2. 情绪 乐观积极的情绪,能调动患者的主观能动性,发挥机体的代偿能力,使其丧失的功能获得恢复或改善、心理创伤获得愈合、社会再适应能力获得恢复,而恐惧、焦虑、忧郁、仇恨等负性情绪反应则不利于患者身心康复。

3. 人格 个体对残疾的认知、表达方式与其人格特征关系密切。一般来说,内向或者坚强的人对现实情况耐受力弱,往往默默忍受;外向、个性脆弱、敏感者的耐受力弱,反应往往比较强烈。

4. 意志品质 人的意志品质不同,对各种事物的看法和态度则不同,对自身残疾的认识也不尽相同。有人因残疾导致心理崩溃,一蹶不振,变得自私自利或自暴自弃,也有人不被残疾和困难所压倒,变得更加坚强,反而成就一番事业。此外,患者的人生观和价值观也会影响其对残疾的认识。

(三)社会文化因素

1. 家庭成员对残疾人的态度 患者的父母、配偶、子女是患者最亲密的人,他们的态度对患者有举足轻重的影响,对患者的康复有决定性的作用。孩童时期伤残后,有些父母恐惧社会舆论的压力,怕被别人歧视、嘲笑等而采取隔离保护的方法,不让孩子接触社会;有些父母认为孩子的残疾是自身的过错,从而过度关注、保护孩子,百般宠爱,缺乏塑造培养意识,这样都会使残疾患儿逐步形成孤僻、沉默的心理特征。成人时期伤残后,有些家庭缺乏对患者的同情、关心、爱护、体贴和帮助,歧视、嘲笑、拒绝接纳患者,视患者为累赘,甚至把家庭的一切不幸都归罪于患者,使患者自尊心、自信心受挫,患者常感到焦虑、抑郁、孤独、悲观、依赖感增强等;有些家庭认为患者伤残后工作、生活能力受到了影响,甚至丧失,就不让患者做一些力所能及的事,对他们采取了包办操办的方法,这样将会造成患者依赖性强、独立意识差、看不到生活曙光、对社会充满敌意,同时也会产生伤心、抑郁、悲观、绝望的情绪,对治疗和康复失去信心和耐心,不利于患者的康复。

2. 学校对残疾人的态度 学校教育是传承文明、促进人类进步、创造美好生活的重要途径,因此人类的个体化发展过程中,学校教育担任重要职责,有着无法替代的重要性。首先,学校在较长时间内对学生进行系统教育,而这种系统教育对学生社会行为的塑造是其他机构不可取代的;其次,学校是独特的、完整的机构,是社会的雏形,对学生了解社会、发展自我和人格、培养合乎角色的行为模式起着重要的作用。如果学校没有正确引导和教育,学生很容易对残疾人持有歧视和偏见的态度,产生错误的认识,让残疾人信心受挫、倍感孤独,从而加剧其自卑心理,而更加难以融入社会。

3. 工作单位对残疾人的态度 职工残疾后,有些单位以经济效益不好、不能给予保障等为由劝退或辞退他们,这样使他们感到自卑、孤独、无助,对前途丧失信心,对生活失去勇气;还有些单位对残疾职工缺乏同情、关心、关注,视其为累赘、负担,对其患病而造成的各种困难,尤其是经济上的困难不予解决,这加重了残疾职工的生活和康复治疗的困难,使他们难以顺利康复。

4. 社会保障体系对残疾人的影响 由于存在残疾,多数残疾人无法适应社会的激烈竞争,加之社会对残疾人存在歧视和偏见,政府对残疾人优惠政策的支持力度有限,残疾人在康复、教育、就业等方面处于十分艰难的境地,对未来的前景感到悲观、恐惧,失去勇气。再者,残疾人的生活、就业能力差,无稳定的收入来源,非常需要社会向他们提供生活必需品和基本的医疗保障等以维持生存,而社会保障的费用低、难以落实等使他们长期处于焦虑、担忧的心理状态,这些均对其基本生活、婚恋和社交等方面产生不同程度的影响,严重影响了残疾人的生活质量,进而给残疾人带来了沉重的心理压力。

5. 医源性因素 康复过程中各种医源性因素也必然会对残疾患者产生各式各样的心理影响,如医务工作者是否尊重、关注、关心、真诚对待残疾患者,言行是否规范;医疗操作过程中是否认真、沉着、求精、果断、严谨等。医务工作者如果处于积极方面,那么残疾患者将会感到温暖、感到放心、感到喜悦而产生积极情绪,有利于诊疗康复;反之,残疾患者将会产生焦虑、恐慌、悲观、厌烦、抑郁等消极情绪,增加痛苦和伤害,感到疲劳,形成诊疗和康复过程的心理阻力,因而不愿意坚持治疗,从而中途退出。

四、残疾后的心理防御方式

心理防御机制普遍存在于每一个人的心理活动中。遭遇残疾的个体为了避免或减轻因这一应激事件而产生的内心痛苦,保持内心平衡,常有意或无意、自觉或不自觉地用自己较能接受的方式来解释和处理所遭遇的残疾,使之较易为人所接受,以减轻内心的不安和烦恼,调整心理环境,保持心情安宁,避免更大的精神或其他躯体疾病的发生。残疾患者常用的心理防御方式包括压抑、退行、否认、外射、补偿、转移、合理化、反向作用、升华、认同延迟等。例如,一个糖尿病足患者被告知需要截肢时,他觉得自己的病不会严重到这种程度,而否认其严重性,拒绝这种治疗;双手残疾的患者用双脚的活动来补偿双手的功能;海伦·凯勒、张海迪等残疾患者,把本能欲望升华为社会可接受的形式表现出来,为人类和社会做出了杰出贡献,成为身残志坚的典范。

知识拓展

(高艳林)

技能二　掌握残疾康复患者心理康复方法

案 例 导 入

患者,女,45岁,主诉左侧胸部硬块3个月余且不断增大入院。体检:单发肿块,质硬,表面不光滑,活动度差,与皮肤或深部组织相连。病理组织活检提示:浸润性乳腺癌。患者行全乳切除、胸大肌及胸小肌切除术后,一直情绪低落,言语减少,并且拒绝见到医生,拒绝治疗和护理,偶尔自言自语:"我不是女人了。"

讨论:患者为什么不认同自己的性别?为什么拒绝接受治疗和护理?患者存在的主要心理问题是什么?该患者的心理康复要点是什么?

一、认知问题及康复方法

(一)否认

1. 概念　否认是一种比较原始而简单的防御机制,其方法是通过曲解个体在创伤情境下的想法、情感及感觉来逃避心理上的痛苦,或将不愉快的事件"否定",当作它根本没有发生,来获取心理上暂时的安慰。例如,术后截瘫的患者,拒绝面对自己已经瘫痪的事实,不配合康复治疗,影响康复计划的实施。

2. 心理康复

(1)否认是一种常见的心理防御反应,但是过度否认致使患者不能清楚地了解和接受现实,通常表现为轻度抑郁或心境较为平和,甚至有令人难以理解的欣快感,以致在康复训练过程中患者阻力很大,训练的进展往往缓慢。最终否认无效,患者接受事实时,可出现明显的情绪障碍,导致严重焦虑或极度抑郁,被迫暂时中止康复进程。

(2)对于部分否认的患者,康复治疗师应给予更多的理解和支持,通过公开讨论使其充分了解自己的身体状况和治疗计划。

(3)对于完全否认的患者,康复治疗师首先要努力和患者建立起良好的医患关系,取得患者信任并与其家属积极沟通,寻求配合,在应用认知疗法纠正其认知障碍的同时,可采用支持疗法对患者的行为进行安抚,让其宣泄情绪、主动倾诉,还可以辅以药物脱敏、放松疗法等手段进行情绪的安抚,使患者对康复充满信心,坚持参加持久性的康复训练。

(二)认同延迟

1. 概念　残疾的发生可能使患者将残疾和此后的康复治疗所带来的不适、痛苦都看作是对自身的惩罚,继而不愿参与康复或拒绝治疗,这种现象称为认同延迟。认同延迟的患者往往采取逃避方式,常表现为拒绝治疗或者总是迟到,也可能表现为愤怒或者反抗行为而自动仓促离院。认同延迟是患者已承认自己残疾的事实,但需要经过一段时间才能接受残疾所导致的不良后果,影响康复计划的实施。

2. 心理康复　残疾发生后,患者不但立即失去了原有的自我认同和社会认同,同时还要接受疼痛、各种躯体不适和功能丧失等不良刺激,以及进行康复训练时带来的痛苦。一般情况下,患者的逃避行为经过一段时间会逐渐减少,康复治疗师应及时分阶段、按计划布置康复任务,循序渐进地增加训练内容,并找出可促进患者进行康复训练的积极因素并予以强化,减少训练中的负性情绪,增强其治疗信心。患者出现不良情绪和行为时,应给予适当的疏导,并动员患者家属积极参与到康复计划中来,以便推动康复训练的开展。

（三）失能评价

1. 概念 躯体残疾往往会使患者丧失某些机体功能，如行走能力、无法从事自己感兴趣的活动的能力或某些功能（如女性第二性征或者性功能）等，有些患者甚至终身需要他人照顾。因此在躯体残疾的急性期过后，患者几乎都无一例外地会产生失能评价，不能客观评价自己机体功能丧失的程度，从而导致抑郁、失望，甚至自杀，临床表现为拒食、拒绝治疗和护理以及出现攻击行为等。

2. 心理康复 由于大部分患者及其家属并不具备相应的医学知识，以致对于残疾后机体功能的丧失程度并不完全了解，存在轻视、夸大或曲解失能程度的现象，这将严重影响到患者对残疾的适应和康复计划的执行。康复治疗师应首先肯定患者残疾后机体功能的部分丧失，以免患者抱有"残疾只是暂时的"这种不切实际的幻想，或否认其躯体残疾。其次向患者介绍科学、客观、正确的康复知识，与患者探讨伤残程度和可以恢复的程度，通过行为疗法（示范法、条件操作法等）展示已有的成功康复案例，改变其错误认知，明确康复目标，激发患者进行康复训练的积极性；对严重情绪紊乱的患者，可使用抗抑郁、抗焦虑药物。

二、情绪问题及康复方法

残疾最终可能导致患者外观上、家庭经济情况及社会角色的改变，倘若不能从事某些活动或终身需要他人照顾，都将损害患者的自尊，最终导致不良情绪的产生，影响康复的进程。康复过程中常见的不良情绪及康复措施如下。

（一）焦虑及其心理康复

焦虑是指人们预感到不良处境出现而产生的一种担忧、紧张、不安、恐惧等综合情绪体验，表现为持续性精神紧张或发作性惊恐状态，常伴有自主神经功能失调的表现。焦虑是躯体残疾者普遍存在的情绪反应。产生的原因可能与垂体-肾上腺轴交感神经功能亢进、网状结构上行激动系统激活以及锥体束活化有关。

心理康复措施如下。

（1）帮助患者正确认识伤残程度及康复治疗后可能的恢复程度，使其积极配合治疗。为患者争取家庭成员和社会的帮助，提供情感支持，消除各种疑虑，创造良好的环境，消除其孤独感。

（2）运用放松训练、生物反馈疗法等帮助患者减轻或消除紧张情绪。

（3）让经康复治疗已恢复的患者现身示教，解除其焦虑。

（4）必要时可使用抗焦虑药物。

（二）愤怒及其心理康复

愤怒是指当愿望不能实现或为达到目的的行动受挫时引起的一种紧张而不愉快的情绪。当患者意识到残疾已经不可避免或将其病残认为是由不公正的人祸导致时，会产生愤怒情绪。临床表现依愤怒的程度不同而异。轻者表现为焦虑烦躁、易激惹，对亲友和医护人员冷漠、敌视。严重者可出现伤人、毁物或自伤、自残行为。有的患者还可能把康复过程中的疼痛看作惩罚，从而对医护人员进行报复，使康复计划难以实施；也有的患者对一般性护理和自我照料等措施漠然视之。

心理康复措施如下。

（1）宣泄：为了使患者恢复自如，变得现实与合作，可以给患者提供发泄愤怒和敌意的机会。

（2）以患者为中心：康复治疗师需以宽广的心胸接纳患者的愤怒情绪，结合实际，帮助患者发挥潜力、实现自我，从而使康复计划顺利实施。

（3）认知重建：可帮助患者纠正歪曲的认知和错误的思维方法，使其面对现实并给予支持和理解，改善其社会交往和生活障碍，使之对残疾采取积极的态度从而配合康复治疗。

当个别患者的愤怒和敌意与之前的性格相关时，则须同时开始心理治疗和应用有关镇静剂治疗。

(三)抑郁及其心理康复

抑郁是以情感低落、悲伤、失望、活动能力减退,以及思维、认知功能迟缓等为主要特征的一类情感障碍。抑郁的程度一般与残疾的性质和程度无关,而在于残疾者的人格和残疾对个体的特殊意义。轻者可表现为不愉快、自我贬低,对周围环境缺乏兴趣;严重者则长时间闷闷不乐,自信心丧失,悲观失望,对生活失去兴趣,甚至出现自杀行为。个别患者可假装愉快,常使人误解,应注意鉴别。

心理康复措施如下。

(1)认知重建:帮助患者纠正歪曲的观念和错误的信念。

(2)心理支持:用安慰、鼓励、保证、积极暗示的语言,分析其抑郁的原因,早期识别有自杀企图的抑郁患者,并及时请精神科会诊。

(3)适当应用抗抑郁药物:可选用三环类抗抑郁药物或选择性5-羟色胺再摄取抑制剂,使用抗抑郁药物治疗时应充分了解其主要作用和副作用,给予患者耐心的解释和及时处理,提高患者药物治疗的依从性。

三、行为问题及康复方法

(一)药物成瘾

药物成瘾又称药物依赖,是指以强烈地渴求并反复地应用药物,来获取快感或避免不适为特点的一种精神和躯体的依赖状态。可产生依赖性的药物(物质)主要有阿片类、大麻、可卡因类、苯丙胺类、镇静催眠药物、抗焦虑药物、致幻剂及某些有机溶剂等。急性期残疾患者可能会存在疼痛、失眠、躁动等症状,由于治疗的需要,可能导致滥用药物成瘾,或者残疾患者自我麻痹导致药物成瘾。

1. 个体心理干预 常采用以下步骤进行认知行为干预:①帮助患者认识和排除导致药物成瘾复发的高危因素,如负性情绪、过度兴奋、身体状况欠佳及社会压力等,督促患者放弃不良的社会交往,培养正常有益的人际关系,鼓励患者家属积极参与,发展支持性的防止复发网络;②帮助患者理解和处理对药物的渴求,通过"排解"方式来减轻对诱因反应的强度,真正渴求时采用有益的干预措施;③帮助患者正确认识和处理复发,一旦出现复发,也不要慌乱沮丧,不断吸取教训,总结正确的处理方法。

2. 团体心理干预 针对劳教系统吸毒人员采用社区康复治疗方案:①首先设计一个百分制考核表,用来记录劳教人员的言行表现,包括卫生、思想表现、言行文明情况、参加各种活动的积极性、劳动表现、违规违纪及奖惩等方面的表现,每个月记录1次,反映每个人过去1个月的综合表现;②进行系统的康复训练,根据康复对象的具体情况,采用讲解、示范、录像、角色扮演、个案讨论、游戏、心理剧社会实践、家庭作业等形式进行矫治。

(二)酒瘾

酒瘾即酒精依赖,包括以下三个方面:①生理依赖:即躯体依赖,长期大量饮酒后神经系统发生了某种生理、生化改变,一旦体内酒精浓度降到一定水平之下,就会产生不舒适的躯体反应,出现戒断症状。为了避免此种现象发生,依赖者不得不经常饮酒。②心理依赖:由于长期饮酒而对酒精产生了心理上的依赖,经常渴望饮酒。③耐受性依赖:反复饮酒后,酒量越来越大。残疾患者难以接受自身残疾的事实,借酒消愁,用酒精来麻痹自己,则可能导致酒瘾。

1. 个体心理干预 常采用以下方法。

(1)厌恶疗法:治疗酒瘾的传统方法。利用药物引起躯体不适的方法达到戒酒的目的,常采用明矾泡酒加暗示的方法,患者饮药酒1~2两,根据患者的躯体不适情况给予语言暗示,使患者感到其身体状况已不能再饮酒。以后再想饮酒时,想起曾经的难受体验,便打消饮酒的念头;也可以让饮酒成瘾者先认识到过量饮酒的危害,并在纸上一一列出,最好再用绘画的形式直观生动地表现出来。当饮酒成瘾者饮酒意愿十分强烈时,就把这些画取出来看看,逐渐建立起对酒的厌恶情绪。

(2)短暂行为干预:具体策略包括以下几个方面。①"反馈",让患者回顾过去所经历的因饮酒导致的问题;②"责任",使患者认识到改变饮酒行为是他自己的责任;③"建议",建议患者减量或戒酒;④"方法",给患者提供改变行为的建议;⑤"移情",使患者将对酒精的依赖转移至其他方面,并从中受益,提升戒酒的效果;⑥"自我鼓励",鼓励患者采取行为戒酒。

(3)系统脱敏法:该方法讲究渐进性,它不要求患者一下子就改掉不良习惯,而是每天逐渐地减少饮酒量,因此它的痛苦性低、成功率高。患者在这一过程中,若完成了当天应减少的"指标",自己或亲人应给予一些小奖励,以巩固和强化所取得的成果。为避免心理上略有所失的难熬感觉,戒酒者应积极从事其他感兴趣的事情,用新的满足感的获得来抵消旧的满足感的失去。

2. 团体心理干预 安排患者进入特殊机构或进行团体治疗程序,促进患者改变酒瘾行为,帮助鉴别和避免可能激发饮酒欲望的情感状态,减少与饮酒者接触,指导其掌握应对技能。同时,多鼓励患者参与社会活动,奖励戒断,开展家庭治疗,持续监测患者的饮酒行为,提高其治疗酒瘾的遵医行为。

(三)过分依赖

人们在成长过程中,都会抛弃本能的依赖性,逐渐走向成熟,但机体的残疾往往使人们已经成熟的许多技能退化,使其处于依赖状态。人的依赖性通常指躯体性依赖、社会性依赖和情感性依赖。患者在康复过程中变得软弱无力,表现为过分无助和脆弱,事事喜欢依赖他人,对医护人员或家人常提过分要求,一旦需要得不到满足,自尊心就容易受挫而变得心情沮丧,影响康复治疗的进程。

1. 心理支持 给予患者同情、安慰、鼓励等,满足其需要。

2. 以患者为中心 使患者认识其各种潜能、需要,调动其积极性,使其自我实现以逐步消除依赖性。若患者为依赖型人格,则处理时须多注意,应避免因处理不当使其需要得不到满足或由于拒绝其要求而使其产生不满和敌意。

3. 认知行为 帮助患者纠正歪曲认知和错误的思维方法,并给予支持和理解,鼓励其完成能力范围内的事情,调动其配合治疗的积极性。

> 技能实训

实训:选择一位同学与其合作模拟残疾后不同时期的心理和行为表现,并对其进行干预治疗。

1. 实训目标
(1)学会选择合适的体位和环境,与患者沟通了解其当前的心理。
(2)学会使用合适的语音、语速、语调,对患者的心理进行干预。
2. 实训要求 两两合作,一人扮演康复治疗师,一人扮演患者,两人须认真对待训练过程。
3. 实训思路
(1)选择合适的场所。
(2)选择与患者相似的且成功的病例,改变患者的认知,并为其提供心理支持。
(3)两人互相扮演康复治疗师与患者,使用合适的方法指导患者改变现状。

(高艳林)

> 模块考核

一、单选题(请从以下每一道题下面 A、B、C、D 四个备选项中选择一个最佳答案)
1. 脑卒中患者心理障碍的表现不包括(   )。
A. 抑郁   B. 焦虑   C. 情感淡漠   D. 慌张
2. 帕金森病患者心理障碍的原因不包括(   )。
A. 神经内分泌改变的影响   B. 功能障碍的影响

C. 家庭因素的影响　　　　　　　　　D. 环境因素的影响

3. 精神障碍康复的基本原则不包括（　　）。
   A. 功能训练　　　B. 药物治疗　　　C. 全面康复　　　D. 重返社会

4. 烧伤患者治疗阶段的心理问题不包括（　　）。
   A. 恐惧感　　　B. 失去信心　　　C. 绝望心理　　　D. 情绪不稳定

5. 老年患者自尊心较强，不愿意承认自己衰老，也不愿意接受他人认为自己衰老，这一心理特征是（　　）。
   A. 猜疑孤独心理　　　B. 自卑恐慌心理　　　C. 好强恐惧心理　　　D. 焦虑急躁心理

6. 患者，男，70岁，2天前因急性心肌梗死入院，患者心前区刀刺样疼痛，表现为烦躁不安、恶心呕吐、心悸、头晕、呼吸困难、极度乏力、濒死感，患者十分担心，精神状态不佳，特别关心预后情况。患者出现了什么心理问题？（　　）
   A. 失落和孤独　　　B. 焦虑和恐惧　　　C. 敏感和猜疑　　　D. 疑虑和悲观

7. 对自身的老化问题，老年人不应有的态度是（　　）。
   A. 得之淡然，失之坦然　　　　　　　B. 知足常乐
   C. 保持年轻的心理年龄　　　　　　　D. 想做什么就做什么

8. 下列行为中，哪一项是老年人必须纠正的不良行为？（　　）
   A. 坚持散步　　　B. 常饮少量红酒　　　C. 常享受大餐　　　D. 不吸烟

9. 患儿住院治疗离开父母或亲人，会产生极大的情绪反应，首先表现为（　　）。
   A. 分离性焦虑　　　B. 恐惧　　　C. 皮肤饥饿　　　D. 行为异常

10. 关于5R的游戏疗法步骤，下列哪一项不正确？（　　）
    A. 建立关系　　　B. 释放情感　　　C. 记录过程　　　D. 重新体验事情

11. 儿童患者的心理特征不包括（　　）。
    A. 分离性焦虑　　　B. 恐惧　　　C. 皮肤饥饿　　　D. 行为异常

12. 音乐疗法的方式不包括（　　）。
    A. 戏剧式　　　B. 即兴演奏式　　　C. 再创造式　　　D. 接受式

13. 残疾后患者首先经历的心理过程是（　　）。
    A. 否认期　　　B. 心理休克期　　　C. 愤怒期　　　D. 抑郁期

14. 残疾人最普遍的心理特征是（　　）。
    A. 自卑　　　B. 孤独　　　C. 敏感多疑　　　D. 依赖

15. 一个糖尿病足患者被告知需要截肢时，他觉得自己的病不会严重到这种程度，拒绝接受治疗。这属于哪种心理防御机制？（　　）
    A. 压抑　　　B. 退行　　　C. 否认　　　D. 升华

16. 患者，男，63岁，因血糖升高12年多，被诊断为2型糖尿病。在无明显诱因下出现双下肢麻木伴间歇性跛行，以右侧为重，经保守治疗效果欠佳并出现右下肢肿胀，皮肤发黑。遂行"右下肢截肢术"。截肢术后，患者难以接受截肢残疾的事实，借酒消愁，用酒精麻痹自己，酒量也越来越大。针对此患者，最适合采用的心理康复技术是（　　）。
    A. 厌恶疗法　　　B. 短暂行为干预　　　C. 系统脱敏法　　　D. 团体心理干预

17. 下列哪一项不是残疾患者愤怒情绪的心理康复措施？（　　）
    A. 宣泄　　　B. 认知重建　　　C. 以患者为中心　　　D. 角色扮演

18. 下列哪一项不是残疾患者抑郁情绪的心理康复措施？（　　）
    A. 心理支持　　　　　　　　　　　　B. 选用三环类抗抑郁药物
    C. 认知重建　　　　　　　　　　　　D. 镇静药物治疗

19. 以下哪种药物可以产生药物成瘾？（ ）
   A. 大麻   B. 可卡因   C. 苯丙胺   D. 以上都是
20. 下列哪项不是针对酒瘾患者的短暂行为干预策略？（ ）
   A. 责任   B. 建议   C. 移情   D. 渴求
21. 针对过分依赖的残疾患者，下列康复措施正确的是（ ）。
   A. 系统脱敏疗法 B. 以患者为中心   C. 厌恶疗法   D. 药物治疗
22. 影响残疾患者心理的因素是（ ）。
   A. 残疾患者的年龄 B. 残疾类型、程度 C. 社会文化因素 D. 以上都是

二、多选题（请从以下每一道题下面 A、B、C、D 四个备选项中选择至少两个正确答案）
1. 脊髓损伤患者心理障碍的表现有（ ）。
   A. 无知期   B. 震惊期   C. 否认期   D. 抑郁期
2. 周围神经损伤患者的心理康复措施有（ ）。
   A. 认知疗法   B. 支持性心理治疗 C. 行为干预   D. 心理暗示
3. 冠心病患者心理障碍的表现有（ ）。
   A. 情绪障碍   B. 心理防御反应   C. 行为改变   D. 否认
4. 精神疾病患者常见心理障碍有（ ）。
   A. 感觉障碍   B. 知觉障碍   C. 注意障碍   D. 记忆障碍
5. 残疾患者的心理特征包括（ ）。
   A. 自卑   B. 孤独   C. 敏感多疑   D. 抱怨
6. 残疾患者常采用的心理防御方式包括（ ）。
   A. 压抑   B. 退行   C. 否认   D. 外射
7. 残疾患者出现抑郁情绪时采取的心理康复措施包括（ ）。
   A. 认知重建   B. 心理支持   C. 应用抗抑郁药物 D. 宣泄
8. 酒精依赖包括哪几种表现形式？（ ）
   A. 耐受性依赖   B. 心理依赖   C. 生理依赖   D. 习惯依赖

三、名词解释
1. 生物反馈疗法
2. 松弛疗法

四、思考题
1. 为什么要关心残疾患者的心理康复？
2. 试述残疾人出现认同延迟的原因以及应采取的康复方法。

五、案例分析
请根据下列案例，评估患者存在的心理障碍，并拟订心理康复措施。

王先生，48岁，私企白领，半年前突发胸痛就诊，确诊为不稳定型心绞痛。此后经常出现心悸、胸痛等症状，需要定期回医院检查治疗。最近3个月，他情绪焦虑，担心病情发展，对治疗效果缺乏信心。每逢症状发作时就情绪激动，烦躁不安。王先生害怕病情加重而失去工作能力，对生活感到无助和绝望。他逐渐回避社交活动，生活节律紊乱，记忆力衰退，睡眠质量变差。王先生经常自责"为什么得这种病？"，王先生拒绝正视病情，依然保持高油高盐饮食习惯。他的妻子也感到焦虑，担心承受不了巨大的经济压力。

模块六　开展心理康复的研究

模块描述

康复心理学研究旨在探索疾病发展中人的心理变化过程；探索不同的心理对疾病产生的影响以及疾病恢复过程中人的行为是怎样随着心理变化而发生改变的；帮助人们从身体或心理上的创伤和障碍中恢复过来。任何一个学科的发展都离不开科学研究，本模块将带领学生了解和认识科学研究的流程，学会高效、准确地查阅各类研究资料，能够自主制订研究目标、选择研究方法、制订研究方案。

学习目标

▲ 知识目标
1. 掌握心理康复的研究方法,论文书写的规范及要求。
2. 熟悉如何制定心理康复的研究目标与选择研究方法。
3. 了解获得研究资料的途径。

▲ 能力目标
1. 能根据临床实践选定心理康复的研究目标、方向,并根据目标选择合适的研究方法。
2. 能使用各种资料及网站进行文献搜集并整理。
3. 能完成科研论文的撰写。

▲ 素质目标
1. 树立紧跟科学前沿、科研服务临床实践的意识。
2. 养成阅读心理康复方面的科研论文的习惯。
3. 具有团队协助精神,能够在科研工作中精诚合作。

任务一

具备寻找研究资料的能力

技能一　分辨不同的研究资料

扫码看PPT　扫码看微课

一、研究资料的含义

研究资料是指研究人员在开展科学研究前查询和准备，研究过程中被引用和借鉴，研究结束后所议课题的大、小总结和最终所呈现出的所有资料信息。研究资料是开展研究的重要组成部分，它包括图书、期刊、专利、标准文献、科研报告、会议论文、学位论文等。

研究资料分类方式有很多，从研究资料对研究的重要性角度，我们将其归为三大类：核心资料、辅助资料、背景资料。研究人员在查阅和借鉴资料时为了方便查询和记录，常常也会按照内容将研究资料分为事实资料、数据资料、图表资料和理论资料等。

研究资料不仅是研究成果的佐证材料、验证依据、研究验收的重要凭证和主要项目，更是开展科学研究工作的前提保证。

二、寻找研究资料的意义

开展科学研究的目的在于针对一个新发生的现象和问题进行科学探索和解答。而人类探索心理的奥妙已有很长的历史，在探索中的收获也十分丰富。我们今天提出的问题和假设，可能在以往前辈们的研究中已经得到解答和验证。查阅各种研究资料可以避免重复研究，同时促进研究人员以更高的维度和更广阔的视角来重新发现问题。

开展一个现象或问题的调查研究需具备较强的开拓性。一项科学研究对研究人员的知识储备量、创新创造能力、团队协作能力来说是一场巨大考验。

（一）查阅各种研究资料可以提高知识储备量

知识储备量决定了我们对待专业领域内某件事物的看法，更高的知识储备量可以帮助研究人员选择更加适应社会需要的研究课题，在开展研究的相关准备前快速建立领域内的知识体系，更好地处理研究过程中出现的各种问题。知识储备量分为两大类：专业基础知识储备量和专业领域内专项知识储备量。

专业基础知识储备量是指在日常的学习中，从各种基础书籍、课堂讲授以及与老师、同学之间讨论中获得的关于学科内系统、完整的专业基础知识。这是研究人员开展科学研究时，确立研究目标、开展科学假设的基石。同时也为课题研究提供内容参考，帮助研究人员更具体地限制和确定研究课题及假设。

专业领域内专项知识储备量是指专业领域内某一具体的课题相关的专业知识的储备情况。例如：康复心理学中关于如何开展神经系统损伤患者的心理康复，关于运动损伤骨折患者康复过程中的心理变化特点等。补充专业领域内专项知识可以帮助研究人员了解在本领域内已做了哪些工作，把握在研究中可能出现的差错，对研究方案提出适当的修改意见，以避免预想不到的困难。

想要较好地开展一项课题研究，研究人员除了需要拥有扎实的基础知识外，还要掌握专业领域内的专项知识。在临床实践中表现为,在了解疾病表现的同时,进一步了解患者发生的心理变化,将两者联系起来,发现某一疾病发生后普遍存在的心理活动规律,避免患者的消极情绪或帮助其克服消极心理因素,调动其主观能动性,使其丧失的功能获得恢复或改善、心理创伤获得愈合、社会再适应能力获得恢复。

(二)查阅各种研究资料可以提高创新创造能力

创新创造能力是社会的现实需要,具备创新创造能力也是新时代对每一位学生提出的要求。研究人员开展课题研究的目的是为社会提供新的理论知识或者新的技术理念,这就要求每一位研究人员抱着求真求新的态度进行研究,抱着"取其精华,去其糟粕"的观念去阅读各种研究资料,在专业知识完整的前提下与业内老师或专家进行充分讨论,这可以为研究人员提供一些可能对当前研究有用的研究方法,开拓思路,把握在研究中可能出现的差错。

(三)查阅各种研究资料可以提高团队协作能力

课题研究是需要团队协作努力完成的团队性项目。这就要求团队里每一位成员对项目的研究意义有充分的认同,对项目的研究前景有充分的肯定,对项目的可实现性有充分的信心。研究人员只有做到这三个"充分"才有助于课题研究的顺利进行。查阅各种研究资料可以帮助团队中每一位成员了解正在进行的研究具有什么意义,认识到研究的前景是怎样的以及对研究能取得的成果抱有信心,从而提升团队凝聚力、提高团队协作能力。

三、研究资料的内容

课题研究往往需要花费大量的时间,从准备到结束要经历数个阶段,在开展研究的不同阶段中所要参考和使用的研究资料也大相径庭。在以往的课题研究中,研究人员常将研究阶段和对应的材料大致归纳如下。

(一)课题研究准备阶段

这是开展课题研究的首个阶段,也是课题开始的第一步。在这个阶段,我们需要选择自己的课题、设计研究方案、对课题的可行性和进步性进行论证。这个阶段需要的资料众多,大致有以下几种。

1. 围绕研究项目的调查笔录、会议记录 这是指团队在开展课题研究前,针对研究项目的科学性和可行性进行的一系列调查、讨论过程的记录。在一个项目开展前的准备阶段,我们要先对该项目进行一定范围内的调查和研究,确保研究项目在学术界还处于空白以及对社会发展具有正向意义,还要与研究伙伴进行充分的讨论,确定研究项目的一致性以及项目研究的最终目标,并做好记录。

2. 国内外有关研究的进展情况及发展趋势 这是指关于研究项目在其领域或相关领域内的其他已成功的研究。吸取前人的研究成果,是继承和创新的前提,是项目研究能够正常开展的一个参考,研究人员应该多多研读。

3. 科学、可行的实验研究方案及具体的研究实施计划 这是指研究人员关于课题研究开展的具体计划,包括研究分为几个主要部分,各主要部分的研究顺序,涉及的调研或实验具体如何操作。

4. 研究开题论证报告 这是关于整个课题研究的呈现构架,内容包括选题背景、研究内容、目标与方案、前期研究成果、工作计划、参考文献。

5. 课题研究对象情况说明 这是指本课题研究对象的现况以及期望获得的成果。

(二)课题研究实施阶段

这是开展课题研究的主要阶段,也是研究成果在得出前的不断实验和论证的阶段,主要包括课题实施以及中期检查两项内容。这个阶段的性质决定了在这个阶段中所要查找的研究资料与其他阶段不同,主要是某一个具体的实验数据或某一种理论的推演过程,比如阶段性的项目相关跟踪资料、实验资料、围绕研究进行的各种会议记录、讨论记录、实验数据以及阶段性的自检总结。

(三) 课题研究总结阶段

这是课题研究的最后一个阶段,也是最终要将所有研究呈现出来的阶段。它包括撰写报告、课题结题、成果推广三个方面。所需要的材料有实验报告、论文、著作等各种形式的最终课题成果,以及专家的论证材料和鉴定意见。

知识拓展

(赵志鹏)

技能二 了解获得研究资料的三种途径

扫码看PPT 扫码看微课

研究资料不可或缺。在课题研究准备阶段能够快速、准确地获得研究资料是开展好一项研究的重要基础。研究资料通常被分为第一手资料和第二手资料。获得研究资料的主要途径有以下几种:文献调研、实地调查、实验研究。

一、文献调研

文献调研是研究开始时最常见、最常用的获取研究资料的方法。进行文献调研,可以查阅已有的学术文献、期刊论文、书籍和研究报告。在提高自身对研究项目的熟悉程度的同时,为自己的研究提供理论基础,也可以重新审视研究项目的合理性、可行性,在节约研究时间、提高研究效率方面有着极大的作用。

文献的数量是海量的,想要得到自己想要的文献数据,往往需要进行一系列搜索与查询。研究人员需要登录大型文献数据库,在海量的文献中进行相关资料的检索,并在检索后分门别类地查阅自己想要的文章。

(一) 常用数据库介绍

1. 中国知网 中国知网是被广大学生和研究人员所熟知的网站,也是最常用的中文文献及硕博士学位论文检索网站。知网旗下网站包括中国知网、中国工具书网络出版总库、CNKI知网数字图书馆、中国医院数字图书馆等。通过与期刊界、出版界及各内容提供商达成合作,中国知网已经发展成为集学术期刊、学位论文、会议论文、专利、外文文献资源为一体的,具有国际领先水平的网络出版平台。它提供CNKI源数据库、外文类、工业类、农业类、医药卫生类、经济类和教育类等多种数据库。越来越多的读者将中国知网作为日常工作和学习的平台。对于学生而言,使用校园网直接登录中国知网即可检索并下载文献。由于论文存量大,查阅过程较为容易,中国知网深受广大学生和研究人员的喜爱。除此之外,中国知网也可以检索报纸文章、专利文章、标准文章、图书等学术文献。

2. 万方数据知识服务平台 万方数据知识服务平台是由万方数据股份有限公司主导开发的一个涵盖期刊论文、会议纪要、学位论文、学术成果、学术会议论文的大型网络数据库,也是和中国知网齐名的中国专业的学术数据库,主要包括万方期刊、万方会议论文两大部分。万方期刊:收录了理、工、农、医、人文五大类70多个类目共7600种科技类期刊全文。万方会议论文:中国学术会议论文全文数据库是国内唯一的学术会议文献全文数据库,主要收录1998年以来国家级学会、协会、研究会组织召开的全国性学术会议论文,范围覆盖自然科学、工程技术、农林、医学等领域,是了解国内学术动态必不可少的帮手。

3. 维普中文期刊服务平台 维普中文期刊服务平台是国内大型中文期刊文献服务平台,经过数年的发展已经成为全球著名的中文信息服务网站。其所依赖的中文科技期刊数据库是中国最大的数字期刊数据库。该数据库自推出起就受到国内图书情报界的广泛关注和普遍赞誉,是我国网络数字图书馆建设的核心资源之一,被我国高等院校、公共图书馆、科研机构广泛采用,是高校图书馆文献保障系统的重要组成部分,也是科研工作者进行科技查证和科技查新的必备数据库。

4. 百度学术 百度学术是百度旗下的提供海量中英文文献检索的学术资源搜索平台(图6-1-1)。百度学术涵盖了各类学术期刊、会议论文,旨在为国内外学者提供最好的科研体验,百度学术可检索到收费的和免费的学术论文,并通过时间筛选、标题、关键字、摘要、作者、出版物、文献类型、被引用次数等细化指标提高检索的精准性。

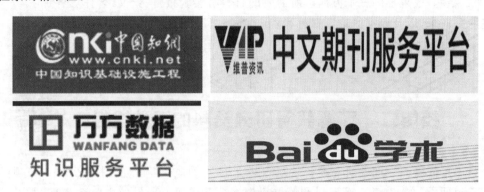

图 6-1-1　常用数据库示例

海量的文献对我国的科研事业来说功不可没,但同时也带来了很多问题,如文献资源难筛选、文献筛选不全面等。现如今跨学科合作正在如火如荼地进行中,有关心理学学科的问题也许在计算机领域内有所涉及,有关康复医学的问题又可能会在生物工程中寻找到答案,学科的融合性增强是时代的进步,阅读更多的跨学科文献也会带给我们新的启发。但在实践的过程中,如何从众多文献资料中寻找与自己课题相关的文献,如何全面地了解与自己课题相关的文献资料,是每一位研究人员在刚开始尝试研究时不得不学习了解的内容。正确地使用检索方法不仅可以节约时间,还可以帮助研究人员更好地去把握课题或研究的重点项目,为产出高质量研究成果(如论文)打好基础。

（二）如何进行文献检索

1. 分析自身要寻找的问题,明确目标文献　进行文献调研的第一步是要明确自己有什么样的疑问,希望通过文献调研查找哪些问题的答案。一般来说,研究人员在研究准备阶段普遍会存在对研究项目认识不足,对研究实验掌握不充分,对研究结果预测不清晰等问题,在查找文献前我们首先要明白自己查找文献的目的是什么,根据目的来筛选目标文献才不会在海量的文献中迷失方向。

2. 选择正确、高效的文献检索途径　检索工具是我们获得信息的来源和途径,科学、有效地使用各种检索工具可以帮助我们全面地收集各类研究资料,提高效率,节省时间和精力,常用的检索途径如下。

(1)图书:各类相关专业书籍是我们获得学科相关知识的主要来源。图书作为常用的文献检索工具,优势在于对相关知识的系统化讲述,更能帮助研究人员开展论证和取证。

(2)期刊:除图书外,期刊是我们接触最多的文献类型。期刊汇集了多篇文章,并且定期出版,也常被称为杂志。中国知网、维普、万方等期刊数据库是我们常用的查询期刊的主要网站,对期刊的研究可以帮助研究人员了解当前某学科领域内的研究热点和最新研究方向、研究成果,给研究人员提供新的研究思路,或对照自身研究课题进行修改和整理。

(3)专利文献:记载专利申请、审查、批准过程中所产生的各种有关文件的综合资料。相对于传统文献,专利文献是技术信息最有效的载体。相对于其他文献形式,专利文献的科学性、可行性经历过实践的检验,更具有实用性,其整体设计也更加新颖。通过万方、国家知识产权局等平台对专利文献进行了解、查询已经被广泛地运用于各种技术类学科专业之中。

(4)标准文献:与标准化工作有关的一切文献,包括标准形成中的各种档案等其他出版物。研究人员通过中国知网、万方、中国标准服务网均可查询。

(5)科研报告:研究人员在完成某一课题的研究后,对整个研究经过做的一个全面的回顾总结。科研报告将研究过程和结果通过文字和数据呈现出来,是对研究成果的表述。研究人员可以通过中国科技成果数据库、国家科技图书文献中心等平台进行查询,科研报告具有很强的真实性,对研究人员的课题研究有着很强的指导性,通过阅读前人的科研报告也可对自身的项目设计进行补充和修正。

(6)会议论文:研究人员将课题研究过程中发生过的讨论和进行的总结,以书面的形式传承下来。其中包含着前人在研究时产生的问题、解决方案,对当前的研究有着很强的指导作用。研究人员可从中国知网、万方、国家科技图书文献中心、中国学术会议网等数据库搜寻研究资料。

(7)学位论文:学生用以申请授予相应学位,并作为考核和评审工具的文章。申请授予的学位分为学士、硕士、博士三个阶段,其申请的学位越高,学术价值越高,对科学发展的贡献也就越大。研究人员可从中国知网、万方、国家科技图书文献中心查询。

3. 确定检索途径 在海量的文献中,欲找到自己需要的文献是很不容易的,研究人员需要掌握各种检索方法,包括知识元检索、指数检索、高级检索、作者发文检索、句子检索、引文检索、主题检索等。不同的检索方法适用于不同情况下的文献检索,可方便研究人员进行快速筛选,节约时间与精力。

(1)知识元检索:研究人员在文献检索时首先使用的检索方法。知识元是指文献中的一些基本概念、理论、方法、模型等。它们是构成文献内容的基本单元。通过对文献中的知识元进行提取和分类,研究人员可以形成一个完整的知识体系,从而更好地理解和运用文献中的知识。同时,当明确了要检索的关键词后,便可以通过知识元检索,搜索关键词的含义以及含有关键词的一些文献,以便确认自己对关键词的理解是否准确,如果发现关键词含义与自身理解不相符,则要对其进行修改。否则,错误地理解关键词或关键词选择不准确将会使研究人员真正需要的文献被排除在外。

(2)指数检索:在确定了一个关键词之后最好进行进一步的指数检索,通过指数检索确认自己的关键词所在的学科领域,比如工科、理科等,或是与哪些学科进行过交叉。关键词于近年出现的频率可反映其热点程度,可作为判断研究价值的重要参考标准。

(3)高级检索:在经过以上两步之后,确定检索的关键词正确,并确保研究目标的科学性和可行性之后,就可以进行高级检索,主要检索核心文献,从核心文献找起。例如中国知网的高级检索可以根据关键词、主题等,限制作者、发表时间、文献类型等进行检索,使检索更有针对性,更加高效、便捷。

通常研究人员在打开文献筛选时会发现检索条件输入区默认显示主题、作者、文献来源这三个检索框,但检索项并不只有这三项,在展开列表时会有更丰富的检索项供研究人员选择,我们可以把这些检索项看作文献的属性,通过规定属性值来寻找符合条件的文献集合。

同时高级检索可以帮助研究人员自由选择检索词的匹配方式,例如,选择精确检索,则检索结果完全符合设定的检索条件,该匹配方式可以为研究人员筛选出最符合关键词的文献,方便研究人员快速掌握某一项知识。

除此之外,中国知网检索服务器还配备有模糊检索功能,它使得检索的内容具有一定的弹性,检索结果大致符合检索条件。模糊检索可使研究人员扩大关键词的检索范围,让研究人员更全面地了解某件事物在各学科领域内的发展和运用。

通过高级检索,研究人员还可以设置检索项之间的逻辑关系,通常使用关联词 AND、OR、NOT 三项。AND:可用于交叉概念的组配,增强检索的专指性,缩小检索范围,提高查准率。OR:可用于并列概念的组配,可扩大检索范围,提高查全率。NOT:可从原来的检索范围中排除不需要的概念,能缩小命中文献范围,保证检索的准确性。

在进行高级检索的过程中,研究人员可以自由切换数据库,从不同数据库中寻找出符合自己要求的文献,高级检索页面的下方为切库区,点击库名,可切换至某单库进行高级检索。其中点击法律法规、政府文件、科技报告和工具书,会直接跳转到该单库专门的检索网页。总之,在关键词准确的前提下,高级检索是确保研究人员可以最精准寻找相关文献的一种快速检索方式,也是每一位研究人员都应具备的基本技能。

(4)作者发文检索:通过输入作者姓名及其单位信息,即可检索某作者发表的文献,操作与高级检索基本相同。

(5)句子检索：通过输入关键句子来进行检索从而准确筛选相关文献。

(6)引文检索：使用引文检索时一般是已经有了比较准确的参考文献，但数量较少，这时可以从一两篇文献出发，找被引文献，扩大文献的范围。

(7)主题检索：建议在实在找不到相关文献的情况下使用，此种方法是不添加任何附加条件的检索，检索范围最广，但结果也最不准确，所以建议以上方法都不适用时再使用。

4. 调整检索策略　在检索阅读大量文献资料之后，初次进行研究的研究人员难免会对文献资料中各种的观点、立场感到迷茫。在一些创新性较强的项目中，甚至很难在过往文献资料中找到相似的文献资料。此时研究人员需要明白和了解一个事实：文献信息检索是一个不断试错的过程，每一篇文献都有自己的侧重点，不存在完全符合需要的文献，在海量的文献中只有一小部分是我们真正需要的。同时我们在态度上要端正，当文献查询结果不尽如人意时，要反思是不是自身对课题的理解有偏差，选择的关键词不正确，又或者课题本身存在漏洞。

总之，文献检索的过程不仅考验研究人员对软件的使用熟练程度，更考验研究人员对课题的认识和思考能力，当检索结果不符合预期时一定要及时调整检索策略，反思自己，节省精力，重新出发。

（三）如何查阅研究资料及文献调研

在了解文献查找网站来源和检索方式后，面对检索后呈现出的各种文献资料，有五种快速审查资料的方法，不同的方法适用于不同的研究项目、研究背景以及不同类别的研究人员。按照研究人员自身的特点以及开展项目的特点，研究人员采用合适的方法可以大大提高文献检索效率。

掌握文献查阅方法是每一位研究人员必备的技能，文献查阅方法有以下五种。

1. 顺查法　顺查法是在初步筛选结束后，根据文献发布时间的远近进行全面的文献信息检索，由远及近地进行文献阅读。顺查法适用于新开设的研究课题，研究项目创新性较强、涉及专业知识全面的课题。

顺查法的优势在于能够了解某一领域的发展历程，基本上可以反映某项目发展的全貌，站在全局的角度看待课题的准确性和科学性，能得到较高的查全率和查准率。但是顺查法耗时、耗力，不适合普通研究人员。

2. 倒查法　与顺查法相反，倒查法是按时间顺序由近及远地进行文献信息检索。倒查法适用于创新性较强，涉及领域内研究热点话题的研究项目。相比于其他方法，倒查法可结合最新的研究资料，发现最新的研究成果，紧跟时代，研究人员阅读压力较小。不过仅用倒查法会遗漏有用的文献，影响查全率。

3. 抽查法　抽查法是指在某领域内的研究历程中，选择某一段时间，或分阶段抽取数篇文献进行查找。抽查法具有较强的针对性，可以节约大量时间与人力，效率较高。但是在使用抽查法时首先要把握该学科的兴旺发展时期才能有效使用，否则会影响查准率。

4. 追溯法　追溯法是指利用文献后所附的参考文献，逐一追查原文，反复操作，直至源头。在使用追溯法时首先要对相同或相关内容的主要文献已经取得很深的了解。追溯法可使研究人员获得更有用的文献而提高检索效率。但是因"参考文献"的局限性，追溯法会产生漏检而影响文献的查全率。

5. 综合法　综合法是综合使用上述方法，先采用顺查法、倒查法和抽查法，利用检索工具查找出一批相关文献；然后采用追溯法，利用文献后所附的"参考文献"，分期分段、逐次地追溯查找相关文献。

二、实地调查

实地调查是在没有明确理论假设的基础上，直接参与调查活动，收集资料，依靠理解和抽象概括，从收集的资料中得出一般性结论的研究方法。实地调查可以帮助研究人员获得真实、准确的数据和信息，从而更好地解决问题和提出建议。它是研究人员亲自搜集第一手资料的过程。当研究人员缺少足够的文献研究资料时，就必须收集原始资料。

实地调查是康复心理学研究过程中常用的方法，是指研究人员前往医院康复医学科、各种康复医疗机构等地点，直接接触各种康复患者，通过访谈、问话的方式，了解患者的病情、家庭情况、治疗项目及患者的心理特点,以及同一疾病患者在不同阶段的特点。通过一段时间的跟踪和了解,记录患者在生活和治疗过程中的种种行为,分析其背后的心理活动,最后加以整理,使之成为能够引用的客观研究资料。

实地调查是有目的、有意识和更系统、更全面地观察和分析。实地调查包含以下方法。

1. 访谈调查法　访谈调查法又称询问调查法,是在研究临床患者心理时常用的方法。它是指评估者直接向患者提出问题,以获得信息资料的调查方法,也称直接调查法,它是实地调查中常用的方法之一。访谈一方面可以了解患者的一般情况和存在的特殊问题,另一方面可以获得其他途径无法获得的信息。在访谈中评估者起主导和决定的作用。因此,评估者掌握和正确使用访谈技巧是十分重要的。

需要注意的是,言语沟通包含了听和说,听有时比说更重要。评估者要耐心地倾听患者的表述,抓住问题的每个细节,还要注意搜集患者的情绪状态、行为举止、思维表达、逻辑性等方面的情况,综合分析和判断,为评估提供依据。当有些资料不可能从患者那里获得时,就要从相关的人或材料那里得到。因此,访谈调查法有时也是一种间接的、迂回的方式。当然,有些资料即便可以从患者那里获得,但可信度不够时,也需要再进行调查以便印证资料的可信度。如了解患者过去的一些情况,如各种经历、表现、所获得的成绩或处罚、以往的个性、人际关系等。或围绕与当前问题有关的内容进行,如在现实生活中的表现如何,适应能力的水平等,应以与患者关系密切的人(如同学、同事、父母、亲友、老师、领导、兄弟姐妹等)为调查重点。

调查方式除一般询问外,还可采用调查表(问卷)的形式进行。访谈调查法的优点是可以结合纵向与横向两个方面的内容,广泛而全面地进行调查。不足之处是调查常常是间接性的评估,材料的真实性易受患者主观因素的影响。

2. 现场观察法　现场观察法是搜集第一手资料或验证间接资料的有效方法。通过观察可以直接获得系统的科学事实,观察是认识发展的基础和源泉,是科学发展的重要途径。现场观察法是指观察者根据特定的研究目的,利用感觉器官和其他科学手段,有组织、有计划地对研究对象进行考察,以取得研究所需资料的方法。观察法不直接向研究对象提问,而是从旁观察研究对象的行动、反应和感受。它分为直接观察法和环境观察法两种。

(1)直接观察法,就是在现场凭借自己的眼睛观察各种行为的方法。

(2)环境观察法,就是以普通人的身份对研究对象的所有环境因素进行观察以获取调查资料的方法。

无论是何种形式的观察都应做好观察记录,应把感知认识用文字、音像、图片等方式记录下来,记录要客观、准确,完整有序,不要忽视细节。

三、实验研究

实验研究指在人工控制的情境下,研究人员系统地操纵自变量,使之系统改变,观察因变量随自变量改变所受到的影响,以探究自变量与因变量的因果关系,掌握知果溯因、知因推果的科学规律。它可以验证某一个因素与另一个因素之间是否存在因果关系。实验研究被认为是科学方法中最严谨的方法,也唯有实验研究能完整体现陈述、解释、预测、控制这四个层次的科学研究目的。

但实验研究也有缺点,如任何实验的开展产生的费用极大,实验持续时间长,自变量难以控制等。

> **技能实训**

实训:选择感兴趣的康复疾病现象,查找到该疾病的相关文献。

1. 实训目标

(1)学会正确地选择文献检索网站。

(2)学会运用检索工具进行检索。

2. 实训要求　利用手机或电脑正确登录文献检索网站,并寻找到相关文献。

3. 实训思路

(1) 正确登录文献资源库网站。

(2) 充分利用高级检索工具。

(3) 阅读2篇以上的相关文献。

(赵志鹏)

任务二

熟悉研究目标的制定与研究方法的选取

研究目标是指研究人员制订的研究计划中需要达成的最终目标。制定研究目标是制订研究计划的开始,无论是在学术研究中还是在临床实践中,课题研究目标的制定都是至关重要的一步。研究目标的制定会直接决定后续研究方向、内容、方法等问题,并且也会对最终研究结果产生决定性的影响。认真且严谨地制定研究目标意义还有以下几个方面。

1. 指导研究方向,确定研究主要内容 研究目标的制定是科学研究的第一步,它直接关系到研究内容和方法的确定。只有确定了研究目标,才能找出可行的研究方向和内容,并且保证研究的广度和深度。

2. 推动研究的开展,启发创新 研究目标的制定需要有可行性和可度量性,具有清晰的框架和逻辑,能够推动研究的顺利进行。而未制定目标或者研究目标不明确的研究,会浪费大量时间和精力,导致研究难度增加。

3. 优化研究过程的设计和具体研究方法 制定研究目标也是优化研究结构和方法的一个重要环节。在制定研究任务和阶段性目标的过程中,研究结构逐渐成形,研究方法逐步优化,这样研究过程会变得更加系统和有条理。

知识拓展

4. 提高最终研究成果的科学性和可行性 研究目标的制定会直接影响到研究成果的质量。如果前期研究目标合理、严谨,那么后期的研究工作自然也会保持严谨性和合理性,从而最大化地保障研究成果的质量和效益。

技能一 掌握制定研究目标的方法

扫码看PPT 扫码看微课

研究目标是指具体要达到的目的,如通过研究构建某种治疗模式、心理治疗策略、心理治疗方法,获得某一现象的客观规律,揭示某种机制等。研究目标的制定是研究的首要问题和核心问题,是开展良好研究的起点。学会科学制定研究目标是每一位研究人员应有的素质。

研究人员可以通过以下步骤来进行研究目标的制定。

一、确定研究领域和主题

研究人员在确定研究领域和主题时,可以从以下五个方面来进行思考和判断。

1. 学术热点和前沿 通过阅读学术期刊论文、会议论文和进行学术交流,可以了解当前学术界的研究热点和前沿,学习当前相关领域内学者的研究方向和研究思路,以此作为基础来制定研究目标。

2. 发现尚未解决的问题 在学习学科前沿的同时,系统地思考某个领域中尚未解决的问题,以此来确定研究方向,只有发现新的问题才会让研究具有开拓性。

3. 开展调查研究 通过实地调研、问卷调查、访谈等方法,深入了解某个问题、领域或行业中存在的痛点,从而确定研究课题。

4. 基于自身兴趣和经验 研究人员可以根据自己的兴趣和专业背景,选择自己熟悉、喜欢、感兴趣的研究领域或方向,以此来确定研究课题。

5. 基于国家和社会需求 从国家和社会需求出发,考虑急需解决的问题,确定研究方向和课题,为解决一些具有现实意义的问题而努力。

此外，广泛阅读康复心理学的相关书籍和文献，了解康复心理学涉及的领域，以及不同领域内康复心理学的运用，掌握康复心理学的常用技术，包括评估技术和干预技术，了解康复心理学的发展历史，能够为做研究打下坚实的知识基础。通过全面地了解康复心理学，认清康复心理学在当前时代下发展的趋势，寻找和发现存在于康复心理学领域中的难题，确定自己的研究领域以及研究方向。

二、确定研究问题

文献资料的收集需要贯穿于整个研究过程，而且要选取与研究主题相关的文献资料；在分析相关文献和数据的过程中，确定研究主题的背景、研究动机，找出研究问题和亟待解决的问题。

三、利用研究方法和技术设计研究方案

明确研究目标后，即可选择合适的研究方法和技术，然后依照目标和方法制定详细的研究方案，确定研究范围和研究对象，准确描述研究主题、任务与内容。

四、设立细化的任务和阶段性目标

在确定好研究方向和方法之后，需要继续设立细化的任务和阶段性目标，以确保研究目标的可实现性和可行性，并为后续的论文撰写奠定基础。

在制定研究目标的过程中我们要时时刻刻把握如下关键点。

1. 依照研究目标选择进行研究所需的方法论　研究问题的方法有很多，在研究方法的选择上要时刻跟随研究目标自身的情况，课题的进展程度。

2. 研究目标和研究问题应该与研究内容保持一致　在开展研究的过程中，切实做到研究内容不偏离主题，始终与目标和要解决的问题保持一致。

3. 制定研究目标所需遵循的五大基本原则

(1) 明确性原则：研究目标要清晰、具体，尽量用简单、易懂的语言说清楚研究最终要达成的目的。研究团队要明确研究最终的结果是什么、呈现方式是什么，如研究最终要揭示一项新的发现，撰写出一篇论文，论文具体包含哪几部分内容等。若研究中有实验数据佐证，则尽量多地使用量词和具体数据来表达想要得到的实验成果。制定研究目标时要分层次，比较大的目标可拆分为多个小目标或关键任务，这样便于执行和跟踪。

(2) 可衡量性原则：研究目标要做到可以准确、清晰描述出来，不能模棱两可。研究结果可以用数据或明确的方法进行衡量，可以验证目标完成时应有的效果。如"提升某某稳定性""将部分系统/流程优化"就属于典型的模糊不清的情况。如果研究要交付某项功能，则需要系统罗列出研究成果具备哪几个方面的能力，满足哪几项指标要求。如果研究要优化某项流程，则需要明确具体需要改进的方面，或者有数据上明确地提高，如提高了50%的效率，工作时长由以往的10天缩短到5天。

(3) 可实现性原则：研究目标设置的初衷是研究目标可以在最终实现，具有可实现性。在制定研究目标时，不能好高骛远、脱离实际。例如：追逐研究成本过高的研究目标，缺乏现有理论支持的研究目标。

(4) 相关性原则：研究目标应符合社会需要，自身对目标存在热情，应避免一些没有价值或自身不感兴趣的课题目标。机会成本原理告诉我们，由于时间和资源有限，当我们选择了一个目标、一种方案、一条路，就意味着放弃了其他可能性。

(5) 时限性原则：研究项目在时间上是有明确计划的，有截止时间的，没有时间计划的目标是很难达到的。根据实验研究中不同部分的权重、事情的轻重缓急来制定相应的时间要求，就可以定期检查研究项目完成进度。

五、其他注意事项

1. 从实际出发　在研究中实践，在实践中研究。任何研究目标都不是空想出来的，是需要进行大量的社会实践，实地调查，走访大量康复患者，了解其心理问题，并积极学习系统性、前瞻性知识后总结、分

析出来的。

2. 切忌贪功冒进 要选择适合自身情况的研究目标。比如"康复科患者康复过程中的心理研究"这一研究目标十分大,涉及的情况众多,自变量也多,即使消耗大量的时间、精力、金钱,也未必能得出准确的结论。如果换成"下肢骨折患者在进行减重步行训练时的心理研究",则会好很多。在知识层面上,针对骨折的研究在人群上和专业知识集中程度上就比针对康复患者的研究好了不少;在运用层面上,针对减重步行训练在实际运用中也更能直接供康复治疗师和患者借鉴和采用。

3. 注重平时积累 从小处入手,首先研究人员要有问题意识,要做发现问题的人,平时在接触患者时常思考,在学习中常问为什么,善于总结发现问题,总结自己的经验。例如:当发现一名患者达到恢复期时,仍然不能达到正常的恢复水平,康复治疗师可以做这样的思考,"这仅仅是治疗方式的问题吗?是恢复不好的原因吗?有没有可能是患者惧怕疼痛,没有办法克服心理障碍所导致的呢?"研究人员要带着发现问题、分析问题的眼光看待世界。之后进行访问、调查、实验,最终找到问题的关键所在。

(赵志鹏)

技能二　掌握研究过程中研究方法的选取

扫码看PPT　扫码看微课

一、研究方法的含义

自1979年冯特在德国莱比锡大学建立第一个心理学实验室以来,心理学在研究方法上遵循了一般科学的研究路线,一切结果来自实验过程。康复心理学作为心理学和康复医学的交叉学科,其研究方法从属于现代心理学和现代康复医学,又有其自身学科的特殊性。

由于康复心理学研究中常涉及社会学、教育心理学、生物学等有关学科的因素和变量,加之康复心理学的基础理论尚且薄弱,而且许多心理现象的定量难度很大,本身常有一定的主观性,因此运用好研究方法尤为重要。

研究方法的选择直接影响到研究结果的可靠性和研究的学术价值。研究方法有三个层次:第一个层次是方法论,它是人们认识世界、改造世界的根本方法,如唯物辩证法;第二个层次是具体方法,是实现特定目标的手段和途径,如实验法、观察法;第三个层次是解决具体问题的技术,如关节松动技术。

二、具体研究方法

在日常开展项目研究中,研究人员采用的研究方法多在第二个层次,即达到研究目标所采用的手段和途径,在开展研究的过程中涉及研究方法有很多种,为确保论文的质量和可信度,研究人员要了解各种研究方法之间的差异、优缺点,综合运用多种研究方法。

常见的研究方法有文献研究法、调查法、个案研究法、经验总结法、实验研究法、行为研究法、历史研究法、比较研究法等。

(一) 文献研究法

文献研究法是研究人员根据研究目的,搜集和查阅各类文献来获得相关研究资料,并对收集到的大量数据进行分析,然后进行比较和加工,从而全面、正确地掌握所要研究问题的一种方法。文献研究法因为效率高、成本低等诸多优势被广泛应用于各种科学研究中。其作用如下。

(1)能帮助研究人员了解有关问题的历史和现状,帮助确定研究课题。

(2)能帮助研究人员形成关于研究对象的一般印象,有助于观察和访问。

(3)有助于研究人员了解事物的全貌。如利用文献研究法对康复患者产生的异常心理及行为现象进行广泛而深入研究,为课题研究奠定基础。当研究人员要开展项目研究时,须首先通过文献研究法获得各种相关资料。

在开展康复心理学研究前,研究人员首先可以通过文献研究法来帮助自己了解学科现状,研究项目的历史数据和最新进展,帮助自己快速掌握研究问题的全貌,找出重点和难点。

(二)调查法

调查法是科学研究中常用的方法之一。调查法是有目的、有计划、系统地搜集有关研究对象现状或历史状况资料,综合运用询问、观察等方法以及谈话、问卷、个案研究、测验等方式,对康复患者治疗过程中出现的各种现象进行有计划的、周密的和系统的了解,并对调查搜集到的大量资料进行分析、综合、比较、归纳,从而为人们提供有价值并带有一定规律性的知识。调查法中常用的是访谈法和问卷法。学生在校期间开展康复心理学研究时可以通过调查法来获得第一份实验材料和数据。

1. 访谈法 访谈法通过与受试者会晤交谈,了解受试者的心理活动,同时观察其访谈期间的各种行为反应,用以补充之前所获得的资料,记录和分析得到的访谈结果。通常情况下访谈法采用一对一的访谈方式,其效果取决于提出的问题以及研究人员本身的知识水平和谈话技巧。研究中,常在访谈过程中完成预先拟定的各种调查问题并做记录,用于研究患者在不同阶段的心理反应,如脑卒中患者在运动疗法后期的心理反应。

2. 问卷法 问卷法是以书面提出问题的方式搜集资料的一种研究方法。将问卷分发或邮寄给有关人员,请有关人员填写答案,然后回收整理、统计和研究。适用于短时间内书面收集大范围人群的相关资料,如"脑卒中患者的主观幸福感""残疾人对融入社会的满意程度分析"均可采用此方法。问卷法的质量与问卷设计者事先对问题的性质、内容和要求的明确程度息息相关,同时也与被调查者配合程度相关,例如,问卷中的问题应反映研究目标的实质,提出问题的方式方法是否能让被调查者充分接受和理解,结果是否便于统计处理,问卷内容是否会引起被调查者不良心理反应等。充分利用问卷法可以了解康复患者家庭环境、对待疾病的态度和疾病恢复过程中存在的问题,为课题研究指明方向。

(三)个案研究法

个案研究法是针对某一特定的研究对象加以调查分析,分析其特点及其形成过程的一种研究方法。个案研究的对象可以是个人,也可以是个别团体或机构。个案研究的优点是便于对研究对象进行比较全面、深入的考察。点面结合是科学研究的常规方式,面上的研究解决广度问题,而点上的研究解决的是深度问题,其中的"点"就是指针对特例所进行的实验和调查。利用个案研究,剖析典型个案,能找到深层次的问题、康复患者心理问题出现的规律以及某类常见病患者的心理问题范式。

个案研究有三种基本类型。

(1)个人调查,即对组织中的某一个人的心理发展、智力、兴趣、爱好、性格、价值观等多方面的深层次的调查。

(2)团体调查,即对某个组织或团体进行调查研究。

(3)问题调查,即对某个现象或问题进行调查研究。

(四)经验总结法

经验总结法是通过对实践活动中的具体情况进行归纳与分析,使之系统化、理论化,最终上升为经验的一种方法。总结推广先进经验是人类历史上长期运用的较为行之有效的方法之一。经验总结法需要认真收集研究成果材料,找出其中的规律性。

在开展康复心理学研究时采用经验总结法,可根据康复患者疾病特点以及心理学的原理进行分析和提炼,总结出符合心理学理论的经验,并且可以直接被他人采用的经验。利用经验总结法,总结研究成果,为撰写论文或课题研究报告提供观点和材料。

(五)实验研究法

实验研究法是研究人员通过调整和控制研究对象的环境、干预方式等可控性的条件,来发现与确认事物间因果联系的一种科研方法。在研究人员初次尝试研究的基础上,通过改变现有的某种研究方法,从而得到新的知识和成果,其主要特点如下。

1. 可变性 观察与调查都是在不干预研究对象的前提下去认识研究对象,发现其中的问题的。而实验却要求主动操纵实验条件,人为地改变研究对象的存在方式、变化过程,使研究对象服从于科学认识的需要。

2. 可控制性 科学实验要求根据研究的需要,借助各种方法技术,减少或消除各种可能影响科学的无关因素的干扰,在简化、纯化的状态下认识研究对象。

3. 因果性 实验是发现、确认事物之间因果联系的有效工具和必要途径。

（六）行为研究法

行为研究法是一种综合的研究方法,主要用于观察和访问,了解康复患者的异常行为举动,并进行分析研究,探求关于康复患者行为的规律,从而采取具体措施,帮助康复患者改变其行为,故也称为行为修改法。现代行为修改派的主要代表是美国心理学家斯金纳(B. F. Skinner),他主张控制情境,采用褒奖和强化的方法,来修改受试者的行为。

行为研究法的步骤如下。

(1)对受试者行为的表现做详细的观察和记录。

(2)根据观察的结果和记录,对受试者行为进行具体分析。

(3)确定行为改变的内容和程序。

(4)按计划帮助受试者改变行为。

进行行为研究过程中要注意强化是否及时,物质强化是否伴随言语的赞赏,强化方式是否多样化,强化是否恰当,给予强化的人是否为受试者所信任等,一般不用惩罚的方法。

（七）历史研究法

历史研究法通过从人类抗争各种残疾和疾病的丰富经历中,总结丰富的临床实践和临床治疗思想,从而认识患者在疾病发生后心理发展的规律性,进而指导当前的临床治疗工作。历史研究法须广泛地查阅文献,它同文献研究法类似,但不等同于文献研究法。文献研究法不一定研究某一现象的全部过程,历史研究法也不限于只查阅文献。

历史研究法的步骤如下。

(1)史料的搜集。要尽可能地搜集与研究的问题有关的史料,还要搜集反映当时研究中康复患者心理情况的论著、报告等有关材料。不仅要有文字的史料,还要有非文字的史料。

(2)史料的鉴别。要用各种方式对搜集的史料进行真伪鉴别,也要区别长期为大家所公认的史料中史实的真伪。

(3)史料的运用。对史料进行鉴别后,要用历史唯物主义的观点进行分析,要对具体事物做具体分析,批判地继承,取其精华,去其糟粕。

（八）比较研究法

比较研究法是对某种已经出现过的患者的心理现象在不同年龄阶段、不同疾病恢复阶段、不同地域、不同情况下的不同表现进行比较研究,以揭示某项疾病给人带来的心理危害的普遍规律及特殊表现。采用比较研究法,要考虑各个患者的经济能力水平、受教育程度、性格特征,以及心理学理论及其在临床实践中的反映,明确可比较的指标。这样才能正确掌握某一疾病在恢复过程中患者出现的心理问题发展的基本趋势,明确可以借鉴和参考的内容。

比较研究法的步骤如下。

(1)描述:对所要比较的康复患者的心理和行为现象的展露特征加以描述,要求准确、客观,为进一步分析、比较提供必要的资料。

(2)整理:对搜集到的有关资料进行整理,如形成统计材料,进行解释、分析、评价,设立比较的标准等;必要时须研究某些材料在研究中的变化,以便深刻地理解所分析的治疗对象的现状。

(3)对比:对研究资料进行比较和对照,找出异同和差距,提出合理运用的意见。

三、如何选择适合的研究方法

在众多的研究方法中,做到既有针对性的方向,又有全面的研究过程,是对研究人员研究水平的考验。如何选择适合的研究方法是研究过程中重要的环节。

首先,研究人员应该明确自己的研究目的和研究问题。在研究过程中不同的研究目的和研究问题需要采用不同的研究方法来解决。例如,如果研究目的是描述康复患者在疾病恢复期间的某个心理现象或者某一个异常行为问题,那么可以选择定性研究方法,如个案研究法、访谈或观察法等。而当研究目的是验证某个针对患者出现的异常情况假设,那么可以选择定量研究方法,如实验研究法或调查法等。因此,明确研究目的和问题类型是选择研究方法的第一步。

其次,研究人员应该从实际出发,审视研究团队的研究能力和研究成本水平。不同的研究方法需要使用不同的研究资料、实验资源和技术。例如,实验研究法需要实验室设备和技术支持,而调查法需要问卷设计和数据分析能力。因此,研究人员应该根据自身和团队拥有的资源和能力来选择适合的研究方法,以确保研究的可行性和有效性。

再次,研究人员还应该考虑研究对象和研究环境的特点。不同的研究对象和研究环境需要不同的研究方法。例如,如果研究对象是个体或小群体,那么可以选择个案研究法或深度访谈法等;如果研究对象是大群体或社会系统,那么可以选择问卷法或统计分析法等。因此,研究人员应该根据研究对象和研究环境的特点来选择适合的研究方法,以确保研究的有效性和适应性。

最后,研究人员还应该考虑研究方法的可靠性和效度。可靠性指的是研究方法的稳定性和一致性,即在不同的时间和条件下是否能够得到相似的结果。效度指的是研究方法是否能够准确地测量或者推断研究对象的特征或者关系。因此,研究人员应该选择经过验证的可信的研究方法,以确保研究结果的可靠性和有效性。

(赵志鹏)

技能三 掌握论文书写规范及要求

论文是一个系统性的学术研究项目成果,论文写作通常要求学生独立进行研究,并展示他们在所学专业领域的知识和技能。它是评估学生综合能力和专业水平的重要指标。

一、论文的组成部分

(一)题目

在进行论文写作之前,选择一个合适的题目至关重要。一个好的论文题目能够准确地传达出研究目的和内容,引起读者的兴趣。论文题目的表述方式有多种类型。

1. 描述性题目 此类型题目是指用简短的语言准确概括研究目的,使读者对研究目的和内容一目了然。示例:"探索某个行为背后的心理活动:以某某为例"。

2. 问题导向题目 此类型题目是通过提出一个问题,引发读者思考,揭示研究目的;突出研究目的和为解决这个问题所采用的方法。示例:"为什么某个心理活动会发生?以某某为例进行研究"。

3. 比较与对比题目 此类型题目将两个以上的相关主题进行比较,突显出研究的独特性,展现研究的意义和贡献。示例:"比较不同的治疗方法在某某疾病中的应用"。

4. 影响分析题目　此类型题目指分析某个现象或行为对某个专业领域的影响,突出研究解决问题或改善现状的功能。示例:"某项治疗技术对于某某疾病的影响及其启示"。

5. 现状评估题目　此类型题目旨在对某个领域的现状进行评估,提出改进方法或新的方向。示例:"某某领域的现状评估及其发展方向"。

(二)摘要和关键词

摘要是论文组成部分之一,同时也是读者对论文的第一印象。在摘要中,论文作者需要简洁地描述论文的目的、方法、结果和结论,一般不少于300字。关键词是描述论文主题的关键术语,方便系统对论文进行分类。每篇论文需选取3~5个词作为关键词。

(三)目录

目录由论文的章节附录等序号、名称和页码组成。目录既是论文的提纲,也是论文阅读的指南。

(四)引言

在引言中,论文作者需要介绍其研究背景和目的,概述已有研究成果或发现,并解释所开展的研究对指导实践的现实意义。在提出研究问题时,明确论文的研究目标和假设,为读者提供足够的背景知识。

(五)文献综述/相关研究

在这一部分,论文作者需要回顾和总结已有的实验研究和各种设想理论,分析存在于它们之中的优点和缺点,并表达出本次研究或论文存在的革新之处或新的理论。

(六)研究方法

在这一部分,论文作者需要详细地介绍研究是通过什么样的方法进行的,数据是通过怎样的方式,在什么样的环境下得到的。展示数据的客观性和科学性,引起其他学者的关注和重视。

(七)正文

正文是论文的核心部分,内容要符合专业的要求,实事求是,合乎逻辑,层次分明,语言流畅,结构严谨。在这一部分,论文作者需要准确地呈现最后的研究结果,并对结果进行深入分析和讨论。解释研究结果与以往研究的关系,并讨论研究结果与研究假设是否一致。

(八)结论

在结论部分,论文作者需要总结出研究结果,并回答研究问题。同时指出研究的局限性,并提出未来的研究方向和建议。

(九)参考文献

在论文最后,论文作者需要引用所有参考文献。确保参考文献的格式正确,并且囊括撰写论文时所引用的所有文献来源。

(十)致谢(可选)

在这一部分,论文作者向所有帮助和支持过自己的人表示感谢,包括导师、同学、家人和朋友等。

(十一)附录(可选)

关于论文的一些辅助材料可放在附录中。例如,将详细的数据表格、调查问卷等放在附录中。

二、撰写论文注意事项

(一)深入研究和分析

在准备撰写论文前,需要收集并阅读大量的相关文献,以了解当前学术界对该领域的研究状况和发现。然后,对这些文献进行批判性分析,发现其中的研究空白和问题,并提出自己的研究方法和观点。

(二)独立性和原创性

在撰写论文时,要根据自己的研究课题,独立选择和运用适当的研究方法和工具,还要整理和分析研究数据,并提出自己的独立结论和观点。撰写论文的重点在于培养我们独立思考和研究的能力,而不仅仅是对已有知识的再现。

(三)结构严谨和逻辑清晰

论文包括引言、文献综述、研究方法、数据分析和讨论以及结论等部分。每个部分都需要有明确的目的和内容,且具有连贯性。我们要合理组织自己的论文,并确保其中的每个段落和章节都与整体主题和研究问题相一致。

(四)数据支持和实证分析

撰写论文时,我们要收集和整理相关数据,并运用适当的统计和分析方法进行数据处理,通过实证分析验证自己的研究假设,从而增加论文的可信度和说服力。

(五)准确地引用和参考文献

撰写论文还需要准确引用他人的观点、研究成果和数据,并给予适当的引文和参考文献。这是避免抄袭和尊重他人知识产权的重要举措。

技能实训

实训一:成立模拟研究小组,制定研究目标,寻找充足研究资料。
1.实训目标
(1)可以制定一个可执行的研究目标。
(2)可以选择2个以上合理有效的研究方法。
2.实训要求 小组制定出自己的研究目标,收集研究资料。
3.实训思路
(1)小组充分讨论观看的文献资料后,根据注意事项制定小组研究目标。
(2)在制定研究目标后,分工合作,通过不同的研究方法收集研究资料。
实训二:完成一篇论文书写。
1.实训目标 书写一篇合格的论文。
2.实训要求 格式正确,字数在5000字以上,目标鲜明,研究方法充分。
3.实训思路
(1)确定研究问题:首先,同学们需要确定自己感兴趣的研究领域,并思考一个合适的研究问题。这个问题应该有挑战性并能够产生有意义的研究结果。
(2)研究设计和方法:同学们需要设计研究项目并选择适当的研究方法,应该明确研究目标和假设,并详细描述数据收集和分析的过程。
(3)数据收集和分析:根据研究设计,同学们需要进行数据收集,并使用适当的统计方法进行分析。同学们应该准确记录数据,并解释结果,以回答研究的问题。
(4)论文写作:完成数据分析后,同学们可以开始撰写论文,应该按照规定的结构撰写论文,并使用清晰和准确的语言阐述研究过程和结果。
(5)修订和修改:论文写作完成后,同学们还需要进行仔细的修订和修改,关注论文的逻辑性、语法和拼写错误,并根据反馈进行必要的修改。

(赵志鹏)

→ 模块考核

一、单选题(请从以下每一道题下面 A、B、C、D 四个备选项中选择一个最佳答案)

1. 实地调查法包含(　　)和现场观察法。
   A. 访谈调查法　　　　B. 现场观察法　　　　C. 直接观察法　　　　D. 环境观察法

2. 在课题研究的过程中有哪些阶段需要准备研究资料?(　　)
   A. 研究准备阶段　　　　　　　　　　　　　B. 研究实施阶段
   C. 研究总结阶段　　　　　　　　　　　　　D. 研究立项阶段

3. (　　)是研究的首要问题和核心问题,是开展良好研究的起点。
   A. 研究方法的选择　　B. 研究目标的确定　　C. 研究内容的确定　　D. 研究结论的呈现

4. (　　)是研究人员根据研究目的,搜集和查阅各类文献来获得相关研究资料,并对收集到的大量数据进行分析,然后进行比较和加工,从而全面地、正确地掌握所要研究问题的一种方法。
   A. 文献研究法　　　　B. 个案研究法　　　　C. 实验研究法　　　　D. 历史研究法

二、判断题(请判断每道题的描述正确与否,正确的请打"√",错误的请打"×")

1. 通过阅读学术期刊论文、会议论文和进行学术交流,可以了解当前学术界的研究热点和前沿,学习当前相关领域内学者的研究方向和研究思路,以此作为基础来制定研究目标。(　　)

2. 研究目标的可衡量性原则是指研究目标要做到可以准确、清晰描述出来,不能模棱两可。研究结果可以用数据或明确的方法进行衡量,可以验证目标完成时应有的效果。(　　)

3. 经验总结法是研究者通过调整和控制研究对象的环境、干预方式等可控性的条件,来发现与确认事物间因果联系的一种科研方法。(　　)

4. 论文需要有清晰的结构和逻辑,它通常包括引言、文献综述、研究方法、数据分析和讨论以及结论等部分。(　　)

课程思政元素融入教材、融入课堂汇总表

序号	模块	任务	技能	主要知识点	育人元素	融入途径、方式	预期效果	编者
1	模块一	任务一	技能一 理解心理学	心理学概念、心理学重要理论、心理学主要研究方法	指导学生掌握心理学基础知识，辅助学生构建积极向上的人生观和价值观	案例分析、小组讨论等	学生了解心理学相关概念，并能够运用心理学知识使自己拥有更加积极的态度面对生活当中的各类事件	王越
2	模块一	任务一	技能二 理解心理康复	心理康复的概念、主要研究内容、主要研究方法、主要干预及治疗方法	指导学生从康复治疗师的角度分析患者心理	案例分析、情景模拟	学生在内心构建一定的人文情怀，能够以更加真诚的心态对待患者	王越
3	模块一	任务一	技能三 理解心理学与心理康复的关系	心理学与心理康复之间的内在关联与外在交叉	指导学生充分了解心理学与心理康复二者的关系，从而更好地投入康复事业	案例分享	学生充分了解二者的关系，从而向康复治疗师的角色转换	王越
4	模块一	任务二	技能一 理解康复胜任力架构	康复胜任力架构的内涵、特征、主要内容，以及核心价值观与信念	培养学生从康复胜任力架构的理论模式下，能够对康复领域工作者在不同岗位、不同职业和不同环境中的预期职业活动表现进行完整描述	对康复胜任力进行等级划分	为学生后续工作中的质量提升，工作效率的提高方面起到有效的驱动和参与价值	王越
5	模块一	任务二	技能二 掌握康复胜任力架构与心理康复的关系	了解二者的关系、相互作用，以及一些理论应用	以社会实践活动为切入点，使学生在各方面了解需求，从而更好地了解二者的关系及相互作用等	利用社会实践活动了解大众对心理康复的社会需求程度和需求内容	提高学生的专业情感，使其今后康复工作目标更为清晰	王越

290

课程思政元素融入教材、融入课堂汇总表

续表

序号	模块	任务	技能	主要知识点	育人元素	融入途径、方式	预期效果	编著
6	模块二	任务一	技能一 了解认知过程	感觉、知觉、思维的特征；记忆的过程；注意的品质；想象的种类	培养学生运用合理认知世界	案例分析、小组讨论、图片视频展示	学生能更好地利用感觉、知觉、记忆、注意、思维、想象等认知过程认识客观世界并可以解释发生在日常生活中的具体实例	邓舒允
7	模块二	任务一	技能二 了解情绪情感过程	情绪和情感的功能和分类、情绪理论	自我调控、适应能力、合理表达、理智、道德感	案例和视频引入、激发学生思考	学生可以理解日常生活中有情绪和情感是如何产生的，以及情绪情感带来的合理与不合理的影响，并学会自我调节，建立合理的情感状态	邓舒允
8	模块二	任务一	技能三 了解意志过程	意志品质、意志行动的基本特征	培养学生形成自觉、自制、果断、坚韧的品质	案例分析、情景讨论	学生能正确认识意志过程并合理运用，解释自己与他人的意志行动	邓舒允
9	模块二	任务二	技能一 了解人格的形成	影响人格形成和发展的因素	学校教育对学生人格的形成和发展尤其是"三观"的形成具有重要意义。而学校教育主要由教师的课堂教学、教师立身树立的校园文化、学生的课外活动等	案例分析、小组讨论等	培养学生健全的人格，能理解、关心患者，与患者进行良好的沟通	兴华
10	模块二	任务二	技能二 了解人格倾向性	马斯洛需要层次理论	归属的需要是指被某一群体接受或依附于某个体或个人的需要；爱的需要是人与人之间彼此关心、尊重和信任的需要；尊重需要包括自我尊重和尊重他人；自我实现的需要是最大限度地发挥自己的潜能，实现自己的理想	案例分析、小组讨论等	学生在今后的工作和生活中逐步发展完善自己归属与爱的需要，尽最大能地完成自己喜欢的工作，最大限度地发挥自己的潜能，在完美地完成工作的同时能满足自我实现的需要	兴华

续表

序号	模块	任务	技能	主要知识点	育人元素	融入途径、方式	预期效果	编者
11	模块二	任务二	技能三 了解人格心理特征	性格与能力的关系	人的性格更多地受社会生活条件的制约,可塑性大,良好的性格能补偿某种能力的缺陷,不良的性格会妨碍能力的发展	案例分析、小组讨论	学生能正确看待自己的性格特征,有意识地发扬性格中积极和正向的方面,控制、抑制性格中消极和负向的方面	兴华
12	模块二	任务二	技能四 了解人格的异常	人格障碍	每种类型人格障碍的临床表现和诊断标准	案例分析、角色扮演、小组讨论	培养学生健全的人格和良好的个性心理品质,提高心理健康水平,增强自我教育能力	兴华
13	模块二	任务三	技能一 熟悉童年期个体心理发展特点	童年期各时期的心理发展特点	遵循自然规律,理解童年时期的心理特点	案例分析、小组讨论	培养辩证思维方式,提高社会适应能力	黄小娥
14	模块二	任务三	技能二 熟悉青少年期与青年期个体心理发展特点	青年期心理发展的一般特点	青年期正是高职学生所处的阶段。青年期要充分发挥本阶段的优势,积极面对本阶段的挑战,树立正确的价值观,在人生道路上砥砺前行,为国家发展做出贡献	以理论课堂为主、实训课堂为辅	培养学生的沟通能力和健全的人格	申可
15	模块二	任务三	技能三 熟悉中年期与老年期个体心理特点	老年期的一般心理特点	明确老年人所处阶段面临的压力和困难,并在治疗过程中加强对老年患者心理状态的关注(以老年帕金森病患者为例)	以理论课堂为主、实训课堂为辅	培养学生"以人为本""有仁爱之心"的职业精神	申可
16	模块二	任务四	技能一 熟悉精神病性障碍分类与辨别	精神病性症状的表现形式及诊断	诊断过程中不仅运用科学的医学知识,更要体现人文关怀和社会责任感	案例分析、小组讨论	能坚持客观、科学、全面的原则,深入剖析准确判断患者的症状表现,做出准确判断,在言语交流中能关注患者的心理需求和社会环境,让患者感受到社会的关爱和支持	魏吉槐

续表

序号	模块	任务	技能	主要知识点	育人元素	融入途径、方式	预期效果	编者
17	模块二	任务四	技能二 熟悉应激相关障碍分类与辨别	应激相关障碍的症状与诊断	认识到社会而言，应激相关障碍的普遍存在可能加剧社会的不稳定因素，影响社会的和谐发展	角色扮演、小组讨论	能积极、主动倡导健康的生活方式和心理素质，从我做起，为有需要的人提供及时、专业的心理援助	魏吉槐
18	模块二	任务四	技能三 熟悉焦虑障碍分类与辨别	焦虑障碍的类型、症状与诊断	焦虑并非洪水猛兽，积极应对焦虑障碍，正是锻炼意志品质，提升自我调控能力的绝佳途径	经历分享、小组分享	培养坚定的自信心，学会调整心态，用积极、乐观的态度去面对生活中的压力和挑战	魏吉槐
19	模块二	任务四	技能四 熟悉心境障碍分类与辨别	心境障碍的类型、症状与诊断	生命教育	角色扮演、情景想象	教会学生珍爱生命，培养学生关注内心世界，追求精神成长的态度	魏吉槐
20	模块二	任务四	技能五 其他神经症性障碍分类与辨别	其他神经症性障碍的类型、症状与诊断	理解患者的主观感受和痛苦体验，对患者需要层次的理解	案例分析、小组讨论	培养学生同理心，能够站在患者的角度去理解他们的痛苦和需求，关注患者的生活质量，有为患者创造一个更加包容和支持的社会环境的意识	魏吉槐
21	模块三	任务一	技能一 把握沟通在康复治疗中的重要作用	沟通的特点、沟通的作用	民族自信，民族自豪感，树立正确的世界观、人生观和价值观	借助案例引发学生共鸣	使学生正确认识沟通的作用，学会在日常工作生活中运用，提升学生自信心，增强民族自豪感	曾树群
22	模块三	任务一	技能二 会使用常见的沟通策略	两种沟通方式：语言沟通和非语言沟通；有效沟通的技巧	理解和尊重不同文化背景下的沟通习惯和礼仪；共情能力	播放常见案例宣传片，组织学生提炼"听、说、问、答"技巧	培养共情宣的品质和灵活应变沟通能力，掌握共情沟通方法并在实践中进行运用	曾树群

续表

序号	模块	任务	技能	主要知识点	育人元素	融入途径、方式	预期效果	编者
23	模块三	任务二	技能一 把握康复治疗关系的特点与影响因素	康复治疗关系的特点	遵纪守法、依法执业、实事求是、细心、责任心、严谨	教师借助图文讲述案例,引发学生思考,组织学生讨论	学生能在法律允许的范围内与患者建立良好的关系	苏红、柯红
24	模块三	任务二	技能二 在常见的康复治疗中形成康复治疗关系	物理治疗、作业治疗、言语治疗过程中建立康复治疗关系	医者仁心、爱岗敬业、实事求是、细心、责任心	教师提出问题,引发学生思考;再借助图文讲述案例,组织学生讨论	学生能在康复治疗过程中与患者保持良好沟通,得到患者认可	苏红、柯红
25	模块四	任务一	技能一 走进心理康复评估	心理评估者的职业道德和使用心理测验的注意事项	秉承严肃认真、科学严谨的职业态度	问题引导,讨论交流,总结强调	学生在心理康复评估过程中能遵守相应的职业道德和职业规范	李明芳
26	模块四	任务一	技能二 掌握常用心理测验	智力测验和临床评定量表	自我效能、客观、严谨、细致的工作态度	通过列举实例,引导学生正确认识智力和智力测验、帮助学生建立学习自信心;通过对临床评定量表结果的分析与解释,引导学生一丝不苟、严谨细致地对待这项工作	增强学生学习的自我效能感;培养学生客观、严谨和细致的测评态度	李明芳

294

续表

序号	模块	任务	技能	主要知识点	育人元素	融入途径、方式	预期效果	编者
27	模块四	任务二	技能一 掌握行为疗法	放松疗法、系统脱敏疗法、阳性强化法	自我效能、自尊、问题解决、创新精神、爱岗敬业	教师借助图文和视频讲述案例，引发学生思考	学生首先能解决自己的一些心理问题，其次能较好调适患者的心理问题	苏红
28	模块四	任务二	技能二 掌握认知疗法	合理情绪疗法	社会主义核心价值观、国家意识、法治意识、社会责任意识等	情景模拟、小组讨论	通过帮助学生识别并改变他们的不合理信念、关注学生健康情绪困扰和心理积极向上的引导学生和行为模式，从而增强他们的社会责任感、道德素质和批判性思维能力。还可以通过改变学生的不合理信念、培养其正确的世界观、人生观和价值观	李火把
29	模块四	任务二	技能三 支持疗法	共情、积极关注技能使用	家国情怀、社会责任、科学和治学精神、创新能力、合作奉献	案例分享、情境讨论、以任务驱动模式开展教学活动	学生能够更好地理解他人的情感和需求，从而建立更加积极、健康的人际关系；培养学生的社会责任感、爱国情怀和科学精神，使其成为全面发展的社会主义建设者和接班人	苏红
30	模块四	任务二	技能四 艺术疗法	音乐疗法、绘画疗法、心理剧疗法、舞动疗法	人文关怀精神、创新思维、美育	案例分析、实践活动	培养学生的人文关怀精神，学会通过艺术手段关注和理解他人的内心世界；提升创新思维，能够运用艺术创作来探索和解决问题；通过艺术创作和欣赏，提高个人的审美情感和生活品质；学生人更深地理解和表达内心世界，达到心灵的和谐与健康	杨冬梅

续表

序号	模块	任务	技能	主要知识点	育人元素	融入途径、方式	预期效果	编者
31	模块四	任务二	技能五 掌握游戏疗法	以儿童为中心游戏疗法、亲子游戏疗法	社会责任、职业使命感、儿童观、家庭观	情景模拟、小组讨论	学生能够理解亲子关系,家庭氛围对孩子成长教育和谐社会建设得家庭教育与培养学生的职业责任感、人文情怀	李羽洁
32	模块四	任务二	技能六 掌握正念疗法	正念减压疗法、正念认知疗法、辩证行为疗法、接纳与承诺疗法	树立正确的世界观、人生观和价值观;提升思想道德素养和心理品质,实现心理健康教育与思想政治教育的有机结合	教师讲授、情景模拟、小组讨论	通过培养学生的正念意识,帮助他们改变压力体验的思维方式与感受方式,从而更好地应对个人和社会发展的不确定性,树立正确的世界观、人生观和价值观。通过引导学生学习和实践正念观,如正念呼吸、躯体扫描、自我觉察、情绪管理等,培养学生应对的能力,从而增强他们的心理素质和社会适应能力。可以引人人段锦等传统养生功法作为正念训练的载体,使学生在实践中感受到中华文化的独特魅力,并培养他们的文化自信和民族自豪感,实现心理健康教育与思想政治教育的有机结合	李火把

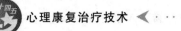

续表

序号	模块	任务	技能	主要知识点	育人元素	融入途径、方式	预期效果	编者
33	模块五	任务一	技能一 掌握神经系统疾病患者的心理康复方法	神经系统疾病患者的心理特点和干预方法	职业使命感、无私奉献、工匠精神、创新意识、树立职业自豪感	以数据、图片、案例为导入引发学生思考	以数据、图片引起学生对该疾病的关注,建立角色意识,产生职业使命感,培养爱国爱民意识,以案例引发思考引导学生自行推理归纳出临床表现,培养勇于探索、深入专研的精神。临床工作讲解的精益求精,敬业、精益求精的职业态度与奉献意识	胥婧
34	模块五	任务一	技能二 掌握运动系统疾病患者的心理康复方法	运动系统疾病患者的心理特点和干预方法	培养学生职业使命感、科学精神与创新思维、仁心仁术、职业荣誉感与爱国爱民意识	以问题为导向,以图文和案例边讲解引发学生思考	能够培养学生同理共情,以患者为中心的职业使命感,临床现状引导学生思考突破创新的方法,加强职业荣誉和爱国爱民意识	胥婧
35	模块五	任务一	技能三 掌握心血管系统疾病患者的心理康复方法	心血管系统疾病患者的心理特点和干预方法	培养学生工匠精神、创新意识和职业自豪感	以数据为导入、以身边血管系统案例视频引问题提出问题引发学生思考	培养学生从生理病理推断心理疾病的能力从而引出心理精神疾病的重要性,通过了解患者的病痛和认识,培养学生对创新意识的思考,对职业自豪感的领悟	胥婧
36	模块五	任务一	技能四 掌握精神疾病患者的心理康复方法	精神疾病患者的心理特点和干预方法	培养学生创新精神、团队合作创新思维	以精神疾病患者的现状为导入,通过问题为导向,图片和PPT视频进行讲解	培养学生对精神病患者的关注,对现状实问题思考,培养学生的创新精神和团队合作新思维	胥婧

续表

序号	模块	任务	技能	主要知识点	育人元素	融入途径、方式	预期效果	编者
37	模块五	任务一	技能五 掌握烧伤患者的心理康复方法	烧伤患者的心理特点和干预方法	培养学生人文精神和科学使命感	以烧伤患者的案例为导入，讲解临床表现，以患者最迫切解决的问题引发思考，开展讨论与讲解	培养同学们在临床工作中关注人文关怀、面对现实问题上进行科学创新、迎难而上的使命感	胥婧
38	模块五	任务二	技能一 清楚老年康复患者典型心理特征	老年康复患者典型心理特征	培养学生关爱老人、以人为本的职业精神	案例分析、小组讨论、视频引入	通过临床真实案例的分析讨论，真实且深入的了解老年康复患者典型心理特征，在工作中能真正坚持以患者为中心，以人为本为患者服务	何婷婷
39	模块五	任务二	技能二 掌握老年康复患者心理康复方法	老年康复患者心理康复方法	培养学生创新和大国工匠精神	案例分析、小组讨论、角色扮演	通过角色扮演案例中的病例，掌握老年康复患者心理康复方法，培养学生大国工匠创新精神。根据所学理论知识创新心理康复方法	何婷婷
40	模块五	任务三	技能一 清楚儿童康复患者典型心理特征	儿童康复患者典型心理特征	培养学生关爱儿童、以人为本的职业精神	案例分析、小组讨论	通过临床真实案例的分析讨论，真实且深入的了解儿童康复患者典型心理特征，在工作中能真正坚持以患者为中心，以人为本为患者服务	何婷婷

课程思政元素融入教材、融入课堂汇总表

续表

序号	模块	任务	技能	主要知识点	育人元素	融入途径、方式	预期效果	编者
41	模块五	任务三	技能二 掌握儿童康复患者心理康复方法	儿童康复患者心理康复方法	培养学生创新能力、大国工匠精神、职业素养和团队协作能力	案例分析、小组讨论、角色扮演	通过角色扮演案例中的病例，掌握儿童康复患者心理康复方法，培养学生团队协作和大国工匠精神。通过查阅各种专业书籍和数据，创新心理康复方法，培养学生创新和主动探索能力	何婷婷
42	模块五	任务四	技能一 清楚残疾康复患者心理特征	残疾后的心理过程、残疾后的心理特征、影响残疾患者的心理防御方式	培养学生的人文关怀精神和意识，指导学生从治疗师的角度探析患者心理	案例分析、角色扮演	培养学生的共情能力，能理解、鼓励残疾患者积极参与康复治疗。同时培养学生的团队合作意识	高艳林
43	模块五	任务四	技能二 掌握残疾康复患者心理康复方法	残疾后的认知问题及康复方法、情绪问题及康复方法、行为问题及康复方法	培养学生的职业责任意识、强化社会职业自豪感	案例讨论、小组讨论	培养学生的同理心，能够考虑残疾后患者可能面临的现实问题，并能尝试运用所学知识协助残疾患者增强社会适应能力，帮助其提高生活质量	高艳林
44	模块六	任务一	技能一 分辨不同的研究资料	收集研究资料的意义、研究资料的形式	培养学生的科学文化追求以及对科学文化的探索精神	案例讨论、分组讨论	通过阅读经典文献，最后可以正确分辨出各种资料	赵志鹏
45	模块六	任务一	技能二 了解获得研究资料的三种途径	收集研究资料的三种途径	培养学生的学习能力，学习资料收集能力，对于陌生题材的快速掌握能力	案例讨论、分组讨论	学生通过技能讲解和网站指导可以快速查找到学科相关知识、文献报道	赵志鹏

续表

序号	模块	任务	技能	主要知识点	育人元素	融入途径、方式	预期效果	编者
46	模块六	任务二	技能一 掌握制定研究目标的方法	制定研究目标的方法	培养学生科研精神、科学创造精神以及创新能力	举例讨论、小组讨论	运用所学知识,在教师引导下制定自己将要开展的研究目标	赵志鹏
47	模块六	任务二	技能二 掌握研究过程中研究方法的选取	研究方法间的差异	培养学生的科学研究能力,塑造学生的科学探索的意识,培养科学家精神	举例讨论、小组讨论	学生在学习完知识点后可以对自己要开展的研究进行研究方法的选取和研究设计的把握	赵志鹏
48	模块六	任务二	技能三 掌握论文书写规范及要求	学习和了解论文的写作规范和书写方法	培养学生认真、严谨的书写能力,养成精益求精的科研态度和能力	小组讨论	学生可以在教师的修改帮助下,书写出一篇结构完整、内容充实的论文	赵志鹏

主要参考文献

[1] 邱卓英.《国际功能、残疾和健康分类》研究总论[J].中国康复理论与实践,2003,9(1):2-5.

[2] 邱卓英,郭键勋,孙宏伟,等.康复胜任力架构[J].中国康复理论与实践,2022,28(3):249-264.

[3] 乔秀梅.自闭症儿童康复训练中有效治疗关系的建立[J].中国教育技术装备,2021(3):68-69.

[4] 陈贵玲.画出心声:房树人绘画测验的内在作用机制探究[J].兰州教育学院学报,2019,35(8):161-163.

[5] 陈然,王瑜,余建英,等.PHQ-9在综合医院住院患者中信效度研究[J].四川精神卫生,2017,30(2):149-153.

[6] 李金英.PHQ-9和GAD-7量表在功能性胃肠病患者精神心理评测的应用研究[D].南宁:广西医科大学,2018.

[7] 冯艳春,刘娜,刘继霞,等.用GAD-7和PHQ-9调查分析综合医院住院患者的焦虑抑郁状况[J].齐齐哈尔医学院学报,2015,36(32):4926-4927.

[8] 李杏.渐进性肌肉放松训练对胫腓骨骨折术后患者疼痛及康复的影响[J].中国校医,2022,36(6):442-444.

[9] 袁艳青,马莉,刘慧娟,等.渐进性肌肉放松训练结合疼痛管理对下肢骨折患者疼痛、心理状态和康复效果的影响[J].中国健康心理学杂志,2021,29(12):1819-1824.

[10] 蒋敏,罗伦,苏文渊,等.系统脱敏疗法对脑卒中Pusher综合征患者平衡功能和日常生活能力的影响[J].神经损伤与功能重建,2018,13(7):361-363.

[11] 周建萍.阳性强化法在肇事肇祸精神病患者行为矫正中的应用[J].保健医学研究与实践,2015,12(5):7-9.

[12] 管晓琴.认知疗法在大学生自杀预防中的应用研究[D].南京:河海大学,2005.

[13] 蔡娟丽,付成.心理支持疗法对慢性前列腺炎负性情绪和生活质量的影响[J].中国健康心理学杂志,2022,30(4):537-541.

[14] 柴红,方芳,宋双双,等.音乐疗法对发声困难儿童神经康复护理过程中依从性及康复效果的影响[J].现代诊断与治疗,2020,31(18):2986-2988.

[15] 刘松柏,王珏君.音乐疗法对儿童精神分裂症患者康复效果及认知功能的影响[J].黑龙江医学,2023,47(3):325-327.

[16] 沈雁雁,辛静丽,童颖.结构式舞动治疗对康复期精神分裂症患者阴性症状及自我效能的影响[J].基层医学论坛,2021,25(27):3863-3865.

[17] 杨丽丽,苏琳.绘画疗法对乳腺癌术后化疗患者情绪及生活质量的影响[J].现代临床护理,2022,21(9):55-61.

[18] 王亦优,方崇芳,刘桃芳,等.心理剧治疗对癫痫患者自卑感、心理障碍的影响[J].中国健康心理学杂志,2019,27(10):1465-1469.

[19] 杨曦越,许俊锋,杨淑莉,等.园艺治疗下的康复花园设计[J].现代园艺,2022,45(12):50-52.

[20] 毛颖梅,田赛,李博,等.两种游戏治疗干预孤独症幼儿沟通行为案例[J].中国特殊教育,2012,(10):43-49,37.

[21] 翟豪强,刘亚迪,沈德新.游戏治疗在全面性发育迟缓儿童语言康复中的应用[J].中国听力语言康复科学杂志,2021,19(6):449-451.

[22] 余文玉,肖农,林莉,等.沙盘游戏疗法对神经重症恢复期患儿心理行为干预效果研究[J].中国康

[23] 余文玉,肖农,杨自真,等.沙盘游戏疗法在肢体运动功能障碍患儿心理康复中的作用[J].中国康复医学杂志,2020,35(11):1360-1362.

[24] 邵杰.正念疗法在改善癌症病人照顾者负性情绪方面的应用研究——以H肿瘤医院为例[D].武汉:中南民族大学,2022.

[25] 于璐,熊韦锐.正念疗法的兴起、发展与前景[J].学理论,2011(12):47-48.

[26] 刘桂萍.正念疗法的概述及其评述[J].教育教学论坛,2015(9):80-81.

[27] 顾瑛琦.正念的去自动化心理机制及临床干预效果研究[D].上海:华东师范大学,2018.

[28] 刘勇,姚丽娜,于海丹,等.卒中部位与卒中后抑郁的相关性研究[J].临床荟萃.2014,29(11):1277-1278.

[29] 刘辰君,周脉耕,刘海鹰,等.1990～2019年中国颈脊髓损伤的流行病学调查[J].中国脊柱脊髓杂志,2023,33(5):390-396.

[30] 薛梅梅,雷静,尤浩军,等.幻肢痛发生机制及临床治疗[J].中国疼痛医学杂志,2021,27(12):883-887.

[31] 中华医学会心血管病学分会,海峡两岸医药卫生交流协会高血压专业委员会,中国康复医学会心血管疾病预防与康复专业委员会.中国高血压临床实践指南[J]]中华心血管病杂志,2024,52(9):985-1032.

[32] 周紫彤,贾钰,阎红,等.中国40～65岁女性人群睡眠障碍患病率的Meta分析[J].现代预防医学,2023,50(21):3912-3917.

[33] 王慧,范卢明,刘文军,等.2016年《ISBI烧伤处理实践指南》解读[J].护理研究,2019,33(5):729-733.

[34] 陆建霞,苏红,刘洁.康复心理学[M].武汉:华中科技大学出版社,2020.

[35] 洪佳彧.舞动治疗应用于孤独症儿童动作能力及社交沟通能力的效果研究[D].南昌:江西师范大学,2022.

[36] 李长庚,李泉,周小露.心理防御机制研究的现状与展望[J].井冈山学院学报,2009,30(2):122-125.

[37] 颜刚威.试论心理防御机制理论[J].黑河学刊,2017(6):48-50.

[38] 张慧芳,龚洪翰.酒精成瘾的磁共振波谱研究现状与应用前景[J].磁共振成像,2015,6(10):792-795.

[39] 冯正直,王立菲.医学心理学[M].2版.北京:人民卫生出版社,2017.

[40] 劳拉·E·伯克.伯克毕生发展心理学:从青年到老年[M].4版.陈会昌,等译.北京:中国人民大学出版社,2014.

[41] 劳拉·E·伯克.伯克毕生发展心理学:从0岁到青少年[M].4版.陈会昌,等译.北京:中国人民大学出版社,2014.

[42] 张元鸣飞,杨延砚,张娜,等.2021年度国家康复医学专业医疗服务与质量安全报告[J].中国康复理论与实践,2022,28(12):1365-1379.

[43] 邱卓英,郭键勋,孙宏伟,等.世界卫生组织康复胜任力架构及其在康复领域的系统应用:理论架构、方法和应用领域[J].中国康复理论与实践,2022,28(3):265-274.

[44] 杨小兵,李凌霞.康复心理[M].北京:中国中医药出版社,2018.

[45] 唐晓明,杜牧.基础心理学[M].武汉:湖北科学技术出版社,2012.

[46] 林崇德.发展心理学[M].3版.北京:人民教育出版社,2018.

[47] 马莹.发展心理学[M].3版.北京:人民卫生出版社,2018.

[48] 雷雳.发展心理学[M].4版.北京:中国人民大学出版社,2021.

[49] 丁锦红,张钦,郭春彦,等.认知心理学[M].3版.北京:中国人民大学出版社,2022.

[50] 李静,宋为群.康复心理学[M].2版.北京:人民卫生出版社,2018.

[51] 季建林.医学心理学[M].上海:复旦大学出版社,2020.

[52] 孙萍.康复心理学[M].北京:中国医药科技出版社,2019.

[53] 吴爱勤,袁勇贵.临床心身医学[M].南京:东南大学出版社,2023.

[54] 卡尔夫.沙游在心理治疗中的作用[M].高璇,译.北京:中国轻工业出版社,2015.

[55] 赵玉萍.一沙一世界[M].武汉:武汉大学出版社,2016.

[56] 查尔斯·谢弗,唐娜·卡吉洛西.游戏的力量:58种经典儿童游戏治疗技术[M].张琦云,吴晨骏,译.北京:中国轻工业出版社,2020.

[57] 丹尼尔·S.斯威尼.儿童游戏治疗[M].王晓波,译.北京:中国轻工业出版社,2020.

[58] 高岚,申荷永.沙盘游戏疗法[M].北京:中国人民大学出版社,2012.

[59] 特里·科特曼,克里斯廷·K.米尼-瓦伦.如何做游戏治疗——从建立关系到促成转变[M].应通,张萌,倪喆,译.北京:中国轻工业出版社,2021.

[60] 梁延芬.有攻击行为倾向的中职女生敌意认知偏差、情绪调节能力提升的干预研究——基于合理情绪疗法[D].杭州:杭州师范大学,2021.

[61] 邝慧敏.合理情绪疗法应用于初中生校园欺凌行为的小组工作研究——基于南昌市A学校的实践[D].南昌:江西财经大学,2020.

[62] 徐陈.运用合理情绪疗法改善高中生考试焦虑的个案研究[D].喀什:喀什大学,2019.

[63] 李凯.合理情绪疗法对高二学生考试焦虑的干预研究[D].南昌:南昌大学,2018.

[64] 李庆伦.合理情绪疗法对高中篮球动员情绪管理能力的实验研究[D].济南:山东师范大学,2017.

[65] 魏仙霞.合理情绪疗法的团体心理辅导对人际信任的影响研究[D].南昌:江西师范大学,2016.

[66] 彭翠卓.合理情绪疗法对调节中学生情绪的作用研究[D].石家庄:河北师范大学,2015.

[67] 高秀红.滋肾调肝汤配合合理情绪疗法治疗围绝经期综合征的临床观察[D].济南:山东中医药大学,2013.

[68] 先金好.合理情绪疗法缓解离异家庭初中生孤独感的探索研究[D].昆明:云南师范大学,2013.

[69] 朱志宏.合理情绪疗法对男大学生状态焦虑、心理压力及篮球投篮命中率的影响[D].扬州:扬州大学,2013.

[70] 朱叶.合理情绪疗法在高龄老人社会工作中的运用[D].长春:长春工业大学,2012.

[71] 李春莉.合理情绪疗法对提高患者自我概念的随机对照研究[D].苏州:苏州大学,2007.

[72] 熊韦锐.正念疗法的人性论迷失与复归[D].长春:吉林大学,2011.

[73] 王涛.正念疗法在社区服刑人员婚姻家庭问题中的应用研究——以上海市X区社区矫正对象为例[D].上海:上海师范大学,2019.

[74] 刘斌志,罗秋宇.正念疗法:社会工作服务中的当下关注及其实现[J].社会工作与管理,2020,20(4):47-57,68.

[75] 叶培结,余瑾.艺术疗法概论[M].合肥:安徽大学出版社,2019.

[76] 黄淑燕.园艺疗法基础[M].北京:中国林业出版社,2020.

[77] 李刚,解振强.园艺疗法[M].广州:广东科技出版社,2021.

[78] 杨东,蒋茜.艺术疗法[M].重庆:重庆出版社,2007.

[79] 李微笑.舞动治疗的缘起[M].北京:中国轻工业出版社,2014.

[80] 周郁秋.康复心理学[M].北京:人民卫生出版社,2019.

[81] 孙萍.医学心理学[M].5版.北京:人民卫生出版社,2023.

[82] 姚树桥,杨彦春.医学心理学[M].6版.北京:人民卫生出版社,2013.
[83] 桑标,刘俊升.儿童发展心理学[M].2版.北京:高等教育出版社,2022.
[84] 崔焱,张玉侠.儿科护理学[M].7版.北京:人民卫生出版社,2021.
[85] 刘晓虹.护理心理学[M].上海:上海科学技术出版社,2005.
[86] 席家宁.康复介护员培训教程[M].北京:清华大学出版社,2021.
[87] 龙长权,张婷.沟通心理学[M].重庆:西南师范大学出版社,2014.
[88] 孙萍,肖曙辉.医学心理学[M].2版.武汉:华中科技大学出版社,2014.
[89] 杨艳杰,朱熊兆.医学心理学[M].8版.北京:人民卫生出版社,2024.
[90] 姜乾金.心身医学[M].北京:人民卫生出版社,2007.
[91] 冯帆.反刍思维对急性心理应激的影响:心理韧性的中介作用[D].重庆:西南大学,2022.